U0212331

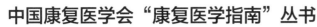中国康复医学会"康复医学指南"丛书

康复器械临床应用指南

主　　编 喻洪流

副主编 吴　毅　董理权

编　　者（按姓氏笔画排序）

白定群（重庆医科大学附属第一医院）

刘夕东 [四川省八一康复中心（四川省康复医院）]

许晓鸣（中国残疾人康复协会）

李高峰 [北京社会管理职业学院（民政部培训中心）]

吴　毅（复旦大学附属华山医院）

汪晓铭（上海理工大学）

张　宏（上海中医药大学附属岳阳中西医结合医院）

陈卓铭（暨南大学附属第一医院）

周明成（上海市第一康复医院）

贾　杰（复旦大学附属华山医院）

郭学军（新乡医学院第一附属医院）

董理权（中国残疾人辅助器具中心）

喻洪流（上海理工大学）

编写秘书 汪晓铭　张宇玲

人民卫生出版社

·北京·

版权所有，侵权必究！

图书在版编目（CIP）数据

康复器械临床应用指南 / 喻洪流主编.—北京：人民卫生出版社，2020. 11

ISBN 978-7-117-30736-9

Ⅰ.①康…　Ⅱ.①喻…　Ⅲ.①康复训练 - 医疗器械 - 指南　Ⅳ.①R496-62

中国版本图书馆 CIP 数据核字（2020）第 200374 号

人卫智网	www.ipmph.com	医学教育、学术、考试、健康，购书智慧智能综合服务平台
人卫官网	www.pmph.com	人卫官方资讯发布平台

康复器械临床应用指南

Kangfu Qixie Linchuang Yingyong Zhinan

主　　编：喻洪流
出版发行：人民卫生出版社（中继线 010-59780011）
地　　址：北京市朝阳区潘家园南里 19 号
邮　　编：100021
E - mail: pmph @ pmph.com
购书热线：010-59787592　010-59787584　010-65264830
印　　刷：三河市宏达印刷有限公司（胜利）
经　　销：新华书店
开　　本：787×1092　1/16　印张：24　插页：2
字　　数：599 千字
版　　次：2020 年 11 月第 1 版
印　　次：2020 年 11 月第 1 次印刷
标准书号：ISBN 978-7-117-30736-9
定　　价：105.00 元

打击盗版举报电话：010-59787491　E-mail: WQ @ pmph.com
质量问题联系电话：010-59787234　E-mail: zhiliang @ pmph.com

中国康复医学会"康复医学指南"丛书

序言

受国家卫生健康委员会委托,中国康复医学会组织编写了"康复医学指南"丛书(以下简称"指南")。

康复医学是卫生健康工作的重要组成部分,在维护人民群众健康工作中发挥着重要作用。康复医学以改善患者功能、提高生活质量、重塑生命尊严、覆盖生命全周期健康服务、体现社会公平为核心宗旨,康复医学水平直接体现了一个国家的民生事业发展水平和社会文明发达程度。国家高度重视康复医学工作,近年来相继制定出台了一系列政策文件,大大推动了我国康复医学工作发展,目前我国康复医学工作呈现出一派欣欣向荣的局面。康复医学快速发展迫切需要出台一套与工作相适应的"指南",为康复行业发展提供工作规范,为专业人员提供技术指导,为人民群众提供健康康复参考。

"指南"编写原则为,遵循大健康大康复理念,以服务人民群众健康为目的,以满足广大康复医学工作者需求为指向,以康复医学科技创新为主线,以康复医学技术方法为重点,以康复医学服务规范为准则,以康复循证医学为依据,坚持中西结合并重,既体现当今现代康复医学发展水平,又体现中国传统技术特色,是一套适合中国康复医学工作国情的"康复医学指南"丛书。

"指南"具有如下特点:一是科学性,以循证医学为依据,推荐内容均为公认的国内外最权威发展成果;二是先进性,全面系统检索文献,书中内容力求展现国内外最新研究进展;三是指导性,书中内容既有基础理论,又有技术方法,更有各位作者多年的实践经验和辩证思考;四是中西结合,推荐国外先进成果的同时,大量介绍国内开展且证明有效的治疗技术和方案,并吸纳中医传统康复技术和方法;五是涵盖全面,丛书内容涵盖康复医学各专科、各领域,首批计划推出 66 部指南,后续将继续推出,全面覆盖康复医学各方面工作。

"指南"丛书编写工作举学会全体之力。中国康复医学会设总编写委员会负总责,各专业委员会设专科编写委员会,各专业委员会主任委员为各专科指南主编,全面负责本专科指南编写工作。参与编写的作者均为我国当今康复医学领域的高水平专家、学者,作者数量达千余人之多。"指南"是全体参与编写的各位同仁辛勤劳动的成果。

"指南"的编写和出版是中国康复医学会各位同仁为广大康复界同道、

为人民群众健康奉献出的一份厚礼,我们真诚希望本书能够为大家提供工作中的实用指导和有益参考。由于"指南"涉及面广,信息量大,加之编撰时间较紧,书中的疏漏和不当之处在所难免,期望各位同仁积极参与探讨,敬请广大读者批评指正,以便再版时修正完善。

衷心感谢国家卫生健康委员会对中国康复医学会的高度信任并赋予如此重要任务,衷心感谢参与编写工作的各位专家、同仁的辛勤劳动和无私奉献,衷心感谢人民卫生出版社对于"指南"出版的高度重视和大力支持,衷心感谢广大读者对于"指南"的关心和厚爱!

百舸争流,奋楫者先。我们将与各位同道一起继续奋楫前行!

中国康复医学会会长

方国恩

2020 年 8 月 28 日

中国康复医学会"康复医学指南"丛书
编写委员会

顾　　　问	邓开叔	于长隆	王茂斌	侯树勋	胡大一	励建安	王　辰
主任委员	方国恩	牛恩喜					
副主任委员	彭明强	李建军	陈立典	岳寿伟	黄晓琳	周谋望	燕铁斌
丛书主审	燕铁斌						

委　　　员（按姓氏笔画排序）

于惠秋	于善良	万春晓	马迎春	王　辰	王　彤
王　俊	王于领	王正昕	王宁华	王发省	王振常
王健民	王雪强	王跃进	牛恩喜	方国恩	邓绍平
邓景贵	左　力	石秀娥	卢　奕	叶祥明	史春梦
付小兵	冯　珍	冯晓东	匡延平	邢　新	毕　胜
吕泽平	朱　霞	朱家源	刘　民	刘　博	刘　楠
刘宏亮	刘忠军	刘衍滨	刘晓光	闫彦宁	许光旭
许晓鸣	孙　锟	孙培春	牟　翔	杜　青	杜金刚
李　宁	李　玲	李　柏	李中实	李秀云	李建军
李奎成	李贵森	李宪伦	李晓捷	杨建荣	杨惠林
励建安	肖　农	吴　军	吴　毅	邱　勇	何成奇
何晓宏	余　茜	邹　燕	宋为群	张　俊	张　通
张　皓	张　频	张长杰	张志强	张建中	张晓玉
张继荣	张琳瑛	陈仁吉	陈文华	陈立典	陈作兵
陈健尔	邵　明	武继祥	岳寿伟	周江林	周明成
周谋望	周慧芳	郑洁皎	郑彩娥	郑鹏远	单守勤
单春雷	赵　斌	赵　焰	赵红梅	赵振彪	胡大一
侯　健	侯春林	恽晓萍	贺西京	敖丽娟	袁　霆
贾　杰	贾子善	贾福军	倪朝民	徐　林	徐　斌
徐永清	凌　锋	凌昌全	高　文	高希言	郭铁成
席家宁	唐　强	唐久来	唐国瑶	陶　静	黄东锋
黄国志	黄晓琳	黄殿龙	曹谊林	梁　英	彭明强
彭宝淦	喻洪流	程　京	程　洪	程　飚	曾小峰
谢欲晓	窦祖林	蔡郑东	蔡美琴	廖小平	潘树义
燕铁斌	魏　立				

秘　书　组	余红亚	高　楠	全　华	张文豪

中国康复医学会"康复医学指南"丛书

目录

30. 精神疾病康复指南	主编	贾福军		
31. 生殖健康指南	主编	匡延平		
32. 产后康复指南	主编	邹 燕		
33. 疼痛康复指南	主编	毕 胜		
34. 手功能康复指南	主编	贾 杰		
35. 视觉康复指南	主编	卢 奕		
36. 眩晕康复指南	主编	刘 博		
37. 听力康复指南	主编	周慧芳		
38. 言语康复指南	主编	陈仁吉		
39. 吞咽障碍康复指南	主编	窦祖林		
40. 康复评定技术指南	主编	恽晓萍		
41. 康复电诊断指南	主编	郭铁成		
42. 康复影像学指南	主编	王振常		
43. 康复治疗指南	主编	燕铁斌	陈文华	
44. 物理治疗指南	主编	王于领	王雪强	
45. 运动疗法指南	主编	许光旭		
46. 作业治疗指南	主编	闫彦宁	李奎成	
47. 水治疗康复指南	主编	王 俊		
48. 神经调控康复指南	主编	单春雷		
49. 高压氧康复指南	主编	潘树义		
50. 浓缩血小板再生康复应用指南	主编	程 飚	袁 霆	
51. 推拿技术康复指南	主编	赵 焰		
52. 针灸康复技术指南	主编	高希言		
53. 康复器械临床应用指南	主编	喻洪流		
54. 假肢与矫形器临床应用指南	主编	武继祥		
55. 社区康复指南	主编	余 茜		
56. 居家康复指南	主编	黄东锋		
57. 心理康复指南	主编	朱 霞		
58. 体育保健康复指南	主编	赵 斌		
59. 疗养康复指南	主编	单守勤	于善良	
60. 医养结合康复指南	主编	陈作兵		
61. 营养食疗康复指南	主编	蔡美琴		
62. 中西医结合康复指南	主编	陈立典	陶 静	
63. 康复护理指南	主编	郑彩娥	李秀云	
64. 康复机构管理指南	主编	席家宁	周明成	
65. 康复医学教育指南	主编	敖丽娟	陈健尔	黄国志
66. 康复质量控制工作指南	主编	周谋望		

前言

康复医学的特点是医学与工程的深度融合,一方面康复工程及其产品(康复器械)在康复医学中具有重要的支撑作用,已经渗透到康复医学中物理治疗(PT)、作业治疗(OT)、语言治疗(ST)及假肢矫形治疗(P&O)等方面;另一方面,具有人体功能辅助作用的康复器械也是康复医学治疗的重要延伸。可以说,没有康复工程就没有现代意义上的康复或康复医学。

康复器械是跟人体密切接触的医工交叉产品,在临床使用过程中应该严格遵照使用规范,以确保临床应用中的安全性与有效性,然而现阶段国内外均无相关规范或书籍作为指导参考。2018 年 6 月,在中国康复医学会领导的组织下,中国康复医学会技术转化与产业促进专委会(2019 年11 月改组为康复工程与产业促进专业委员会)启动了《康复器械临床应用指南》一书的编写工作,旨在为常用及典型的医用康复器械与家用康复辅助器具提供使用规范,助力医工交叉融合和康复医学事业的发展,同时本指南也将为未来康复器械临床应用智能处方提供一个基础的规范性参考。

本指南的编写工作是以国内本领域康复工程、康复医学以及辅助器具临床应用的知名专家为主组成的编委会共同完成,全书共分为八章,分别为绪论、医疗机构的康复器械配置指南、运动康复训练设备、物理因子治疗设备、语言与认知康复设备、轮椅车、矫形器以及居家辅助器具。

由于康复器械种类繁多,所有的康复器械不可能囊括于一书中,本指南以医用康复器械为主,并适当加入常用的家用康复辅助器具(比如护理床、室内移动辅具、洗浴辅助装置、防褥疮垫、二便功能检测与辅助装置、助行器、家务生活辅具、学习 / 工作辅具、居家监护系统、无障碍环境控制系统等),其中医用康复器械以国家药品监督管理局的医疗器械分类为主线,主要包括医用康复器械子目录中的言语视听认知障碍康复设备、运动康复训练器械、助行器械和固定矫形器械等四类以及被列到了其他子目录中的一部分康复器械。

在本书编写过程中,上海理工大学汪晓铭、张宇玲作为本书编写秘书做了大量书稿整理工作,赵敬、戴玥、钱立、贺婉莹等为本书的文字审阅与校对做了大量工作,本书编写过程中参考了部分国内外的相关文献、资料,在此谨向以上各位及有关文献的作者表示衷心感谢。

　　本书既可以作为临床医疗机构应用康复器械的规范指导,也可以作为高等院校康复工程、康复治疗学、假肢矫形工程等相关专业师生的参考书。由于这是第一次较系统地编写康复器械的临床应用指南,可查询参考的资料有限,加之编写时间紧促,本书一定会存在一些不足甚至错误,恳请读者批评指正,我们会在之后的再版中进行修正。

　　　　　　中国康复医学会康复工程与产业促进专业委员会
　　　　　　上海理工大学康复工程与技术研究所
　　　　　　喻洪流
　　　　　　2020 年 5 月 20 日

目录

第五章 语言与认知康复设备

第八章　居家辅助器具

第一章

绪 论

第一节 康复器械基本概念

康复器械作为康复工程的产品,对现代康复医学具有不可替代的支撑作用。在国际上,康复器械(rehabilitation devices)通常是指康复医学中用于康复训练与治疗、帮助功能恢复的器具,等同于我国医用康复器械的概念,而在我国,康复器械的概念通常包括医用康复器械与非医用康复器械,与国际上的通用名称"辅助产品(assistive products)"相同。辅助产品最早在 ISO 9999-2007 *Assistive Products for Persons with Disabilities—Classification and Terminology*(失能者辅助产品——分类与术语)中作为国际标准名称出现。此外,2001 年世界卫生大会通过《国际功能、残疾和健康分类》(简称 ICF)认为,个人因素和环境因素对残疾(失能)的发生、发展,以及与功能的恢复、重建都密切相关,并给出了作为物理环境因素之一的"辅助产品"的定义:"为改善失能者功能状况而采用适配的或专门设计的任何产品、器具、设备或技术"。

在我国,"辅助产品"通常被称为"康复器械"(如国家药监局医疗器械分类目录中的"医用康复器械")、"康复辅具"(如我国民政部下属研究机构"国家康复辅具研究中心")、"康复辅助器具"(如我国的全国性行业协会组织"中国康复辅助器具协会")或"辅助器具"(简称"辅具")(如中国残疾人联合会下属机构"中国残疾人辅助器具中心"),并没有统一的名称。为了便于论述,本书统一把"辅助产品"称为"康复器械",但在具体章节的描述中,也会间中涉及上述各种名称的使用。实际上,这里的"康复器械"具有广义的内涵,主要包括如下 3 个主要范畴:

一、康复诊疗类器械

康复诊疗类器械是指在医务人员的帮助下用于失能者(临时或永久)进行功能诊断与评估、症状缓解或功能恢复的器械,包括康复诊断与评价器械、运动康复训练类器械、物理因子治疗器械、作业治疗器械、功能代偿类器械(如假肢、人工耳蜗)等。这类器械大多在医疗、康复机构安装或使用,或在医疗、康复机构指导下使用。

二、功能增强与辅助类器械

功能增强与辅助类器械是指失能者自主使用或在其他人帮助下使用的、用于功能增强或功能辅助,辅助日常生活的器械,也可以统称为日常生活辅助器具,包括移动辅助器械、信息与沟通辅助器械、个人护理与防护器械、就餐与家务辅助器械以及就业、休闲辅助类器械等。这类器械大多为个人或家庭使用。

三、环境无障碍改造与控制类器械

环境无障碍改造与控制类器械是指为帮助失能者移动、起居、餐饮、洗浴、排泄等日常居家生活，以及就业、外出、娱乐等室外生活等目的而进行无障碍环境改造与控制的器械，包括无障碍通道、盲道、无障碍电梯、无障碍家庭建筑设施、无障碍卫浴设施、无障碍家具（如衣柜、厨具），以及无障碍环境控制类设备等。这类器械大多在公共场所或家庭使用。

第二节 康复器械的分类

目前国内外针对康复器械有不同的分类方法，其中通用的为按国际标准分类以及按照用途分类。

一、按照国际标准分类

在国际标准 ISO 9999-2016 中，康复器械产品共有 12 个主类、132 个次类、798 个支类。主类名称及其次类、支类的数量见表 1-2-1。

表 1-2-1 ISO 9999-2016 主类、次类和支类的数量

主类代码和名称	次类与支类
主类 04 用于改善、监护或维持个人医疗状况的辅助产品	下分 17 个次类和 65 个支类
主类 05 用于改善个人身体、智力和社会能力的辅助产品	下分 11 个次类和 51 个支类
主类 06 用于矫正、支撑或调整神经肌肉骨骼或运动相关功能（矫形器）和替代解剖结构（假肢）的辅助产品	下分 8 个次类和 110 个支类
主类 09 个人护理和防护辅助产品	下分 19 个次类和 129 个支类
主类 12 个人移动辅助产品	下分 16 个次类和 105 个支类
主类 15 家务辅助产品	下分 6 个次类和 45 个支类
主类 18 住家和其他场所的家具及其适配件	下分 12 个次类和 76 个支类
主类 22 沟通和信息辅助产品	下分 14 个次类和 89 个支类
主类 24 处理物品和器具的辅助产品	下分 9 个次类和 38 个支类
主类 27 环境改善辅助产品、工具和机器	下分 2 个次类和 17 个支类
主类 28 职业康复产品	下分 9 个次类和 45 个支类
主类 30 休闲辅助产品	下分 9 个次类和 28 个支类

本书按 ISO 9999-2016 的结构和顺序来介绍辅助产品的主类、次类和支类，参照了 ISO 原文和朱图陵主编《残疾人辅助器具基础与应用》中的翻译。在每一个主类下，先介绍该主类的定义，然后按照以下顺序介绍次类和支类：六位数字的分类代码、中文名称、ISO 说明及例举图片。其中 6 位数字代码的前两位数字代表主类，中间两位数字代表次类，后两位数字代表支类。

（一）主类 04 用于改善、监护或维持个人医疗状况的辅助产品

主类定义：主类 04 是指监测或评估身体状况的辅助产品，以及支持或替代特定身体功能的辅助产品。主类 04 的次类和支类介绍见表 1-2-2。

表 1-2-2 主类 04 的次类和支类介绍

次类代码和产品名称	支类代码	支类产品名称	ISO 说明
04 03 呼吸辅助器具 （图 1-2-1）	04 03 03	吸入气体的预处理器	辅助呼吸的设备
	04 03 06	吸入器	
	04 03 12	呼吸罩	
	04 03 18	供氧器	
	04 03 21	吸引器	
	04 03 24	呼吸治疗台和垫子	
	04 03 27	呼吸肌训练器	
	04 03 30	呼吸计量器	
	04 03 33	悬雍垂支撑器	
04 06 循环治疗辅助器具 （图 1-2-2）	04 06 06	用于上肢、下肢和身体其他部位的抗水肿袜套	通过被动或主动施压帮助血液循环的设备
	04 06 09	治疗血液循环障碍的充气服和加压装置	
04 08 身体控制和促进血液循环的压缩衣（图1-2-3）	–	–	有助于身体姿势控制或具有均匀压力的服装；用来加强日常活动的衣服
04 09 光线疗法辅助器具	04 09 03	紫外线 A 段灯	–
	04 09 06	可选的紫外线光疗法和紫外线 B 段灯	
	04 09 09	光疗护目镜	
	04 09 12	日光治疗仪	
04 15 透析治疗辅助器具 （图 1-2-4）	04 15 03	血液透析装置（HD）	净化人体血液的装置
	04 15 06	持续流动的腹膜透析装置（CAPD）	
	04 15 12	透析器械组	
04 19 药品供给辅助器具	04 19 04	确保正确用药的药物剂量、配制或更改辅助器具	控制药物供给的比例和/或数量的辅助产品，包括有助于液状药物从皮肤直接导入人体的器具
	04 19 06	注射枪	
	04 19 09	一次性注射器	
	04 19 12	可重复使用注射器	
	04 19 15	一次性注射针	
	04 19 18	可重用或永久使用注射针	
	04 19 24	输液泵	
	04 19 27	无动力输液系统	
	04 19 30	插入栓剂的辅助器具	
	04 19 33	用药辅助器具的配件	

次类代码和产品名称	支类代码	支类产品名称	ISO 说明
04 22 消毒设备	–	–	为减少器械和／或装置带来感染风险的器具；这些装置是指与个人医疗辅助产品相连接，包括注射材料和透析装置
04 24 身体、生理和生化检测设备及材料	04 24 03	尿液分析设备	–
	04 24 06	细菌培养基和设备	
	04 24 09	血压计	
	04 24 12	血液分析器械、设备和材料	
	04 24 15	心电图仪（ECG）	
	04 24 18	人体检查和评估材料	
	04 24 21	测量人体物理和生理特性的辅助器具	
	04 24 24	体温计	
	04 24 27	人体磅秤	
	04 24 30	测量皮肤状况的辅助器具	
04 25 认知测试及评估设备	04 25 03	言语测试和评估设备	对于逻辑思维、智商潜力、推理相关的所有功能和活动进行测试的设备
	04 25 06	心理测试和评估设备	
04 26 认知治疗辅助器具	–	–	辅助认知治疗的设备，包括玩偶治疗和记忆刺激治疗，以辅助有记忆障碍的人
04 27 刺激器	04 27 06	减痛刺激器	为增强、减弱或稳定身体功能的辅助产品，且为通过非矫形器的刺激器
	04 27 09	肌肉刺激器（不作矫形器用）	
	04 27 12	振动器	
	04 27 15	声音刺激器	
	04 27 18	刺激感觉的辅助器具	
	04 27 21	刺激细胞生长的辅助器具	
	04 27 24	用于连接移植物的刺激器	
04 30 热疗或冷疗辅助器具	04 30 03	热疗辅助器具	为治疗目的而产生热或冷的器具
	04 30 06	冷疗辅助器具	
04 33 防压疮辅助产品	04 33 03	防压疮坐垫和衬垫	减小身体某部位或全身的受压状况以避免产生压疮的器具
	04 33 04	防压疮靠背和小靠垫	
	04 33 06	防压疮床垫和床垫罩	
	04 33 09	防压疮特殊设备	

次类代码和产品名称	支类代码	支类产品名称	ISO 说明
04 36 知觉训练辅助器具 （图 1-2-5）	04 36 03	训练知觉辨别和知觉匹配的辅助器具	对外部刺激（如视觉、听觉和其他感觉）的正确采集及处理进行训练的辅助产品
	04 36 06	训练知觉协调的辅助器具	
	04 36 09	训练感觉统合的辅助器具	
04 45 脊柱牵引辅助器具	–	–	用于使脊柱产生延伸的器具
04 48 运动、肌力和平衡训练的设备	04 48 03	训练和功率自行车	–
	04 48 07	步态训练辅助器具	
	04 48 08	站立架和站立支撑台	
	04 48 12	手指和手训练器械	
	04 48 15	上肢、躯干和下肢训练器械	
	04 48 18	加压环带	
	04 48 24	运动、肌力和平衡训练的生物反馈辅助器具	
	04 48 27	治疗期间身体定位辅助器具	
	04 48 30	下颌训练器具	
04 49 伤口护理产品	–	–	–

注：部分次类产品分类下无再分支类，且 ISO 9999-2016 对部分次类产品未做详细说明，表格中用"–"标出。

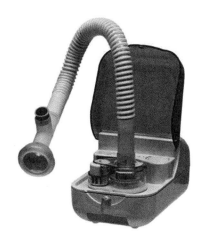

图 1-2-1 超声雾化

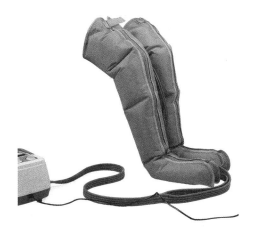

图 1-2-2 空气压力波治疗仪

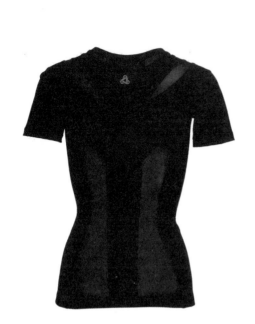

图 1-2-3 压力服

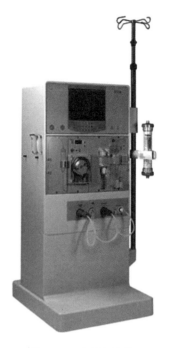

图 1-2-4 血液透析机

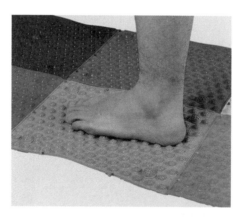

图 1-2-5 足底触觉训练垫

（二）主类 05 用于改善个人身体、智力和社会能力的辅助产品

主类定义：主类 05 指以提高在所有相关领域的参与度（如交流、自理、行动、家务、工作、教育和娱乐）为目的，提高身体、心理和社会活动的能力的辅助产品。主类 05 的次类和支类介绍见表 1-2-3。

表 1-2-3 主类 05 的次类和支类介绍

次类代码和产品名称	支类代码	支类产品名称	ISO 说明
05 03 沟通治疗和训练辅助产品（图 1-2-6）	05 03 03	发音和言语训练辅助产品	提高书写和口头语言沟通技能的装置
	05 03 06	阅读技能训练材料	
	05 03 09	写作技能训练材料	

次类代码和产品名称	支类代码	支类产品名称	ISO 说明
05 06 训练替代与增强沟通辅助产品（图 1-2-7）	05 06 03	训练手指拼读辅助产品	训练代替沟通技能和词汇的辅助产品，以使人与人能沟通；包括盲文、信号语言和 Bliss 语言等
	05 06 06	训练手语辅助产品	
	05 06 09	训练唇读辅助产品	
	05 06 12	训练唇读手势辅助产品	
	05 06 15	盲文训练辅助产品	
	05 06 18	训练除盲文外其他可触摸符号辅助产品	
	05 06 21	训练图标符号辅助产品	
	05 06 24	训练象形语言（BLISS）交流辅助产品	
	05 06 27	训练图片和绘画沟通辅助产品	
	05 06 30	训练莫尔斯电码沟通辅助产品	
05 09 训练二便控制辅助产品（图 1-2-8）	05 09 03	失禁报警器	训练人对膀胱和肠进行控制的器具
05 12 认知技能训练辅助产品	05 12 03	记忆训练辅助产品	提高推理和逻辑行为能力（如：记忆、注意力、专心、概念性和应用性思维）的辅助产品
	05 12 06	排序训练辅助产品	
	05 12 09	注意力训练辅助产品	
	05 12 12	概念训练辅助产品	
	05 12 15	分类训练辅助产品	
	05 12 18	训练解决问题能力的辅助产品	
	05 12 21	归纳/演绎推理训练辅助产品	
	05 12 24	因果关系理解训练辅助产品	
05 15 基本技能训练辅助产品（图 1-2-9）	05 15 03	早期计算训练辅助产品	包括感觉统合的基本技能
	05 15 06	文字编码和解码辅助产品	
	05 15 09	时间理解训练辅助产品	
	05 15 12	货币理解训练辅助产品	
	05 15 15	度量衡理解训练辅助产品	
	05 15 18	几何基础知识训练辅助产品	
05 18 各种教育课程训练辅助产品	05 18 03	母语训练辅助产品	包括有助于在一系列领域里学习和获得本领的辅助产品
	05 18 06	外语训练辅助产品	
	05 18 09	人文课程训练辅助产品	
	05 18 12	社会科学课程训练辅助产品	
	05 18 15	数学和物理课程训练辅助产品	
05 24 艺术素养训练辅助产品（图 1-2-10）	05 24 03	音乐技能训练辅助产品	获得和练习在某领域内能表达艺术的才能和/或工具的辅助产品
	05 24 06	绘画技能训练辅助产品	
	05 24 09	戏剧和舞蹈训练辅助产品	

续表

次类代码和产品名称	支类代码	支类产品名称	ISO 说明
05 27 社交技能训练辅助产品 （图 1-2-11）	05 27 03 05 27 06 05 27 09 05 27 12	休闲娱乐活动训练辅助产品 社会行为训练辅助产品 个人安全训练辅助产品 旅行训练辅助产品	为帮助学习如何与外界相互作用的器具和材料（既要考虑个人与社会融合，又要考虑与他人关系）
05 30 训练控制输入器件的辅助产品和训练产品及货物处理技能的辅助产品 （图 1-2-12）	05 30 03 05 30 06 05 30 09 05 30 12 05 30 15	鼠标控制训练辅助产品 操纵杆操纵训练辅助产品 开关控制训练辅助产品 键盘使用技能训练辅助产品 选择技能训练辅助产品	–
05 33 日常活动训练的辅助产品（图 1-2-13）	05 33 03 05 33 06 05 33 09 05 33 12	矫形器和假肢使用训练辅助产品 个人日常活动训练辅助产品 个人移动训练辅助产品 训练家务的辅助产品	–
05 36 训练改变和维持体位的辅助产品（图 1-2-14）	05 36 03 05 36 06	站立支撑架 跷板桌	–

注：部分次类产品分类下无再分支类，且 ISO 9999-2016 对部分次类产品未做详细说明，表格中用 "–" 标出。

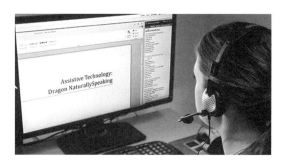

图 1-2-6　语音识别器

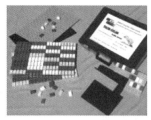 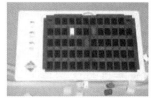

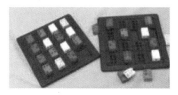

图 1-2-7　点字学习板

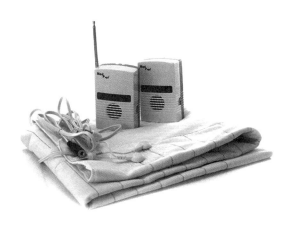

图 1-2-8　失禁警报器

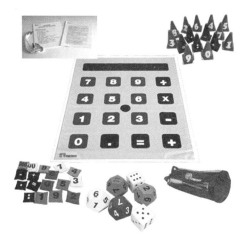

图 1-2-9　数学学习器具

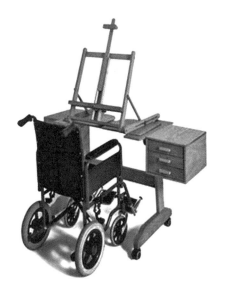

图 1-2-10　轮椅画

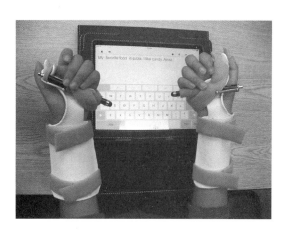

图 1-2-11　手写笔夹板

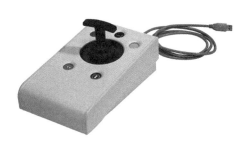

图 1-2-12　操纵杆训练程序外接装置

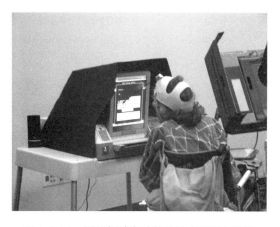

图 1-2-13　训练驾驶电动轮椅的虚拟现实装置

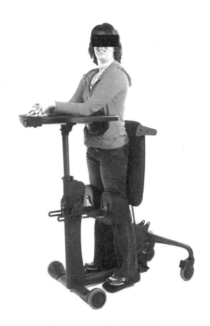

图 1-2-14　站立支撑架

（三）主类 06　用于矫正、支撑或调整神经肌肉骨骼或运动相关功能（矫形器）和替代解剖结构（假肢）的辅助产品

主类定义：主类 06 所指矫形器是体外使用的器具，用于矫正、支撑或调整神经肌肉与骨骼系统的结构和功能特性；假肢或假体是体外使用的替代性人造装置，用于部分或全部替代缺失或有缺陷的肢体。主类 06 的次类和支类介绍见表 1-2-4。

表 1-2-4　主类 06 的次类和支类介绍

次类代码和产品名称	支类代码	支类产品名称	ISO 说明
06 03 脊柱和颅部矫形器	06 03 03	骶髂矫形器	设计用于改变脊柱和颅部身体结构和身体功能器具。该器具可以是定制品，即为适应个别用户功能需求而设计的；或者是预制品，即为适应特殊功能需求而设计的。预制品可以根据用户需求进行调整，或者不调整就可以应用。
	06 03 06	腰骶矫形器	
	06 03 07	胸部矫形器	
	06 03 08	胸腰矫形器	
	06 03 09	胸腰骶矫形器	
	06 03 12	颈部矫形器	
	06 03 15	颈胸矫形器	
	06 03 18	颈胸腰骶矫形器	
	06 03 21	颅部矫形器	
	06 03 27	脊柱矫形器铰接组件	
	06 03 30	脊柱和颅部矫形器界面组件	
	06 03 33	脊柱和颅部矫形器结构组件	
	06 03 36	脊柱和颅部矫形器外观组件	
	06 03 39	下颌前移装置	

次类代码和产品名称	支类代码	支类产品名称	ISO 说明
06 04 腹部矫形器	06 04 03	腹肌托带	围绕全部或部分腹部的矫形器
	06 04 06	腹疝托带	
	06 04 09	腹部矫形器界面组件	
	06 04 12	腹部矫形器外观组件	
06 06 上肢矫形器	06 06 03	指矫形器	设计用于改变上肢身体结构和身体功能器具。该器具可以是定制品，即为适应个别用户功能需求而设计的；或者是预制品，即为适应特殊功能需求而设计的。预制品可以根据用户需求进行调整，或者不调整就可以应用。
	06 06 06	手矫形器	
	06 06 07	手指矫形器	
	06 06 12	腕手矫形器	
	06 06 13	腕手手指矫形器	
	06 06 15	肘矫形器	
	06 06 19	肘腕手矫形器	
	06 06 20	前臂矫形器	
	06 06 21	肩矫形器	
	06 06 24	肩肘矫形器	
	06 06 25	上臂矫形器	
	06 06 30	肩肘腕手矫形器	
	06 06 32	手 - 指关节铰链	
	06 06 33	腕关节铰链	
	06 06 36	肘关节铰链	
	06 06 39	肩关节铰链	
	06 06 42	上肢矫形器界面组件	
	06 06 45	上肢矫形器结构组件	
	06 06 48	上肢矫形器外观组件	
06 12 下肢矫形器	06 12 03	足矫形器	设计用于改变下肢身体结构和身体功能器具。该器具可以是定制品，即为适应个别用户功能需求而设计的；或者是预制品，即为适应特殊功能需求而设计的。预制品可以根据用户需求进行调整，或者不调整就可以应用。
	06 12 06	踝足矫形器	
	06 12 09	膝矫形器	
	06 12 12	膝踝足矫形器	
	06 12 13	小腿矫形器	
	06 12 15	髋矫形器	
	06 12 16	髋膝矫形器	
	06 12 17	大腿矫形器	
	06 12 18	髋膝踝足矫形器	
	06 12 19	(胸)腰骶髋膝踝足矫形器	
	06 12 20	足 / 趾关节铰链	

次类代码和产品名称	支类代码	支类产品名称	ISO 说明
	06 12 21	踝关节铰链	
	06 12 24	膝关节铰链	
	06 12 27	髋关节铰链	
	06 12 30	下肢矫形器界面组件	
	06 12 33	下肢矫形器结构组件	
	06 12 36	下肢矫形器外观组件	
06 15 功能性电刺激器和复合力源矫形器系统	–	–	通过电刺激（FES）补偿运动功能损失的装置
06 18 上肢假肢系统 （图 1-2-15）	06 18 03	部分手假肢	上肢假肢是由若干相互配合的组件组装而成的，其组合往往由一个制作者把某些单个制作的组件整合生产出一系列不同的上肢假肢。
	06 18 06	腕离断假肢	
	06 18 09	前臂假肢	
	06 18 12	肘离断假肢	
	06 18 15	上臂假肢	
	06 18 18	肩离断假肢	
	06 18 21	肩胛胸廓假肢	
	06 18 24	假手	
	06 18 25	钩状手	
	06 18 26	工具手	
	06 18 30	腕关节	
	06 18 33	肘关节	
	06 18 36	肩关节	
	06 18 39	上肢假肢系统的外置关节	
	06 18 40	肱骨旋转装置	
	06 18 41	屈肘倍增器	
	06 18 42	上肢假肢接受腔	
	06 18 45	上肢假肢衬垫	
	06 18 48	悬吊组件	
	06 18 51	上肢假肢对线装置	
	06 18 54	上肢假肢结构组件	
	06 18 57	上肢假肢外观组件	
06 24 下肢假肢系统 （图 1-2-16）	06 24 03	部分足假肢	下肢假肢是由若干相互配合的组件组装而成的，其组合往往由一个制作者把某些单个制作的组件整合生产出一系列不同的下肢假肢。
	06 24 06	踝离断假肢	
	06 24 09	小腿假肢	
	06 24 12	膝离断假肢	
	06 24 15	大腿假肢	

续表

次类代码和产品名称	支类代码	支类产品名称	ISO 说明
	06 24 18	髋离断假肢	
	06 24 21	半骨盆切除假肢	
	06 24 27	踝足装置（假脚）	
	06 24 30	扭转缓冲器	
	06 24 31	减震器	
	06 24 32	假肢转盘	
	06 24 33	膝关节	
	06 24 36	髋关节	
	06 24 37	下肢假肢系统的外置关节	
	06 24 40	下肢假肢内衬套	
	06 24 41	下肢假肢接受腔	
	06 24 42	下肢假肢悬吊组件	
	06 24 45	下肢假肢对线装置	
	06 24 46	下肢假肢结构组件	
	06 24 47	下肢假肢外观组件	
	06 24 48	下肢临时假肢	
06 30 不同于假肢的假体 （图 1-2-17）	06 30 03	假发	用于代替除四肢外的身体缺失部分的全部或部分外观和 / 或功能的器具
	06 30 06	假发发片	
	06 30 09	假睫毛和假眉毛	
	06 30 12	假髭和假胡须	
	06 30 15	背部填充物	
	06 30 18	乳房假体	
	06 30 21	义眼	
	06 30 24	义耳	
	06 30 27	义鼻	
	06 30 30	面部合成假体	
	06 30 33	假腭	
	06 30 36	义齿	
	06 30 39	皮肤遮瑕剂	

注：部分次类产品分类下无再分支类，表格中用"–"标出。

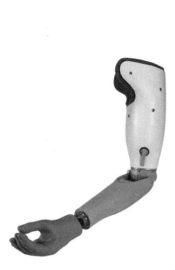

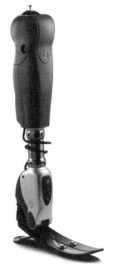

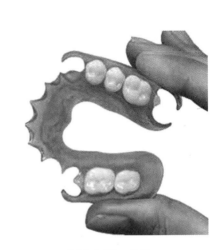

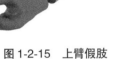
图 1-2-15　上臂假肢

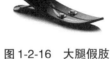
图 1-2-16　大腿假肢

图 1-2-17　义齿

（四）主类 09　个人护理和防护辅助产品

主类定义：主类 09 是为大小便失禁和造口术患者所需使用的辅助产品；也泛指穿脱衣物和鞋袜、身体防护、个人卫生、测量人体物理和生理性能以及性活动的辅助产品。主类 09 的次类和支类介绍见表 1-2-5。

表 1-2-5　主类 09 的次类和支类介绍

次类代码和产品名称	支类代码	支类产品名称	ISO 说明
09 03 衣服和鞋	09 03 05	外套	包括婴儿和儿童的衣服和鞋，以及缝纫和编织的式样。
	09 03 09	头盔	
	09 03 12	分指手套和不分指手套	
	09 03 15	短上衣和衬衫	
	09 03 18	夹克和裤子	
	09 03 21	半身裙和连衣裙	
	09 03 24	内衣	
	09 03 27	长筒袜和短袜	
	09 03 30	睡衣	
	09 03 33	浴衣	
	09 03 36	保护性浴裤	
	09 03 39	围嘴和围裙	
	09 03 42	鞋和靴	
	09 03 45	鞋靴的防滑装置	
	09 03 48	钉扣装置和纽扣	
	09 03 51	具有特殊系戴功能的领带	

续表

次类代码和产品名称	支类代码	支类产品名称	ISO 说明
09 06 身体防护辅助产品（穿着式）	09 06 03	头部防护辅助产品	防止身体各部位损伤的装置，包括穿戴在身上的防压疮装置。
	09 06 06	眼睛和面部防护辅助产品	
	09 06 09	耳和听觉防护辅助产品	
	09 06 12	肘或前臂防护辅助产品	
	09 06 15	手部防护辅助产品	
	09 06 18	膝或腿防护辅助产品	
	09 06 21	足跟、足趾或足部防护辅助产品	
	09 06 24	躯干或全身防护辅助产品	
	09 06 27	呼吸道防护辅助产品	
09 07 稳定身体辅助产品（非穿戴式）	09 07 03	安全带、固定身体的腰带和背带	－
	09 07 06	定位枕、定位垫和定位系统	
09 09 穿脱衣服的辅助产品	09 09 03	穿脱短袜和连裤袜的辅助产品	有助于穿上或脱掉衣服和鞋的装置
	09 09 06	鞋拔和脱靴器	
	09 09 09	衣架	
	09 09 12	穿脱衣钩或穿脱衣棍	
	09 09 15	拉动拉链的装置	
	09 09 18	系扣钩	
09 12 如厕辅助产品	09 12 03	坐便椅	－
	09 12 06	坐便器	
	09 12 09	坐便器座	
	09 12 10	坐便器防溅水器	
	09 12 12	框架型加高坐便器座	
	09 12 15	嵌入型加高坐便器座	
	09 12 18	固定在坐便器上的加高座便器座	
	09 12 21	内置升降装置帮助入座起身的坐便器座	
	09 12 24	装配在坐便器上的扶手和／或靠背	
	09 12 25	落地式坐便器的扶手和靠背	
	09 12 27	手纸夹	
	09 12 30	卫生间里的滚动架子	
	09 12 33	便盆	

续表

次类代码和产品名称	支类代码	支类产品名称	ISO 说明
	09 12 36	作为坐便器附件的冲洗器和热风干燥器	
	09 12 39	安装在墙上的小便池	
	09 12 43	移动卫生间	
09 15 气管造口术护理辅助产品	09 15 03	插管	通过在气管上切口辅助呼吸的器具
	09 15 06	气孔保护器	
	09 15 12	气管造口护理配件	
09 18 造瘘术护理辅助产品	09 18 10	一件式端部开口的造口袋	通过在肠道内人工造口来收集人体排泄物的器具
	09 18 11	造口袋的封口夹	
	09 18 16	两件式端部开口的造口袋	
	09 18 17	用于造口护理的附加袋	
	09 18 19	用于支撑和固定造口袋的辅助产品	
	09 18 20	用于造口护理的填充产品	
	09 18 22	造口扩张的辅助产品	
	09 18 24	肠道冲洗辅助产品	
	09 18 28	排泄或冲洗内部气孔的辅助产品	
	09 18 31	密封性装置	
	09 18 48	术后造口袋及配件	
	09 18 51	造口护理配件	
09 21 护肤和洁肤产品	09 21 03	褪胶剂	用来保护皮肤免受伤害的器具和移去粘在皮肤上材料的器具，或为皮肤缺陷而特殊化妆的器具。
	09 21 06	洁肤剂	
	09 21 09	消毒剂	
	09 21 12	覆盖材料	
	09 21 15	密封材料	
	09 21 18	护肤剂	
09 24 排尿装置	09 24 03	气囊导尿管	膀胱控制功能受损伤时的排尿器具
	09 24 06	间歇性导尿管	
	09 24 09	阴茎尿套	
	09 24 12	尿引流器	
	09 24 15	女用尿壶	
	09 24 18	导管插入辅助产品	
	09 24 21	男用尿壶	

次类代码和产品名称	支类代码	支类产品名称	ISO 说明
09 27 便收集器	09 27 04	封口贴身贮尿袋	–
	09 27 05	开口贴身贮尿袋	
	09 27 09	非穿戴式集尿器贮尿瓶	
	09 27 13	集尿器吊带和紧固产品	
	09 27 18	尿收集袋	
	09 27 21	粪便收集袋	
09 30 吸收大小便的辅助产品	09 30 12	儿童用一次性尿失禁用品	用于吸收和贮存身体排泄物的器具
	09 30 15	儿童尿失禁洗涤用品	
	09 30 18	成人一次性尿失禁用品	
	09 30 21	成人一次性尿布	
	09 30 24	成人一次性内衣	
	09 30 27	男性一次性尿失禁用品	
	09 30 30	成人无障碍液体吸收一次性失禁产品	
	09 30 33	成人一次性便尿失禁的产品	
	09 30 36	可洗的成人失禁裤子	
	09 30 39	可吸收尿便的定位在身体的辅助产品	
	09 30 42	一次性使用可吸收大小便的产品	
	09 30 45	非穿戴的、可洗的吸收大小便的产品	
09 31 防止大小便泄漏的辅助产品	09 31 03	尿塞	
	09 31 06	大便塞	
09 32 月经管理辅助产品	–	–	管理月经流量的辅助器具
09 33 清洗、盆浴和淋浴辅助产品	09 33 03	盆浴或淋浴椅(有轮和无轮),浴室坐板,凳子,靠背和座	包括浴室温度计
	09 33 06	防滑的浴池垫、淋浴垫和带子	
	09 33 09	淋浴器及其元件	
	09 33 12	(盆浴)延展平台,淋浴桌和更换尿布桌	
	09 33 15	洗盆	
	09 33 18	坐浴盆	

次类代码和产品名称	支类代码	支类产品名称	ISO 说明
	09 33 21	浴缸	
	09 33 24	浴缸架	
	09 33 27	用于减少浴缸的长度或深度的辅助产品	
	09 33 30	带有把手、手柄和握把的洗澡布、海绵和刷子	
	09 33 33	肥皂盒、肥皂盒架和皂液压送器	
	09 33 36	自我擦干的辅助产品	
	09 33 39	漂浮辅助产品	
	09 33 42	潜水通气管	
	09 33 45	浴室温度计	
09 36 修剪手指甲和脚趾甲的辅助产品	09 36 03	指甲刷	辅助护理手、手指甲、脚、脚趾、脚趾甲的器具
	09 36 06	指甲锉和砂纸板	
	09 36 09	指甲剪和指甲钳	
	09 36 12	硬茧锉	
09 39 护发辅助产品	09 39 03	用洗发剂洗头发的辅助产品	用于洗发和定型头发的器具
	09 39 06	梳子和头发刷	
	09 39 09	吹风机	
09 42 牙科护理辅助产品	09 42 03	非电动牙刷	－
	09 42 06	电动牙刷	
09 45 面部和皮肤护理辅助产品	09 45 03	修面刷、剃刀和（电动）剃须刀	有助于或辅助化妆的器具
	09 45 06	化妆品使用辅助产品	
	09 45 09	镜子	
09 54 性活动辅助产品	09 54 03	仿造性器官	性生活中训练和辅助的器具
	09 54 06	勃起辅助产品	
	09 54 09	振动器和按摩产品	
	09 54 12	性习惯和性康复辅助产品	

注：部分次类产品分类下无再分支类，且 ISO 9999-2016 对部分次类产品未做详细说明，表格中用"－"标出。

（五）主类 12　个人移动辅助产品

主类定义：主类 12 是为个人用来辅助移动的器具。主类 12 的次类和支类介绍见表 1-2-6。

表 1-2-6 主类 12 的次类和支类介绍

次类代码和产品名称	支类代码	支类产品名称	ISO 说明
12 03 单臂操作步行辅助产品	12 03 03	手杖	用于步行时的支撑器具，可单个或成对使用，操作时是单臂或单手。
	12 03 06	肘（拐）杖	
	12 03 09	前臂支撑拐	
	12 03 12	腋（拐）杖	
	12 03 16	多脚拐杖	
	12 03 18	带座拐杖	
	12 03 21	横向支撑架	
12 06 双臂操作步行辅助产品	12 06 03	框式助行架	用户行走时的支撑器具，用双臂或上身来操作。
	12 06 06	轮式助行架	
	12 06 09	助行椅	
	12 06 12	助行台	
12 07 步行辅助产品附件 （图 1-2-18）	12 07 05	助行器的端头	用于助行器有关的器具
	12 07 12	握持产品	
	12 07 15	支撑身体特定部位的助行器附件	
	12 07 18	行走时防止擦伤或损伤的垫、靠垫等附件	
	12 07 21	助行器座椅	
	12 07 24	放置或携带物体的助行器附件	
	12 07 27	在不使用时能固定助行器的产品	
	12 07 30	帮助操纵助行器的附件	
	12 07 33	调节高度的附件	
	12 07 36	助行器的灯和安全信号装置	
	12 07 39	助行器的轮胎和轮子	
12 10 汽车	12 10 03	底盘高度可调节的汽车	—
	12 10 06	低速汽车	
	12 10 09	高车顶的汽车	
12 11 轨道交通车辆	12 11 03	底盘高度可调节的公共汽车	—
	12 11 06	低底盘火车	
12 12 汽车改装	12 12 04	操纵发动机的汽车适配件	增加或改制，使汽车便于操作。
	12 12 05	操纵停车制动的汽车适配件	
	12 12 07	操纵驾驶系统的汽车适配件	
	12 12 08	操纵附属功能的汽车适配器	

续表

次类代码和产品名称	支类代码	支类产品名称	ISO 说明
	12 12 09	汽车安全带和背带	
	12 12 12	特别设计的汽车座和垫子	
	12 12 15	用于移动人的汽车升降架（不包括轮椅车）	
	12 12 18	移动轮椅车上的人进出汽车的汽车升降架	
	12 12 21	把轮椅车搬到车上或车内的辅助产品	
	12 12 24	汽车里固定轮椅车的辅助产品	
	12 12 27	汽车底盘和车体改装	
12 16 两用车和摩托车（图1-2-19）	12 16 03	两轮两用车和摩托车	－
	12 16 06	三轮两用车和摩托车	
12 17 机动代步产品	12 17 03	爬楼梯装置	－
	12 17 06	站立式摩托车	
	12 17 09	四轮机动车辆	
12 18 脚踏车	12 18 04	自行车	包括动力辅助脚踏车
	12 18 05	手动自行车	
	12 18 06	单人脚踏三轮车和四轮车	
	12 18 09	手摇三轮车	
	12 18 12	无动力踏板车，单脚推动前进	
	12 18 15	两人或两人以上乘坐的双座自行车、三轮车和四轮自行车	
	12 18 21	自行车适配件	
12 22 人力轮椅车	12 22 03	双侧手轮驱动轮椅车	为行走能力有限的人提供有轮移动和支撑身体的器具，依靠使用者或护理者的人力来操作。
	12 22 06	双侧摇杆驱动轮椅车	
	12 22 09	单侧手驱动轮椅车	
	12 22 12	电力辅助手动轮椅车	
	12 22 15	脚驱动轮椅车	
	12 22 18	护理者控制的人力轮椅车	
	12 22 21	护理者控制的动力辅助轮椅车	
	12 22 24	手动转向的电动轮椅车	
	12 22 27	动力转向的电动轮椅车	
	12 22 30	机动轮椅车	

续表

次类代码和产品名称	支类代码	支类产品名称	ISO 说明
12 23 动力轮椅车	12 23 03	手动转向的电动轮椅车	动力推进器具,为行走能力有限的人提供有轮移动和支撑身体的器具。
	12 23 06	动力转向的电动轮椅车	
	12 23 09	机动轮椅车	
	12 23 12	电动助力轮椅车	
	12 23 15	爬楼梯轮椅车	
12 24 轮椅车附件	12 24 03	转向和控制系统	与轮椅车使用相关的器具
	12 24 09	推进装置	
	12 24 12	轮椅车车灯和安全信号装置	
	12 24 18	轮椅车车闸	
	12 24 21	轮椅车轮胎和车轮	
	12 24 24	轮椅车电池和电池充电器	
	12 24 28	轮椅车清洁装置	
	12 24 30	轮椅车乘坐者限位系统	
	12 24 34	用于轮椅车上的伞和伞固定器	
	12 24 36	轮椅车与自行车的连接装置	
	12 24 39	安装在轮椅上便于上下楼梯的装置	
	12 24 42	安装在轮椅车上放置物品的辅助产品	
	12 24 45	轮椅车环境查看装置	
12 27 载人工具	12 27 04	运输椅	–
	12 27 07	手推车	
	12 27 10	雪橇	
	12 27 15	爬行车和移动板	
	12 27 18	有轮子的担架、脚踏运输车和玩具车	
	12 27 24	手动乘客站立移动工具	
12 31 移动和翻身辅助产品	12 31 03	滑动板和滑动垫及翻身床单	帮助改变位置的辅助产品以利于其他活动
	12 31 06	转台	
	12 31 09	用于自己站起的自立式扶手	
	12 31 15	抬起用的带子和背带	
	12 31 18	搬运椅,背带和篮筐	
	12 31 21	传送台	

续表

次类代码和产品名称	支类代码	支类产品名称	ISO 说明
12 36 升降辅助产品	12 36 03	带吊索座的移动升降架	用升降来转移和改变某人位置使能做预期活动的装置
	12 36 04	站位移动升降架	
	12 36 06	带硬质座移动升降架	
	12 36 09	卧位移动升降架	
	12 36 12	安装在墙上、地板和/或天花板上的固定升降架	
	12 36 15	固定、安置在另一个产品上的固定升降架	
	12 36 18	固定式自立升降架	
	12 36 21	升降架的身体支撑部分	
12 39 导向辅助产品	12 39 03	盲(白色)手杖	为导航、引导、确认和/或识别环境的器具
	12 39 06	电子导向辅助产品	
	12 39 09	听觉导向辅助产品(声音信标)	
	12 39 12	指南针	
	12 39 15	三维地图	
	12 39 18	触觉导向材料	

注:ISO 9999-2016 对部分次类产品未做详细说明,表格中用"–"标出。

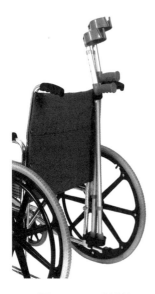

图 1-2-18 手杖架

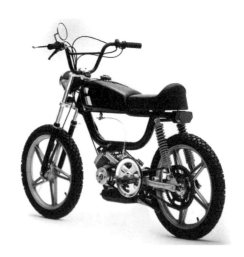

图 1-2-19 两轮机动脚踏两用车

(六)主类 15 家务辅助产品

主类定义:主类 15 是在各类家务活动所需使用的辅助产品。15 主类的次类和支类介绍见表 1-2-7。

22

表 1-2-7 主类 15 的次类和支类介绍

次类代码和产品名称	支类代码	支类产品名称	ISO 说明
15 03 预备食物和饮料的辅助产品	15 03 03	称重和测量辅助产品	包括冰箱和冰柜
	15 03 06	切、砍和分割辅助产品	
	15 03 09	清洗和削皮的辅助产品	
	15 03 12	烘烤辅助产品	
	15 03 15	用于准备食物的机器	
	15 03 18	烹调和油煎辅助产品	
	15 03 21	烹调用具	
	15 03 24	冰箱和冰柜	
15 06 清洗餐具辅助产品	15 06 03	洗涤槽	—
	15 06 06	洗盘用刷和瓶刷	
	15 06 09	盘子滤干器	
	15 06 12	下水滤网和溢管	
	15 06 15	抹布绞干机	
	15 06 18	洗碗机	
15 09 饮食辅助产品	15 09 03	分发食物和饮料的辅助产品	—
	15 09 06	食物分发器	
	15 09 09	塞子和漏斗	
	15 09 13	刀叉餐具、筷子和吸管	
	15 09 16	大酒杯、玻璃杯、杯子、碟子	
	15 09 18	盘子和碗	
	15 09 21	盘子挡边	
	15 09 24	鸡蛋杯	
	15 09 27	喂食器械	
	15 09 30	喂管	
15 12 室内清洁辅助产品	15 12 03	畚箕、扫把及其系列产品	—
	15 12 06	刷子、海绵、麂皮、抹布和拖把	
	15 12 09	真空吸尘器	
	15 12 12	地毯清扫器(适用于干用)	
	15 12 22	拖地器械	
	15 12 24	地板上光机	
	15 12 27	垃圾、废物处理的辅助产品	
15 15 编制和保养纺织品的辅助产品	15 15 03	缝纫机	—
	15 15 06	缝纫箍、针垫,织补辅助产品	
	15 15 09	编织机	

次类代码和产品名称	支类代码	支类产品名称	ISO 说明
	15 15 12	编织针、钩针和织补针	
	15 15 15	缝纫和编织模具	
	15 15 19	手工缝纫辅助产品	
	15 15 21	剪刀	
	15 15 24	熨烫机器和电熨斗	
	15 15 27	熨烫板和熨烫台	
	15 15 30	装有小脚轮的洗衣篮	
	15 15 33	洗衣机	
	15 15 36	洗衣用绞干机	
	15 15 39	晾衣夹	
	15 15 43	干燥衣物的辅助产品	
	15 15 48	鞋清洁产品	

注：ISO 9999-2016 对部分次类产品未做详细说明，表格中用"–"标出。

（七）主类 18 住家和其他场所的家具及其适配件

主类定义：主类 18 是指住家、工作场所及教育场所等可供休息和 / 或工作的家具（带或不带脚轮），以及用于家具和辅助产品的附件（附加装置）及固定件。主类 18 的次类和支类介绍见表 1-2-8。

表 1-2-8 主类 18 的次类和支类介绍

次类代码和产品名称	支类代码	支类产品名称	ISO 说明
18 03 桌（图 1-2-20）	18 03 03	工作台	包括可调桌
	18 03 06	书桌、课桌和讲台	
	18 03 09	制图和绘画台	
	18 03 12	饭桌	
	18 03 15	床桌	
18 06 照明装置	18 06 03	普通灯	–
	18 06 06	阅读和工作灯	
	18 06 09	讲台灯和黑板灯	
18 09 坐用家具（图 1-2-21）	18 09 03	椅子	包括可调节的坐式家具
	18 09 06	凳子和站立椅	
	18 09 09	髋关节椅	
	18 09 12	带有可协助站立或坐下特殊 机械装置的椅子和凳子	
	18 09 15	躺椅和安乐椅	

次类代码和产品名称	支类代码	支类产品名称	ISO 说明
	18 09 21	特殊坐用家具	
	18 09 24	椅子升降和移动装置	
	18 09 39	组合座位系统	
18 10 坐用家具适配件 （图 1-2-22）	18 10 03	靠背垫	坐式家具包括轮椅的适配件
	18 10 06	坐垫和衬垫	
	18 10 09	扶手	
	18 10 12	头托和颈托	
	18 10 15	腿托和足托	
	18 10 18	躯干和骨盆托	
	18 10 21	安装在座椅上帮助站或坐的垫子或系统	
	18 10 24	可以安装在座椅上的托盘和台面	
18 12 床具（图 1-2-23）	18 12 04	不可调节的床和可拆分的床板 / 床架	包括可调节和不可调节体位的床以及可拆卸床板 / 床垫支撑台
	18 12 07	手工调节的床和可拆分的床板 / 床架	
	18 12 10	电动调节的床和可拆分的床板 / 床架	
	18 12 12	床升降架	
	18 12 15	床上用品	
	18 12 18	床垫和床罩	
	18 12 21	毯子支撑架	
	18 12 24	分离可调靠背和腿支撑架	
	18 12 27	床栏杆和固定在床上用于自我身体抬起的栏杆	
	18 12 30	床缩短辅助器具	
	18 12 33	床伸展器	
18 15 可调节家具高度的辅助器具（图 1-2-24）	18 15 03	（家具）腿增高器	－
	18 15 06	高度可调的底座和支架	
	18 15 09	基座和固定高度的底座和支架	
18 18 支撑扶手和扶手杆	18 18 03	手栏杆和支撑栏杆	－
	18 18 06	固定抓握栏杆和把手	
	18 18 10	可移动栏杆和把手	
	18 18 11	铰链式栏杆和扶手	

次类代码和产品名称	支类代码	支类产品名称	ISO 说明
18 21 大门、门、窗和窗帘 开关器	18 21 03	门开关器	–
	18 21 06	窗开关器	
	18 21 09	窗帘开关器	
	18 21 12	遮阳篷开关器	
	18 21 15	锁	
18 24 住家和其他场所的建 筑设施（图 1-2-25）	18 24 03	管线装配和水龙头	为辅助个人功能自立而设计的 房屋结构特征
	18 24 06	窗	
	18 24 09	门	
	18 24 12	门槛	
	18 24 15	地面覆盖物	
	18 24 18	楼梯	
18 30 垂直输送辅助产品 （图 1-2-26）	18 30 03	电梯（垂直载客电梯）	
	18 30 05	固定式升降台	
	18 30 07	独立升降台	
	18 30 08	便携式升降台	
	18 30 10	座椅楼梯升降机	
	18 30 11	平台楼梯升降机	
	18 30 12	爬楼梯机	
	18 30 15	可移动坡道	
	18 30 18	固定坡道	
	18 30 21	斜梯和站立梯	
18 33 住家和其他场所的安 全设施（图 1-2-27）	18 33 03	地面和楼梯的防滑材料	–
	18 33 06	用于窗户、楼梯和电梯的安全 栏杆、栅栏和门	
	18 33 09	燃气安全阀	
	18 33 10	厨房或其他烹饪区域防止烧 伤和意外火灾的辅助器具	
	18 33 12	营救装置	
	18 33 15	地面用触感材料	
	18 33 18	防火地板	
18 36 储藏用家具	18 36 03	搁板	–
	18 36 06	橱	
	18 36 09	床头柜	
	18 36 12	药品柜	
	18 36 15	搁板、橱、柜的配件	

注：ISO 9999-2016 对部分次类产品未做详细说明，表格中用"–"标出。

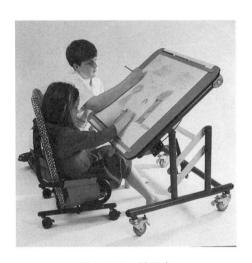

图 1-2-20　绘画桌

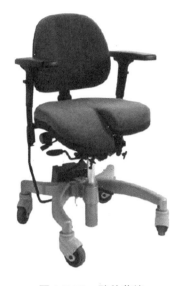

图 1-2-21　髋关节椅

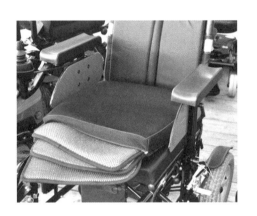

图 1-2-22　凝胶坐垫

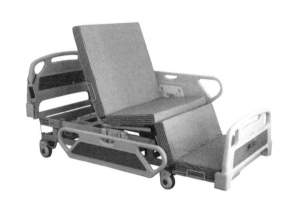

图 1-2-23　电动护理床

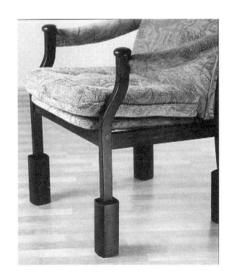

图 1-2-24　家庭支脚增高器

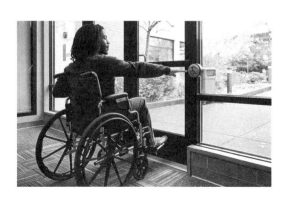

图 1-2-25　电动门

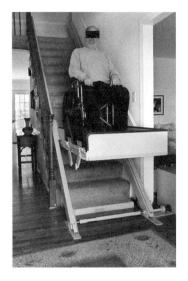

图 1-2-26 轮椅升降机

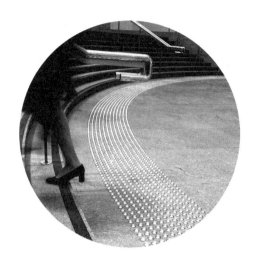

图 1-2-27 盲道砖

（八）主类 22 沟通和信息辅助产品

主类定义：主类 22 是帮助个人在不同形式下接收、发送、产生和 / 或处理信息的器具。包括用于看、听、读、写、打电话、发信号以及报警和信息技术的器具。主类 22 的次类和支类介绍见表 1-2-9。

表 1-2-9 主类 22 的次类和支类介绍

次类代码和产品名称	支类代码	支类产品名称	ISO 说明
22 03 视力辅助产品 （图 1-2-28）	22 03 03	滤光器	包括放大器具
	22 03 06	框架眼镜和隐形眼镜	
	22 03 09	眼镜、镜片和放大镜头	
	22 03 12	双筒望远镜和单筒望远镜	
	22 03 15	视野扩展器	
	22 03 18	影像放大录像系统	
22 06 听力辅助产品 （图 1-2-29）	22 06 03	助听筒	用于有听觉问题的人汇集和 / 或放大和 / 或调整声音的器具。包括带有内置耳鸣遮蔽物和感应线圈装置的助听器。
	22 06 06	盒式助听器	
	22 06 09	眼镜式助听器	
	22 06 12	耳内式助听器	
	22 06 15	耳背式助听器	
	22 06 18	骨导式助听器	
	22 06 21	植入式助听器	
	22 06 24	头戴耳机	
	22 06 27	助听产品附件	
	22 06 29	电子耳蜗	

续表

次类代码和产品名称	支类代码	支类产品名称	ISO说明
22 09 发声辅助产品 （图1-2-30、图1-2-31）	22 09 03 22 09 06	语音发生器 个人用语音放大器	辅助声音力量不足者用他/她自己的声音来说话的器具
22 12 绘画和书写辅助产品	22 12 03 22 12 06 22 12 09 22 12 12 22 12 15 22 12 18 22 12 21 22 12 24 22 12 27	绘画和书写手工产品 书写板、制图板和绘图板 签字导向槽、印章和书写框 手写盲文书写器 打字机 特殊书写纸/特殊书写塑膜 便携式盲文笔记装置 文字处理软件 绘图和绘图软件	通过产生图形、标志和语言来辅助个人传递信息的器具
22 15 计算辅助产品 （图1-2-32）	22 15 03 22 15 06 22 15 09	手动计算器具 计算器 计算软件	—
22 18 处理声音、图像和视频信息的辅助产品	22 18 03 22 18 06 22 18 09 22 18 12 22 18 15 22 18 18 22 18 21 22 18 24 22 18 27 22 18 30 22 18 33 22 18 36 22 18 39	录音机和播放器具 录像机和播放器具 无线电接收机 双向无线收音机 电视机 闭路电视系统 图文声像译码器 无线电频率传输系统 声音信息红外系统 感应线圈装置 麦克风 扬声器 音频、视频及可视系统的附件	用于存贮、处理（例如：过滤噪音或转换模拟信息为数字信息）和显示听觉和视觉信息的器具。包括音频和视频装置，电视和声音传输系统
22 21 面对面沟通辅助产品 （图1-2-33）	22 21 03 22 21 06 22 21 09 22 21 12	字母和符号组及符号板 交流用放大器 对话装置 面对面交流用软件	帮助两个人在同一空间里相互交流的器具
22 24 电话（及远程信息处理）辅助产品（图1-2-34）	22 24 03 22 24 06 22 24 09	标准网络电话 移动网络电话 文本电话	—

次类代码和产品名称	支类代码	支类产品名称	ISO 说明
	22 24 12	电话亭	
	22 24 15	电话应答机	
	22 24 18	电话交换机	
	22 24 21	电话附件	
	22 24 24	远程通信和信息服务的软件	
	22 24 27	内部通话装置	
	22 24 30	应门对讲电话	
22 27 报警、指示和信号辅助 产品（图 1-2-35）	22 27 04	信号指示器	－
	22 27 12	时钟和计时器	
	22 27 15	日历和时刻表	
	22 27 16	记忆储存产品	
	22 27 18	个人紧急报警系统	
	22 27 21	环境紧急报警系统	
	22 27 24	监测和定位系统	
	22 27 27	标识材料和标识工具	
22 30 阅读辅助产品 （图 1-2-36）	22 30 03	语音输出阅读材料	－
	22 30 06	大字体阅读材料	
	22 30 09	多媒体阅读材料	
	22 30 12	翻书器	
	22 30 15	书支撑架和书固定架	
	22 30 18	阅读框和板面限定器	
	22 30 21	字符阅读器	
	22 30 24	触摸阅读材料	
	22 30 27	特殊多媒体演示软件	
22 33 电脑和终端设备 （图 1-2-37）	22 33 03	台式（非便携式）电脑	－
	22 33 06	便携式电脑和个人数字辅助 器（PDA）	
	22 33 09	公众信息／交易终端	
	22 33 12	操作软件	
	22 33 15	浏览和交流软件	
	22 33 18	电脑和网络的软件	
22 36 电脑输入设备 （图 1-2-38）	22 36 03	键盘	－
	22 36 12	辅助型输入设备	
	22 36 15	输入附件	

次类代码和产品名称	支类代码	支类产品名称	ISO 说明
	22 36 18	输入软件	
	22 36 21	在电脑显示器上确定光标位置的附件	
22 39 电脑输出设备 （图 1-2-39）	22 39 04	带助视功能的电脑显示器和附件	–
	22 39 05	触觉式电脑显示器	
	22 39 06	打印机	
	22 39 07	可听式电脑显示器	
	22 39 12	特殊输出软件	

注：ISO 9999-2016 对部分次类产品未做详细说明，表格中用"–"标出。

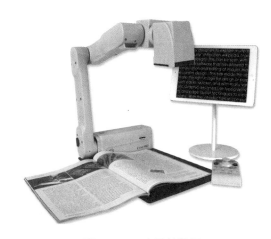

图 1-2-28 电子扩视机

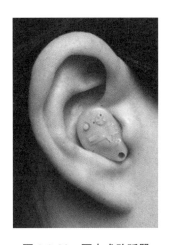

图 1-2-29 耳内式助听器

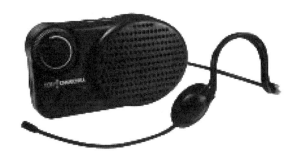

图 1-2-30 语音放大器

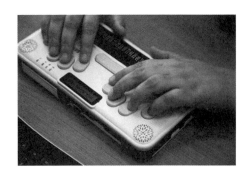

图 1-2-31 盲文记录器

31

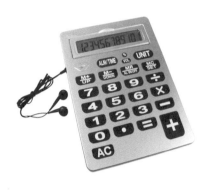

图 1-2-32 语音计算器

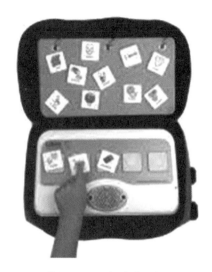

图 1-2-33 语言沟通板

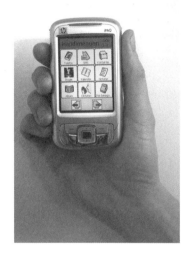

图 1-2-34 带图片老年手机

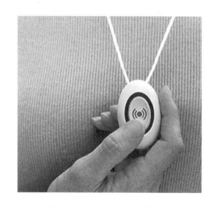

图 1-2-35 挂式报警器

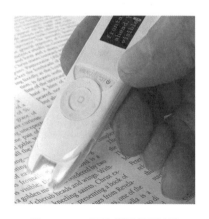

图 1-2-36 便携式图书阅读器

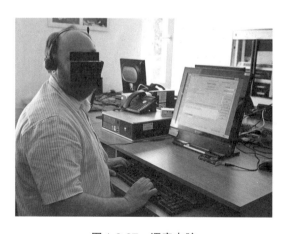

图 1-2-37 语音电脑

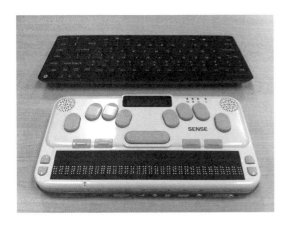

图 1-2-38 盲用键盘

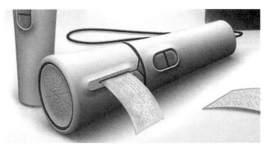

图 1-2-39 便携式盲文打印机

（九）主类 24 处理物品和器具的辅助产品

主类定义：主类 24 是为协助使用科技产品和处理物品的辅助产品。主类 24 的次类和支类介绍见表 1-2-10。

表 1-2-10 主类 24 的次类和支类介绍

次类代码和产品名称	支类代码	支类产品名称	ISO 说明
24 06 处理容器的辅助产品 （图 1-2-40）	24 06 03 24 06 06	开启器 挤管器	－
24 09 操作和 / 或控制装置的 辅助产品（图 1-2-41）	24 09 03 24 09 06 24 09 09 24 09 12 24 09 15 24 09 18 24 09 24 24 09 28 24 09 30	按钮 固定把手和球形手柄 旋转把手和球形手柄 脚踏板（机械式） 手轮和曲柄把手 开关（有开 / 关或其他功能） 开关盘 可调电源 定时开关	有助于操作或控制设备的器具
24 13 远距离控制辅助产品	24 13 03 24 13 06	遥控系统 个人环境控制软件	在生活环境内能够遥控和操作电子和电动设备，使其独立生活。作为其他系统或器具附属的环境控制系统除外。
24 18 协助和 / 或代替手臂和 / 或手部和 / 或手指功能 的辅助产品（图 1-2-42）	24 18 03 24 18 06 24 18 09 24 18 12 24 18 15	抓握辅助产品 握持适配件和附件 抓握器（肢体佩戴） 物品直立固定架 操纵杆	－

续表

次类代码和产品名称	支类代码	支类产品名称	ISO 说明
	24 18 18	指向灯	
	24 18 21	送纸夹	
	24 18 24	手稿持握器	
	24 18 27	手工活动用的前臂支撑器	
24 21 延伸取物辅助产品	24 21 03	手动抓取钳	在一定距离能延伸到物体的产品
	24 21 06	电动抓取钳	
	24 21 09	无抓握功能的延伸器	
24 24 定位用辅助产品	24 24 03	固定位置系统	用于使物体定位到接近人体以容易达到的器具；包括倾斜台上的配给盘，带间隔的可转动桌子，安装系统的开关和器具。
	24 24 06	转动和滑动系统	
	24 24 09	升降和倾斜系统	
24 27 固定辅助产品 （图 1-2-43）	24 27 03	吸盘	用于使物体固定在一个位置上的器具
	24 27 06	防滑垫	
	24 27 12	夹子和弹簧夹	
	24 27 18	磁铁、磁条和磁夹	
24 36 搬运和运输辅助产品 （图 1-2-44）	24 36 03	搬运辅助产品	有助于传送和 / 或运输个人使用物体的器具
	24 36 06	脚轮装置	
	24 36 09	行李箱包和购物推车	
	24 36 12	平板推车	
	24 36 15	用于自行车或轮椅运输的辅助产品	
	24 36 18	小汽车拖车	
24 39 容器	–	–	包括设计成更易于开关的容器

注：部分次类产品分类下无再分支类，且 ISO9999-2016 对部分次类产品未做详细说明，表格中用 "–" 标出。

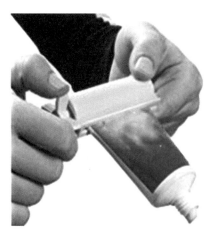

图 1-2-40　挤管

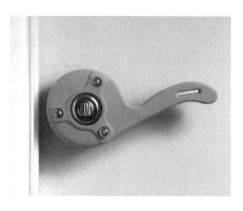

图 1-2-41　杆式把手

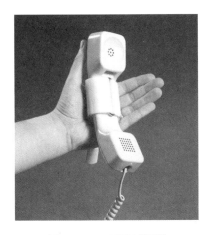

图 1-2-42 听筒抓握器

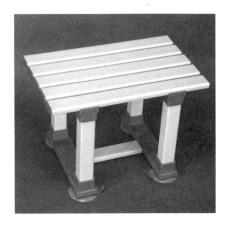

图 1-2-43 带吸盘的凳子

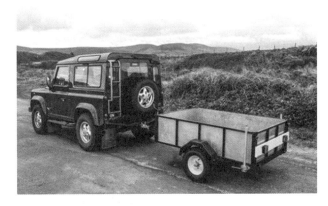

图 1-2-44 汽车拖车

（十）主类 27 环境改善辅助产品、工具和机器

主类定义：主类 27 是为用于避免个人受有害环境影响的非个人单独使用的环境改善辅助产品及用于协助使用工具和机器的辅助产品。主类 27 的次类和支类介绍见表 1-2-11。

表 1-2-11 主类 27 的次类和支类介绍

次类代码和产品名称	支类代码	支类产品名称	ISO 说明
27 03 改善环境辅助产品	27 03 03	控制气候辅助产品（温度、湿度、通风）	采用排除或控制不适宜因素来保护个人免受不利环境影响的器具
	27 03 06	空气清洁器	
	27 03 09	降低噪音的辅助产品	
	27 03 12	降低震动的辅助产品	
	27 03 15	控制光线辅助产品	
	27 03 18	水净化器和软化器	
27 06 测量仪器（图 1-2-45）	27 06 03	测量长度的辅助产品和工具	测量物理性能的器具
	27 06 06	测量角度的辅助产品和工具	

续表

次类代码和产品名称	支类代码	支类产品名称	ISO 说明
	27 06 09	测量体积的辅助产品	
	27 06 12	测量质量（不包括人）的辅助产品和工具	
	27 06 15	测量电性能的辅助产品和工具	
	27 06 18	测量压力的辅助产品和工具	
	27 06 21	测量气候状况的辅助产品	
	27 06 24	测量颜色的辅助产品	
	27 06 27	测量声级的辅助产品及工具	
	27 06 30	测量液体密度的辅助产品及工具	
	27 06 33	用于计数的辅助产品及工具	

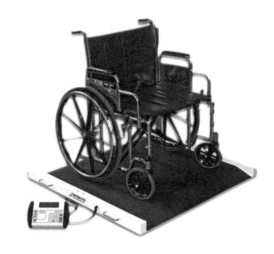

图 1-2-45　轮椅称重椅

（十一）主类28　职业康复产品

主类定义：主类 28 是用于个人从事工作、贸易、职业或专业等方面的辅助产品，包括职业培训。主类 28 的次类和支类介绍见表 1-2-12。

表 1-2-12　主类 28 的次类和支类介绍

次类代码和产品名称	支类代码	支类产品名称	ISO 说明
28 03 工作场所的家具和装饰元素（图 1-2-46）	28 03 03	工作桌	–
	28 03 06	工作台	
	28 03 09	工作椅和办公椅	
	28 03 12	工作用托架和站立椅	
	28 03 15	放工具和材料的家具	

次类代码和产品名称	支类代码	支类产品名称	ISO 说明
	28 03 18	工作场所用垫子	
	28 03 21	隔断墙	
28 06 工作场所运输物品的辅助器具（图1-2-47）	28 06 03	工作场所的手推车、卡车	在工作中长距离运输和移动货物的装置
	28 06 06	手动升降车	
	28 06 09	用于提升和搬运材料的电动车辆	
	28 06 12	输送机	
28 09 工作场所用物体吊装和变换位置的辅助器具（图1-2-48）	28 09 03	起重机、滑车和负载处理附件	在工作环境中提升或重新定位物料、负载或人员的装置。
	28 09 06	机械手及重力平衡机构	
	28 09 09	工作中用于起重和定位的系统	
	28 09 12	工作场所用升降台	
28 12 工作场所固定、接触、抓取物体的辅助器具（图1-2-49）	28 12 03	运送和夹持工件和工具的辅助器具	用于固定、夹紧、保持、搬运、搬运和定位工作设备的装置。
	28 12 06	固定和定位工件和工具的辅助器具	
28 15 工作场所用机械和工具（图1-2-50）	28 15 03	进行手动操作的辅助器具	—
	28 15 06	动力装置的手用工具	
	28 15 09	可生产和加工器具的机器	
	28 15 12	景观美化和建设机器	
	28 15 15	工作场所的清洗机	
	28 15 18	机器和工具附件	
	28 15 21	工作场所用机器人	
28 18 工作场所用测试和监控设备（图1-2-51）	28 18 03	工作场所用测量仪表和设备	—
	28 18 06	工作场所用质量保证设备	
28 21 工作中办公室行政管理、信息存储和管理的辅助器具（图1-2-52）	28 21 03	对文件组织、分类和归档的辅助器具	协助组织、归档、整理和处理行政区域工作的设备。
	28 21 06	邮件处理的辅助器具	
	28 21 09	办公设备	
	28 21 12	办公软件和工业软件	
28 24 工作场所健康保护和安全的辅助器具（图1-2-53）	28 24 03	工作场所的个人防护用品	协助确保健康和安全，以及控制和改善工作环境条件的装置。
	28 24 06	工作场所用控制光线辅助器具	
	28 24 09	工作场所用减少震动的辅助器具	
	28 24 12	工作场所用空气过滤器	
	28 24 15	工作场所用噪声降低的辅助器具	

续表

次类代码和产品名称	支类代码	支类产品名称	ISO 说明
	28 24 18	工作场所及周边地区安全设备	
	28 24 18	防滑地板	
	28 24 21	为防止和减少身体或精神上的压力的特殊软件	
	28 24 24	恢复工作的辅助器具	
28 27 职业评定和职业训练的辅助器具（图1-2-54）	28 27 03	职业评估、职业指导辅助器具	评估职业适合性和天资的设备、材料或软件，或帮助一个人发展基本和复杂的职业技能
	28 27 06	一般职业训练的辅助器具	
	28 27 09	训练办公和商业技能的辅助器具	
	28 27 12	训练程序编辑和信息处理的辅助器具	
	28 27 15	训练远程通信的辅助器具	
	28 27 18	训练广告科目的辅助器具	

注：ISO9999-2016对部分次类产品未做详细说明，表格中用"–"标出。

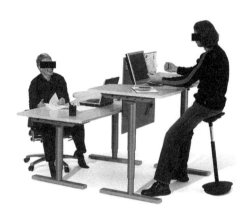

图 1-2-46　立式办公椅

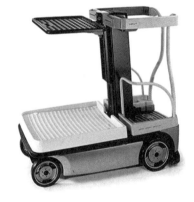

图 1-2-47　电动搬运机

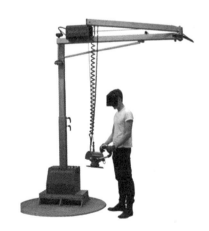

图 1-2-48　真空升降系统

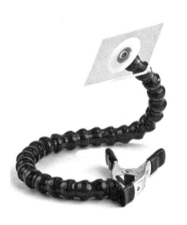

图 1-2-49　带吸盘和夹子的固定架

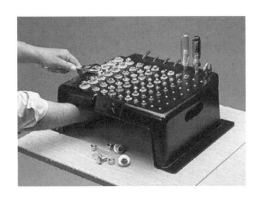

图 1-2-50 手动操作工具箱

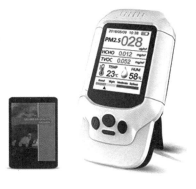

图 1-2-51 工作场所用空气质量检测仪

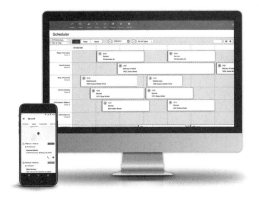

图 1-2-52 日程规划软件

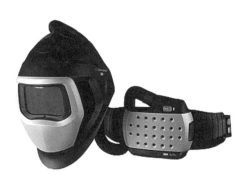

图 1-2-53 防毒护目镜

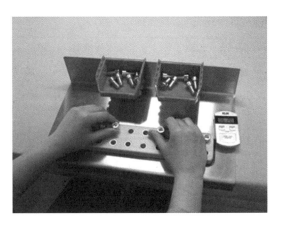

图 1-2-54 定螺钉训练器

（十二）主类 30 休闲辅助产品

主类定义：主类 30 是为从事游戏、爱好、运动和其他休闲活动设计的辅助产品。主类 30 的次类和支类介绍见表 1-2-13。

表 1-2-13 主类 30 的次类和支类介绍

次类代码和产品名称	支类代码	支类产品名称	ISO 说明
30 03 娱乐辅助产品 （图 1-2-55）	30 03 03	玩具	使人能够从事固定规则活动或无固定规则活动的器具
	30 03 06	运动场设备	
	30 03 09	游戏用具	
30 09 锻炼和运动辅助产品 （图 1-2-56）	30 09 03	团队球类运动辅助产品	用于竞争性或非竞争性的身体活动和/或运动的器具
	30 09 06	箭术辅助产品	
	30 09 12	保龄球辅助产品	
	30 09 15	马术辅助产品	
	30 09 18	剑术辅助产品	
	30 09 21	飞行辅助产品	
	30 09 24	高尔夫辅助产品	
	30 09 27	拍类和桨类运动辅助产品	
	30 09 30	射击类辅助产品	
	30 09 33	游泳和水上运动辅助产品	
	30 09 36	冰雪运动辅助产品	
	30 09 39	其他运动辅助产品	
30 12 音乐器材辅助产品	–	–	
30 15 相片、电影和录像制作 辅助产品（图 1-2-57）	–	–	用来拍摄和处理照片或为制作影片或影像的器具
30 18 手工艺的工具、材料和 设备（图 1-2-58）	30 18 03	编织工艺工具、材料和设备	–
	30 18 06	制陶工艺工具、材料和设备	
	30 18 09	木工工艺工具、材料和设备	
	30 18 12	金属工艺的工具、材料和设备	
	30 18 15	图案设计工具、材料和设备	
	30 18 18	其他材料的手工工艺的工具、 材料和设备	
30 21 室内和室外园艺用工 具、材料和设备 （图 1-2-59）	30 21 03	庭院园艺用的辅助产品	–
	30 21 06	适配的植被	
	30 21 09	园艺的防护辅助产品和支撑 装置	
	30 21 12	室内草和花的养护工具	
30 24 打猎和钓鱼辅助产品 （图 1-2-60）	30 24 03	打猎辅助产品	–
	30 24 06	钓鱼辅助产品	

次类代码和产品名称	支类代码	支类产品名称	ISO 说明
30 27 野营和旅行辅助产品 （图 1-2-61）	–	–	–
30 30 吸烟辅助产品	–	–	辅助吸烟的器具，包括适配的烟 灰缸、打火机和香烟固定器
30 34 宠物护理辅助产品 （图 1-2-62）	–	–	–

注：部分次类产品分类下无再分支类，且 ISO9999-2016 对部分次类产品未做详细说明，表格中用"–"标出。

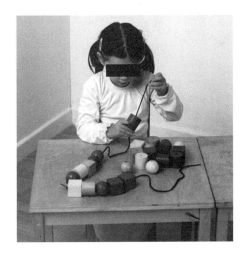

图 1-2-55　启智玩具

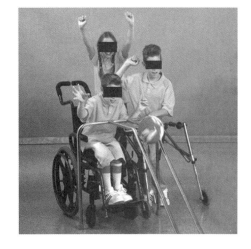

图 1-2-56　保龄球坡道架

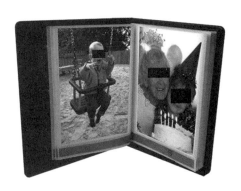

图 1-2-57　语音相册

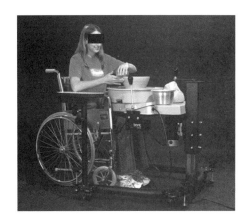

图 1-2-58　电动制陶转盘

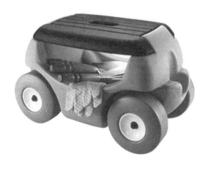

图 1-2-59 园艺工具车

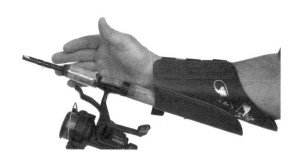

图 1-2-60 鱼竿固定架

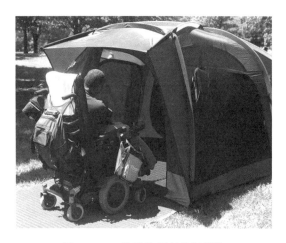

图 1-2-61 轮椅使用者特制帐篷

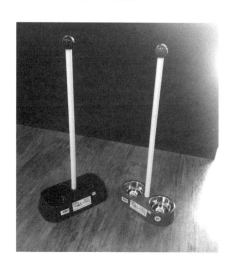

图 1-2-62 宠物喂食槽

二、按照用途分类

为便于理解和应用,学术界通常按照用途把康复器械分为 5 大类,其分类及代表性产品见表 1-2-14。

表 1-2-14 按照用途分类的康复器械类别及产品举例

序号	类别	代表性产品
1	结构与功能代偿器械	假肢、矫形器、轮椅车、拐杖、装饰性假体、助听器、助视器、电子人工喉、导盲器、功能性电刺激设备、脑瘫支具等
2	康复诊断与评价器械	步态分析系统、神经功能评价系统、肌力测评系统、关节测评系统、智力测评装置、平衡功能测评装置、言语功能测评等
3	功能增强与辅助器械	护理床、室内外移动辅具、上下楼梯辅具、防褥疮垫、二便功能障碍监测护理装置、如厕／入浴辅助装置、助行器、家务生活辅具、学习／工作辅具、居家监护系统、残疾人性功能障碍康复装置等
4	功能训练与理疗器械	运动功能损伤康复训练设备、截肢者假肢配置促进康复设备、理疗／体疗设备、职业技能训练设备、残障者运动功能评价系统、老年行为训练系统、智力障碍患者康复训练器等
5	环境改造与控制器械	居家建筑无障碍改造器具、无障碍坡道、无障碍电梯、无障碍环境控制系统等

第三节 医疗器械目录中相关的康复器械

国家食品药品监督管理总局于 2017 年 8 月发布的《医疗器械分类目录》（以下简称新分类目录，自 2018 年 8 月 1 日起施行）中，首次把用于医疗目的、属于医疗器械监管范围的康复器械单独列为"医用康复器械"类医疗器械，医用康复器械子目录中主要包括言语视听认知障碍康复设备、运动康复训练器械、助行器械和固定矫形器械等四类（表 1-3-1）。ISO 9999-2016 中有很多康复器械在新分类目录中被列到了其他子目录中，这里也列出作为行业人员参考。

表 1-3-1 医用康复器械

序号	一级产品类别	二级产品类别	ISO对应编号	产品描述	预期用途	品名举例	管理类别
01	言语视听认知障碍康复设备	01 认知障碍康复设备	05 12	通常由主机、专用软件等组成。通过视觉、听觉刺激，进行康复训练。	用于认知障碍患者的康复训练。	认知康复训练平台、认知能力测试与训练仪	Ⅱ
		02 视觉康复设备	22 03	通常由主机、专用软件等组成。通过视觉刺激，进行康复训练。	用于视觉障碍患者的康复训练。	视力训练仪、视觉训练仪、视力康复仪	Ⅱ
		03 听觉康复设备	22 06	通常由主机、专用软件等组成。通过听觉刺激，进行康复训练。	用于听觉障碍患者的康复训练。	听觉功能检测处理系统、听觉康复训练仪	Ⅱ
		04 言语障碍康复设备	05 03	通常由主机、专用软件等组成。通过视觉、听觉刺激，进行康复训练。	用于言语障碍患者的康复训练。	语音障碍康复训练仪、构音障碍康复训练仪	Ⅱ
		05 真耳测试仪	22 06	通常由真耳测试模块（专用软件）、硬件、探针和硅管组成。	用于对患者双耳声压级进行测试。	真耳测试仪	Ⅱ
		06 助讲器	22 09	通常由外壳、发音装置（包括助讲器发声膜）、电池等组成的非植入式医疗器械。	用于辅助全喉切除患者发声。	助讲器	Ⅱ
		07 助听器及辅助设备	22 06	通常由传声器、放大器和耳机组成，并由电池供电。用来放大声音、补偿听力损失的电子装置。	用于听力损失患者的听力补偿。	耳背式助听器、耳内式助听器、盒式助听器、骨导式助听器	Ⅱ

序号	一级产品类别	二级产品类别	ISO对应编号	产品描述	预期用途	品名举例	管理类别
				通常由主机、测试箱、监听耳机和传声器组成。通过测量助听器的增益、谐波失真、噪声等指标，考察助听器的性能。	用于助听器在耦合腔及真耳状态的性能测试。	助听器分析仪	Ⅱ
02	运动康复训练器械	01 步态训练设备	04 48	通常由减重装置、主机、跑台、控制装置、固定装置等组成。通过训练患者步态达到康复目的，可附带步态评估功能。	用于对下肢步行障碍患者进行步态康复训练。	下肢步行姿势训练系统、步态评估与训练系统、减重步态训练器、滑轨悬吊康复训练器	Ⅱ
		02 康复训练床	04 48	通常由床架、机械支撑部件、电动控制装置、固定保护装置等组成。通过改变体位、起立角度对患者进行训练达到康复目的。	用于对脑卒中、脑外伤等患者进行被动肢体运动康复训练。	站立康复器、下肢反馈康复训练系统、多体位康复床	Ⅱ
			04 48	通常由床架、机械支撑部件、机械调节装置、固定保护装置等组成。通过改变体位、起立角度对患者进行训练达到康复目的。	用于对脑卒中、脑外伤等患者进行肢体运动康复训练或早期站立训练等。	悬吊康复床、倾斜床	Ⅰ
		03 平衡训练设备	04 48	通常由测量平台、辅助支架、平衡训练软件等组成。通常对站立或坐在测试平台上的患者进行平衡能力训练，可附带平衡能力评估功能。	用于对平衡能力障碍患者进行康复训练。	平衡测试及训练系统、平衡训练系统	Ⅱ
		04 振动训练设备	04 48	通常由训练平台、控制装置、固定架等组成。通过周期机械振动方式，达到肌肉或关节康复的目的。	用于改善运动功能障碍患者的肌肉功能、平衡性和协调性。	振动训练系统、上/下肢振动康复训练器	Ⅱ

序号	一级产品类别	二级产品类别	ISO对应编号	产品描述	预期用途	品名举例	管理类别
		05 关节训练设备	04 48	通常由主机、固定部件、运动部件、控制装置等组成。通过训练患者关节达到康复目的。	用于对关节功能障碍患者进行康复训练。	连续性被动运动康复器、上肢关节康复器、下肢关节康复器、下肢康复运动训练器、下肢关节被动训练器、上肢关节被动训练器、上下肢运动康复训练机、腕关节康复器、肘踝关节康复器	II
				通常由基座、固定部件、运动部件、控制装置等组成。通过训练患者关节达到康复目的。		上肢综合训练器、肘关节运动器、下肢康复运动器、上肢关节康复器、康复训练器	I
				通常由设备主体、触摸显示屏、座椅、可调角度脚踏鞋、四肢力反馈模块组成。患者坐在设备座椅上,四肢分别放在扶手和脚踏上,利用健肢带动患肢进行主动康复,提高患者四肢运动功能。	用于辅助提高偏瘫、骨关节损伤等患者四肢的肌力、关节活动度及协调性。	四肢联动康复器、四肢联动康复训练仪	II
		06 盆底肌肉训练设备	04 48	通常由主机、探测器头、空气导管组成。通过测定阴道、肛门周围肌肉的自发力,利用产品提供的生物反馈功能做肌肉强化运动(凯格尔运动)。	用于小便失禁、阴道肌肉松弛、性功能障碍等患者的康复训练。	盆底肌肉康复器	II

序号	一级产品类别	二级产品类别	ISO对应编号	产品描述	预期用途	品名举例	管理类别
				通常由不同重量的康复器主体和尾部引线组成。康复器主体可完全由高分子材料制成，也可由高分子材料和内置配重金属块组成；尾部引线为尼龙线。	用于分娩后或阴道肌力下降的女性锻炼阴道肌肉，提高盆底肌肉收缩能力，缓解压力性尿失禁、阴道子宫等器官膨出或脱垂、慢性疼痛、便秘等症状。	盆底肌肉康复器	Ⅰ
		07　舌肌康复训练器	04 48	通常由吸球、吸嘴（包括通气管和舌套）组成。舌套上开设通气孔，舌套通过通气管与吸球相连。将吸嘴放置于患者舌尖上，利用负压使吸嘴吸住舌头，握住康复器吸球轻轻牵拉舌头，做往返和双向绕唇运动，进行康复训练。	用于脑卒中、脑疾病和脑损伤引起的伸舌受限或不能，伸舌舌尖偏向患侧，舌肌萎缩、无力所造成的吞咽延迟、饮水呛咳、吞咽困难、食物滞留、发音含糊吐字不清，声音、音调及语速异常等患者的康复训练。	舌肌康复训练器	Ⅱ
03	助行器械	01　医用轮椅车	12 23	通常由车架、控制系统、传动系统、座椅、扶手、轮组、电机和蓄电池组成。可由乘坐者或护理者操作的、有一个或多个电机驱动，有座椅支撑。分为手动转向和动力转向。	用于行动障碍患者转运、行走功能补偿。	电动轮椅车	Ⅱ
				通常由车轮、座椅和驱动装置组成。以乘坐者手驱动、脚踏驱动或护理者手推为动力。至少有三个车轮。	用于行动障碍患者转运、行走功能补偿。	手动轮椅车	Ⅱ

续表

序号	一级产品类别	二级产品类别	ISO对应编号	产品描述	预期用途	品名举例	管理类别
		02 辅助行走站立器械	12 06	通常由支脚、手柄、支撑托、支撑架或臂套组成；或由手柄、手柄套、助行脚和支架组成；或由支撑平台(平台支撑台或前臂支撑台)、手柄、手柄杆、手柄杆调节、轮子、高度调节、(驻车)制动装置和折叠机构、座椅组成。	用于术后等行动不便患者的辅助行走或站立，进行康复训练。	腋拐、医用拐、肘拐、助行器、助行架、框式助行架、轮式助行架、台式助行器、轮式助行器、框式助行器、移位助行器、移动输液助行器、站立架	I
04	固定矫形器械	01 耳郭矫形器	06 03	通常由金属、高分子材料等制成。通过对耳部固定矫形，促使耳部向正常生理方向生长。	用于耳郭畸形矫形或配合耳郭手术后辅助矫正。	耳郭矫形器	II
		02 肢体矫形器	06 03/06 06/06 12	通常由塑料、织物、金属等材料制成。穿戴于躯干或四肢体表，用于矫正或预防畸形。	用于对人体躯干、四肢等部位的矫正、辅助治疗。	上肢矫形器、下肢矫形器、脊柱矫形器	II
		03 康复固定器具	06 03/06 04	通常由塑料、织物、金属等材料制成。穿戴或放置于肢体体表，通过限制肢体运动，来达到保持肢体稳定等目的。	用于对人体躯干、四肢等部位的外固定或支撑。	颈托、颈椎固定带、腰部护带、肋骨固定器、胸部固定器、脊椎固定护具、骨盆固定器、髋关节固定支具、颈胸外固定架、胸腹带、上肢固定器、脚踝固定托、踝部固定套、足部护托、肩关节固定器、医用体位垫、阴囊托带、充气式颈椎固定器	I

序号	一级产品类别	二级产品类别	ISO对应编号	产品描述	预期用途	品名举例	管理类别
		04 疝气固定带	06 04	通常由弹力带（布带）、粘扣等组成。通过对伤口的固定保护来达到疝气的护理与控制目的。	用于各种疝气的护理与控制。	弹力疝气带、脐疝带、疝气托、疝气带	I

第四节　康复器械的临床应用相关人员职责

康复器械的临床应用需要非常专业的人员操作、维护与管理，实际使用中涉及康复治疗师、康复工程师、康复医师及矫形器师等人员，这里规范相关专业人员的基本职责，各单位可以根据实际情况，在应用中基于此规范进行适当调整。由于我国医疗机构一般不做假肢临床配置服务，因此这里对假肢师的职责不做描述。

一、康复工程师主要职责

1. 评估康复对象的个人需求，制订康复器械辅助的临床处方（或配置方案），设计并制作定制的康复器械或修改现有的康复器械，如轮椅等，以实现康复器械的个性化适配。

2. 完成康复器械的日常维护维修。

3. 向治疗师或其他医护人员进行正确使用设备的培训。

4. 与康复器械的生产厂家联络。

5. 会同康复治疗师进行患者功能评估以及制订康复器械的处方，包括康复训练模式和训练时间等。

二、康复医师主要职责

1. 接诊患者，采集病历及进行体格检查。经功能评估后，制订康复治疗中康复器械的临床应用方案。

2. 熟悉掌握各种康复器械的基本理论、基本知识和基本操作，熟悉各种设备的适应证与禁忌证。

3. 负责组织制订科室康复器械的操作使用与维护规程。

4. 指导、监督、协调康复治疗师对康复器械的操作使用与维护保养工作。

三、康复治疗师主要职责

1. 根据康复对象疾病的特点和具体情况，全面、合理地安排使用康复器械及实施时间并制订康复方案。

2. 熟悉掌握各种康复器械的基本理论、基本知识和基本操作。在操作过程中应注意按照规范操作，以保证设备使用安全及发挥设备最佳功能。

3. 配合康复工程师对有关康复器械进行简单维护和保养,如遇设备故障及时处理或报修。

4. 做好康复器械的使用、维护记录。

四、矫形器师的主要职责

在我国,矫形器师(主要指具有专业执业资格或职业资格的矫形器制作师或矫形器师)在矫形器装配中的主要职责一般包括:

(一)一般性检查

患者的年龄、性别、身高、体重、职业特点、居住环境、业余活动。

(二)医学情况检查

1. 全身情况 包括体力、智力,站立、步行的平衡能力,肌肉运动的协调能力等情况。

2. 既往病史、合并症的情况 包括高血压、心脏病、糖尿病、肾病、血管性疾病等情况(包括对材料的过敏史)。

3. 功能障碍原因 包括疾病、损伤、畸形、功能障碍,治疗和预后情况。

4. 全身神经 - 肌肉 - 骨与关节运动系统功能情况 ①脊柱功能,有无腰椎前凸的消失,有无脊柱后凸畸形,有无脊柱侧凸畸形;②非截肢侧肢体骨与关节运动系统功能情况:包括关节活动范围、关节稳定性能、肌力情况、下肢的承重能力,有无肢体畸形等;③对下肢截瘫者也应注意其双上肢的功能情况。

5. 伤病情况 包括伤口愈合情况;皮肤瘢痕大小和部位,与骨的粘连情况;皮肤感觉、温度、出汗情况;皮下组织结实程度;皮肤有无压痛,压痛部位、有无放射性;有无可触及的神经瘤;肢体承重能力;关节活动范围,有无畸形;肌力情况;血运情况。

6. 评估患者的损伤程度和功能。

7. 检查既往矫形器使用情况。

(三)与患者或家属就推荐的矫形器配置方案进行沟通

包括:涉及在矫形器方面潜在的风险等因素提出备选方案。

1. 制订矫形器处方,并按照处方选用或个性化制作合适的矫形器。

2. 为患者安装矫形器并做好相关安装后检查、训练、评估及随访工作。

3. 负责矫形器制作室设备的日常维护及规范化操作使用。

(喻洪流 汪晓铭)

第二章

医疗机构的康复器械配置指南

康复器械是现代康复医学的重要支撑。为了促进康复医疗机构建设,需要对其康复器械的配置做一基本的规范。本章对三级、二级综合医院康复医学科以及康复医院的康复器械的基本配置进行规范。由于各地区、各医院情况不同,在应用时可以根据实际情况在此配置基础上进行适当调整。

第一节　三级综合医院康复器械配置

我国三级综合医院基本都设置了康复医学科,本节对三级医院的康复器械提出一个基本的配置规范,如表2-1-1所示。三级康复专科医院设备配置可参照同级综合医院基本设备并结合本院实际需要配置,如表2-1-2所示。

表2-1-1　三级医院康复器械基本配置

类别	设备名称	功能说明	适用对象
康复诊断与评价类	两点辨别觉测量器	感觉测试	中枢神经系统病变(如脑卒中、脊髓损伤或病变等);周围神经病(如臂丛神经麻痹、坐骨神经损害等);外伤(如切割伤、撕裂伤、烧伤等);缺血或营养代谢障碍(如糖尿病、雷诺病、多发性神经炎等)。
	平衡测试仪	平衡功能评估	凡是不能维持身体稳定性的疾病都需要进行平衡评定。禁忌证:不能负重站立者,如下肢骨折未愈合;不能主动合作者。
	三维步态分析系统(图2-1-1)	步态分析	神经系统和骨骼运动系统的病变或损伤影响行走功能者,如脑外伤或脑卒中引起的偏瘫,帕金森病,脑瘫,截肢后安装假肢和髋膝关节置换术后等。禁忌证:站立平衡功能障碍者,下肢骨折未愈合者,各种原因所致的关节不稳,严重心肺功能障碍者。
	运动心电试验系统(图2-1-2)	分级运动心电试验	需要明确临床诊断(如冠心病、心律失常等),指导临床治疗和康复的患者;需要确定心血管功能状态的患者;制订或修改运动处方前。
	肺量计	呼吸评定	①判断通气功能障碍类型及程度;②根据评定结果,进行呼吸功能训练。禁忌证:呼吸功能衰竭,其他系统严重病变、不能配合检查者。

续表

类别	设备名称	功能说明	适用对象
	运动心电测试及气体分析系统(图2-1-3)	心肺联合运动试验和代谢当量测量	评定最大摄氧能力,以明确心肺功能储备和有氧运动能力;评定换气功能,指导康复治疗。
	压力测痛仪	疼痛评定	需要对疼痛的程度及性质变化(如治疗前后的对比)进行评定的患者或骨骼肌疼痛者。禁忌证:皮肤感觉障碍或意识不清者。
	等速肌力测试设备	四肢大关节和脊柱屈伸肌力评估	各种原因引起的肌力减弱,包括失用性、肌源性、神经源性和关节源性等。禁忌证:骨折未愈合、关节脱位、关节不稳、急性渗出性滑膜炎、严重疼痛、急性扭伤及各种原因引起的骨关节破坏等。
	视频吞咽造影检查设备(图2-1-4)	视频吞咽造影检查	凡是存在口咽期吞咽功能障碍的患者。
物理因子治疗类	超声治疗仪	超声波疗法	坐骨神经痛、三叉神经痛、软组织损伤、退行性关节病、肩周炎、颈椎病、腰椎间盘突出、腱鞘炎等。
	中频治疗仪	中频电疗法	各种扭挫伤、肌筋膜炎、各种神经炎、颈腰椎病、各类关节损伤与疾病等;失用性肌萎缩、尿潴留、中枢神经和周围神经伤病所致运动功能障碍等;瘢痕与挛缩、浸润硬化与粘连、血肿机化、血栓性静脉炎、乳腺增生等。
	激光治疗仪	激光疗法	疖、蜂窝织炎等软组织炎吸收期;伤口延迟愈合、慢性溃疡、带状疱疹、神经痛、面肌痉挛等。
	短波治疗仪	短波疗法	亚急性、慢性炎症与疾病、扭挫伤、血肿、术后粘连、神经痛、周围神经损伤。另短波高热疗法配合放疗、化疗可用于较深部位肿瘤的治疗。
	腰椎牵引装置	颈椎和腰椎牵引	脊柱牵引适用于椎间盘突出、脊柱小关节紊乱、颈背痛、腰背痛及腰腿痛等。
	吞咽电刺激设备	吞咽电刺激	适用于喉部非机械原因损伤引起的吞咽障碍治疗及训练。主要用于脑卒中、脑外伤、神经退行性病变、脊髓侧索硬化症、帕金森病、阿尔茨海默病、多发性硬化症等引起的吞咽障碍。
	经颅磁刺激设备(图2-1-5)	经颅磁刺激	神经性疾病:脑损伤后功能障碍(如运动、感觉、言语、认知、吞咽等)、脊髓损伤、脑性瘫痪、帕金森病、阿尔茨海默病、运动神经元病、多发性硬化等;其他:睡眠障碍、精神分裂、慢性疼痛、慢性疲劳综合征、尿失禁、注意力缺陷多动症、自闭症等。
	经颅直流电设备(图2-1-6)	经颅直流电刺激治疗	同经颅磁刺激设备

续表

类别	设备名称	功能说明	适用对象
运动治疗类	握力器	手指等末端小关节和背部肌力评估	各种原因引起的肌力减弱各种原因引起的肌力减弱，包括失用性、肌源性、神经源性和关节源性等。禁忌证：骨折未愈合、关节脱位、关节不稳、急性渗出性滑膜炎、严重疼痛、急性扭伤及各种原因引起的骨关节破坏等。
	关节持续被动活动器	利用器械使关节进行持续较长时间的缓慢被动运动的训练方法	四肢骨折，特别是关节内或干骺端骨折切开复位内固定术后；人工关节置换术后，韧带重建术后；创伤性关节炎、类风湿性关节炎滑膜切除术后，化脓性关节炎引流术后；关节挛缩、粘连松解术后，关节镜术后等。
	上下肢功能性电刺激功率车	主动或助力关节活动训练	各种原因所致的关节粘连或肌张力增高造成关节活动受限和肌力低于 3 级，能进行主动运动的患者；用于改善心肺功能的有氧训练等。禁忌证：骨折内固定不稳定、关节脱位未复位、关节急性炎症、骨关节结核和肿瘤等。
	滑轮装置	牵伸技术	因组织粘连、挛缩或瘢痕导致软组织失去延展性、关节活动度受限、功能障碍；肌张力增高、组织短缩；作为整体运动程序的一部分，用于预防骨骼肌肉系统损伤；用于激烈运动前后特别是减轻运动后的肌肉酸痛。
	股四头肌训练椅	肌力训练	由制动、运动减少或其他原因引起的失用性肌萎缩的肌力训练。禁忌证：关节不稳，新发骨折或骨折未完全愈合，急性炎症或感染（红肿），关节活动或肌肉延展时有剧痛、血肿，骨关节肿瘤，全身情况较差、病情不稳定者。
	起立床	步行前训练	中枢性瘫痪者，如偏瘫、截瘫、脑瘫等；运动系统损伤影响行走的患者，如截肢后安装假肢等。禁忌证：下肢骨折未愈合；各种原因所致的关节不稳。
	减重运动平板装置	步行训练	同上
	下肢机器人	步行训练，分为外骨骼型（踏板型）和末端执行型（阶梯型）	中枢性瘫痪者，如偏瘫、截瘫、脑瘫等；运动系统损伤影响行走的患者，如截肢后安装假肢、髋关节置换术后等。禁忌证：下肢骨折未愈合；各种原因所致的关节不稳。
	平衡训练仪	提高患者在坐、站、步行过程中的静态平衡、动态平衡能力。	主要适用于因神经系统或前庭神经器官病变引起的平衡功能障碍者。

续表

类别	设备名称	功能说明	适用对象
	上下肢功率自行车	有氧训练	心血管疾病及心脏手术后心血管功能稳定者；代谢性疾病，如糖尿病、单纯性肥胖症；慢性呼吸系统疾病及胸腔手术后恢复期；其他慢性疾病状态；慢性肾功能衰竭稳定期、慢性疼痛综合征、慢性疲劳综合征、长期缺乏体力活动及长期卧床恢复期；中老年人的健身锻炼。
	上肢康复机器人	上肢康复	脑卒中、脊髓损伤等神经系统疾病及其他疾病导致上肢运动功能障碍患者。
	手与腕关节功能康复训练器（图2-1-7、图2-1-8）	气动手康复	用于脑卒中、中枢神经系统疾病、周围神经病及其他创伤引起的手部运动功能障碍的康复治疗。
	三维上肢多关节训练与评估系统（图2-1-9）	三维上肢多关节训练与评估	由于以下疾病导致的上肢功能障碍：脑卒中、多发性硬化、大脑性麻痹、脑瘤手术后、脊髓损伤、脑外伤、关节置换；肩肘关节置换术后、肌肉萎缩、由于缺乏运动导致的肌无力等。
作业治疗类	OT综合训练工作台	OT综合训练	神经系统疾病和运动损伤所导致肩、肘、腕、手控制障碍，手眼协调障碍者。
	数字OT评估与训练系统（图2-1-10）	数字OT评估与训练	脑卒中、脑外伤、脑瘫等中枢神经系统损伤引起的上肢肢体功能障碍、肢体协调障碍、手眼协调障碍、周围神经损伤；轻度认知障碍。
言语、认知、吞咽治疗	镜像神经元治疗仪	镜像神经元治疗	脑卒中后的言语和认知训练、肢体训练，也适用于早期床边的康复，多种信息的输入引导患者主动参与训练。
	失语症评估与训练设备	失语症评估与训练	脑损伤后的失语症患者。
	扩大替代沟通系统（AAC）设备	扩大替代交流系统	存在语言沟通障碍的患者，如失语症，自闭症等。
	呼吸训练器	呼吸训练	慢性阻塞性肺疾病（慢性支气管炎、肺气肿、哮喘和囊性纤维症）、高位颈部（C_4以上）脊髓损伤等。

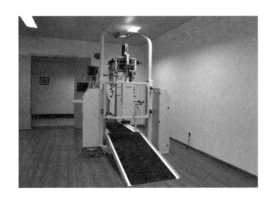

图2-1-1　三维步态分析系统

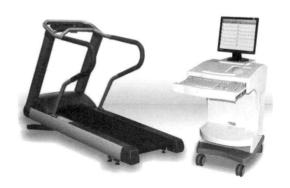

图2-1-2　运动心电试验系统

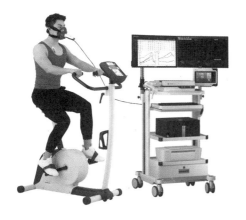

图 2-1-3 运动心电测试及气体分析系统

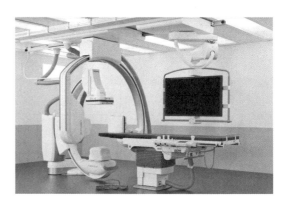

图 2-1-4 视频吞咽造影检查设备

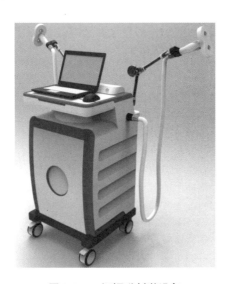

图 2-1-5 经颅磁刺激设备

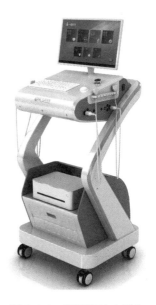

图 2-1-6 经颅直流电设备

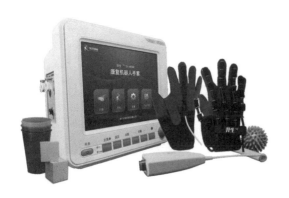

图 2-1-7 手功能康复训练器

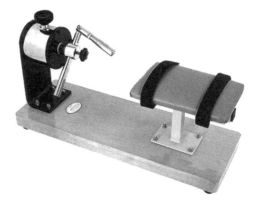

图 2-1-8 腕功能康复训练器

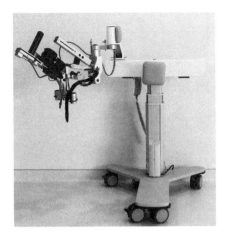

图 2-1-9　三维上肢多关节训练与评估系统

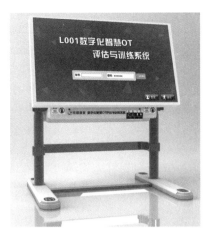

图 2-1-10　数字 OT 评估与训练系统

表 2-1-2　三级医院康复辅助器具制作室设备基本配置

类别	设备名称	组成	作用
设备类	平板加热器	支架、电阻加热板、顶盖、温度控制装置等	根据不同材料性能调节温度，能产生 0~300℃ 的恒温。当聚丙烯、聚乙烯塑料板材放入平板加热器后，通过直接传导热的作用使之软化，再放置于石膏阳型上塑型。
	烘箱	箱体、定时器、温度控制器、过流过热保护电路、风扇、电热装置等	用于假肢、矫形器石膏阴型和阳型的烘干，也可对需要加热的物体加热，同时也可用于聚丙烯、聚乙烯塑料板材加热软化后塑型。
	打磨机	调速电机、无级变速、高度调节装置、打磨头连接部件和吸尘管路等	用于假肢、矫形器边缘的打磨、抛光和修整处理。
	真空泵	顶盖、气缸、机壳、活塞皮环、冷却风扇、风扇盖等	在假肢接受腔的制作和矫形器热塑板材成型时使用，有两套独立控制的回路，每套有三个接口，附有湿气报警装置，并可以通过视觉、听觉反馈控制负压的大小。过滤器可以更换。
	水温箱	箱盖、铜皮内壁、网状搁架、指示灯、电源开关、调温旋钮、放水龙头等	用于低温热塑板材的加温，为电热式水箱。水温 0~100℃ 为可调，并有恒温控制系统，面板上设有电源开关、指示灯、温度表或温度调节器。水温箱上面有翻盖，以保持水的温度，下部设有出水阀。水温箱体积一般为 650mm × 50mm × 50mm，水容量为 20L。
	缝纫机	机头、机座、传动和附件等	普通缝纫机或多功能电动缝纫机均可，缝制 1~6 层的布料，转速不要过快。电动缝纫机具有多种功能，使用时更灵活轻便。缝纫机用于缝制辅料，如固定带、尼龙搭扣等，也用于悬吊带、软性肩托的制作等。

续表

类别	设备名称	组成	作用
设备类	热风枪	手把、温度控制器、过流过热保护电路、风扇、发热装置、出风筒等	用于假肢、矫形器的局部结构修改。
	石膏振动锯	电动主机、传动轴、轴套、偏心轴、轴承、传动轴、圆形锯片、线形锯片及机壳、前盖、固定螺钉、电源线、电线插头等	用于石膏阴型、假肢接受腔及矫形器板材的切割。
	激光对线仪	控制开关、激光发射装置、激光散射镜片、角度调节装置等	用于对假肢和矫形器的准确对线
五金工具类	金工工具	各种型号的钢钳、石膏锉、修型刀、螺丝刀、台钳、钢锤等	用于材料的加工
	剪刀	大力剪、尖部钝形剪、弧型剪、缝纫剪	用于裁剪加工
	绘图工具	尺、铅笔、圆珠笔、记号笔等	用于绘制记号

第二节　二级综合医院康复器械配置

由于各医院情况不同，本节分别介绍基本配置（表2-2-1）与扩展配置（表2-2-2）。社区康复中心可参照此配置规范。此外，本节还介绍了低温热塑矫形器制作室设备基本配置（表2-2-3）。

表 2-2-1　二级医院康复科器械基本配置

类别	设备名称	功能说明/品名举例	适用对象
康复诊断与评价类	两点辨别觉测量器	同三级医院康复科基本配置	
	平衡测试仪	同三级医院康复科基本配置	
	三维步态分析系统	同三级医院康复科基本配置	
	压力测痛仪	同三级医院康复科基本配置	
	等速肌力测试设备	同三级医院康复科基本配置	
物理因子治疗类	直流电治疗仪	1）消炎镇痛 2）促进肉芽组织生长 3）骨折后愈合不良辅助治疗 4）治疗静脉血栓等	1）头痛、神经痛患者 2）软组织感染、窦道、溃疡 3）慢性胃炎 4）静脉血栓患者

续表

类别	设备名称	功能说明 / 品名举例	适用对象
物理因子治疗类	低频电治疗仪	1）镇痛 2）骨折后连接不良辅助治疗 3）肢体感觉运动功能障碍 4）慢性溃疡等	1）各种急慢性疼痛患者 2）骨折后连接不良患者 3）中枢性瘫痪后感觉运动功能障碍者
	中频电治疗仪	1）镇痛 2）促进局部血液循环和淋巴回流 3）锻炼失能肌肉等 4）软化瘢痕、松解粘连	1）各种软组织无菌性炎症病变 2）中枢性瘫痪导致的足下垂、手抓握障碍；马尾或脊髓损伤后的排尿功能障碍者 3）软组织粘连、挛缩、硬结等
	高频电治疗仪	分为短波、超短波和微波治疗仪等，其作用主要包括： 1）消炎镇痛 2）改善局部血液循环等 3）改善肌肉痉挛 4）强热剂量治疗可抑制肿瘤细胞生长	1）软组织、关节等部位的感染/非感染性炎症 2）骨折延迟愈合 3）静脉血栓形成 4）某些恶性肿瘤患者（与放化疗联合）
	光疗设备	激光治疗仪、红外线治疗仪、紫外线治疗仪	1）软组织损伤、炎症 2）骨质疏松症、过敏症、免疫力低下 3）带状疱疹、神经痛 4）伤口愈合不良、慢性溃疡、窦道
	超声波治疗仪	1）镇痛、解痉 2）加强组织血液循环、促进水肿吸收 3）松解粘连、挛缩 4）加速骨痂生长	1）软组织损伤、粘连、挛缩注射后硬结 2）血肿机化 3）软组织无菌性炎症 4）骨折后连接不良 5）慢性溃疡等
	传导热治疗仪	水疗设备、蜡疗设备等	1）软组织损伤恢复期 2）外伤/手术后关节挛缩、组织粘连 3）肌纤维组织炎、坐骨神经痛 4）皮肤角质层增厚
	牵引治疗仪	通过应力加载产生生物力学效应，缓解局部肌肉痉挛，增大椎间隙或椎间孔以解除对神经根的压迫刺激，减少椎间盘内压。	采取保守治疗的颈椎病、腰椎病患者
	振动治疗仪 （图 2-2-1）	深层肌肉振动设备、机械振动排痰仪等	1）各种软组织无菌性炎症 2）肌筋膜疼痛综合征 3）自主排痰不畅

续表

类别	设备名称	功能说明/品名举例	适用对象
运动治疗类	训练用垫	用于训练患者的垫上活动,包括翻身、肘支撑(前臂支撑)俯卧位、侧坐、四点跪、半跪、从手-足立位至站立位等。	适用于中枢神经系统疾病或损伤所致的瘫痪者(截瘫、偏瘫、脑瘫);长期卧床或长期使用轮椅需要辅助站立者,以及中老年人腿部行动不便需要辅助站立者也适用于骨关节系统疾病患者的康复治疗。
	肋木	适用于进行上、下肢体关节活动范围和肌力训练、坐站转移训练、平衡训练及躯干的牵伸训练。	适用于中枢神经系统疾病或损伤所致的瘫痪者(截瘫、偏瘫、脑瘫);长期卧床或长期使用轮椅需要辅助站立者,以及中老年人腿部行动不便需要辅助站立者和骨关节系统疾病患者的康复治疗。
	姿势矫正镜	给予患者的视觉反馈作用,在坐位平衡训练、站立平衡训练、步行训练、协调性训练等过程中帮助矫正患者姿势。	适用于中枢神经系统疾病或损伤所致的瘫痪者(截瘫、偏瘫、脑瘫);长期卧床或长期使用轮椅需要辅助站立者,以及中老年人腿部行动不便需要辅助站立者和骨关节系统疾病患者的康复治疗。
	平行杠	1)站立训练,帮助已完成坐位平衡训练的患者,从座位上站起来,训练立位平衡和直立感觉,提高站立功能。 2)步行训练,在患者步行初期,为防止跌倒,可让患者先通过平行杠练习行走。 3)肌力训练,利用平行杠做身体上举运动,可以训练拄拐杖步行所需的背阔肌、上肢伸肌肌力,也可用于步行所需臀中肌、腰方肌肌力的训练。 4)关节活动度训练。 5)训练辅助。	适用于中枢神经系统疾病或损伤所致的瘫痪者(截瘫、偏瘫、脑瘫);长期卧床或长期使用轮椅需要辅助站立者,以及中老年人腿部行动不便需要辅助站立者和骨关节系统疾病等患者的康复治疗。
	楔形板	牵拉跟腱,缓解腓肠肌和比目鱼肌的肌张力,矫正脑卒中患者踝关节内翻、足下垂倾向,帮助矫正脑瘫患儿的尖足异常姿态。	适用于中枢神经系统疾病或损伤所致的瘫痪者(截瘫、偏瘫、脑瘫);长期卧床或长期使用轮椅需要辅助站立拉伸跟腱者和

类别	设备名称	功能说明/品名举例	适用对象
			骨关节系统疾病等患者的小腿被动牵伸的康复治疗。
	轮椅	辅助患者进行转移和移动,提高人体活动能力和活动范围,促进健康,预防和治疗疾病;恢复、改善或重建躯体功能,使患者早日回归家庭、社会,以提高其生活质量。	下肢残疾、偏瘫、截瘫者及行动不便的老年人。
	训练用棍	适用于改善上肢活动范围的训练和提高肢体协调控制能力及平衡能力。	适用于中枢神经系统疾病或损伤所致的瘫痪者(截瘫、偏瘫、脑瘫);长期卧床或长期使用轮椅需要辅助站立者及协调功能障碍患者和骨关节系统疾病等患者的康复治疗。
	肌力训练设备	有利于增强肌肉力量,提高肢体稳定性。大多通过抗阻训练系统设备等进行肌力训练。	适用于上运动神经元损伤:脊髓损伤、横贯性脊髓炎等;下运动神经元损伤:周围神经损伤、多发性神经炎、脊髓灰质炎后遗症;原发性肌病:肌萎缩、肌无力;骨关节疾病:截肢、骨折、关节炎、创伤、烧伤、腰椎退行性变和椎间盘突出等引起的肌力下降。
	前臂旋转训练器	增加前臂的关节活动范围,适用于前臂功能障碍的主动或被动训练。改善前臂旋转功能和肌力。	脑卒中、外伤性脑损伤等神经系统损伤和骨关节疾病导致的上肢、前臂功能障碍及肌力低下者进行康复训练。
	滑轮吊环	健肢带动患肢进行关节牵引,用于肌力、关节活动度的自我训练。	单侧上肢肌力下降、关节活动度受限
	电动起立床	主要是改善下肢功能障碍患者的血液循环,增强下肢肌肉的力量,预防肌肉萎缩以及长期卧床引起的压疮等,同时对患者的神经系统起刺激的作用,恢复神经系统对肌肉的控制能力,提高躯干和下肢的负重能力。	适用于中枢神经系统疾病或损伤所致的瘫痪者(截瘫、偏瘫、脑瘫),长期卧床或长期使用轮椅需要辅助站立者,以及中老年人腿部行动不便需要辅助站立者。

续表

类别	设备名称	功能说明/品名举例	适用对象
	站立架	站立功能的训练；站立位下其他功能的训练。	各种原因导致的独立站立功能障碍者
	功率车	1）心肺功能的测试及训练 2）下肢关节活动、肌力和协调功能的训练	1）心肺功能不全者 2）下肢肌力、耐力、关节活动度、协调性障碍者
	治疗床（含网架）	用于物理治疗师训练患者床上活动，常用于翻身、转移和平衡训练等，包括坐起、坐位训练、辅助站立平衡训练等。	适用于中枢神经系统疾病或损伤所致的瘫痪者（截瘫、偏瘫、脑瘫）；长期卧床或长期使用轮椅需要辅助站立者，以及中老年人腿部行动不便需要辅助站立者和骨关节系统疾病患者的康复治疗。
	连续性关节被动训练器	利用机械或电动活动装置，使手术肢体在术后能进行早期、持续性、无疼痛范围内的被动活动。	关节骨折、肌肉、肌腱、神经等术后早期存在关节活动范围障碍患者
	训练用阶梯	训练患者上下阶梯，提高下肢负重能力，提高日常生活活动能力。	日常生活中不能上下楼梯的患者。
	训练用球	适用于偏瘫、脑瘫等运动失调患者进行平衡协调训练，可降低患肢肌张力，缓解痉挛。	适用于中枢神经系统疾病或损伤所致的瘫痪者（截瘫、偏瘫、脑瘫）及骨关节等疾病所导致的上肢及躯干功能障碍，上肢、躯干肌力及关节活动范围降低和平衡功能障碍者。
	踏步器	用于训练下肢活动范围和协调能力，分立式和坐式	存在平衡、协调等功能障碍者；下肢肌力、关节活动范围障碍者。
	助行器	借助上肢力量进行辅助下步行训练	各种原因导致的平衡功能障碍、步行能力障碍者
作业治疗类	日常生活活动作业设备	日常生活能力训练板、日常生活活动辅具	各种原因导致的日常生活能力受损的患者
	手功能作业训练设备	手功能综合训练板、手指阶梯、铁棍插盘、上肢协调功能练习器、手指训练桌	各种原因导致的手功能障碍患者

续表

类别	设备名称	功能说明/品名举例	适用对象
	模拟职业作业设备	书法、绘画用工具及材料;毛衣编织机、样书、材料;皮革工艺用工具及材料;铜板作业用工具及材料;木工用工具及材料;雕刻用工具及材料	职业所需特定肢体功能受损患者,以重返工作为目标者。
言语、认知、吞咽治疗类	言语治疗仪	录音机或、呼吸训练器、发音训练器、实物、图片、卡片、记录本;镜子、秒表、压舌板等	各种原因导致的言语/交流功能受损者
	非言语交流治疗仪	字画板、交流板或交流手册、电脑交流装置	各种原因导致的言语/交流功能受损者
	认知训练设备	注意力训练、记忆训练、计算力训练、及知觉障碍的训练等。	脑萎缩、脑部炎症、阿尔茨海默病、缺血缺氧性脑病后遗症、中毒性脑病、脑瘫、老年变性脑病、脑血管性疾病、脑卒中、脑外伤等各种原因导致的认知功能下降的患者
	吞咽治疗仪	开口器、舌吸引器、压舌板、吞咽治疗仪、医用增稠剂	各种原因导致的吞咽功能受损者
传统医学治疗类	中药熏(洗)蒸	中医熏蒸设备、中药离子导入设备、中药透药设备	各种急慢性疼痛、关节活动度障碍、软组织损伤等
	火罐	各型号火罐,酒精灯	各种急慢性疼痛、关节活动度障碍、软组织损伤等
	针灸	各类针具、电针治疗仪;灸疗器具,艾灸仪	疼痛、关节活动度障碍、软组织损伤、部分内科、妇科疾病等
辅助设备类	矫形器	上肢矫形器、下肢矫形器、脊柱矫形器;动态矫形器、静态矫形器	各种原因导致的肢体/脊柱不稳定;肢体/躯干畸形;肢体/脊柱需要减轻负荷、防止或限制不合理活动者;各种原因导致肢体/躯干肌肉力量减弱者
	手功能支具	分指支撑、单指固定支具、手功能位/休息位支具、动力型手功能支具等	各种原因导致的手功能障碍者

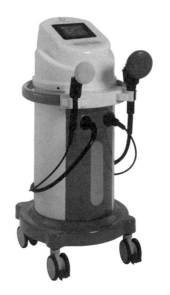

图 2-2-1 振动治疗仪

表 2-2-2 二级医院康复科器械推荐配置

类别	设备名称	功能说明	适用对象
康复诊断与评价类	表面肌电图仪	通过非侵入性记录电极采集大范围的肌肉电活动	1)运动学评定、研究 2)生物反馈治疗 3)肌肉疲劳指标分析
	等速肌力测定/训练系统	由电脑、机械限速装置、打印机、座椅及附件组成;可测试力矩、最佳用力角度、肌肉做功量等多种参数,能全面反映肌力、肌肉爆发力、耐力以及关节活动度、灵活性、稳定性等多方面的情况。	1)测试项目:力矩、最佳用力角度、肌肉做功量、达到峰力矩时间、耐力比和疲劳指数、拮抗肌力矩比、峰力矩与体重比、关节活动范围。 2)训练功能:多重速度肌力强化训练、限弧训练、被动运动训练、等长收缩训练、等张收缩训练。 3)适应证:骨科疾病、累及运动系统的神经系统病变、运动医学和体育训练、装配假肢/矫形器之前提供指导性数据。
	步态分析设备	由三维动作捕捉系统、三维测力台、无线表面肌电仪、足底压力测定部分组成,通过步态分析软件综合以上数据进行人体运动时的步态参数。	用于评估由各种原因导致的步态障碍情况、程度,以及矫形手术或者假肢/矫形器佩戴前后的步行能力改善效果的评价,指导下一步治疗方案的制订。
	感觉功能评估设备	浅感觉检查、深感觉检查和复合感觉检查。	中枢神经系统病变(如脑血管病变、脊髓损伤或病变等);周围神经病(如臂丛神经、坐骨神经损害等);外伤(如切割伤、撕裂伤、烧伤等);缺血或营养代谢障碍(如糖尿病、雷诺病、多发性神经炎等)。

类别	设备名称	功能说明	适用对象
物理因子治疗类	多维度视频评估设备	使用光学智能捕捉设备与计算机视觉技术,通过多维精度视觉采集与智能分析完成基于多维视觉手功能康复定量的评估,改善目前手功能康复领域欠定量、欠准确、欠一致化的现状。	各种原因导致的手部运动功能障碍的评估
	经颅直流电刺激设备	非侵入性脑刺激技术的一种,通过电极经头皮向颅内特定区域输入电流,起到调节特定区域神经元细胞兴奋性的作用。	用于脑损伤后运动功能、认知、言语、吞咽功能障碍的康复,肌张力障碍的治疗,神经病理性疼痛的治疗,部分精神疾病的治疗,癫痫、帕金森病、耳鸣等神经内科疾病的治疗。
	经颅磁刺激设备	非侵入性脑刺激技术的一种,通过刺激线圈产生的时变的脉冲磁场作用于中枢神经系统,改变皮质神经细胞的膜电位,使之产生感应电流,影响脑内代谢和神经电活动,从而引起一系列生理生化反应的磁刺激技术。	对大脑皮层兴奋性、中枢 - 外周传导时间、皮质间交互抑制作用等研究;也可用于脑损伤后运动功能、认知、言语、吞咽功能障碍的康复,肌张力障碍的治疗,神经病理性疼痛的治疗,部分精神疾病的治疗,癫痫、帕金森病、耳鸣等神经内科疾病的治疗等。
	冲击波治疗仪	利用设备产生的冲击波,通过水囊或其他方式耦合进入人体,聚焦于病灶实现治疗。	肌腱疾病、肌筋膜疼痛综合征等软组织慢性损伤性疾病。
运动治疗类	脑机接口设备	连接大脑和外部设备的实时通信系统,把大脑发出的信息直接转换成能够驱动外部设备的命令,并代替人的肢体或语言器官实现人与外界的交流以及对外部环境的控制。	脑机接口技术介导下的肢体运动功能障碍训练;运动想象训练。
	镜像设备	利用平面镜成像原理,通过将健侧肢体活动画面复制到患侧,激发视错觉、从而激活镜像神经元,并结合躯体感觉输入的治疗设备。	用于脑损伤后运动功能障碍的治疗;患肢痛、中枢神经病损性肢体感觉异常的治疗;中枢性面瘫的治疗等。
	康复机器人设备	融合传感、控制、信息、融合、移动计算,为作为操作者的人提供一种可穿戴的机械机构的综合技术。	脑卒中、颅脑外伤、脑瘫、脑炎、脊髓炎、脊髓损伤等中枢神经与周围神经疾病。
	场景电子互动设备	通过多种媒介方式的情景互动进行整体功能训练及任务导向康复训练的产品。	脑卒中、颅脑外伤、脑瘫、脑炎、脑积水、脊髓炎、脊髓损伤等中枢神经与周围神经疾病。

表 2-2-3　低温热塑矫形器制作室设备基本配置

类别	产品名称	组成	作用
设备类	水温箱	箱盖、铜皮内壁、网状搁架、指示灯、电源开关、调温旋钮、放水龙头等	用于低温热塑板材的加温，为电热式水箱。水温 0~100℃可调，并有恒温控制系统，面板上设有电源开关、指示灯、温度表或温度调节器。水温箱上面有翻盖，以保持水的温度，下部设有出水阀。水温箱体积一般为 650mm×500mm×100mm，水容量为 20L。
	缝纫机	机头、机座、传动和附件等	普通缝纫机或多功能电动缝纫机均可，缝制 1~6 层的布料，转速不要过快。电动缝纫机具有多种功能，使用时更灵活轻便。缝纫机用于缝制辅料，如固定带、尼龙搭扣等，也用于悬吊带、软性肢托的制作
	激光对线仪	可充电电池、控制开关、激光发射装置、激光散射镜片、角度调节装置等	用于对假肢和矫形器的准确对线
五金工具类	金工工具	各种型号的钢钳、石膏锉、修型刀、螺丝刀、台钳、钢锤等	用于材料的加工
	剪刀	大力剪、尖部钝形剪、弧型剪、缝纫剪	用于裁剪加工
	绘图工具	尺、铅笔、圆珠笔、记号笔等	用于绘制记号

第三节　康复医院康复器械配置

　　各级康复医院可以在参照同级综合医院基本设备的基础上，结合本医院实际需要配置相关康复设备。本指南主要参照原卫生部颁发的《康复医院基本标准（2012 年版）》和《国家卫生计生委关于印发康复医疗中心、护理中心基本标准和管理规范（试行）的通知》（国卫医发〔2017〕51 号），结合近年来康复医学发展的临床实践情况，归纳提出康复医院的康复器械基本配置（表 2-3-1）。

表 2-3-1　康复医院康复器械基本配置

类别	设备名称	功能说明	适用对象	康复医院类别
康复诊断与评价类	身体形态评定设备	利用客观的测量器具观察或测量受检者在静止或运动中身体所处空间位置的过程、身高和体重以及肢体长度和围度。	①影响正常姿势的疾病，包括先天性异常（如先天性髋关节脱位、先天性肢体残缺或发育不全等）和后天性异常（如强直性脊柱炎、腰椎间盘突出症、脊柱压缩性	各级康复医院

续表

类别	设备名称	功能说明	适用对象	康复医院类别
			骨折后等）；②所有需要测量身高与体重、肢体长度和围度的受检者。	
	关节活动度评定设备	测定某一关节活动的范围，即远端骨所移动的度数，包括四肢关节、脊柱关节的测量。	四肢骨关节、脊柱关节或肌肉伤病及手术后患者，神经系统疾病影响关节活动的患者，其他原因导致关节活动障碍的患者。	
	握力计	评定所测肌肉或肌群最大自主收缩能力	健康人群及各种原因引起的肌力减弱，包括失用性、肌源性、神经源性和关节源性等。	
	感觉评估设备	同二级医院康复科推荐配置		
	平衡功能评定	评价患者的平衡功能，进行平衡功能训练。通过平衡反应检查、量表等能够进行测试。	①中枢神经系统损害，如脑外伤、脑卒中、帕金森病、多发性硬化、小脑疾病、脑肿瘤、脑瘫、脊髓损伤等；②耳鼻喉科疾病如眩晕症等；③骨科疾病或损伤下肢骨折后、骨关节疾病、截肢、关节置换、影响姿势与姿势控制的颈部与背部损伤以及各种运动损伤、肌肉疾病及外周神经损伤等。	各级康复医院
运动治疗类	训练用垫	同二级医院康复科基本配置		
	肋木	同二级医院康复科基本配置		
	姿势矫正镜	同二级医院康复科基本配置		
	平行杠	同二级医院康复科基本配置		
	楔形板	同二级医院康复科基本配置		
	轮椅	同二级医院康复科基本配置		
	训练同棍	同二级医院康复科基本配置		
	沙袋和哑铃	有助于训练肌力，提高肌肉耐力，在平衡、协调训练中起到一定的辅助作用。	适用于中枢神经系统疾病或损伤所致的瘫痪者（截瘫、偏瘫、脑瘫），长期卧床或长期使用轮椅需要辅助站立者，以及中老年人腿部行动不便需要辅助站立者及协调功能障碍患者和骨关节系统疾病等患者的康复治疗。	

续表

类别	设备名称	功能说明	适用对象	康复医院类别
	墙固定拉力器	增强肌力,提高关节的灵活性和稳固性,增加韧带肌肉的伸展性和弹性,加大关节的活动范围,促进骨骼的新陈代谢,提高身体协调性。	适用于中枢神经系统疾病或损伤所致的瘫痪者(截瘫、偏瘫、脑瘫)及骨关节系统等疾病所导致的上肢功能障碍、上肢肌力及关节活动范围降低者。	各级康复医院
	肌力训练设备	同二级医院康复科基本配置		
	肩旋转训练器	适用于肩关节功能障碍的主动或被动训练,用于改善肩关节运动功能。	脑卒中、脑外伤等神经系统损伤和骨关节疾病导致的上肢、臂部功能障碍。	
	腕部功能训练器	适用于腕部肌肉及关节活动度的训练。	脑卒中、脑外伤等神经系统损伤和骨关节疾病导致的腕部功能障碍。	
	前臂旋转训练器	同二级医院康复科基本配置		
	电动起立床	同二级医院康复科基本配置		
	治疗床	同二级医院康复科基本配置		
	悬挂装置	用于运动功能的诊断、肌肉的放松训练,增大关节活动度,核心稳定性训练,其他肌肉力量和耐力的训练等。	①慢性疼痛,如慢性腰痛;②骨关节紊乱导致的疾病如颈椎病、腰椎间盘突出等;③运动损伤和骨关节术后康复;④神经系统损伤后瘫痪的运动功能训练、平衡训练及步态异常的训练;⑤儿童脑瘫早期;⑥肌力降低和耐力减小。	
	下肢功率车	强化下肢肌肉力量、增加患者心肺功能、训练患者平衡功能及下肢协调功能,预防跌倒的发生。	①下肢关节活动受限;②肌力下降及协调功能障碍;③心肺功能疾病等。	
	助行器	同二级医院康复科基本配置		
	连续性关节被动训练器(CPM)	同三级医院康复科基本配置		
	训练用阶梯	同二级医院康复科基本配置		
	训练用球	同二级医院康复科基本配置		
	平衡训练设备	同三级医院康复科基本配置		
	镜像治疗仪	同二级医院康复科基本配置		

续表

类别	设备名称	功能说明	适用对象	康复医院类别
	分指板	防止和矫正手指屈肌痉挛或挛缩畸形。	中枢神经系统损伤：脑卒中、脑外伤、脑瘫、脊髓损伤；骨骼运动系统损伤或术后；外周神经损伤；烧伤；学习障碍；老年痴呆和发育迟缓等。	各级康复医院
	手指阶梯	通过改善手指关节活动范围，训练手指主动运动的灵活性、协调性。		
	手平衡协调训练器	适用于手、眼协调功能的训练。		
	橡皮筋手指练习器	提高手指的主动屈伸活动能力。		
	肩梯	用于姿势矫正；肌力和肌肉耐力训练；关节活动度训练；平衡训练。		
	木插板	适用于眼、手协调功能训练。		
	滚筒	对运动失调的患者进行平衡、协调训练；抑制患者上肢屈肌痉挛；改善上肢关节活动度。		
	上肢推举训练器	适用于上肢肌力协调活动能力和环节活动度的作业训练。		
	上肢协调功能训练器	训练上肢稳定性、协调性功能，提高上肢的日常活动能力。		
	肩抬举训练器	通过将棍棒置于不同高度训练上肢抬举功能，可在棍棒两端悬挂沙袋，以增加阻力。		
	上肢功率自行车	训练患者上肢各个关节活动度；增强上肢肌力；提高上肢协调能力；增加心肺功能。		
	可调式砂磨板及附件	适用于上肢肌力协调活动能力及关节活动度的作业训练。		
	弹力带/弹力棒	用于肌肉力量训练。		

续表

类别	设备名称	功能说明	适用对象	康复医院类别
物理因子治疗类	超声波治疗仪	同二级医院康复科基本配置		各级康复医院
	直流电疗仪（电压在 100V 以下，输出 50~100mA 直流电）	同二级医院康复科基本配置		
	低频电疗机，如感应电疗仪、直流感应电疗仪、间动电疗仪、经皮神经电刺激治疗仪、功能性电刺激仪等。	同二级医院康复科基本配置		
	中频电疗机，包括等幅中频电疗仪、调制中频电疗仪、电脑中频治疗仪、音乐电疗仪等。	同二级医院康复科基本配置		
	红外线治疗仪	应用电磁波谱中的红外线部分治疗疾病。	各种亚急性及慢性损伤和炎症、浸润块、硬结、肠粘连、肌痉挛、电刺激及按摩前准备、主/被动功能训练前准备等。	
	紫外线治疗仪	采用紫外线治疗疾病。	疖、痈、蜂窝织炎、丹毒、乳腺炎、淋巴结炎、静脉炎、软组织急性化脓性炎症、伤口感染、伤口延迟愈合、皮下淤血、急性关节炎、急性神经痛、肺炎、体腔急性感染、溃疡等。光敏治疗适用于银屑病、白癜风等。	
	半导体激光治疗仪，氦氖激光治疗仪	利用激光器发射的光治疗疾病。	疖、蜂窝织炎等软组织炎症吸收期；伤口延迟愈合、慢性溃疡、带状疱疹、神经痛、面肌抽搐等。	
	制冷设备、冷气雾仪、冷疗水循环装置	利用低于体温与周围空气温度、但高于 0℃ 的低温，使机体发生一系列功能性改变而达到治疗目的。	急性软组织扭挫伤、高热、中暑、肌肉痉挛、关节炎急性期、骨关节术后肿痛、烧伤、烫伤、鼻出血、上消化道出血、偏头痛、神经痛等。	

续表

类别	设备名称	功能说明	适用对象	康复医院类别
	蜡疗机	利用加热熔解的石蜡作为温热介质,敷于局部将热能传导到机体,达到治疗目的。	骨关节损伤与术后粘连、关节僵直、肌腱和韧带的扭挫伤恢复期、肌筋膜炎、慢性骨关节炎、瘢痕、腱鞘炎、冻伤、慢性软组织损伤、神经炎、肌痉挛、皮肤美容等。	各级康复医院
	湿热袋、恒温箱(能保持80℃)	通过传导热方式将热量和水蒸汽作用于治疗部位,治疗疾病	软组织损伤、骨关节损伤与术后粘连、关节僵直、肌腱和韧带的扭挫伤恢复期、肌筋膜炎、慢性骨关节炎、腱鞘炎、冻伤、神经炎、肌痉挛。	
	肌电生物反馈治疗仪	通过反馈仪将肌电信号叠加输出,转换成患者能直接接受的反馈信息(如颜色、数字、声响),患者根据反馈信息对骨骼肌进行放松训练或对瘫痪肌群进行运动功能训练。	脑卒中偏瘫、脊髓损伤及周围神经损伤等引发的肌力下降;焦虑症、痉挛性斜颈等。	
	颈椎牵引机或牵引床	解除颈部肌肉痉挛,缓解疼痛症状,增大椎间隙和椎间孔,有利于已外突的髓核及纤维环组织复位,缓解和解除神经根受压与刺激,促进神经根水肿吸收,解除对椎动脉的压迫,促进血液循环,有利于局部淤血肿胀及增生消退,松解粘连的关节囊,改善和恢复钩椎关节,调整小关节错位和椎体滑脱,调整和恢复已被破坏的颈椎内外平衡,恢复颈椎的正常功能。	轻度颈椎病,颈椎间盘突出症,颈椎生理曲度改变,年龄18岁以上(年龄过小骨骼尚未发育完全),无严重骨质疏松、椎动脉狭窄。	
	腰椎牵引床	使腰椎间隙增大,使椎间孔恢复正常的外形,从而解除对神经根的挤压。有利于组织充血、水肿的吸收、消退,还可缓解肌肉痉挛、减轻椎间压力。	轻/中度的腰椎间盘突出症、胸腰椎关节突关节紊乱、退行性病变引起的腰痛、神经根粘连、神经根关节卡压、滑膜嵌顿、腰椎假性滑脱、早期强直性脊柱炎。	

续表

类别	设备名称	功能说明	适用对象	康复医院类别
作业、认知治疗类	穿衣板	通过模拟日常生活的各种穿衣系扣的训练，提高患者的穿衣能力。	中枢神经系统损伤：脑卒中、脑瘫、脑外伤、脊髓损伤；骨骼运动系统损伤或术后：骨折、关节置换术后、各个关节炎、脱位；外周神经损伤；烧伤；任何由于手术导致的或需要手术的功能障碍；学习障碍；老年痴呆；发育迟缓；任何影响精神功能的障碍：抑郁、精神分裂。	各级康复医院
	训练用厨具	ADL 训练用具，训练生活自理能力		
	模拟作业工具（如螺丝、螺母、螺丝刀、钢丝钳等）	通过手操作各种模拟工具，改善手指对指功能，提高手的协调性、灵活性；还可用于手的感觉功能练习。		
言语、认知、吞咽治疗	手功能训练器	适用于对触觉、视觉、听觉感官刺激训练感知/认知能力，也训练手指与认知的协调一致性。		
	套彩板	眼、手协调功能及感知认知功能训练，还可做改善上肢活动度的作业训练。		
	迷宫训练器	适用于大脑对图形及颜色的识别能力、感知能力的训练并提高手指的灵活度及协调一致性。		
	木质图形插板	训练感知能力及大脑对图形的识别能力		
	套圈	训练眼、手协调功能。		
	镶嵌训练器	适用于对感知能力、大脑对图形、颜色的识别能力、逻辑思维能力的训练以及提高手指的灵活度及协调一致性。		
	失语症评估与训练设备	听理解、阅读、言语表达、书写表达、实用交流能力和辅助交流能力等方面的治疗。	各种类型言语功能障碍者。	
	认知训练设备	同二级医院康复科基本配置		
传统医学治疗类	针灸	同二级医院康复科基本配置		
	火罐	同二级医院康复科基本配置		

续表

类别	设备名称	功能说明	适用对象	康复医院类别
康复诊断与评价类	肌电图及诱发电位仪、表面肌电图、电极贴片等	神经电生理评定包含周围神经和中枢神经的评定，其方法包括肌电图、神经传导测定、诱发电位检查，还包括低频电诊断和强度时间曲线检查等。	在诊断及评估神经和肌肉病变时，起着非常关键的作用。	二级至三级康复医院
	吞咽评估设备	判定患者是否有吞咽功能障碍，进一步评价障碍的严重程度和具体情况。	各种中枢神经系统、周围神经系统损伤或病变等引起的吞咽功能障碍的筛查。	
运动治疗类	减重步行训练架	在减少患者身体重量的情况下，训练患者步行功能，减轻患侧下肢关节的负重，有利于进行患者早期步行训练，提高步行功能。	①运动系统：肌肉萎缩，下肢骨折或关节疾病，截肢后假肢训练，下肢周围神经损伤，肌无力等；②神经系统：脑卒中，脑外伤，帕金森病，多发性硬化，脑瘫，脊髓损伤（截瘫）等。	
	运动控制能力训练设备	提高患者运动的灵活性及协调性，提高患者动作的准确度，提升患者控制的能力。	①运动系统：肌肉萎缩，下肢骨折或关节疾病，截肢后假肢训练，下肢肌无力等；②神经系统：脑卒中，脑外伤，帕金森病，多发性硬化，脑瘫，脊髓损伤（截瘫）和下肢周围神经损伤等。	
	儿童运动训练器材	用于脑瘫患儿的平衡训练、感觉训练、反射调节训练、缓解肌痉挛、提高肌力，提高转移、步行等运动功能，改善生活自理能力。	①急性损伤的后遗症；②慢性疾病恢复期的患儿；③发育落后：由于各种原因造成的语言发育落后、运动发育落后、社会交往能力落后以及智力发育落后的儿童。	
物理因子治疗类	毫米波治疗仪	应用毫米波治疗疾病。	各种炎症、胃十二指肠溃疡病、神经炎、带状疱疹后神经痛、慢性阻塞性肺疾病、颈椎病、面神经炎、关节损伤、骨折、扭挫伤、伤口愈合迟缓、烧伤、肾盂肾炎、慢性前列腺炎、慢性盆腔炎、颞颌关节功能紊乱、癌痛、恶性肿瘤、放疗后皮肤反应等。	
	短波治疗仪	应用波长 10~100m 的高频电流作用于人体以治疗疾病。	各种非特异性、急性、亚急性和慢性炎症、肺炎、支气管炎、肌筋膜炎、扭挫伤、骨关节病、骨折与伤	

续表

类别	设备名称	功能说明	适用对象	康复医院类别
	超短波治疗仪	应用波长 1~10m（频率30~300MHz）的超高频电场作用人体以治疗疾病。	口延期愈合，胃、十二指肠溃疡、肠炎、胆囊炎、肾炎、神经炎、前列腺炎、盆腔炎等。高热治疗与放疗、化疗综合治疗适用于皮肤癌、乳腺癌、淋巴结转移癌、恶性淋巴瘤、宫颈瘤、膀胱癌、骨肿瘤、消化道癌、肺癌等。	二级至三级康复医院
	分米波治疗仪、厘米波治疗仪	分米波与厘米波属于特高频率波，应用其进行治疗。	普通治疗与短波基本相同；微波组织凝固治疗适用于皮肤良性与恶性赘生物、鼻息肉、宫颈糜烂、宫颈息肉、宫颈癌、胃息肉、胃溃疡出血、胃癌、食管癌、直肠息肉、直肠癌等。	
	磁片、磁珠	利用恒定磁场治疗疾病。	高血压、各种关节病、冠心病、胃肠炎、支气管炎、各种神经痛、神经衰弱、扭挫伤、腱鞘炎、静脉炎、血栓性脉管炎、筋膜炎、肋软骨炎、颈腰椎病、肾结石、输尿管结石、肱骨外上髁炎、耳郭浆液性软骨膜炎、外耳道疖肿、神经性耳鸣、鼻炎、睑腺炎、角膜炎、溃疡、带状疱疹、痛经、臀部注射硬结、瘢痕、骨折愈合迟缓。	
	旋磁治疗仪、直流电磁治疗仪、电磁治疗仪	利用动磁场治疗疾病。	高血压、各种关节病、冠心病、胃肠炎、支气管炎、各种神经痛、神经衰弱、扭挫伤、腱鞘炎、静脉炎、血栓性脉管炎、筋膜炎、肋软骨炎、颈腰椎病、肾结石、输尿管结石、肱骨外上髁炎、耳郭浆液性软骨膜炎、外耳道疖肿、神经性耳鸣、鼻炎、睑腺炎、角膜炎、溃疡、带状疱疹、痛经、臀部注射硬结、瘢痕、骨折愈合迟缓。	
	正压顺序循环治疗仪	采用正压装置作用于人体，对各种疾病进行治疗。	肢体创伤后水肿，淋巴回流障碍性水肿、截肢后残端肿胀、神经反射性水肿，肩手综合征，静脉淤滞性溃疡。	

类别	设备名称	功能说明	适用对象	康复医院类别
	负压治疗仪	采用负压装置作用于人体,对各种疾病进行治疗。	雷诺病,血栓闭塞性脉管炎,脑血管病偏瘫,糖尿病足及下肢坏疽等。	
言语、认知、吞咽治疗类	吞咽训练设备	同二级医院康复科基本配置		
传统医学治疗类	中药药浴设备	用药液或含有药液水洗浴全身或局部。	多系统疾病都可运用中医药浴疗法,常见的有:糖尿病足、肌炎、皮肌炎、类风湿、周围血管病、部分红斑狼疮和干燥综合征患者。	
	中药熏蒸设备	以中医理论为指导,利用药物煎煮后所产生的蒸汽,通过熏蒸机体达到治疗目的。	中药熏蒸适应用于精神疾病、类风湿病、腰酸背痛症、肩周炎、骨性关节炎、肢体功能障碍、肾功能衰竭等疾病治疗。	
康复诊断与评价类	平衡测试训练仪	同三级医院康复科基本配置		三级康复医院
	步态分析系统	对步态周期的着地检测、方向角、解剖学(关节)角度、线加速度、实时动画显示人体骨骼模型或虚拟人形图像,支持对左右侧角度、不同测量数据进行对比分析等,并可以与表面肌电、二维视频、足底压力等设备进行同步采集,实时体现患者的动作特点。	神经系统和骨骼运动系统的病变或损伤影响行走功能者,如脑外伤或脑卒中引起的偏瘫、帕金森病、小脑疾病、脑瘫、截肢后安装假肢、髋膝关节置换术后等。	
	运动心肺功能及代谢功能评定设备	在逐渐递增的运动负荷下,通过收集受试者呼出的气体并加以分析,监测机体在运动状态下的摄氧量、二氧化碳排出量、心率、血压、心电图等一系列数据指标,综合评价心肺等器官系统的整体功能和储备能力。	所有正常人进行体检、心肺功能检测,以及多种疾病导致心肺功能下降的患者。	
言语、认知、吞咽治疗类	计算机辅助言语训练系统	听理解、阅读、言语表达、书写表达、实用交流能力和辅助交流能力等方面的治疗。	各种类型言语功能障碍者。	

续表

类别	设备名称	功能说明	适用对象	康复医院类别
运动治疗类	划船器	对腿部、腰部、上肢、胸部、背部的肌肉力量增强有较好的作用。提高关节的灵活性和稳固性，增加韧带肌肉的伸展性和弹性，加大关节的活动范围，促进骨骼的新陈代谢，提高身体协调性。	适用于中枢神经系统疾病或损伤所致的瘫痪者(截瘫、偏瘫、脑瘫)及肌骨系统等疾病所导致的上肢及躯干功能障碍，上肢、躯干肌力及关节活动范围降低者。	三级康复医院
	等速肌力训练设备	有利于增强肌肉力量和耐力，提高肢体稳定性。	①上运动神经元损伤：脊髓损伤、横贯性脊髓炎；②下运动神经元损伤：周围神经损伤、多发性神经炎、脊髓灰质炎后遗症；③原发性肌病：肌萎缩、肌无力；④骨关节疾病：截肢、骨折、关节炎、创伤、烧伤、腰椎退行性变和椎间盘突出等。	
	情景互动训练设备	通过传感器及图像处理技术可以估计患者在空间中身体的位置，并且随着时间的推移观察身体的运动，并测量患者进行训练的有效性。	①中枢神经系统损害：脑外伤、脑血管意外、帕金森病、多发性硬化、小脑疾病、脑瘫、脊髓损伤等；②骨关节疾病、截肢、关节置换及各种运动损伤和外周神经损伤等。	
	下肢康复机器人	通过减重步行训练能提高患者步行的稳定性，降低脑损伤患者身体重量对腿部和髋部的负荷，髋膝踝的活动范围增大，防止姿势异常状态下的足下垂、内翻等病理性步态，逐渐改善肌肉痉挛，可以加强偏瘫患者下肢负重能力，改善其步行功能。	脑卒中、脊髓损伤、脑外伤、多发性硬化症、脑性小儿麻痹、神经损伤等导致的疾病。	
	床边康复踏车	通过下肢踏车训练，增强随意运动控制能力，强化下肢肌肉力量，改善关节活动度，促使肢功能和肢体功能恢复，增加患者心肺功能，可与功能性电刺激相结合强化训练。	脑卒中、脑外伤、骨折术后、关节置换术后、长期卧床者、重症监护室(ICU)或高依赖病房(HDU)患者。	

续表

类别	设备名称	功能说明	适用对象	康复医院类别
物理因子治疗类	上肢康复机器人	改善上肢关节活动度；增强上肢肌力与耐力；训练上肢稳定性、协调性功能；帮助患者运动再学习，提高日常生活活动能力。	脑卒中、外伤性脑损伤等神经障碍导致的上肢、臂部和手部功能障碍。	三级康复医院
	手指康复机器人	改善手指关节活动度；增强手指的肌力与耐力；训练手指的深感觉；训练手指的协调稳定性和灵活性。	脑卒中、外伤性脑损伤、颈髓损伤等神经障碍导致的手部功能障碍；上肢骨折、软组织损伤等导致的手部功能障碍。	
	水疗设备	通过水具有的生物特征（浮力、水压、水温等）进行治疗。	①高血压、血管神经症、胃肠功能紊乱、风湿和类风湿性关节炎、痛风和神经痛；②神经炎和慢性湿疹、瘙痒症、银屑病；③大面积瘢痕挛缩、关节强直、外伤后功能障碍等；④脑性瘫痪：运动协调及平衡功能障碍。	
作业治疗类	作业评估设备	应用康复医学方法和量表对残疾或功能障碍者的残存功能或恢复潜力进行评估，促进制订作业治疗计划，对作业治疗结果及随访结果进行综合分析。	①中枢神经系统损伤：脑卒中、脑外伤、脑瘫、脊髓损伤等导致的手功能障碍；②骨骼运动系统损伤或术后：上肢骨折、手指关节炎等导致的手功能障碍；③外周神经损伤导致的手功能障碍；④烧伤导致的手功能障碍。	
其他	临床常用假肢	为截肢者弥补肢体缺损和代偿其失去的肢体功能而制造、装配的人工肢体。	适用于外伤性截肢、肿瘤截肢、血管病性截肢、糖尿病性截肢、先天性畸形截肢、感染性截肢、神经性截肢等造成肢体残疾的患者。	
	高压氧舱	在高压（超过常压）的环境下，呼吸纯氧或高浓度氧以治疗缺氧性疾病和相关疾病。	急性一氧化碳中毒及其脑病，急性脑缺血缺氧性疾病，脑出血（病后3周至3个月内），心肺复苏后脑功能障碍，急性脊髓及周围神经损伤，急性减压病，急性气栓症，窒息（缺氧性），急性颅脑外伤及其脑功能障碍，气性坏疽肢体及体表厌氧菌感染，挤压伤及挤压综合征，烧伤（重度），顽固性皮肤溃疡，早期周围血管病，断	

续表

类别	设备名称	功能说明	适用对象	康复医院类别
			肢(指)再植术后,皮肤移植(缺血性),放射性骨坏死,放射性软组织损伤,急性中心性视网膜脉络膜炎,急性眼底供血障碍,急性视网膜血管阻塞症,突发性耳聋(急性期),破伤风等。	

康复医院矫形器制作室设备基本配置和三级医院康复辅助器具制作室设备基本配置相同,见表2-1-2。

(吴　毅　喻洪流　贾　杰　周明成　沈夏锋)

第三章　运动康复训练设备

　　运动康复训练设备是现代医用康复器械的重要设备之一，随着计算机、自动控制和人工智能等技术的发展和广泛应用，运动康复训练设备也从最初的单一化、机械化逐渐向数字化、自动化和智能化方向发展。运动疗法除徒手治疗外，大部分离不开运动康复训练设备，该类设备种类繁多。

第一节　运动康复训练设备的基本类型与特点

　　国家食品药品监督管理总局于 2017 年颁布了《医疗器械分类目录》，其中，对运动康复训练器械的类型、产品描述、预期用途、品名举例、管理类别等进行了详细的描述。目前，运动康复训练设备的类型主要可以分为如下几种类型：

一、步态训练设备

　　通常由减重装置、主机、跑台、控制装置、固定装置等组成。通过训练患者步态促进康复，可附带步态评估功能，用于对下肢步行障碍患者进行步态康复训练。

二、康复训练床

　　1. 电动型　通常由床架、机械支撑部件、电动控制装置、固定保护装置等组成。通过改变体位、起立角度对患者进行训练，促进康复，用于对脑卒中、脑外伤等患者进行肢体运动康复训练。

　　2. 普通型　通常由床架、机械支撑部件、机械调节装置、固定保护装置等组成。通过改变体位、起立角度对患者进行训练促进康复，属于无源医疗器械产品。用于对脑卒中、脑外伤等患者进行肢体运动康复训练或早期站立训练等。

三、平衡训练设备

　　通常由测量平台、辅助支架、平衡训练软件等组成。通常对站立或坐在测试平台上的患者进行平衡能力训练，可附带平衡能力评估功能，用于对平衡能力障碍患者进行康复训练。

四、振动康复设备

　　通常由训练平台、控制装置、固定架等组成。通过周期机械振动方式，达到肌肉或关节康复的目的，用于改善运动功能障碍患者的肌肉功能、平衡性和协调性。

五、关节训练设备

　　关节训练设备一般可以分为如下几种类型：

1. 普通无源型关节训练装置 如上肢综合训练器、肘关节运动器、下肢康复运动器、上肢关节康复器、康复训练器等。通常由基座、固定部件、运动部件、控制装置等组成。用于对关节功能障碍患者进行康复训练,通过患者主动训练关节运动促进康复,属于无源医疗器械产品。

2. 电动型关节训练装置 如连续性被动运动康复器、上肢关节康复器、下肢关节康复器、下肢康复运动训练器、下肢关节被动训练器、上肢关节被动训练器、上下肢运动康复训练机、腕关节康复器、肘踝关节康复器等。通常由主机、固定部件、运动部件、控制装置等组成。用于对关节功能障碍患者进行康复训练,通过患者关节主、被动运动促进康复。

3. 四肢联动关节训练装置 如四肢联动康复器、四肢联动康复训练仪等。通常由设备主体、触摸显示屏、座椅、可调角度脚踏鞋、四肢力反馈模块组成。患者坐在设备座椅上,四肢分别放在扶手和脚踏上,利用健肢带动患肢进行主动康复,提高患者四肢运动功能。用于辅助提高偏瘫、骨关节损伤等患者四肢的肌力、关节活动度及协调性。

4. 功能电刺激关节训练装置 如肢体运动康复仪、佩戴式足下垂康复仪、肢体功能康复评定与训练系统等。通常由传感器、软件、绑带等组成;或由生物电采集处理部件、电刺激部件或训练部件、软件等组成。通过采集患者生物电信号,处理反馈,直接对患者肢体施加电刺激或用电动部件带动患者进行康复训练。用于对脑卒中等导致肢体运动功能障碍患者进行康复训练。

六、盆底肌肉训练设备

1. 有源型盆底肌肉训练器 如电刺激盆底康复治疗仪等,通常由主机、压力探头、空气导管组成。通过测定阴道、肛门周围肌肉的自发力,利用产品提供的生物反馈功能做肌肉强化运动。用于小便失禁、阴道肌肉松弛、性功能障碍等患者的康复训练。

2. 无源型盆底肌肉训练器 如盆底康复训练器等,通常由不同重量的康复器主体和尾部引线组成,或由压力探头、压力表等组成。康复器主体可完全由高分子材料制成,也可由高分子材料和内置配重金属块组成;尾部引线为尼龙线,属于无源医疗器械产品。用于分娩后或阴道肌力下降的女性锻炼阴道肌肉,提高盆底肌肉收缩能力,缓解压力性尿失禁、阴道子宫等器官膨出或脱垂等。

七、舌肌康复训练设备

通常由吸球、吸嘴等组成。将吸嘴放置于患者舌尖上,利用负压使吸嘴吸住舌头,握住康复器吸球进行康复训练。用于脑卒中、脑疾病和脑损伤引起的伸舌受限或不能,伸舌舌尖偏向患侧,舌肌萎缩、无力所造成的吞咽延迟、饮水呛咳、吞咽困难、食物滞留、发音含糊吐字不清,声音、音调及语速异常等患者的康复训练。

此外,康复机器人近年来在临床康复中的应用越来越广泛,本章也做了较详细的介绍。

第二节 步态训练设备

步态训练设备包括各种类型的下肢康复训练机、步态评估与训练系统、三维步态分析系统等,它可以代偿或者辅助下肢的某些功能,对下肢有功能障碍的患者进行有效的康复训练,锻炼肌肉和关节活动等功能,恢复中枢神经系统对行走功能的控制能力,达到恢复正常步行运动功能的目的。

一、下肢康复训练机

下肢康复训练机设备是一类帮助患者进行负重式迈步站立训练,提高平衡能力,为步行训练打下基础的训练机器设备(图3-2-1)。

设备组成:踏板、躯干支持辅具、操作控制器。

机器负重式站立迈步训练,采用非悬吊式腹、膝、臀三点固定,为患者提供舒适安全的环境、坡道,方便轮椅患者上下机。操作简单,上机快速,在训练中,步态轨迹实时反馈,可以根据患者实际情况改变足廓清和步长。

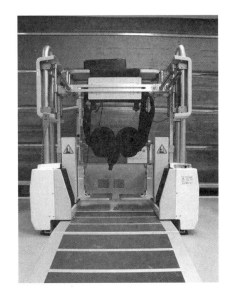

图3-2-1　下肢康复训练机

(一)治疗作用

1. 训练时通过躯干支持辅具,可以控制患者躯干并保持骨盆中立位置,防止后侧下沉;双侧外骨骼和足底承靠模块控制下肢活动轨迹,防止划圈和其他异常步态出现。

2. 患者双脚放置于脚踏板上,预防足内翻、下垂,抑制异常的姿势反射。患者双侧下肢髋、膝、踝关节都被固定,使患者躯干和下肢处在正确的对位对线位置,既保证躯干的稳定性,又使患腿在支撑相充分负重,增加患者的本体感觉输入。

3. 机器设备前的矫正镜给患者提供了视觉反馈,使患者通过反馈更直观地体会正常步行时的感觉。通过对患者躯干和下肢各个部位进行有效的姿势控制,利用设备提供的正确行走模式模拟,对患者进行强化而重复多次的正确步行姿势训练,从而完成肌肉记忆和神经重塑,恢复神经系统对步行功能的控制,提高患者的步行能力。

4. 早期负重站立,可避免长期卧床或制动造成的影响,如肌肉失用性萎缩、骨质疏松,被动重复迈步;刺激主动步行的发生;改善血液循环,加快代谢,缩短康复时间;促进肌肉收缩,增强下肢肌力,降低肌张力;抑制异常运动模式;改善髋,膝关节活动度;提高功能性活动。

5. 下肢康复训练机让患者及早站立以建立对空间与外在环境的认知,帮助患者模拟行走步态,可以提升患者自信心,进而达到更佳的治疗效果。

(二)治疗技术

首先测量患者股骨大转子至膝关节腘窝中点长度和膝关节腘窝中点至地面长度(穿鞋),即患者大小腿长度。小腿长度一般为400~520mm,大腿长度一般为380~500mm,治疗师根据患者情况设置调整步长、步行速度(0.07~1.0km/h)及行走模式(行走和上下楼梯)等训练参数并保存。调整设备外骨骼大小腿长度,将患者轮椅推至机器前,双脚放置于脚踏板上站立,双膝置于膝关节承靠护具上,并用护膝围住膝盖固定,装上臀靠辅具,调整患者躯干姿势,保证患肢充分负重和正确的对位对线,确认所有护具安全后,开始训练。训练过程中在机器人前方放置一面矫正镜,患者通过姿势矫正镜调整身体对位对线,观察下肢步行姿势并跟随迈步行走。训练中严格评测患者心率和血压,以免产生不良反应。治疗师根据患者步行能力改变步长和步频,调整训练模式。

（三）临床应用

1. 适应证　不完全性脊髓损伤、脑卒中、颅脑外伤、脑部肿瘤术后患者;多发性硬化患者、下肢肌肉萎缩患者、行走病变造成的下肢功能障碍或者退行性疾病造成的老年人下肢功能障碍等。

2. 禁忌证　患者身高不符合设备参数、生命体征不稳定、髋关节或膝关节疼痛、直立性低血压、严重骨质疏松、下肢开放性外伤、严重感觉异常、下肢严重痉挛、妊娠患者、不配合患者,严重的共济失调等。

二、步态评估与训练系统

步态评估与训练系统是一种能够对步态进行评估,并提供训练指导的康复训练设备(图3-2-2)。

设备组成:包括减重装置、主机、跑台、传感器、控制装置、固定装置等。跑台上的传感器可检测和记录步长、步速以及左右侧行走时间分布(步态对称),并在训练中为患者提供听觉-视觉生物反馈。部分跑台的坡度范围可调整,如从 -3%~12%,可根据患者状态进行坡度的选择。

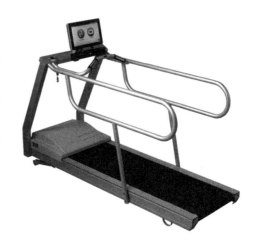

（一）治疗作用

1. 评估患者步长、步速以及左右侧行走时间分布,分析步态的对称性。

2. 给予患者听觉和视觉的生物反馈,指导患者根据反馈信息调整为合适的步长、步速和左右脚对称行走,逐步建立正常的步态模式。

图 3-2-2　步态评估与训练系统

3. 协助有行走障碍患者进行功能性步态恢复训练,重塑患者运动功能。

4. 提高下肢协调性,增强患者肌力与耐力,改善血液循环和心肺功能。

（二）治疗技术

1. 开机,输入患者的年龄和身高。

2. 训练时将安全锁拉线夹夹在患者衣服上,遇到紧急情况时可以安全停止训练。

3. 跑台速度从零开始,缓慢启动,逐渐增加。患者逐渐适应,可以根据需要进行速度和坡度的调整。

4. 患者步行一定时间后,设备自动计算出合适患者的步行速度及可以达到的步态模式。

5. 患者步行过程中,设备可以提供听觉和视觉反馈,提示患者纠正步行动作,改善步行模式。

6. 步行训练完后,患者可以直接拉掉安全锁或者按停止键,使跑台处于停止状态。关闭电源。

（三）临床应用

1. 适应证　伴有步行功能障碍的神经系统疾病、骨关节疾病及运动创伤患者;年老、体弱、久病卧床患者早期的步态训练;体重过重、有严重关节退行性病变患者的步态训练;假肢、矫形器穿戴前后的下肢步态训练。

2. 禁忌证 严重循环系统障碍(心脏病、血管障碍、高血压等)、严重呼吸功能障碍、恶性肿瘤患者;严重血液循环障碍、糖尿病等引起的末梢知觉减退患者;皮肤创伤、发热、妊娠等患者。

三、三维步态分析系统

三维步态分析系统是检测人体宏观运动的常用设备,是通过对摄像机得到的人体运动图像进行图像处理,来进行动作分析的装置。常用于人体运动轨迹、地面支反力和/或表面肌电信号的检测与分析,以及康复进程的客观评定等(图3-2-3)。

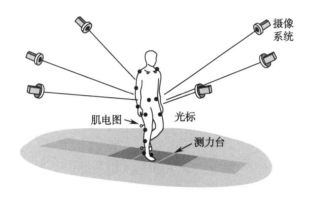

图3-2-3 三维步态分析系统

设备组成:三维动作捕捉系统、三维测力台和/或无线表面肌电仪。三维步态分析系统通过数字化检测仪或高速摄像机连续获取患者步行时关节标记物的信号,通过计算机转换为数字信号,分析患者的三维运动特征。同一标记物被两台检测仪同时获取时,计算机即可进行三维图像重建和分析。其输出结果包括:数字化重建的三维步态、各记录关节的屈/伸、内收/外展和内旋/外旋角度变化、速率和时相。关节标记物分为主动和被动两种:主动标记物主动发射红外线信号;被动标记物反射检测仪发出的红外线信号,关节标记物一般置放于需要观察的关节或重力中心。同时,测力平台提供足底与支撑面之间的三维压力(垂直、左右、前后三个方向的力),并可以结合表面肌电系统采集的人体表面肌电信号(EMG),从而得到人体运动时的肌电参数。

(一)治疗作用

1. 获取人体在各体态和运动下的生理、病理的力学参数,检测数据经进一步分析计算后可获得人体各部位(特别是关节)的受力状态、机械功以及代谢能量消耗的情况。

2. 为患者躯干和下肢的生物力学研究提供基本参数,客观评价步行功能障碍的程度,以及康复治疗的临床疗效,指导患者的步态训练。

3. 用于手术、人工关节置换以及假肢佩戴前后的功能和疗效评定。用于手术前后评定时,可以利用术前测得的各种人体运动曲线、数据及分析结果,对关节疾病的程度进行测定,并在此基础上对手术方案进行最优化拟定;同时术后数据及分析结果也是评定治疗效果的最精确的客观定量指标。

4. 用于运动中的训练记录分析和评价,是分析动作、提高成绩的定量依据。

（二）治疗技术

1. 测试前准备　开机,标定系统。

2. 标志点的粘贴　患者穿紧身衣,参照指导手册在标志点贴双面胶,标志点数目一般大于 19 个。

3. 静态姿势采集　受试者自然站立,摄像头捕捉受试者静态姿势。

4. 步行姿势采集　向受试者介绍测试的过程并做行走示范,嘱受试者从测试轨道起始点自然前行约 8m,往返 2~3 次,待其适应后开始正式采集。每次行走后休息 2~3min。同步采集数据,并确认至少其中一次行走过程数据采集完整。测试过程确保贴在标志点的双面胶无脱落,谨防患者跌倒。

5. 测试完毕　步态分析软件进行数据的处理,打印测试报告。

（三）临床应用

1. 适应证　中枢神经系统损伤如脑外伤、脑血管意外、脑瘫、帕金森病、脊髓损伤等;骨关节疾病与外伤等;截肢、髋关节或膝关节置换术后;关节炎、软组织损伤等;股神经损伤、腓总神经损伤等下肢肌力损伤;下肢疼痛、麻木等。

2. 禁忌证　严重的心肺疾病;下肢骨折未愈合等。

第三节　康复训练床

康复训练床是促进患者功能恢复、早日实现步行功能的一类康复训练设备,主要包括站立康复器、下肢反馈康复训练系统、多体位康复床、电动起立床、悬吊康复床、倾斜床等。

一、电动起立床

电动起立床是一张电动的平板床。使用时,患者卧于床上,固定好身体,然后治疗师启动开关,患者可由平卧位逐步转动立起,达到站立位,倾斜床可固定在 0°~90° 之间的任一倾斜位置(图 3-3-1)。

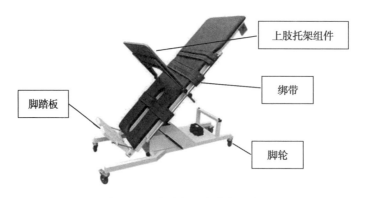

上肢托架组件

绑带

脚踏板

脚轮

图 3-3-1　电动起立床康复设备

设备组成:绑带、上肢托架组件、脚踏板、脚轮等。

（一）治疗作用

1. 帮助患者完成仰卧位到站立位,重心从低到高的过渡,使患者充分适应立位状态,预防直立性低血压。

2. 提高躯干和下肢的负重能力,增强颈、胸、腰及骨盆在立位状态下的控制能力,为将来的自主立位及平衡的保持打下良好基础。

3. 通过重力对关节及其周围软组织的挤压,有效刺激本体感受器,对患侧肢体进行促通,并可增加肌张力偏低患者的肌张力。

4. 对下肢肌张力偏高引起的尖足、内翻等异常模式,可通过重力对跟腱形成足够强度且较持久的牵拉而进行矫治。

5. 改善肺通气,预防肺部感染及坠积性肺炎;改善消化功能,刺激内脏功能如肠蠕动和膀胱排空,预防泌尿系统感染;对昏迷患者进行促醒。

（二）治疗技术

1. 接通电源,将床体复位到0°水平位。

2. 用固定绑带将患者固定好。对于需要桌板的患者,将桌板固定合适位置,并将患者双手放于桌板上方。

3. 核对医嘱,按"上升键"开始升高床体,床体上升到核定的角度时开始治疗。

4. 上升的过程中可随时松开按钮,使床体停止上升,再次按"上升键"可让床体继续上升,而按"下降键"可降低床体,根据医生设定的角度调整。

5. 治疗时间结束,按"下降键"使床体回复到水平位,休息1min后协助患者转移到轮椅上。

（三）临床应用

1. 适应证　中枢神经系统疾病或损伤所致的瘫痪（偏瘫、截瘫、脑瘫）、长期卧床或长期使用轮椅需要辅助站立者、中老年腿部行动不便需要辅助站立者、重型颅脑外伤有意识障碍或陷入昏迷、植物状态者、下肢骨骼肌肉功能障碍者。

2. 禁忌证　发热38℃以上、直立性低血压休克者、双下肢关节炎严重变形者、严重肥胖、下肢开放性伤口者、下肢扭伤、挫伤或者骨折未愈合者、严重心脏病、心衰和血压不稳定者。

（四）注意事项

1. 治疗过程中询问患者有无头晕、恶心、心率下降等不良反应。

2. 上下设备一律由治疗师亲自协助患者并固定患者,叮嘱患者及其家属不得私自调节角度。

3. 初次治疗角度不宜过大,一般不超过45°,时间少于20min。

4. 无人看护时请勿使用。

二、下肢反馈康复训练系统

下肢反馈康复训练系统是一种利用"稳定性、对称性反馈控制"技术对患者下肢进行主被动综合评估与训练,增强本体感觉输入及视觉反馈等功能的运动康复训练设备,如拥有转移、坐站及行走功能的智能化下肢反馈康复训练系统（图3-3-2）。

设备组成:包括患者显示器、操作台、手托、腿托和床底座等。

工作原理:以神经可塑性原理为基础构建明确任务的治疗或训练。可使神经疾病患者通过连续不断的重复训练提高日常活动能力。成功的下肢运动功能康复有赖于主动训练,动态训练床设备通过增强的反馈训练使渐进性的功能性运动治疗成为可能。对稳定性、对称性的运动学、动力学、二维姿势图进行评估,利用"稳定性、对称性反馈控制"技术对患者进行主被动训练,让患者知道行为的结果、知道什么是正确的和什么是错误的,同时也为医院信息系统、临床数据记录和远程医学研究提供方便。一般情况下,设备可以适应早期、中期、后期的神经康复需求,以及各类身高、关节活动角度、大小腿长度的患者训练需求。设备有基于游戏的康复训练功能,并集成多种不同难度级别、针对左右侧瘫痪患者的视觉虚拟练习内容,使训练过程更加趣味化。

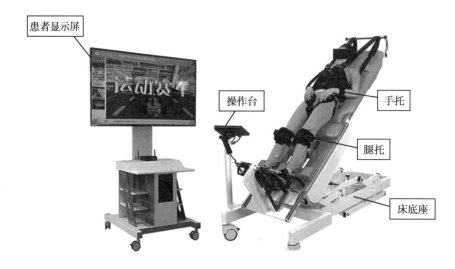

图 3-3-2 下肢反馈康复训练系统

（一）治疗作用

1. 稳定性与对称性评估 姿势稳定性是完成任务的重要前提,包括冠状面平均摆幅、矢状面平均摆幅、冠状面最大摆幅、矢状面最大摆幅、重心移动轨迹总长度、重心移动总面积、平均中心冠状面偏移量、重心轨迹总长度、中心轨迹总面积等。

2. 重心评估 包括摆动幅度参数,如冠状面最大摆幅、矢状面最大摆幅、冠状面平均摆幅、矢状面平均摆幅等;摆动频率/速度参数,如冠状面最大摆动速度、冠状面侧方摆速、冠状面摆动次数、冠状面摆动频率、矢状面最大摆动速度等;重心参数,如平均重心冠状面偏移量、平均重心矢状面偏移量、重心轨迹总长度、重心轨迹总面积等。

3. 下蹲站起评估 评估的参数包括关节角速度参数,如左膝最大角速度、右膝最大角速度、左膝平均角速度、右膝平均角速度、左髋平均角速度、右髋平均角速度;其他参数包括床板最大位移、髋关节最大角度、膝关节最大角度等。

4. 主被动活动评估 包括左下肢最大用力、右下肢最大用力、左下肢平均用力、右下肢平均用力、左下肢力最大变化率、右下肢力最大变化率。

5. 训练模式 包括重心控制训练、对称性及稳定性训练、主动(抗阻)下肢蹲起训练、被动双侧同步(交替)机器人踏步训练、偏瘫任务导向训练、情景互动游戏模式训练(如接水果、飞机大战、打砖块、弹球、漫步等)。

（二）治疗技术

1. 首先核对患者姓名、年龄、性别、治疗项目等。

2. 治疗前向患者说明操作方法,消除其顾虑。

3. 根据患者病情与治疗处方的要求，将患者调整至适应的姿势后固定好绑带。

4. 根据病情、医嘱，选择适宜的斜立角度，治疗要遵循循序渐进原则，不可操之过急。

5. 治疗中一旦患者出现头晕、冷汗等不良反应，应立即停止并做相应的处理。

6. 治疗结束后，轻轻缓慢放平站立床（需要时可每次放低 15° 并停留 1~2min，重复数次直至放平）解开绑带，休息 2min 后，扶患者坐起。

7. 治疗结束后，注意电池是否有充电，并做好相应记录。

（三）临床应用

1. 适应证　中枢疾病或者损伤导致的偏瘫、脑瘫、脊髓损伤或平衡功能障碍；运动系统损伤，如髋、膝关节置换和下肢骨折恢复期、下肢截肢、创伤性关节炎、类风湿性关节炎和血友性关节病、急性化脓性关节炎行关节切开引流术后、肌腱损伤修复和肌腱重建固定术后、关节镜检查和治疗术后；重心不稳，有摔倒风险患者等；共济失调患者等。

2. 禁忌证　生命体征不稳定、骨折、发热、恶性肿瘤、严重全身感染患者。

第四节　平衡训练设备

平衡能力是人体重要的生理功能，是维持人体姿势的能力，是人体维持站立、行走以及协调地完成各种动作的重要保障。在康复治疗中患者的主要问题是运动功能障碍，其平衡功能的恢复对其身体姿势的保持、意外摔伤的预防和全身运动功能的恢复至关重要，不仅要恢复患者的坐位和站立位的静态平衡，还要恢复其行走及进行日常活动的动态平衡。平衡设备包括静态平衡设备和动态平衡设备。

一、静态平衡设备

静态平衡设备是帮助提高患者的平衡能力、增加灵活性、提高下肢的肌力，或者治疗一些由于神经肌肉控制障碍和协调性障碍所引起的平衡问题的设备。可以提高相对静止状态时身体重心的稳定性，同时对受试者感官损伤进行量化评估，也是一个很好的诊断和预防跌倒倾向的工具（图 3-4-1）。

设备组成：包括受力平台、计算机及分析软件。静态平衡测试要求受试者站在受力平台上保持直立静止姿势，此时人体基本处于以自身平衡点为中心的微小晃动状态，这种生理性姿势动摇可以反映人体姿势的自控反射能力。受力平台的压力传感器实时记录两脚间压力在微小晃动时的改变情况，该信号通过模数转换后由计算机绘制出人体重心的平面投影与时间关系曲线，即静态姿势图。通过对数据的进一步分析可得到一系列测试指标，不同型号设备的测试内容及观测指标略有不同。

（一）治疗作用

1. 可以进行摔倒风险评估、单腿稳定性测试、稳定范围测试、姿势稳定测试、感觉统合临床测试和站立平衡临床测试。

2. 可以进行姿态稳定性训练、稳定范围训练、重心转移训练、迷宫控制训练、随机控制训练和承重百分比训练。

3. 测量在静止或者不稳定平面维持平衡的能力，提高神经肌肉进行控制的能力。

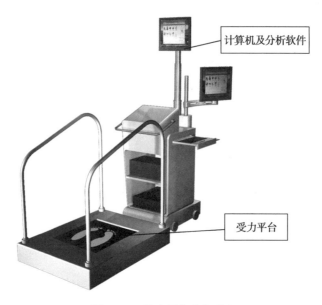

图 3-4-1　静态平衡康复设备

4. 提高受伤后人体肌肉运动知觉能力,进而对本体感觉的反射功能进行修复。

（二）治疗技术

将电源线连接于变压器上,打开电脑主机,双击图标,进入测试界面。受试者站于后面两块平台上,点击测试体重的按钮,检查仪器的测试精确度,当屏幕显示体重检测为 0 时,证明测试无需修正。让受试者站于前面两块平衡测试板上,测定被检者体重,定义好患者的一般资料,输入患者姓名、性别、年龄、身高、体重等项目。选择训练或者评定方法,如轨迹显示,红蓝条显示等。开始训练,每次 15~25min,每日或隔日一次,10 次为一疗程。结束训练后,打印报告,退出软件。

（三）临床应用

1. 适应证　骨科康复,如骨折后遗症、踝关节不稳、关节置换术后、截肢术后等;神经科康复,如脑卒中、不完全性脊髓损伤、帕金森病、前庭疾病等;老年康复;儿童康复,如脑瘫等。

2. 禁忌证　双下肢关节炎严重变形者、严重肥胖或者长期卧床者、下肢开放性伤口者、下肢扭伤、挫伤或者骨折未愈合者、发热者、站立平衡小于 2 级或下肢肌力小于 3 级者。

二、动态平衡设备

动态平衡设备是一种能够获得人体姿势控制功能的动态参数,以利于完善人体平衡功能评定、人体平衡训练与治疗的生物反馈平衡检测、治疗与训练设备。它提供感觉系统输入、中枢整合和运动控制的平衡整体评估方案(图 3-4-2)。

动态平衡设备借助于前庭系统、视觉系统和本体觉功能上的相互作用,通过专门设计的方法使患者头、眼、体做相应活动,从而调动中枢神经系统的代偿功能,达到防止跌倒和恢复、提高患者的平衡功能的作用。其理论基础是人体的适应和习惯现象。适应就是人在一定条件下,前庭神经系统、视觉和本体觉功能上的相互作用,经过一段短时间反复的康复训练,产生的一种自然反应。定期反复的康复训练,使人体系统已经完全适应和接受这种外来刺激,将适应转变成习惯。

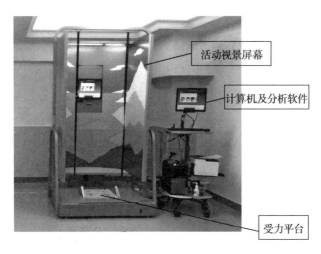

活动视景屏幕

计算机及分析软件

受力平台

图3-4-2 动态平衡康复设备

设备组成:包括双向运动受力平台(转动和移动)、活动视景屏幕、计算机及分析软件。动态平衡设备是在静态平衡设备基础上对固定受力平台加以控制,使其可以水平移动或转动,有的设备还可以提供一定视觉干扰,模拟一系列运动环境。动态平衡设备可以记录人体在不同运动状态和姿势改变时的重心改变情况,绘制动态姿势图并进行数据分析。

(一)治疗作用

1. 感觉损害评估 感觉测试、头部摇晃的感觉测试、改良感觉测试、改良版平衡感觉相互作用测试。

2. 自动运动反应损害评估 运动控制测试、平衡策略分析、适应性测试。

3. 主动运动反应损害评估 稳定极限测试、节律性重心转移测试、负重蹲站测试。

4. 动态视觉损害评估 稳定的视敏度测试、视觉感知时间测试、动态视敏度测试、视觉稳定测试。

5. 功能性移动功能评估 坐 - 站测试、单足站立测试、步行测试、脚尖对脚跟走测试、走 / 快速转身测试、上下台阶测试、向前弓步测试。

6. 训练患者的核心肌力、平衡能力 能够增强核心肌群及下肢肌肉肌力,增强神经肌肉控制能力,躯体感觉、视觉及前庭系统敏感性,改善骨骼肌肉的协同运动,促进中枢控制能力、平衡能力的恢复,对于步行能力恢复有重要意义。

(二)治疗技术

1. 训练前检查设备电源、导线有无故障和损坏,螺丝有无松动。

2. 接通电源,启动设备。患者站于感重板上,用安全带将患者固定好,防止摔倒。

3. 根据处方,选择 / 输入患者档案,选择开始训练或评估。

4. 根据处方设置训练项目、强度、方向、时间后开始训练。

5. 结束训练 / 评估后,关闭 / 保存患者档案,解除保护装置,患者离开训练设备。

(三)临床应用

1. 适应证 头颅损伤、听觉受损、阅读障碍、帕金森病、亨廷顿病、脑卒中后人体姿态平衡检测与康复训练、年老摔倒危险性预测和防摔倒训练、一侧或双侧前庭功能丧失或其他中枢神经系统功能失调的检测和康复训练。

2. 禁忌证　发热38℃以上,严重的心律失常、心力衰竭和血压不稳定患者;严重感染、严重的痉挛、不能负重站立者,下肢扭伤、挫伤或骨折未愈合者。

第五节　振动康复设备

振动康复设备是一种通过振动训练,改善神经肌肉控制、力量和功能以及骨密度的康复设备,包括深层肌肉振动设备和振动训练设备等。

一、深层肌肉振动设备

深层肌肉振动设备,即电动肌肉刺激设备,可用于缓解各种肌肉疾病所导致肌肉的疼痛。通过机械振动作用于深部肌肉组织,刺激其本体感觉功能,改善病痛组织,刺激组织释放止痛因子,进而达到止痛的目的(图3-5-1)。

设备组成:包括振动头和手柄。通过快速连续的振动和打击,影响机械感受器的功能,从而抑制疼痛,放松痉挛的肌肉,使脊柱关节恢复正常活动。和按压技术一样,深层肌肉振动可以减少肌肉、肌腱、骨膜、韧带以及皮肤上的扳机点敏感度。

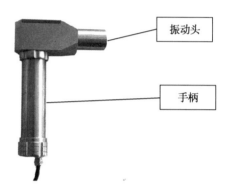

图3-5-1　深层肌肉振动设备

治疗原理:深层肌肉振动可以使血管舒张,使得组织获得足够的新鲜氧分及营养,帮助通过血液排除代谢产物及修复组织。振动治疗的效果主要取决于振动模式、振幅与频率的选择。在骨骼组织方面,振动治疗可以对骨骼产生重复性的应力刺激,促进骨质新生与愈合。通过对人体较易紧张的肌肉进行放松,可以促进筋膜内纤维与筋膜之间的滑动。

(一)治疗作用

1. 可代替治疗师的抗痉挛手法,降低患者的肌张力、缓解痉挛,有效地解放治疗师,缓解工作强度。

2. 可以用于松弛挛缩肌肉、恢复肌肉弹性、松解肌肉粘连、软化瘢痕、刺激本体感觉。

3. 可以用于核心小肌群、脊柱稳定性及扳机点治疗。

4. 可以改善血液流动、有效松解肌筋膜,降低过度紧张的神经肌筋膜组织的紧张度。

5. 可以通过皮肤上感觉神经的反射作用来产生镇静效果,舒张血管,使组织获得足够的新鲜氧气及营养,将炎症产物分解并通过血液排除,治疗由肌筋膜粘连引起的慢性疼痛。

6. 促进血液循环、淋巴回流。

7. 缓解肌肉慢性疼痛。

8. 通过对肌肉与筋膜产生轻微的牵拉作用,可以有效地保持其弹性。

9. 有效治疗长度变短的肌肉,刺激较弱以及萎缩肌肉,有效促进肌肉力量平衡,恢复正确体姿,帮助实现更大的运动范围。

10. 快速连续的振动和打击,可以降低竖脊肌、棘间韧带及背部胸腰段筋膜的密度、放松痉挛肌肉,控制脊柱关节恢复正常活动,可以治疗脊柱后凸,改善脊柱姿势。

（二）治疗技术

1. 治疗前向患者说明操作方法,消除其顾虑。

2. 开机,根据患者病情选择适当的频率(有调节功能的设备)。

3. 用深层肌肉振动治疗仪在肌肉丰厚处进行放松,移动振动,治疗时间约1min。

4. 在治疗部位寻找扳机点(激痛点),进行固定振动,每个扳机点振动时间约20s。

5. 治疗部位应垫治疗垫(根据患者的情况和治疗部位调整治疗垫的厚度),避免治疗头与人体直接接触。

6. 治疗中一旦患者出现头晕、冷汗等不良反应,应立即停止并做相应的处理。

（三）临床应用

1. 适应证　慢性疼痛、肩周炎、颈椎病、腰椎病、膝关节慢性劳损、过度疲劳、肌肉拉伤、颞下颌关节紊乱综合征、偏头疼、骨折术后及松解术后的关节肌肉挛缩、腱鞘炎、网球肘、足底筋膜炎、偏瘫等。

2. 禁忌证　心脏病、关节置换术后局部内固定患者、肿瘤、脑出血急性期、严重糖尿病、局部皮肤破损、局部动脉斑块、不能耐受振动的部位、骨折脱位、肾结石部位等。

（四）注意事项

1. 使用过程中,患者不需要脱去任何衣物,但是要摘除腰带、钱包、首饰、鞋子等附属品。

2. 应该避免在脊柱区域以及突出的骨性结构附件上使用深层肌肉振动设备。

3. 不能在水中或湿润环境中使用。

4. 治疗后应该注意让患者增加水的摄入量,以便将代谢物质排出体外。

二、振动训练设备

振动训练设备是一种用振动方式来改善神经肌肉控制、力量和功能的训练设备。

设备组成:包括振动治疗平台、控制台、固定臂等,根据振动模式分为上下垂直振动(三维振动系统)和左右交替倾斜振动。左右交替倾斜振动可以将振动明显地传达到躯干,尤其是背部肌肉,激活各部分肌肉参与运动,提高训练效果;同时,传递到头部的振动却明显小于垂直振动系统。振动训练设备分为站立床式和站立式(图3-5-2、图3-5-3),相比站立式,站立床式振动康复系统可为不能自主站立的患者提供多功能、多模式的选择,对虚弱或不具备训练条件的患者逐渐增加训练强度,直到能完全负担身体重量。

（一）治疗作用

1. 振动康复设备通过激活肌肉从而导致骨骼的适应性变化。肌肉与骨骼的相互关系表明,骨骼根据导致其形变的最大应力产生适应性变化,最大应力来源于肌肉而不是被动的外力。研究显示肌肉横截面(肌肉力量)和骨横截面直接相关。

2. 有助于患者改善步态。治疗设备是根据人体行走的步态模式设计的,振动平台可以左右交替倾斜运动,类似于骨盆的摆动,通过调整平台振动的频率和振幅实现不同的康复训练目的。

3. 可将振动明显地传达到躯干,激活各部分肌肉参加运动,提高训练效果。

4. 诱发肌肉牵张反射,可以激活从下肢远端到躯干的所有肌群,使得全身,尤其是腿部的血液循环显著增强。

5. 改善身体姿态,提高柔韧性,使身体各处的肌肉都可以受到刺激。

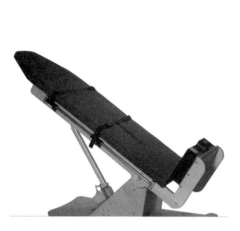

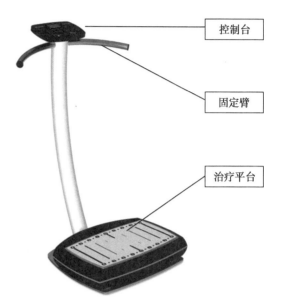

图 3-5-2　站立床式振动康复设备　　图 3-5-3　站立式振动康复设备

6. 对平衡能力、姿势稳定性、肌肉内 / 肌肉间协调性、肌肉力量产生直接效应,对骨骼产生间接效应。

7. 对于肌张力高的患者,振动训练可以快速降低肌张力,缓解痉挛。

8. 提高肌肉间与肌肉内协调性。

（二）治疗技术

1. 开机,选择适合的频率和时间。5~12Hz 用于平衡训练,12~20Hz 用于肌肉内 / 间协调性及肌肉功能训练,20~30Hz 用于肌肉力量的训练。典型的肌肉收缩时间是 25ms、从 10~12Hz 开始产生牵张反射。频率大于 30Hz 时刺激太强,机体难以负担。

2. 患者站在训练平台上,可以根据康复目标,结合各种身体运动动作进行训练。

3. 训练参数:每周 2~3 次;每次训练 3 组,每组训练 2~3min;组间间歇时间与每组训练时间相等。

（三）临床应用

1. 适应证　肌肉萎缩、骨质疏松的预防、平衡障碍、协调性障碍、腰背痛、压力性尿失禁、肌源性疾病等。

2. 禁忌证　妊娠、下肢的关节置换、内固定、开放性损伤、骨折未愈合、癫痫、骨肿瘤,急性期的卒中患者、急性血栓、肾结石 / 胆结石。

第六节　关节训练设备

关节训练设备是一种通过主动或被动训练,改善关节功能及肢体运动功能的康复设备,包括上肢训练设备、下肢训练设备及适用于四肢的训练设备,如手指主、被动康复训练仪、腕关节康复设备、数字化上肢多功能训练系统、下肢 CPM、下肢功率车、四肢联动康复训练设备等。

一、手指主被动康复训练仪

（一）简介

手指主被动康复训练仪是由充气式动力装置与外置柔触手套组成的，通过多种模式设置，对有手功能障碍的患者进行手指康复训练的一组康复装置。

1. 设备组成 包括充气式动力装置、外置柔触手套，其间由充气导管连接（图2-1-7）。

2. 设计理念

（1）通过穿戴式手套与手指完全贴合，进行反复收缩、舒张的运动，有效训练手部功能。

（2）训练过程中，患者可进行有节律可调控的手指收缩和舒张运动。

（3）患者通过此设备进行循序渐进、持续给力的训练，更易达到康复效果。

（4）可主动进行手指屈伸的患者选择主动训练模式，手指无自主活动的患者选择自动训练模式。自动模式下，训练手套按照等长训练法则进行康复训练。

3. 设备治疗特点

（1）一台设备可供多名患者同时进行训练，节约设备成本。

（2）气动式工作模式，杜绝对患者造成二次损伤。

（3）操作简单直观，液晶显示，可由患者或家属自行操作，节约患者时间，减少治疗师工作量。

（4）训练时，可结合简单的作业活动，如抓放小木块，端起、放下水杯等进行训练，以改善日常生活活动能力。

（二）治疗作用

针对患者手部功能障碍状况，通过电脑设定的功能程序来调节康复训练仪及指套活动压力变化，自动地驱使手指/手腕活动，不但可以使手指/手腕痉挛、麻痹、瘫痪等症状得到极大改善，而且还可以通过反馈作用于脑部神经和血管，促进脑部损伤或神经损伤手术后的康复。

（三）治疗技术

评估患者手指的主被动活动度，患者取坐位或卧位，由家属或治疗师帮助患手穿戴上训练手套，根据患者手功能情况选择适合的训练模式，一键开始，患者主动或被动进行手指功能活动。

（四）临床应用

1. 适应证 脑卒中后遗症造成的手指/手腕痉挛、麻痹、瘫痪等症状；脑外伤恢复期；手部骨折恢复期；手部肌腱损伤恢复期；周围神经（上肢）损伤恢复期等。

2. 禁忌证 关节急性炎症或外伤所致的肿胀；严重疼痛、骨关节肿瘤；活动性出血等。

二、腕关节康复设备

（一）简介

腕关节康复设备是一套运动控制训练和认知训练相结合，肌力训练和ADL训练相结合，由视、听、触等多感官交互反馈，通过腕关节活动完成交互的康复设备。

设备组成：包括腕关节训练器和智能化交互系统。

1. 腕关节训练器 不同的腕关节功能障碍的患者可使用不同的配件进行腕关节屈伸、腕关节尺偏桡偏、前臂旋前旋后、拧转动作及双手活动动作的训练（图3-6-1）。

2. 智能化交互系统　患者可在完成自己感兴趣的游戏的同时，达到增强腕部功能的目的(图 3-6-2)。

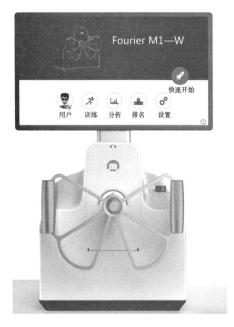

图 3-6-1　腕关节训练器

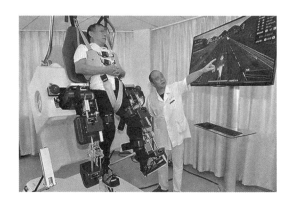

图 3-6-2　智能化交互系统

（二）治疗作用

通过前臂的旋前旋后、腕关节屈伸、腕关节尺偏桡偏等运动控制训练，来提高吃饭、拧毛巾、倒水等日常生活动作能力，促进手功能及脑损伤的康复，并把运动控制训练和认知训练相结合，肌力训练和 ADL 训练相结合，进而提高日常生活活动能力。

（三）治疗技术

患者取合适的坐位，抓握握把，治疗师根据患者情况选择适合的游戏以及参数，患者根据智能化训练系统提示结合游戏完成动作训练。

（四）临床应用

1. 适应证　中枢与周围神经损伤，如脑卒中、脑外伤、脊髓损伤、多发性硬化等影响上肢功能的疾病；骨骼肌肉损伤，如腕关节骨折等运动损伤。

2. 禁忌证　各种原因所致的关节不稳定、关节未完全愈合的骨折、关节急性炎症或外伤所致的肿胀、严重疼痛、骨关节肿瘤等。

三、数字化上肢多功能训练系统

（一）简介

数字化上肢多功能系列训练系统为一套包含肌力训练、关节活动度增进、心肺功能的强化训练和认知知觉功能训练等的康复治疗训练系统。

设备组成：包括下肢有氧运动训练器、肘关节评估与训练器、便携式上肢有氧运动功能训练器、肩关节评估与训练器、腕关节评估与训练器、认知知觉功能评估与训练器、便携式上肢推力器、上肢多功能复合多关节评估与训练器和拉力评定与训练器，九个不同功能的训练器,可允许九名患者同时进行训练。

1. 肘关节评估与训练器 可帮助患者进行肘关节屈伸运动,以达到增强肘关节屈伸肌群力量、改善肘关节活动度的目的,同时可帮助治疗师进行肘关节活动范围的评估(图 3-6-3)。

2. 便携式上肢有氧运动功能训练器 针对上肢功能障碍或心肺功能障碍的患者,可进行双上肢不同阻力下的往复式运动与协调训练,可由健侧上肢辅助患侧上肢的康复训练,改善心肺功能(图 3-6-4)。

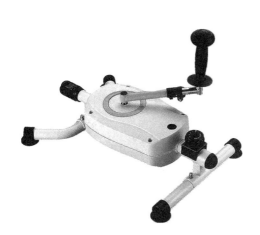

图 3-6-3 肘关节评估与训练器

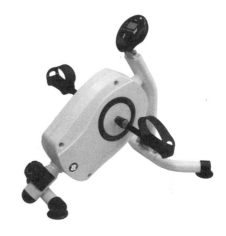

图 3-6-4 便携式上肢有氧运动功能训练器

3. 肩关节评估与训练器 可帮助患者进行肩关节各平面上关节活动度的训练,以达到增强肩关节周围肌群力量及肩关节活动度的目的,同时可帮助治疗师进行肩关节活动范围的评估(图 3-6-5)。

4. 腕关节评估与训练器 可帮助患者进行前臂旋前、旋后的训练,同时帮助治疗师进行前臂旋前、旋后关节活动度的评估(图 3-6-6)。

5. 认知知觉功能评估与训练器 改善手眼的协调能力、动作控制能力与手部精细功能等。认知训练模块包含专注力、计算力、记忆力、逻辑思维能力、颜色与形状的辨别能力的训练(图 3-6-7)。

6. 便携式上肢推力器 通过调整重量、距离、坡度等参数,设定适合上肢康复训练的范围及强度,提供合适的推力训练,从而达到增强肌力的目的(图 3-6-8)。

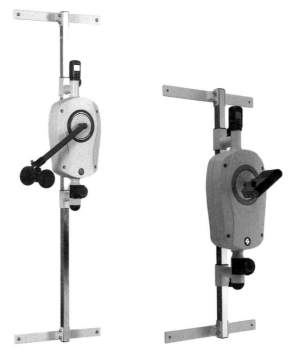

图 3-6-5 肩关节评估与训练器　　图 3-6-6 腕关节评估与训练器

93

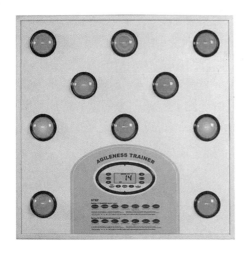

图 3-6-7　认知知觉功能评估与训练器

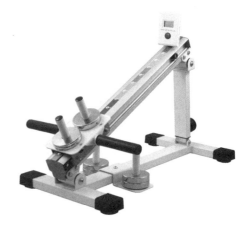

图 3-6-8　便携式上肢推力器

7. 上肢多功能复合多关节评估与训练器　可进行双上肢(肩、肘、腕)肌群力量的训练,通过训练可改善相应关节的关节活动度。该设备具有往复式协调运动的特点,可由健侧上肢辅助患侧上肢进行训练,以达到改善患侧上肢力量和关节活动度的目的(图 3-6-9)。

8. 拉力评定与训练器　可进行上肢肌力评定,提供训练参数,利用该设备可进行本体感觉神经肌肉促进训练(proprioceptive neuromuscular facilitation, PNF),从而增强肌力与肌耐力(图 3-6-10)。

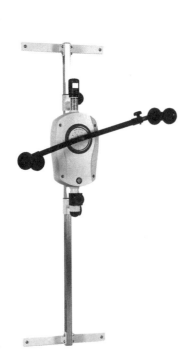

图 3-6-9　上肢多功能复合多关节评估与训练器

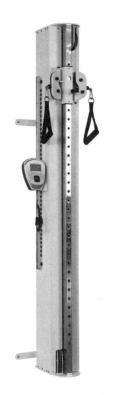

图 3-6-10　拉力评定与训练器

（二）治疗作用

1. 通过利用专用器械使关节进行持续较长时间的缓慢主动运动以达到治疗作用。

2. 在关节运动时提供阻力负荷作用于肌肉上，以提高动态肌力或肌肉耐力。包括使肌肉两端相互靠近的向心肌力训练和肌肉在收缩时被动延长，致使其两端相互分离的离心性训练。

3. 以生物力学、人体运动学、神经生理学和认知知觉等为理论基础，以功能为导向，强调患者主观参与，按照科学的运动控制方法提供患者再学习或重新学习的治疗方法。

（三）治疗技术

训练前均需参考患者的常规康复评定，了解患者的基本功能状况，选用适合的设备对其进行针对性的评估，然后根据评估结果设定合适的训练参数，患者再按照要求完成循序渐进的训练。每个独立设备的评估与训练过程均采用可测量的数据参数，直观且便于记录。

（四）临床应用

1. 适应证　脑卒中恢复期；颅脑外伤、脊髓外伤、外周神经损伤引起的运动功能障碍；上肢骨关节或肌肉伤病术后；神经系统疾病所致关节活动障碍；其他原因导致的关节活动障碍等。

2. 禁忌证　各种原因所致的关节不稳定，关节内未完全愈合的骨折，关节急性炎症或外伤所致的肿胀，严重疼痛，骨关节肿瘤等。

四、数字作业分析评估与训练系统

（一）简介

数字作业治疗评估与训练系统（图 2-1-10）是一套采用多点屏幕触控技术，融合最新的虚拟现实技术和人机情景互动技术，集康复评定与 ADL、认知及运动控制训练为一体，且通过视觉、听觉、触觉等多感官交互反馈增加趣味性、交互性及参与度，从而提高患者功能的智能康复设备。

1. 设备组成　包括高度和倾斜度可调的多点触摸面板，及包含 30 多种情景互动训练的软件系统。训练系统软件主要包括高级脑功能评估及训练、上肢运动功能评估与训练和日常生活活动模拟（图 3-6-11）及娱乐活动训练。

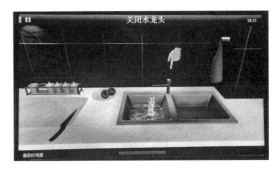

图 3-6-11　日常生活活动模拟

2. 优缺点

（1）优点：评估与训练一体；跟踪患者病程，构建患者数据信息库；训练囊括 ADL、运动控制、认知等较为广泛；训练模式可单侧、双侧和单人、双人。

（2）缺点：某些训练项目内容不能设置调换左右侧（镜像调换），不利于另一侧肢体训练。

（二）治疗作用

1. 提高肌力　多种模式实现不同时期肌力强化。

2. 改善关节活动范围　通过任务导向性训练增加患者上肢运动范围。

3. 提高协调性 针对性任务训练提高手眼协调、双手协调等。

4. 改善运动控制 不同情景互动训练提高运动控制能力。

5. 改善认知功能 通过针对性项目改善患者注意力、记忆力、解决问题能力、视觉辨别能力及单侧忽略症状。

6. 提高日常生活活动能力 虚拟厨房、超市、银行等情景训练增强患者日常生活活动能力。

（三）治疗技术

1. 根据患者功能情况取坐位或站立位。

2. 调整操作台高度以适应患者。

3. 建立病历档案，进入评估界面进行评定。

4. 进入训练界面进行训练（根据评定结果自动生成或制订个性化训练方案）。

5. 训练结束后保存训练信息并分析。

（四）临床应用

1. 适应证 脑卒中、脑外伤、脑瘫等中枢神经损伤引起的上肢运动功能障碍、肢体协调障碍、手眼协调障碍及轻度认知障碍；周围神经损伤与上肢骨折术后导致的上肢运动功能障碍。

2. 禁忌证 生命体征不稳定；严重心肺功能不全，如心衰、不稳定性心绞痛等；严重感染疾病患者；上肢关节不稳定；上肢骨折愈合不良；严重疼痛等。

五、上肢力反馈运动控制训练系统

（一）简介

上肢力反馈运动控制训练系统（图3-6-12）是以力反馈技术为基础，提供多样的目标导向性训练，并通过多元化的游戏场景，视、触、听多维度交互反馈，刺激大脑功能重塑，进而改善或恢复上肢功能的康复设备。

1. 设备组成 包括显示屏和操作台两部分，操作台可更换使用左、右机器手臂，引导其进行肩、肘、腕运动；显示屏显示运动轨迹，提供视觉输入；具备痉挛保护、急停按钮等，多重安全保障设置。

2. 设计理念 针对上肢肌力为0~5级的患者，可进行主被动的训练；趣味性较强的游戏体验，可分别训练患者的快速反应能力、任务导向性功能以及认知功能等；可根据患者具体功能障碍情况选择不同训练模式，包括改善肩胛骨前伸后缩、肘关节屈曲、肩关节内外旋，提高关节活动度，改善半侧忽略，加强重心转移等训练；系统强大的数据库可存储所有用户的评估与训练信息，直观的数据可让治疗师更好地观察患者的功能改善情况。

（二）治疗作用

1. 肌力训练 不同阻力模拟生活中的力学场景，实现肌力强化。

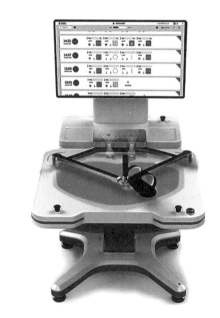

图3-6-12 上肢力反馈运动控制训练系统

2. 关节活动度训练　主被动活动训练,增加用户关节活动范围。

3. 运动控制训练　精确靶向性训练,提高运动控制能力。

4. 认知训练　通过任务导向性训练改善患者偏侧忽略及注意力、记忆力等认知能力。

（三）治疗技术

1. 根据患者功能情况取坐位或站立位。

2. 调整操作台高度以适应患者。

3. 固定好需要训练的肢体。

4. 建立病历档案,进入评估界面,进入训练界面根据评定结果制订个性化训练方案,训练结束后保存训练信息并分析。

治疗过程中遇到紧急情况可按压应急按钮停止治疗。

（四）临床应用

1. 适应证　中枢神经与外周神经系统疾病如脑外伤、脑卒中、脊髓损伤等导致的上肢功能障碍;骨骼肌肉系统疾病:如上肢或肩关节骨化肩袖损伤,肩周炎等;心肺系统疾病:如肩部辅助呼吸肌群弱化,老年人心肺功能低下等。

2. 禁忌证　生命体征不稳定;严重心肺功能不全,如心衰、不稳定性心绞痛等;严重感染疾病患者;上肢关节不稳定;上肢骨折愈合不良;严重疼痛等。

六、下肢连续性关节被动训练器

（一）简介

连续性关节被动训练器(continuous passive motion machine, CPM),又称为持续被动运动仪,或连续关节被动活动设备。它通过模拟人体自然运动,使关节按照预设好的角度和速度,进行持续的被动运动(图 3-6-13)。下肢 CPM 是以持续被动运动理论为基础,通过模拟人体自然运动,激发人的自然复原力,发挥组织代偿作用,进行关节功能恢复训练的一种仪器。

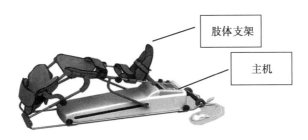

图 3-6-13　持续被动运动仪

持续被动运动仪一般由主机、肢体支架、皮垫和移动支架组成。根据治疗部位分为髋关节、膝关节和踝关节 CPM。它帮助手术后下肢迅速恢复活动功能,适用于不同身高的患者,可按不同的腿长对支架及关节活动角度进行调节,调节范围大,操作简单。最新的 CPM 包括本体感觉的训练,即对运动状态以及肢体的空间位置的感知能力训练。被动关节角度训练能提高感知能力,达到快速、彻底康复的最佳临床效果。

（二）治疗作用

1. 预防患者四肢关节挛缩,促进关节软骨、韧带和肌腱的修复。

2. 改善局部血液循环、减轻肿胀、疼痛等症状。

3. 维护和增加关节活动度,改善患者关节功能,预防关节粘连和僵硬。

4. 预防血栓和栓塞综合征。

5. 加快手术后关节协调性和本体感觉的恢复。

（三）治疗技术

将设备放置患者床旁,接通电源,调整大、小腿支撑杆件,使患者下肢长度和杆件相符,并使杆件中间关节处于 0°~10°,拧紧螺栓;根据病情或者关节情况调整各参数,患侧下肢置于 CPM 上外展位 10°~20°,足尖向上中立位,穿固定鞋套,小腿及大腿固定在 CPM 上,打开开关;调节锻炼角度(评估患肢膝关节功能,增加 5°~10° 或患者的耐受度为宜),设定锻炼时间(30min),调节操作速度(由慢而快),患肢的脚和脚套要套实,与水平线呈 90°,起始角度一般为 0°~30°,增加角度要循序渐进,刚增加角度时,患肢关节处有紧绷感及不适感,锻炼 5min 后,症状会很快缓解,练习时间为 30~60min/ 次,一天 2 次。

（四）临床应用

1. 适应证　骨、关节骨折内固定术后,各种原因致关节粘连、挛缩、僵硬松解术后,肢体的关节囊切除、关节肌腱、韧带重建或修补术后,各种原因所致的关节变形矫形术后、滑膜病变、赘生物切除术后、关节成形术后、各种异体人工假体置换术后、骨关节感染治愈后关节功能障碍、脑血管意外后遗症及截瘫患者等。

2. 禁忌证　骨折未包扎固定前、骨恶性肿瘤、凝血功能障碍、特殊感染、痉挛性瘫痪等。

（五）注意事项

1. 在应用 CPM 前,向患者讲解注意事项和治疗过程中可能出现的情况,讲解功能锻炼的作用,争取患者主动配合。

2. 使用前一定要调节好杆件长度,拧紧旋钮,肢体摆放符合要求,上好固定带,防止肢体离开机器支架,从而不能达到要求的活动角度。

3. 应用 CPM 时应关闭负压吸引管,停机时再放开,防止负压作用使吸引管内液体回流而造成感染发生。使用过程有伤口渗血、疼痛等不良反应时要及时停止使用并及时处理。

4. 应用 CPM 过程中,增加角度要循序渐进,速度由慢到快,以患者能够接受为宜,从而减少患者的不适感。

七、下肢功率自行车

（一）简介

下肢功率自行车是一种可以调节运动强度(功率),起到健身效果的自行车设备(图 3-6-14)。

下肢功率自行车包括运动结构、手把、座椅、脚踏板、数显表、钢架和阻力调节器。一般分为直立式和背靠式(也称为卧式)两种。下肢功率自行车可以调节速度、阻力和高度,自动识别,并缓解痉挛,监控训练中脉搏,提供多种训练模式,包括快速启动、时间训练、心率训练、等速模式、间歇训练、康复训练等。

（二）治疗作用

1. 进行有氧耐力训练,增强患者心肺功能,加强血液循环,预防深静脉血栓。

2. 改善下肢关节活动度,增强下肢各个关节的稳定性与协调性,从而改善患者的站立平衡能力,增加下肢各肌群协调功能。

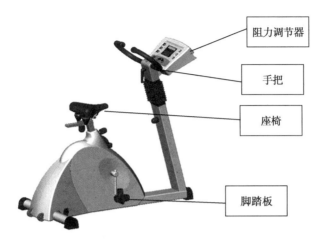

图 3-6-14　下肢功率自行车

3. 通过闭链运动及下肢肌肉的离心性收缩,在抑制痉挛的同时加强了下肢肌群的力量训练,抑制异常运动模式,为提高患者运动功能、步行速度和耐力打下基础。

4. 增加大脑兴奋性,提高大脑供氧量。

5. 增加骨密度,缓解骨质疏松。

（三）治疗技术

根据需要选取合适的坐位,将脚部固定带松开,将脚掌放置于踏板上,根据脚步尺寸,固定脚步固定带;根据不同模式,输入时间、心率、负荷值,通过按键增减数值;确认之后,模式准备启动并由热身训练阶段开始,同时显示器上会显示所需训练时间;阻力输出一般为保持患者心率最大值的 65%~80%,双腿循环用力,进行圆周运动,训练一般为每次15~20min。

（四）临床应用

1. 适应证　神经康复、骨科康复、老年病康复和慢性疾病康复。

2. 禁忌证　休克、神志不清或明显不配合者;生命体征不稳定者;下肢骨折且骨折不稳定者;身体衰弱,难以承受训练,有大出血倾向者;严重的心力衰竭、急性心肌梗死,患有严重静脉血栓,运动中有可能脱落者;剧烈疼痛,运动后加重者。

（五）注意事项

1. 如果患者在锻炼过程中感觉到胸痛、恶心、头晕或者呼吸困难,必须立即停止锻炼。

2. 所有的练习都要从较低速度和负荷开始,按患者的承受能力逐渐地提高强度,不要在患者没有准备的情况下突然提高速度或负荷;在改变速度和负荷之前要告诉患者。运动时注意掌握呼吸节奏,以本人的呼吸不出现急促和过度喘气为度,应有意识地加强主动呼吸,以便吸入更多的氧气。一般应把运动时心率控制在靶心率范围内,其中上限为（220– 年龄）×90%,下限为（220– 年龄）×60%。

八、跑步机

（一）简介

跑步机是在原地行走、跑步或攀爬的一种设备（图 3-6-15）。

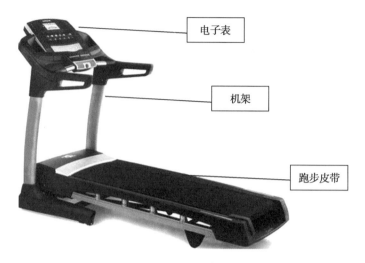

电子表

机架

跑步皮带

图 3-6-15　跑步机

跑步机康复设备一般包括机架、跑台、跑步皮带、电机驱动和电子表等。一般分为机械跑步机和电动跑步机两种。机械跑步机是依靠患者脚与跑步带的摩擦力带动来运行的,运动时扭力更容易使受力部位关节和肌肉、肌腱组织产生慢性疲劳。电动跑步机是依靠电机带动跑步带运行,通过调速器来控制马达转速实现调节跑步速度的。调速器将传感器的信号进行处理(电压转换),然后计数,得到速度。电动跑步机使患者以不同的速度或坡度被动的跑步或步行,运动的舒适性大大改善,同时电动跑步机还可以通过控制系统及集成电子设备来记录患者运动距离、运动时间、消耗热量等运动数据,心率测试功能可以准确显示出运动时的实时情况。

（二）治疗作用

1. 模拟正常步态,提高下肢协调性,增强下肢肌力,增加步行耐力。

2. 提高心肺功能,改善血液循环。

3. 增加大脑兴奋性,提高大脑供氧量。

（三）治疗技术

1. 电源插头必须可靠接地,插座要有专用的回路,避免与其他电器设备共用。

2. 跑步机使用前,请先检查跑步机是否放置平稳。

3. 训练之前,要检查跑步机的功能是否正常。

4. 开机时,患者须站立在跑步机两边的防滑条上。

5. 训练时请将安全锁拉线夹夹在衣服上,遇到紧急情况可安全停止训练。

6. 按电子表的开始键,使跑步机处于运动状态。

7. 跑步前,患者须用左脚跟随跑步带跑的方向走动,做试跑或步行前准备,当自己感觉可以跑步或步行时,方能两脚站于跑步机上做跑步或步行,运动姿势必须正确。设备只限于一个人在跑步机上训练,严禁超载运动。

8. 患者可以根据自己的需要进行速度的调整。

9. 运动完后,患者可以直接拉掉安全锁或者按停止键,使跑步机处于停止状态。

10. 跑步结束后,将跑步机电源开关关掉,拔掉电源插头。

（四）临床应用

1. 适应证　具有一定步行能力的神经系统疾病患者，进行安全评定后的心肺功能障碍患者、老年患者、下肢骨折后遗症患者。

2. 禁忌证　变形性关节炎、风湿病、痛风、严重骨质疏松症、严重循环系统障碍（心脏病、血管障碍、高血压等）、严重呼吸功能障碍、恶性肿瘤患者；佩戴心脏起搏器、有血栓症或严重动脉瘤等血液循环障碍、各种皮肤感染、糖尿病等引起的高度末梢循环障碍所引起的知觉减退、皮肤创伤、发热、妊娠或可能妊娠、处于经期、明显身体状况不佳患者等。

九、四肢联动康复训练设备

（一）简介

四肢联动（图 3-6-16）是一种能够适用于早期、中期、后遗症期不同康复期的偏瘫患者以及其他疾病所致的肢体运动功能障碍患者，在主被动模式结合下进行肢体协同性训练的康复训练设备。

1. 结构特点　图 3-6-16 可看到在机座的左右侧设置扶手架和脚踏板，在机座内设置配有角编码器的开关磁阻电机，通过开关磁阻电机带动手扶架和脚踏板运动，实现四肢联动。结构简单、使用方便。

（1）机座内的控制器：由单片机控制系统、信号采集电路、四组开关磁阻电机驱动电路构成。各个角编码器的输出端分别

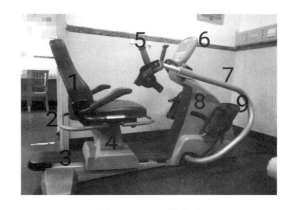

图 3-6-16　四肢联动

1. 座椅，2. 旋转杆，3. 滑动板，4. 底座，5. 扶手架，
6. 触摸屏，7. 连转轴，8. 机座，9. 脚踏板

与信号采集电路输入端连接，信号采集电路输出端与单片机控制系统连接，单片机控制系统又与四组开关磁阻电机驱动电路的输入端连接，开关磁阻电机带动扶手架和脚踏板运动。

（2）当患者脚踩脚踏板或手拉扶手架时，上肢或下肢传动盘分别带动各自中心轴固定连接的开关磁阻电机转子转动，此时单片机控制系统接收到角编码器信号并处理后，发出控制信号到每个开关磁阻电机驱动电路，实现阻力或助力训练。

2. 设计理念　康复治疗是降低偏瘫患者致残率和提高生活质量的主要途径，有效的康复治疗是一个长期、强烈、频繁的过程，而传统"一对一"的治疗方式存在劳动强度大、费用高、效率低、治疗效果难以客观评价等不足，借助康复训练设备进行治疗可以有效解决这些问题。经过几十年的发展，康复训练设备从简单的关节单平面训练发展为多关节多轴的全面训练；由单纯的上肢、下肢运行训练仪发展为上下肢联合、可健侧带动患侧的四肢联动训练设备。

3. 优缺点

（1）优点：在此设备中，只要有一个肢体可以动，单片机控系统即可接收到角编码器的信号从而向每个开关磁阻电机驱动电路发送控制信号，也就是说只要有一个肢体可以动，那么就可以实现四肢的联动。可通过触摸屏设置开关磁阻电机参数调节。

（2）缺点：该设备只能在坐位下进行，同时必须有一侧肢体的力量很好，有足够的力量才能带动其他三个肢体进行运动。不适合四肢力量都微弱，只有轻微肌肉收缩的患者。

（二）治疗作用

1. 在脑卒心肺功能的评估中，使用四肢联动比功率自行车更具有可行性。

使用四肢联动的患者更容易达到最大负荷，在终止试验时呼吸困难程度和腿部劳累程度更轻，可以更好地确定无氧阈（AT），帮助卒中患者易化心肺运动测试过程。

研究还发现使用四肢联动的患者呼吸困难及腿部疲劳程度都比功率自行车要轻，这可能是因为四肢联动整合了上下肢的运动，当患者腿部乏力时，可以借助上肢的力量协助下肢运动，这样可能会分担腿部的运动负荷，防止患者因为肢体局部疲劳过早终止测试。

由于卒中患者偏瘫侧下肢无力，在蹬自行车时就会有意识使用健侧下肢代偿，使其健侧下肢过早进入疲乏状态，导致在达到最大运动负荷之前就要求终止测试，所以使用功率自行车的患者中达到最大运动负荷的人数远较四肢联动少。

2. 四肢联动训练对脑卒中患者的早期主动康复训练具有较好的临床效果。其具有以下主要功能特点：

（1）帮助0~2级肌力偏瘫患者实现进入早期康复训练：健侧带动患侧，一肢带动三肢。

（2）主动运动：用自身肢体驱动，并加快本体感觉的恢复，提高患者的平衡能力。

（3）功能性训练：上肢屈伸，下肢蹬踏，模拟日常步行。

（4）协调性训练：四肢联动，增强腰背肌力，恢复躯干稳定性，增强躯干早期的平衡控制能力，增加躯干力量；随着患者的平衡能力和躯干肌力的增加，躯干稳定性增强，患者可逐步完成床上及轮椅的转移和独立坐起站下，大大提高患者的日常生活能力。

四肢联动训练过程中，足底及双手的触、压觉以及关节、肌腱、肌肉的本体觉输入，传导至中枢神经系统，进而引起皮质和反射途径的特异性反应，改善脑组织功能。此外，四肢联动可通过对关节附近韧带的牵拉，改善患者的肌张力，从而提高患者的下肢运动功能。四肢联动可促进脑卒中患者躯干控制能力及平衡功能，并能促进偏瘫患者下肢功能的恢复。

3. 对脑卒中后单侧忽略有良好效果　早期应用四肢联动训练，对于肌力低下的患者还能通过健侧主动运动带动患侧，增加患侧肢体的本体感觉输入，唤醒患侧对感觉刺激的反应，提高患侧半球的警觉状态。双侧肢体同时进行交替协调运动，通过健肢带动患肢，双侧肢体的协调匹配效应，增强了半球间皮质的去抑制从而兴奋了患侧半球，通过共享健侧半球传来的正常的运动指令，继而重组患侧脑功能。

4. 四肢联动配合常规康复训练可有效纠正脑卒中后膝关节过伸，从而加强膝关节的屈伸控制和稳定性，改善髋膝踝关节周围肌肉的力量，减少患膝疼痛，纠正膝过伸行走模式。

5. 改善帕金森患者步行能力　帕金森患者在步行停止时由于臀部的肌肉活动范围较小，躯干调节重心范围不够，出现平衡失调致使患者跌倒，患者的姿势不稳可能与其本体感觉障碍有关。

帕金森患者行走不稳、容易跌倒的可能危险因素还包括下肢肌肉力量减弱，下肢主动运动功能及下肢的控制能力是步行最重要的决定因素。四肢联动训练通过协调性训练，模拟日常步行；对帕金森患者髋关节、膝关节、踝关节的周围肌肉、韧带进行牵拉，使其关节活动度增大；分级抗阻式四肢联动训练，能够增强患者的腰背肌力量，提高躯干控制能力，改善躯干稳定性及躯干的平衡功能。

（三）治疗技术

患者呈坐位，在保护下进行上下肢环转运动。早期患者由健侧上下肢带动患侧上下肢，使上肢做屈伸，下肢脚踏动作，模拟日常步行，当患侧肌力达到三级时嘱其用患侧带动健侧,同时躯干进行左右摇摆训练,增强腰背肌肌力,恢复躯干的控制能力。根据患者肌力与耐力情况,进行分级抗阻式训练,治疗30min/次,每天1次,每周治疗5天,4周为1个疗程。

（四）临床应用

1. 适应证　用于脑卒中肢体运动功能障碍、骨折患者、心肺功能需评定等患者。

2. 禁忌证　严重骨质疏松患者;骨折未经处理或者处理后需要制动的患者;脑出血意外后遗症不能配合治疗者;孕妇以及哺乳期妇女;肢体创伤、流血、皮肤传染性疾病或皮肤过敏者;合并有心血管、肝、肾和造血系统等严重原发性疾病;精神病患者;有恶性肿瘤者。

十、等速评估及训练系统

（一）简介

等速运动又称为可调节抗阻运动或恒定角速度运动,是在预定角速度的前提下,利用专门的等速运动设备,根据关节活动范围中的肌力大小变化相应地调节所施加的阻力,使瞬间施加的阻力与肌力相对等。等速评估及训练系统是指整个关节活动只能依照预先设定的角速度运动,关节活动范围内肌肉的阻力仅使肌力增高,力矩输出增加,而不改变运动角速度的大小的一种设备,可用于各种原因所致的运动系统损伤的辅助诊断、康复治疗、疗效评价和预防等(图3-6-17)。

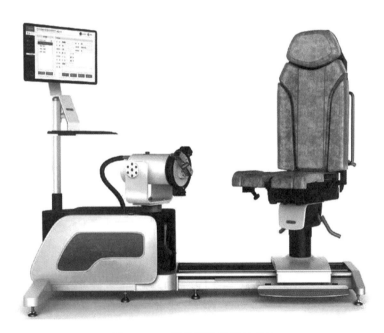

图 3-6-17　等速评估及训练系统

等速评估与训练系统一般包括电脑、机械限速装置、打印机及座椅和附件四个基本部分。仪器的运行控制和数据分析处理均由电脑管理,测试结果既可以通过电脑屏幕显示,也可以打印输出。附件为配合不同关节、肌肉的测试和训练所设。全套系统由计算机控制,操作程序化、数据分析自动化,大大缩短了测试时间,减轻人为劳动,方便、实用、效率高。可以多种提供运动模式(等速向心、等速离心、被动运动、等张、等长等运动)、多重速度选择、多项测试参数、可用于多个关节(肩、肘、腕、髋、膝、踝及腰背肌)的评估与训练。

（二）治疗作用

1. 改善关节活动度、预防及延缓肢体肌肉萎缩。

2. 提高患肢肌力、降低任何原因引起的肢体肌张力增高。

3. 可针对性地训练某些肌肉、增加回心血量、预防下肢深静脉血栓形成等。

4. 增强肌力、改善关节活动度、缓解肌张力、增强关节稳定性。

5. 促进本体运动感觉恢复。

（三）治疗技术

测试和训练时，首先选择合适的附件，连接在限速装置上；然后开机，调用所需程序，进行设定；最后，固定肢体于起始位，受试者做好准备即可开始。原则上，训练时运动强度应由弱到强，不宜一开始就做最大量的训练。另外，训练必须与测试相结合，随时进行调整。测试和训练并举是等速肌力测试训练设备的最大特点。

1. 多重速度肌力强化训练　即用多种速度进行肢体运动的训练来增强肌力。等速肌力测试训练仪的速度一般在 0°~600°/s 之间，每隔 30°/s 一档，连续可调。0°~60°/s 为慢速，> 60°~180°/s 为中速，> 180°~600°/s 为快速。慢速运动有助于肌肉力量的提高和爆发力训练，快速运动有利于增强肌肉耐力。研究表明，快速收缩时，关节内压力明显减低，因此适用于关节损伤或手术后的早期训练。

2. 限弧训练　限弧训练为控制关节活动范围的肌力训练。因为等速肌力测试仪可以明确指出关节运动中疼痛和损伤的部位，所以可利用限定动作弧度的方式，避开这些角度，亦适用于特别针对某一角度的肌力训练。

3. 被动运动训练　被动运动训练是由机器设定程序带动肢体运动，这使肌力比较弱的患者测试和训练成为可能，因为主动的等速运动要求肌力在 3 级（MMT）以上，即起码要有克服肢体重量的肌力，而被动的等速运动可以不受肌力低的限制。持续的被动牵位可以提高痛阈，适用于关节疾病或手术后防止粘连、扩大关节活动度、促进肌力恢复的训练。

4. 等长收缩训练　利用仪器的等长收缩模式，在保持肌肉长度不变时，逐渐增加肌肉的负荷，有利于刺激肌纤维的生长和肌力的提高。

5. 等张收缩训练　利用仪器的等张收缩模式，逐渐增加肢体负荷，有助于提高肌肉耐力。

（四）临床应用

1. 适应证　骨科疾病以膝关节病变最为常用，如前十字韧带损伤、髌骨半脱位、髌骨软化、滑膜皱襞综合征、膝关节疼痛综合征等；其他关节的应用，如肩关节（肩关节脱位、肩痛综合症等）、肘关节（肱骨内上髁炎等）、髋关节（全髋关节成形术）、腰椎间盘病变等；神经系统病变，如运动神经元病、周围神经系统疾病、脑血管病、脊髓损伤等；截肢或装配肢体畸形患者。

2. 禁忌证　疾病的急性期或较严重的损伤时，如软组织损伤愈合后严重粘连、严重疼痛、关节活动极度受限、严重的关节积液或滑膜炎、骨关节不稳定、急性扭伤、严重心肺功能不全等。

（五）注意事项

1. 需要专人操作和必要的技术培训，这些有利于仪器的顺利使用和养护。

2. 测试前应让受试者做准备活动，尤其是第一次测试的患者，如果对整个过程不熟悉，就无法很好地配合。

3. 必要的准备活动有利于取得最佳测试效果。

4. 测试顺序为按照先健侧后患侧,先轻侧后重侧的顺序,另外,还应做双侧对比。

5. 采取正确体位,固定要牢固,操作按规定进行,以减少系统误差。

6. 由于各种仪器设计规格不统一,因此目前测试数据还不能相互比较。

第七节 盆底肌肉训练设备

盆底肌是指封闭骨盆底的一群肌肉的总称。这一肌肉群的主要功能是对抗外力,将尿道、膀胱、阴道、子宫、直肠等脏器维持在腹腔内正常位置以便行使其功能。

当盆底肌由于脊髓损伤或产后等原因出现力量或控制的问题后,便会导致腹腔内的器官无法维持在正常位置,从而出现相应功能障碍,如大小便失禁/潴留、盆底脏器脱垂、尿道过度活动等。此时既需要治疗师根据情况制订相应的盆底训练计划,又需要康复设备的配合来更好地完成盆底肌肉功能的恢复。

常用盆底运动功能恢复过程中的设备主要包括以下两类:盆底功能性电刺激设备与盆底肌电监测设备。随着治疗技术的发展,人们又将这两类机器巧妙地结合在一起,即在训练中利用盆底肌电监测技术采集肌肉收缩时的电信号,并将它转化为各种人体可感的知觉,使患者能够拥有更直观的控制感,同时根据肌电信号触发电刺激补足训练过程中相应肌肉运动力量与运动感觉的不足,这类机器被称为盆底肌生物反馈电刺激设备。随着人们对盆底运动重视程度的提高,这些康复设备的应用也就变得越发广泛。

一、盆底功能性电刺激设备

(一)简介

功能性电刺激疗法作为失神经控制肌肉治疗中的一部分已经有50多年的历史,其本质为一种神经肌肉电刺激疗法,即利用一定强度的低频电流刺激失去神经控制的肌肉,使其收缩,以替代、矫正器官或肢体已丧失功能的一种治疗方法。

1. 设备组成 盆底功能性电刺激设备组成与其他功能性电刺激设备差别不大,均包括电流控制器和输出电极。电流控制器可大可小,主要由治疗环境及治疗精密度的需求决定。

2. 电极类型 盆底功能性电刺激设备的输出电极一般分为以下三类:

(1)插入电极:到目前为止,这是应用最广泛的电极。它在保留了易操作、易更换的前提下,对盆底深层肌肉的选择性较好,可以比较直接地刺激盆底深层肌肉,治疗的稳定性也比一般的表面电极好。但同时也存在对操作环境卫生要求较高,患者及家属需经过培训方可操作等缺点。这类电极一般选择将治疗电极插入阴道或直肠中,也有少部分设备选择将电极沿尿道直接插入膀胱内。

(2)植入电极:一般选择的植入部位为骶神经根或脊髓的逼尿肌中枢。这类电极的优点在于选择性好、稳定性好,缺点在于电极的植入不仅需要高超的手术技巧,还有可能带来创口感染与神经永久损伤,在临床上较难推广。

(3)表面电极:虽然这种方式对人体的侵害最小,但由于盆底肌肉,尤其是女性的盆底肌肉相对较深,通常的表面电极刺激很难有选择性地刺激到相关肌肉。部分使用表面电极的仪器选择刺激胫后神经来支配相关肌肉,虽然取得了较好的结果,但其长期临床效果仍有待观察。这类电极在临床上使用相对较少。

本章接下来所涉及盆底功能性电刺激中操作相关的内容均只讨论最常见的情况，即经体腔插入电极刺激法。

（二）治疗作用

盆底功能性电刺激利用了神经与肌肉细胞的电兴奋性，通过直接或间接刺激神经肌肉以产生肌肉节律性收缩。即利用适当宽度和强度的低频刺激脉冲电流作用于相关神经肌肉细胞膜，产生与自然生理状态下动作电位相类似的电位变化。这种电位变化与动作电位一样，也可以使其支配的肌纤维或肌纤维本身产生收缩。同时在电刺激的脉冲波宽增宽、电流强度增大时，刺激还可从插入电极处向远处扩散，进而引起更多肌纤维的收缩。此外，收缩本身作为一种本体感觉的输入，又可逆向加强患者对盆底肌肉的控制与区分，更好地促进患者盆底运动。其治疗作用包括：①促进盆底肌肉收缩，改善盆底肌肉力量；②促进盆底局部血液循环；③加强盆底运动感觉输入与盆底各块小肌肉的区分；④促进受损神经的轴向生长，加快相关神经细胞兴奋和传导功能的恢复。

（三）治疗技术

1. 治疗部位　对于因各种损伤后产生的盆底肌肉功能紊乱，盆底功能性电刺激可直接刺激尿道括约肌和盆底肌，目的为增强其肌力或运动控制。一般对男性使用直肠电极，对女性使用阴道电极。

2. 治疗参数　常用刺激参数为频率 20~50Hz，波宽 0.1~5ms，通断比为 8∶15，波形为交变的单相方波和双向方波，刺激强度为患者的最大耐受，通过插入深部的电极刺激相关肌肉，恢复其正常生理活动产生排尿。

（四）临床应用

1. 适应证　膀胱相关疾病所致的非占位性病变的排尿障碍；各类残余尿量增多；急性尿潴留；神经源性膀胱；已插尿管或尿意不足的造瘘者；产后尿潴留；脑卒中、截瘫等疾病造成的排尿障碍；妇科或脊髓相关术后引起的排尿障碍；其他疾病尿管拔除后排尿不畅、尿潴留等。

2. 禁忌证　孕妇、有出血倾向、急性化脓性炎症、严重心功能衰竭、感觉过敏、置入心脏起搏器及其他临床上认为不适宜进行电疗者禁用此设备。

3. 注意事项　本设备必须与其他疗法如运动训练、排尿日记等相结合，才能取得更好的效果。在操作中应注意治疗环境的卫生与治疗设备尤其是电极本身的消毒，防止因治疗产生的尿道感染。

二、盆底肌电监测设备

（一）简介

骨骼肌在兴奋时会由于肌纤维动作电位的传导和扩布产生电位变化，这种电位变化被称为肌电。将这种肌电活动通过电极引导、生物放大器放大、计算机数据处理、显示器显示等过程处理后可得到一张及时可变的、可观察的并有一定规律的图形，这种图形被称为肌电图，它可以有效地展现一块肌肉或一个肌群的运动状态。由于盆底肌肉具有骨骼肌的特点，其收缩时的肌电活动与一般骨骼肌是相似的，所以为了确定盆底肌是否进行了有效的收缩，训练过程中盆底肌肉的肌电信号采集也是可行且非常重要的，在一段时间内对盆底肌肉进行肌电信号采集的设备即为盆底肌电监测设备。

采集盆底肌电信号的电极一般分为两种：一种是针刺电极，一种是表面电极。但由于针刺电极不仅需要插入患者肌肉内产生损伤，而且只能采集到数个运动单元的肌电变化，无法得到盆底肌肉的整体运动状态，在临床实践与研究中意义不大。临床上多选用表面电极进行信号的采集，与盆底功能性电刺激类似，肌电采集电极主要经体腔插入患者体内。部分设备不采集肌电信号而选用压力传感器，通过测试尿道收缩压间接地反映盆底收缩状况，其实质上与盆底肌电监测设备是一致的。

（二）治疗作用

通过对盆底表面肌电图的波形分析，可以测定在盆底训练中以下几个参数：①盆底肌支配神经的传导速度；②盆底肌肉的疲劳程度；③盆底肌肉收缩力量的大小；④盆底收缩的动作模式；⑤盆底肌肉纤维的类型。

通过对这些参数的了解，治疗师可以及时调整盆底训练的运动频率、运动时间、运动强度和运动类型，使盆底训练变得更加个性化，达到训练效率与效果的提升。在治疗作用上，盆底运动训练与功能性电刺激是统一的。

（三）治疗技术

盆底肌电检测设备一般使用在盆底运动训练之中，通过观察阴道或直肠内插入电极采集的表面肌电信号，及时调整患者的训练计划。具体的肌电波形分析请参阅运动生理学相关书籍。

（四）临床应用

1. 适应证　同盆底功能性电刺激疗法适应证，即各种原因导致的盆底肌肉功能紊乱。

2. 禁忌证　严格来说盆底肌电监测不存在绝对禁忌证，由于大多数情况下电极需插入体腔之内，阴道（或直肠）存在不稳定伤口时慎用。

3. 注意事项　除评估盆底运动能力外，盆底肌电监测一定要与盆底运动训练相结合，在运动过程中也要及时根据肌电信号的变化调整治疗计划，做到治疗个体化、高效化。

三、盆底肌生物反馈电刺激设备

（一）简介

人们在临床实践中发现，对于盆底肌肉的运动，单独使用功能性电刺激或使用肌电监测配合运动效果仍有欠缺，于是将这两种设备合二为一，同时为了更方便患者理解，将艰涩难懂的肌电图转化为更简单的视觉、听觉、触觉信号等用于指导患者进行盆底运动训练。这类机器被称为盆底肌生物反馈电刺激设备。

由于功能性电刺激与表面肌电监测均需将电极插入体腔内，此类设备一般不需要额外设置电极，即由同一电极在电脑控制下完成肌电信号采集与电脉冲刺激输出。

（二）治疗作用

生物反馈疗法通过程序的处理，将人们意识不到或感觉不到的生理活动转化为更易观察的视觉或听觉信号，揭示人体内部正常或异常活动，进而在医务人员的指导下通过操纵简化的信号来有意识地控制体内各种生理、病理过程，促进功能恢复，从而达到治疗疾病的目的。盆底肌的收缩感对于没有任何损伤的非专业人士尚且非常难以感知，更不用说存在功能紊乱的患者，所以在治疗过程中生物反馈配合训练是非常必要的。

通过功能性电刺激疗法，对患者目前尚不能做或控制不佳的活动予以补足，一方面提高了患者的运动能力，另一方面也加强了反馈信号的输入，大大提高了患者的参与度，使盆底运动功能的恢复速度进一步加快。由于其本质仍然是盆底运动训练的延伸,治疗作用与盆底功能性电刺激疗法或盆底肌电监测配合运动是一致的。

（三）治疗技术

操作方法与前两种设备相似,需注意引导患者主动观察反馈的视觉、听觉、触觉信号等,并积极配合指导,对这些信号加以控制,完成自主盆底运动训练。

（四）临床应用

1. 适应证　同盆底功能性电刺激疗法适应证,即各种原因导致的盆底肌肉功能紊乱。

2. 禁忌证　由于加入了功能性电刺激,故禁忌证同盆底功能性电刺激疗法禁忌证,即各种原因导致在临床上认为不适宜进行电疗者禁用此设备。

3. 注意事项　在治疗过程中一定要提醒患者不再是一个被动的参与者,而是要通过自己不断配合,学习盆底运动模式与感觉,不可单纯依赖电刺激进行运动,要借助自身活动激发盆底运动潜能,逐步摆脱机器辅助,完成盆底正常运动功能。要积极鼓励患者与设备互动并在一旁积极指导。

第八节　舌肌康复训练设备

舌肌的基本作用是控制食物的移动及放置,以及辅助发音等。舌运动时,无硬性结构支撑,吞咽过程中舌肌通过挤压改变形状。由于舌没有关节,肌肉激活意味着肌肉短缩,如果伸长肌肉则需有外力作用。

当舌肌运动功能障碍时,食物在口腔难以形成食团,无法把食物运送到咽部;舌头感觉障碍时,对食团较小的食物难以启动咀嚼动作,吞咽启动延迟,对食物的温度感觉较差,容易残留食物。通过舌肌康复训练设备,可使舌的活动、力量和协调性得到提高,促进感觉恢复,提高舌头对食物控制的能力,从而改善吞咽功能。

一、吸舌器

（一）简介

吸舌器主要以负压吸引为原理,将舌头牵拉出口腔。

（二）治疗作用

扩大舌头活动范围,强化舌肌力量和灵活性,增加舌对食团的控制和传送能力。可以对功能异常的舌头进行康复训练,也可以在偏瘫、卒中急性发作的时候,把舌头提起防止舌后坠发生;尤其是昏迷患者口腔护理的时候,会显得更加的方便。

（三）治疗技术

1. 用吸舌器吸住舌头,轻轻牵拉舌头,做往返和双向绕唇运动,重复10~20次。

2. 借助吸舌器抗阻伸舌与收舌,抗阻舌头的绕唇运动,重复10~20次。

3. 将吸舌器吸嘴放置舌与上腭之间,用舌头反复挤压吸嘴,重复10~20次。

（四）临床应用

1. 适应证　舌肌萎缩及无力;舌感觉异常;舌协调功能异常等。多见于脑损伤疾病患者。

2. 禁忌证　口腔破裂溃疡等疾病患者慎用。

二、舌压抗阻反馈训练仪

（一）简介

舌压抗阻反馈训练仪包括压力检测仪和带球囊的改良导管。治疗时根据舌肌力不同来选择球囊内注水量，设定不同的目标值，训练目标是通过舌压测定的压力变化，给予视觉反馈让患者体会吞咽时舌上抬的运动。

（二）治疗作用

增强舌肌控制和协调能力，强化舌肌上抬肌力，增强吞咽过程中舌骨上抬前移的能力，提高舌向后推送食物的能力，重新建立吞咽反射神经通路，在吞咽反射延迟和吞咽启动困难方面也有良好的疗效。

（三）治疗技术

1. 准备带球囊的导管，检查球囊是否漏水。
2. 压力测量反馈仪接通电源。
3. 向带球囊的导管中注水然后连接压力反馈仪，此时记录压力反馈仪的数值。
4. 把球囊置于患者舌面中部，嘱患者舌头上抬使球囊接触硬腭，设定目标值。
5. 训练患者舌头上抬使压力反馈仪数值靠近目标值。
6. 重复舌头上抬运动并使压力值接近目标值，记录压力值和维持时间。
7. 测量 10~15 次。

（四）临床应用

1. 适应证　脑部病变、脑外伤、鼻咽癌及舌癌术后等疾病导致舌肌力量和协调性差的患者。
2. 禁忌证　口腔破损、急性炎症等慎用。

第九节　康复机器人训练设备

康复机器人是一种应用于功能障碍患者，帮助其恢复功能或者替代其缺失功能的设备，是现代康复医学与生命科学、计算机科学及工程学等学科融合的产物。随着智能控制、人机交互、虚拟现实等技术的发展，康复机器人的操作系统，评估系统，治疗反馈系统等都有了更完善的功能。康复机器人在增强临床康复效果，方便患者日常生活方面发挥着越来越重要的作用，现已广泛应用在功能障碍患者的康复训练、饮食辅助、移动辅助、个人卫生护理等方面。康复机器人的分类目前还没有明确的国际标准，美国康复专家 Delisa 等将康复机器人分为（智能）假肢、（智能）矫形器、机器人辅具及康复治疗机器人四类；马来西亚的 Yakub 教授、加拿大康复专家 Vander Loos 和 Reinkensmeyer 等将康复机器人分为康复治疗机器人和辅助机器人两大类；上海理工大学的喻洪流教授把康复机器人分为康复治疗机器人及日常生活辅助机器人，康复治疗机器人又可分为康复训练机器人、复合功能康复机器人及康复理疗机器人，同时康复训练机器人按照治疗部位的不同分为上肢康复机器人和下肢康复机器人，日常生活辅助机器人又可分为功能代偿型和功能辅助型机器人。本章节将主要针对上肢康复机器人和下肢康复机器人进行详细讲解。

一、上肢康复机器人

上肢康复机器人是针对上肢功能障碍进行康复训练的设备，主要分为末端驱动式、悬吊式和外骨骼式三大类。其中临床较常用的是外骨骼和末端驱动式上肢机器人。部分常见的上肢康复机器人产品如图 3-9-1 所示。

（一）上肢外骨骼康复机器人

上肢外骨骼康复机器人是一种基于人体仿生学及人体上肢各关节运动机制而设计的，用于辅助上肢功能障碍患者进行康复训练的康复辅助设备。其特殊的机械结构紧紧依附于上肢功能障碍患者的上肢，并带动上肢功能障碍患者进行上肢的主、被动训练。

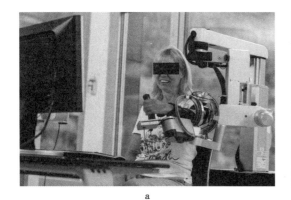

a

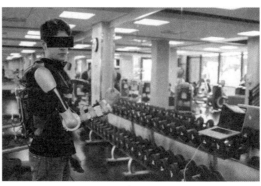

b

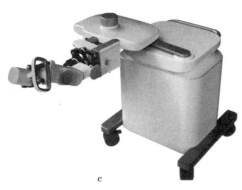

c

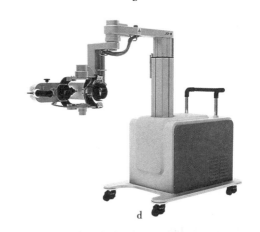

d

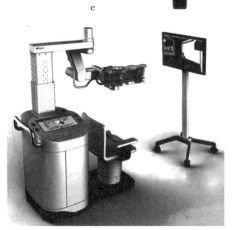

e

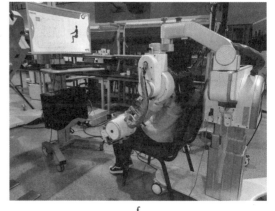

f

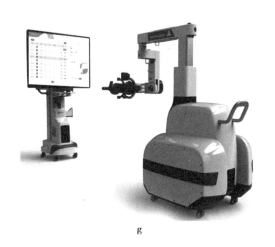
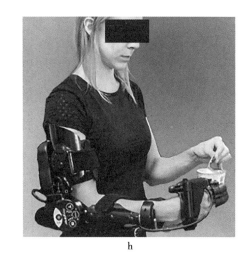

g　　　　　　　　　　　　　　　　　h

图 3-9-1　部分上肢康复机器人产品

上肢外骨骼康复机器人主要由三维上肢多关节训练与评估系统主机、多关节上肢机械臂、压力传感手柄、机械手等部分组成。其中多关节上肢机械臂和压力传感手柄可与电脑连接，实时显示上肢关节活动角度和握力，进行上肢单关节的运动训练或上肢三维运动视觉反馈训练，机械臂可进行肩关节（屈/伸、内/外旋）、前臂（旋前/后）、腕关节（屈/伸）等单关节、多关节的锁定，可选择患者上肢运动控制训练模式。评估工具主要包括四个方面：移动性、目标位置、关节活动度以及力量。移动性是测量患者在 3D 空间中的移动范围；目标位置用于测量运动的精度；关节活动度是在每个自由度上测量患者主动和被动的移动范围；力量测定是在一个静态的位置产生的最大力量。

1. 治疗作用　已有临床实验证实上肢外骨骼康复机器人在不同种类患者（脑卒中，脊髓损伤，脑瘫，多发性硬化，肱骨骨折，吉兰-巴雷综合征等）使用中的安全性和有效性，机器人可以给予患者大量重复性的任务导向性训练，在相同治疗时间内能够比传统训练提供更多的训练频次，增加训练的强度及时间，同时减少治疗人员的监督，而且机器具有的各种激励游戏的实时反馈，能提高患者训练兴趣，利于大脑的神经重塑，帮助患者功能重建，增加治疗的有效性。有临床随机对照实验证实该训练的有效性，证明上肢外骨骼康复机器人能够改善上肢运动质量，增强上肢功能活动、肌力和关节活动度，减少疼痛和痉挛，改善日常生活活动能力及认知功能，还能为损伤上肢提供重力补偿，使患者功能训练效果最大化，并且这类机器人改善的治疗效果可以得到维持。其软件所特有的评估报告具有较强的信度和效度，能为临床工作者提供客观的评估数据。

2. 治疗技术（图 3-9-2）

（1）训练宣教：训练前应首先向患者本人及家属告知该设备的运行特点和训练注意技巧，以保证患者参与三维上肢运动反馈过程时高度配合，提高上肢运动控制恢复速率。

（2）训练准备工作：连接设备所有电源，启动三维上肢多关节训练与评估系统主机，根据训练需要安装多关节上肢机械臂或机械手，安装完成后，打开训练软件（若患者属于首次训练，则应首先使用软件中的评估测试模块，以量化患者的上肢运动控制功能及水平），核对患者的训练数据及信息，以确定机械臂或机械手是否需要更换及调整。首次参与训练的患者，还应告知其可能因肢体长时间未参与运动，或因肌肉募集的突然增加而出现的肌肉酸软、酸痛等身体反应，提前告知以降低患者可能出现的心理抵触、情绪紧张等反应。

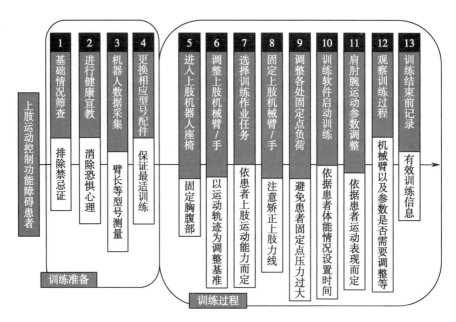

图 3-9-2 上肢外骨骼康复机器人训练流程(参考)

（3）上机操作过程及规范：①检查设备所有电源是否处于接通状态，三维上肢多关节训练软件是否已正常启动，机械臂/机械手是否安装完毕，并检查所有关节处的固定是否牢固，调整主机反馈界面与患者座位方向是否合适；②引导患者坐于治疗椅上，并根据需要（患者躯干稳定控制能力的水平）决定是否将治疗椅前方的胸腹绑带于患者胸前固定；③将患者的上肢/手放置于机械臂/机械手内，并用机械臂(手)处的上肢绑带（上臂中段与前臂中段）进行固定；④再次核对患者的训练信息，在三维上肢多关节训练软件中选择上肢运动控制任务模式，设置训练时间与训练速度，完成后开始进行训练，患者即可通过机械臂(手)的辅助引导开始学习如何操作上肢(手)去完成显示屏中的实时反馈作业任务。

训练过程中应密切关注是否需要进行操作调整的部分包括：①（初期进行训练的患者/躯干稳定控制能力较弱的患者/上肢-肩胛带运动代偿模式较为明显的患者）是否在训练过程中出现了躯干倾斜、肩部旋转等不良姿势的运动代偿，应使用胸腹固定带辅助患者或及时提醒患者主动进行调整；②开始训练前为患者选定的目标作业任务的难度是否过度，超越了患者的功能水平，应保证训练难度与患者功能水平的匹配程度；③完成目标作业任务时，应密切观察患者的肩、肘、腕关节激活顺序及强度，以确定辅助轨迹的关节控制准确度，避免去除辅助机械臂/手后，患者的上肢运动控制模式仍达不到正常要求；④目标作业任务应具有规划性方案，定期应调整目标作业任务的难度和内容。

3. 临床应用

（1）适应证：脑卒中，多发性硬化，脑瘫，脊髓损伤，颅脑外伤，肌肉疾病，帕金森病及其他运动障碍，上肢共济失调，神经疾病（如吉兰-巴雷综合征），肱骨骨折等。

（2）禁忌证：外骨骼不能安装于手臂，骨不稳（非稳定性骨折，严重骨质疏松），不稳定的生命体征（如心肺系统禁忌证等），禁忌体位等。

（3）危险因素：上肢相关部位开放性伤口，感觉异常，肩关节半脱位或者肩部疼痛，严重痉挛，严重的视力障碍，严重认知障碍，患者不配合，严重的姿势控制障碍，需要长期输液治疗，严重的自发性运动（如阵挛性抽搐等），因感染需要隔离的患者，癫痫，相关肢体的挛缩等。

（二）上肢末端驱动式康复机器人

末端引导式上肢康复训练设备是一种以普通连杆机构或串联机构为主体机构,通过对上肢功能障碍患者的上肢运动末端进行支撑,使患者可按预定轨迹或自由轨迹进行被动训练或主动训练,从而达到康复训练目的的康复设备。该机器人的特点是患者上机简单、使用方便。适应证与禁忌证同上述上肢外骨骼康复机器人。

二、下肢康复机器人

下肢康复机器人主要针对下肢运动功能障碍者设计,帮助患者进行下肢康复训练。其主要分为足底驱动式和外骨骼式两类,外骨骼式又可分为穿戴式和减重悬吊式。

（一）减重悬吊式下肢外骨骼康复机器人

1. 概述　减重悬吊式下肢外骨骼康复机器人通过各种机械结构将患者整个悬吊起,让患者在减重的状态下完成康复训练,在更需要减重的下肢康复训练机器人中悬吊式设计得到了广泛的应用。部分悬吊式下肢外骨骼康复机器人产品如图3-9-3所示。

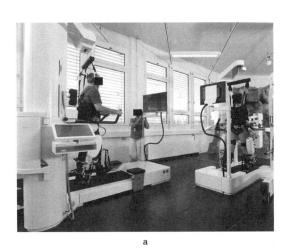
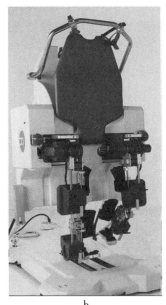

a

b

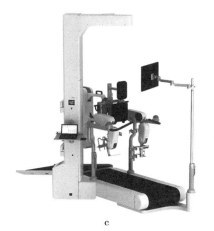
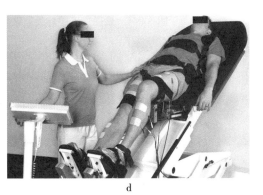

c

d

图 3-9-3　部分悬吊式下肢康复机器人产品

悬吊式下肢外骨骼康复机器人主要由减重支持系统、医用跑台以及下肢外骨骼运动装置等部分组成,是一套帮助下肢运动功能障碍患者在平板上进行外骨骼辅助下的减重步行训练的系统。患者可以在跑台上自动进行运动治疗,提高训练的效率,并通过在不断反馈的激励环境中提供高度集中、个性化的训练来改善治疗结果。

2. 治疗作用　瘫痪肢体反复进行正常模式的运动训练,可引起接受训练的身体部位在皮质的支配区域扩大,传导兴奋的神经回路中,传递效率明显升高,重复强化训练利于神经回路和正常运动程序的建立,对神经功能重塑有积极作用。下肢康复机器人能够实现高强度、针对性、可重复性且以任务为导向的训练,能实现患者早期的步行训练,提供高强度、重复性的精准运动控制,根据实时的数据反馈,发挥患者最大主动性,通过输入定量的运动刺激,实时的训练监测与评估,为患者提供更为科学的训练计划。已有临床研究证实其有效性和安全性,对不同类型患者(脑卒中、脊髓损伤、多发性硬化、帕金森病和脑瘫等)的步行速度、步行耐力、平衡功能、平衡信心、下肢运动控制能力、心肺功能、生活质量以及主动参与性等都有不同程度的改善作用。

3. 治疗技术　在临床应用过程中,为保证康复训练机器人技术所必须具备的"有效性""舒适性""安全性"的治疗特点,应按照以下步骤进行治疗操作(图3-9-4):

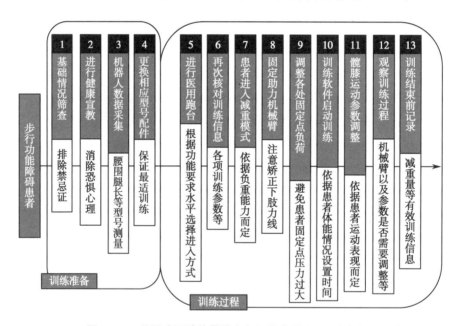

图3-9-4　悬吊式下肢外骨骼康复机器人训练流程(参考)

(1)训练宣教:首次治疗前,应充分向参与康复机器人训练的患者进行相关宣教,宣教内容应包括:

1)治疗前所需完成的个人准备事项,如脊髓损伤后二便控制功能障碍患者应在治疗前尽可能完成二便排空准备、空腹或饱食患者应在合适的餐前餐后时间参与训练、训练时所穿戴的衣物鞋袜是否贴身等。

2)对于长期卧床较长时间内缺失步行活动的患者,应在首次治疗前告知患者训练初期(1~2周)可能将会出现的身体反应,如肌肉酸软疼痛、感觉疲劳等多种运动后身体反应,提前告知以降低患者可能出现的心理抵触、情绪紧张的反应。

3）将康复机器人训练计划与患者及家属及时沟通，避免患者因"已可快速进入步行过程"而过于自信，导致过早在非治疗时间段练习其自身尚不可完全控制的步行功能活动而造成跌倒、坠床等意外伤害。

4）患者在训练前应适当热身，训练完成后应依据自身的体能状况，安排合适的休息时间。

（2）训练准备工作

1）连接设备所有电源，开启康复机器人计算机，打开训练操作软件，核对受训练患者的各项信息，确保患者此次身体状况是否能够接受康复机器人训练，并确认训练时间及强度。

2）操作治疗师应根据患者各项身体数据（腰围、大小腿长、大小腿围、身体重量等）选择合适的康复机器人配件型号，在患者上机前，将该患者的型号配件（大小腿部绑带、腰部绑带等）以及设备机械参数（大小腿机械臂长度、骨盆部宽度等）进行及时核对、更换、固定、检查。

（3）上机操作过程及规范：一般情况下，减重悬吊式下肢外骨骼机器人应按照如下步骤使用（有特殊功能的请遵照设备具体使用说明书）：

1）依据患者的步行功能水平（独立步行/需辅助步行/轮椅），将患者（独立步行/搀扶/推入）带入康复机器人医用跑台上方，并站立在悬吊减重装置下，确保患者站立安全后，将减重装置降至患者头顶安全部位（至少距患者头顶 15~20cm），固定该患者的腰部骨盆绑带（需注意胯带内侧是否加垫厚毛巾或海绵垫，以提高胯带位置的舒适性，避免体重压力负荷造成局部损伤），调整腰部位置（以绑带上下边缘包裹住患者髂前上下棘水平线为准）后拉紧所有腰腹部绑带。

2）根据训练需求将患者升起到一定减重量后，推入康复机器人助力机械臂，使腰部固定器包裹骨盆（以固定器标识对准股骨大转子为准），扣紧腰腹部固定带及左右两侧侧方固定带，随后将助力机械臂推至患者下肢后部，以助力机械臂膝关节机械轴点对准患者膝关节侧方轴心为准，并将患者下肢调整至对线中立位后，使用"大腿中部机械臂固定绑带、小腿上段（膝关节下方约5cm处）机械臂固定绑带、小腿下段（踝关节上方约5cm处）机械臂固定绑带"将患者固定完全固定至机械臂内，调整机械臂后方拉杆，使患者下肢机械臂内矢状面观亦完全中立位，随后即调整并固定踝足提升带（以踝关节保持中立位0°为准），避免踝足提升带过高导致跖屈肌群负荷过大，或提升带过低而出现踝足刮蹭跑台出现损伤。

3）启动训练软件，设置适合上机患者的各项训练参数（髋膝活动角度、跑台运行速度、机械臂跑台匹配速率、步态偏移量、步行目标里程、痉挛灵敏度等等），设置完成后，确保患者处于完全减重状态（踝足至少离地 5~10cm），点击开始训练，机械助力臂至少完成 5 次交替行走后，缓缓降低患者直至全足着地，询问患者耐受情况，以患者可耐受的最大减重量为训练负荷。

4）康复机器人训练时间应依患者体能状况所定，但首次训练时间应控制在 10~15min 以内，若无不适反应可每隔两日递增 5min/次，直至患者可耐受 30min/次则保持该训练时间。

5）训练过程中应密切观察患者是否出现胸闷、头晕、乏力、呼吸急促、心悸等不适症状，避免因直立位步行训练适应性较差而出现不良反应。

6）训练过程中应注意是否需要进行的操作部分包括：①下肢外骨骼助力机械臂是否始终与患者的下肢运动轨迹匹配，出现偏差应及时调整；②躯干功能较差的患者更应注意头颈控制、躯干控制的矢状面、冠状面运动是否始终中立，出现偏差应及时提醒患者主动调整；③训练跑台运行速度是否始终与患者步行速率匹配，出现偏差应及时调整，以目标步行里程速率为调整标准；④应及时观察询问胸腹绑带与胯带的压力是否对患者造成了影响，避免负荷过大导致伤害；⑤训练强度及各项参数应根据患者的训练阶段目标、功能水平阶段变化而调整。

7）每次康复机器人训练应及时记录减重量、步行速率变化、助力机械臂匹配度、髋膝运动角度等多项运动参数的变化，通过步行运动参数的量化改变，定期总结患者的步行水平变化。

4. 临床应用

（1）适应证：脑卒中，多发性硬化，脑瘫，脊髓损伤，颅脑外伤，帕金森病及其他运动障碍，下肢退行性关节疾病（如膝关节骨性关节炎），由于缺乏活动而引起的肌肉无力，脊髓性肌肉萎缩症，截肢后患者。

（2）禁忌证：对于骨密度显著降低（骨质疏松）的患者，禁止进行训练。严重的骨质疏松会加大训练时骨折风险，当怀疑需要进行训练的患者存在严重的骨质疏松时，可通过病史（如长期卧床）或骨密度检查进行判断；体重超过 135kg（297 磅）或者身高超过 2m（78.7 英寸）；体重低于 10kg（22 磅）；非稳定性骨折；任何妨碍积极康复的医疗状况（例如：呼吸道疾病、怀孕、骨科疾病、限制沟通的认知障碍、神经心理疾病、感染或炎症性疾病、骨髓炎……）；关节挛缩，限制外骨骼运动；对于上肢长度小于 21cm（8.3 英寸）或大于 35cm（13.8 英寸）（小儿矫形器）或小于 35cm（13.8 英寸）和大于 47cm（18.5 英寸）（成人矫形器）的患者；腿长差异无法纠正；无法适当保护的皮肤损伤；任何其他原因阻止正确的、无痛调整安全带和 / 或外骨骼。

（3）危险因素：关节置换术（特别是髋关节置换术或关节成形术，患者禁止外髋关节旋转）；臀部、膝盖或脚踝不稳定，尽管有体重支撑，仍然会造成危险（尤其是在使用自由模块训练时的横向不稳定）；头部控制不足；由于痉挛产生的关节运动范围限制；双下肢不等长；与安全带支架、机器人矫形器（臀部和下肢）或下肢负重（脚）接触部位的皮肤损伤（包括压疮）；下肢和躯干的感觉障碍，尤指痛觉减退；自主反射障碍的风险（在 T_6 或以上；AD 病史增加复发的风险）；近期病史或癫痫发作风险升高；心脏状况，如心功能不全和开胸，无法控制的直立性低血压或其他循环问题，下肢血管紊乱；不合作或（自我）攻击行为（例如，暂时性精神病综合征）；机械通气、长期输液（如巴氯芬泵、鞘内泵、PEG 管等）或刺激器（如起搏器、神经刺激器等）。

（二）下肢穿戴式外骨骼康复机器人

1. 概述　下肢穿戴式外骨骼康复机器人是一种基于步态模拟并在各关节处配置相应自由度及活动范围，可自行进行步态模拟工作的康复设备。当工作时，外骨骼式下肢康复机器人通过机械机构及绑带将使用者上身固定或进行悬吊，在带动上肢功能障碍患者进行上肢的主动训练或被动训练的同时，可为患者提供保护和身体支撑作用。部分外骨骼式下肢外骨骼康复机器人产品如图 3-9-5 所示。

下肢穿戴式外骨骼康复机器人是现在世界康复机器人研究的热点，主要由一对可调节的大腿、三对可调小腿（小号 / 中号 / 大号）、手持控制器快速调整工具稳定辅助设备（带平台附件和前臂拐杖）构成，可针对下肢无力或瘫痪（如完全 / 不完全脊髓损伤和脑卒中）患者进行个体化步态治疗。

2. 治疗作用　下肢穿戴式外骨骼机器人最早是用于脊髓损伤患者的步行训练，相对于悬挂式下肢外骨骼康复机器人，可移动性是其最大的特点，这可以使患者在真实的地面情

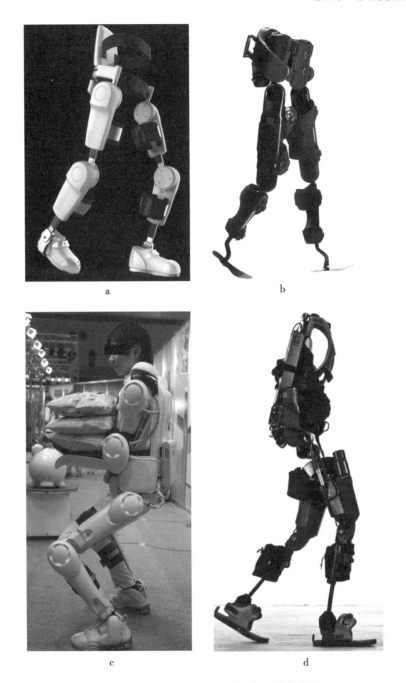

图 3-9-5 部分外骨骼式下肢康复机器人产品

况下进行高强度的、多重复性的功能导向性的步行训练,丰富的环境刺激可以大大提高患者的训练积极性以及训练效果。即使完全性的脊髓损伤患者在其帮助下也可以实现功能性的步行,当然这类机器人需要患者有更好的上肢力量和躯干控制力。已有临床研究表明此款机器人对改善下肢运动功能障碍患者的步行速度、步行稳定性、平衡功能、肌肉力量、运动耐力及心肺功能都有一定的作用,且结合功能性电刺激治疗可取得更好治疗效果,其也可以帮助患者完成室内或者室外的功能性步行。

3. 临床应用

（1）适应证：C_7 节段及以下脊髓损伤，脑卒中等。

（2）禁忌证：身高超过 191cm，体重超过 113kg 等；下肢痉挛 3 级以上；不足够的上肢力量及躯干控制；C_7 节段以上脊髓损伤；非稳定性骨折；任何妨碍积极康复的医疗状况（例如：呼吸道疾病、怀孕、骨科疾病、限制沟通的认知障碍、神经心理疾病、感染或炎症性疾病、骨髓炎……）；关节挛缩，限制外骨骼运动；无法适当保护的皮肤损伤；妨碍外骨骼正确使用的其他原因。

（3）危险因素：双下肢不等长；下肢和躯干的感觉障碍；与外骨骼接触部位的皮肤损伤；近期病史或癫痫发作风险升高；心脏状况，如心功能不全和开胸，无法控制的直立性低血压或其他循环问题，下肢血管紊乱；不合作或（自我）攻击行为（例如，暂时性精神病综合征）；机械通气、长期输液（如巴氯芬泵、鞘内泵、PEG 管等）或刺激器（如起搏器、神经刺激器等）等。

（张　宏　白定群　吴　毅）

第四章

物理因子治疗设备

物理因子治疗设备是指利用电、光、声、磁、蜡、冷、热、力、水等各种人工物理因子治疗疾病的设备的统称。本节主要介绍狭义的物理因子治疗设备即不包括运动治疗的物理因子治疗设备的临床应用。

物理治疗设备包括常规物理因子治疗设备、定向能量治疗设备及康复类设备。常规物理因子治疗设备主要有电疗、磁疗、光疗、温热疗、力疗、超声理疗设备等。

应用物理因子治疗设备治疗疾病具有经济、安全、可靠、简单，疗效确切，长期使用无明显的毒副作用等特点，在软组织损伤的临床治疗中被广泛应用。各种物理因子疗法有其特殊的治疗作用、适应证及禁忌证，合理运用不同治疗方法，取长补短，既可以取得更好的疗效又可降低不良反应。

物理因子治疗设备在临床上具有十分广泛的应用，对临床各科的许多疾病都具有不同程度的治疗作用或起到辅助治疗作用。具体作用可以概括如下：抗菌、消炎、镇痛、镇静、催眠、解痉、脱敏、松解粘连、软化瘢痕、加速伤口愈合、加速骨痂形成、促进骨折愈合、兴奋神经肌肉、增强机体免疫力。

第一节 电 疗 设 备

应用电流对人体进行治疗或预防疾病的方法称为电疗法（electrotherapy）。电流频率的基本计量单位为赫（赫兹，Hz）、千赫（kHz）、兆赫（MHz）、吉赫（GHz），各级之间按千进位换算（1GHz=1 000MHz，1MHz=1 000kHz，1kHz=1 000Hz）。电磁波波长的计量单位为米（m）、厘米（cm）、毫米（mm）、微米（μm）、纳米（nm）。

根据所采用电流的频率不同，电疗法通常分为以下3大类：①低频电疗法（low frequency electrotherapy）：采用0~1 000Hz的低频电流治疗疾病的方法。它包括直流电疗法、直流电药物离子导入法、感应电疗法、电兴奋疗法、电催眠疗法、经皮电神经刺激疗法、超刺激电疗法、痉挛肌电刺激疗法、神经肌肉电刺激疗法、直角脉冲脊髓通电疗法、功能性电刺激疗法等。②中频电疗法（medium frequency electrotherapy）：采用1kHz~100kHz中频电流治疗疾病的方法。它包括等幅正弦中频电疗法、调制中频电疗法、干扰电疗法、音乐电疗法、波动电疗法等。③高频电疗法（high frequency electrotherapy）：采用大于100kHz高频电流治疗疾病的方法，它包括达松伐电疗法、中波疗法、短波疗法、超短波疗法、分米波疗法、厘米波疗法、毫米波疗法等。其他电疗法有静电疗法、高压交变电场疗法、空气离子疗法等。

一、经皮神经电刺激设备

经皮神经电刺激疗法（transcutaneous electric nerve stimulation，TENS）也称为周围神经粗纤维电刺激疗法，是通过皮肤将特定的低频脉冲电流输入人体刺激神经达到镇痛效果的疗法。这种疗法所采用的电流为频率 2~160Hz、波宽 2~500μs 的单相或双相不对称方波脉冲电流。

经皮神经电刺激治疗仪一般包括主机、电极线和吸附电极三个主要部分（图 4-1-1）。

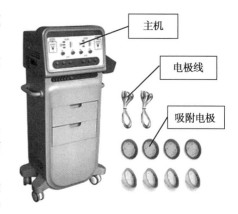

图 4-1-1 经皮神经电刺激治疗仪

（一）治疗作用

1. 镇痛是 TENS 的主要治疗作用 ①较低频率、较长波宽的脉冲电流作用于皮肤后，神经冲动传入脑和垂体，引导脑内吗啡样多肽释放而达到镇痛作用，镇痛时间较长。②较高频率、较窄波宽的脉冲电流作用于皮肤后，神经冲动传送到脊髓，通过"闸门控制"机制产生镇痛效应，镇痛时间较短。

2. 增强外周血液循环，增加组织血供，也可改善心肌血供，缓解心绞痛。

3. 较低频率、较长波宽的脉冲电流可促进成骨效应，加速骨折愈合，也可加速溃疡愈合。

（二）治疗技术

目前所采用的治疗仪输出的电流有三种类型。

1. 较低频率（1~10Hz）、较长波宽（150~500μs）的电针型。

2. 较高频率（25~100Hz）、较短波宽（10~150μs）常规型。

3. 较高频率（150Hz）、较长波宽（> 300μs）的短暂强烈型。

治疗时将两个电极对置或并置于痛点、激痛点、穴位或相应节段，电极下涂以导电糊，根据病情及个人耐受性选择电流种类与强度，治疗时间 20~60min，每日 1~3 次。治疗急性疼痛时，数天为一疗程，治疗慢性疼痛的疗程较长。

（三）临床应用

1. 适应证 各种急慢性疼痛如神经痛、头痛、关节痛、肌痛、术后伤口痛、分娩宫缩痛、癌痛、幻痛等，也可用以治疗骨折后骨连接不良、慢性溃疡、中枢瘫痪后感觉运动功能障碍等。

2. 禁忌证 有心脏起搏器者、颈动脉窦部位、妊娠妇女下腹腰骶部、头颈、体腔等部位。

二、神经肌肉电刺激设备

以低频脉冲电流刺激神经肌肉治疗疾病的方法称为神经肌肉电刺激疗法（neuromuscular electrical stimulation，NMES），又称电体操疗法（electrogymnastic therapy）。

神经肌肉电刺激治疗仪（图 4-1-2）一般包括主机和治疗用吸附电极。

（一）治疗作用

对失神经支配而发生变性的肌肉进行合适的电刺激，可以引起肌肉收缩，改善血液循环和营养代谢，从而延缓肌肉萎缩，防止纤维化和挛缩；促进神经再生，恢复神经传导功能。

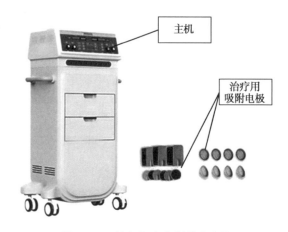

图 4-1-2 神经肌肉电刺激治疗仪

（二）治疗技术

采用三角波和方波的低频脉冲诊疗仪。首先进行强度 - 时间曲线检查，确定肌肉失神经支配的程度和应选用的脉冲电流参数，包括持续时间（t 宽，轻度失神经用 10~50ms，中度失神经 50~150ms，重度失神经 150~300ms，极重失神经 400~600ms）、上升时间（t 升 =t 宽）、下降时间（t 宽 =t 升的 2/3 或 1/3）、间歇时间（t 止 =t 宽的 3~5 倍）、脉冲频率（1 000/[t 升 +t 止]Hz）。

治疗时将接阴极的点状电极置于患肌的运动点上，另一个较大电极接阳极置于肢体近端或躯干，电极下均应放厚衬垫。治疗电流的强度以能引起肌肉的明显可见收缩而无疼痛为度，避免波及邻近肌肉或引起过强的收缩。肌肉收缩的次数以不引起过度疲劳为度。对大肌肉或病情严重的肌肉，应减少每分钟收缩的次数，刺激数分钟后休息数分钟，达到每次治疗共收缩 40~60 次；运动点的位置也可能会发生变化，需及时调整。

（三）临床应用

1. 适应证　下运动神经元伤病引起的弛缓性瘫痪，失用性肌萎缩、习惯性便秘、宫缩无力等。

2. 禁忌证　上运动神经元伤病的痉挛性瘫痪、有心脏起搏器者。其余禁忌同直流电疗法、TENS。

三、功能性电刺激设备

功能性电刺激（functional electrical stimulation，FES）是用低频脉冲电流刺激已丧失功能的器官或肢体，以所产生的即时效应来代替或纠正器官或肢体的功能的康复治疗方法。例如人工心脏起搏器通过电刺激心脏来补偿病态窦房结综合征、房室传导阻滞等患者所丧失的心搏功能；刺激膈神经可以调整呼吸功能；刺激膀胱有关肌肉以改善排尿功能等、以及人工耳蜗、电子脊柱矫正器等。本节介绍用于肢体运动功能的 FES。

功能性电刺激治疗仪（图 4-1-3）一般包括主机、显示器和治疗用吸附电极。

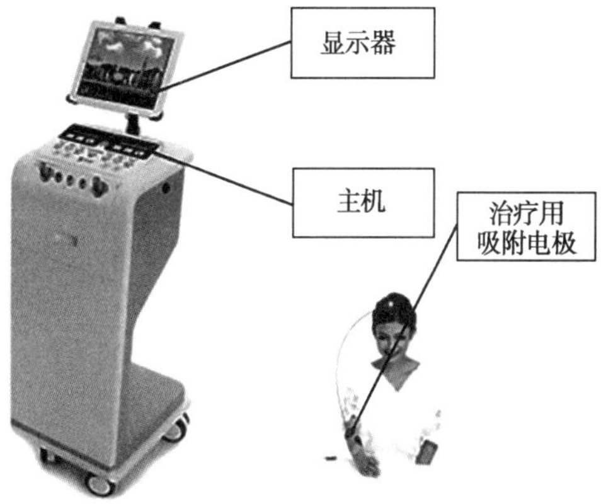

图 4-1-3　功能性电刺激治疗仪

（一）治疗作用

在康复医学中，较多用于中枢性瘫痪者。上运动神经元发生病损时，下运动神经元是完好的，通路存在，而且有应激功能，但失去了来自上运动神经元的正常运动信号，不能产生正常的随意的肌肉收缩。这时给以适当的电刺激，就可以产生相应的肌肉收缩，以补偿丧失的肢体运动；同时也刺激了传入神经，经脊髓投射到高级中枢，促进肢体功能的重建以及心理状态的康复。

（二）治疗技术

采用有 1~8 个通道能输出低频电流的电刺激器，电流的基本波形为方波或其他波形，脉宽 0.1~1ms，脉冲宽度可达 1.8s，频率 20~100Hz。各刺激电极分别置于治疗所需动作的相关肌肉、肌群的表面或植入其中。近年有一种微型植入式电刺激器，电极和电池植入人体内，由微机控制，可以预先设置各通道的刺激程序和刺激电流参数。各通道或同时或按一定延时先后刺激一组以上肌群,各通道的脉冲组宽度和刺激强度可分别调节。使各肌肉先后产生收缩活动,形成接近正常的动作。开始时每次刺激 10min,每日数次;随着功能的康复,逐渐延长刺激时间,调节电流参数,最后过渡到自主活动。

（三）临床应用

1. 适应证 脑卒中、脊髓损伤、脑瘫后的上下肢运动功能障碍(进行辅助站立、步行功能训练、手功能训练)、马尾或脊髓损伤后的排尿功能障碍等、中枢性呼吸肌麻痹、脊柱侧弯等。

2. 禁忌证 带有心脏起搏器者禁用其他部位的神经功能性电刺激。意识不清、肢体骨关节挛缩畸形、下运动神经元受损、神经应激性不正常者。

四、间动电疗法设备

间动电流又称 Bernard's 电流,是将 50Hz 正弦交流电整流后叠加在直流电上构成的一种脉冲电流。这种电流经调制后可以连续或断续出现,可以半波或全波形式出现,还可以半波与全波交替出现,共有疏波、密波、疏密波、间升波、断续波、起伏波 6 种波形。应用间动电流作用于人体以治疗疾病的方法称为间动电疗法(diadynamic electrotherapy, Bernard's electrotherapy)。

间动电疗法治疗仪一般包括(图 4-1-4)主机和治疗用吸附电极。

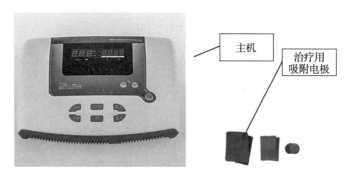

图 4-1-4 间动电疗法治疗仪

（一）治疗作用

1. 镇痛作用。

2. 间动电流可以促进周围血液循环。

3. 锻炼肌肉作用。

其作用与以下机制有关:①即时"动力"反应。即激活组织细胞的功能间动电流作用的瞬间,感觉神经受刺激而导致局部发麻,运动神经受刺激而引起肌肉颤动,皮肤充血。②直接抑制反应。即时"动力"反应消失后,感觉和运动神经进入抑制状态,痛阈短时上升,疼痛减轻,持续 10s 至数分钟。③继发"动力"反应。间动电流停止作用后,由于交感神经受抑制,血管肽等物质形成,致使血管扩张,血液循环改善,病灶积液和致痛物质排除而达到镇痛的效果,始于治疗后几个小时,持续较久。④继发抑制反应:反复多次作用后人体产生适应性。

（二）治疗技术

根据治疗需要将 2 个电极分别置于痛点或神经根、神经干走行区,交感神经节、肌肉和邻近部位。每次治疗采用 1~2 种或 2~3 波形。先开直流电 1~3mA,再加入脉冲电流,达到患者的耐受度。每次每部位治疗 3~6min，每日 1~2 次，急性病 5~6 次为一疗程，慢性病 10~12 次为一疗程。

（三）临床应用

1. 适应证　枕大神经痛、三叉神经痛、肋间神经痛、耳大神经痛、神经根炎、坐骨神经痛、急性扭挫伤、肩周炎、关节炎、雷诺氏病、失用性肌萎缩等。

2. 禁忌证　急性化脓性炎症、急性湿疹、出血倾向、严重心脏病者、对直流电过敏者。其余与常规低频电疗法相同。

五、等幅中频电疗设备

应用频率为 1~20kHz 的等幅正弦电流以治疗疾病的方法称为等幅中频电疗法（undamped medium frequency electrotherapy）。由于这种电流处于音频段，因此又有音频电疗法之称。

等幅中频电疗设备（图 4-1-5）一般包括主机、电极线和治疗用吸附电极三部分。

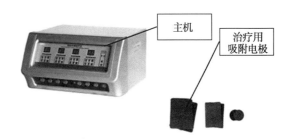

图 4-1-5　等幅中频电疗设备

（一）治疗作用

1. 皮肤痛阈上升，产生镇痛效应。

2. 局部血管扩张，血流加快，组织的血液循环改善，从而达到镇痛、消炎、加速浸润吸收，促进血管功能恢复的作用。

3. 消散硬结，软化瘢痕，松解粘连。

（二）治疗技术

音频电疗仪输出的等幅中频电流的频率以 2kHz 为多，有的达到 4k~8kHz。电极多为铅片、薄铜片或硅胶片。电极衬垫厚 3~4mm。治疗前选两个衬垫，以温水浸透，包电极片，对置或并置于治疗部位。治疗电流强度以患者耐受为度，一般为 $0.1~0.3mA/cm^2$，通电时电极下有轻微震颤感。也可酌情采用感觉阈上、下或运动阈上、下的电流强度。治疗 20~30min，每日或隔日一次，10~30 次为一疗程。治疗瘢痕、粘连时可延长至 30~50 次。

（三）临床应用

1. 适应证　皮肤瘢痕增生、外伤或术后浸润、粘连、血肿机化、关节纤维性强直、炎症后浸润硬化、注射后硬结、阴茎海绵体硬结、硬皮病、肌纤维组织炎硬结、肩关节周围炎、腹腔盆腔炎症浸润包块、神经痛、肠粘连、慢性咽喉炎、声带肥厚、关节炎、神经炎、神经痛、带状疱疹后神经痛、术后尿潴留、术后肠麻痹、慢性盆腔炎等。

2. 禁忌证　恶性肿瘤、急性炎症、出血倾向、局部金属异物、带有心脏起搏器者，对电流不能耐受者。

六、调制中频电疗设备

中频电流被低频电流调制后，其幅度和频率随着低频电流的幅度和频率的变化而变化，称为调制中频电流，应用这种电流治疗疾病的方法称为调制中频电疗法（modulated medium frequency electrotherapy），又称脉冲中频电疗法。

以低频正弦波调制中频电流称正弦调制中频电流。我国多应用以多种低频脉冲调制的中频电流,称为脉冲调制中频电流。低频调制电流频率为 1~150Hz,具有不同的频率与波形(正弦波、方波、三角波、梯形波、微分波等)。中频载波电流频率为 2k~8kHz,有不同的调制方式(连调、间调、断调、变调)、不同调幅度(0~100%),电流波型、幅度、频率、调制方式不断变化。

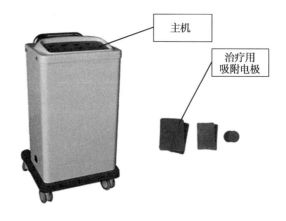

图 4-1-6　调制中频电疗设备

调制中频电疗设备(图 4-1-6)一般包括主机和治疗用吸附电极。

(一)治疗作用

调制中频电流兼有低频电与中频电两种电流各自的特点和治疗作用,作用较深,不产生电解刺激作用,人体易于接受而不易产生适应性。其主要治疗作用有:

1. 镇痛作用。
2. 促进局部组织血液循环和淋巴回流。
3. 引起骨骼肌收缩,可锻炼肌肉,防止肌肉萎缩。
4. 提高平滑肌张力。
5. 作用于神经节与神经节段,可产生反射作用,调节自主神经功能。

(二)治疗技术

目前通用的电脑调制中频电疗仪应用微机与数控技术,内存多个多步程序处方,各个电流处方有不同的调制和组合。采用硅橡胶电极治疗,操作简便安全。可根据患者的病情选用不同的电流处方,将两个电极对置或并置于治疗部位。治疗电流的强度以患者耐受为度,一般为 $0.1~0.3\text{mA/cm}^2$,通电时电极下有震颤、抽动感或肌肉收缩,易于耐受。每日或隔日一次,15~20 次为一疗程。

(三)临床应用

1. 适应证　颈椎病、腰椎病、骨性关节病、关节炎、肩关节周围炎、腰背肌筋膜炎、周围神经伤病、神经痛、胃肠张力低下、尿潴留、术后肠麻痹、术后粘连、瘢痕增生等。
2. 禁忌证　与等幅中频电疗法相同。

七、干扰电疗设备

两路频率分别为 4kHz 与(4 000±100)Hz 的中频正弦交流电流通过两组电极交叉地输入人体,在电力线交叉的部位形成干扰场,产生差频变化为 0~100Hz 的低频调制中频电流,以这种干扰电流治疗疾病的方法称为干扰电疗法(interference therapy)。近 20 多年来在传统干扰电疗法的基础上又发展了动态干扰电疗法与立体动态干扰电疗法。

干扰电治疗仪(图 4-1-7)一般包括主机和治疗用吸附电极。

(一)治疗作用

由于干扰电场在人体内部产生低频调制中频电流,因此干扰电疗法兼有低频电与中频电的作用,作用较深。

1. 50~100Hz 差频电流促进局部血液循环的作用较明显,持续时间较久,因而加快对渗出和水肿的吸收。

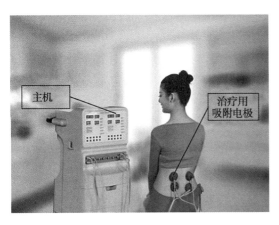

图 4-1-7　干扰电治疗仪

2. 90~100Hz 差频电流抑制感觉神经使皮肤痛阈升高,有较好的镇痛作用。

3. 10~50Hz 差频电流可引起骨骼肌强直收缩,改善肌肉血液循环,锻炼骨骼肌;可促进平滑肌活动,提高张力;增加血液循环,改善内脏功能。

4. 作用于颈或腰交感神经节,可调节上肢或下肢的神经血管功能。

5. 加速骨折愈合。

（二）治疗技术

1. 传统干扰电疗仪输出频率为 4kHz 与 4 000Hz ± 100Hz 的两路正弦交流电,电极有 2 对(4 个),每 2 个成对,用铅片电极或硅胶电极。有的治疗仪的电极装在可产生负压的吸附杯内,将电极吸附在治疗部位的皮肤上。治疗时两组电极交叉对置,使病灶处于电流交叉的中心。

2. 动态干扰电疗仪输出 4kHz 与 4 000Hz ± 100Hz 的两路正弦交流电的波幅被波宽为 6s 的三角波所调制,两路电流发生周期为 6s 的节律性变化。

3. 立体动态干扰电疗仪输出在三维空间流动的 5kHz 的三路正弦交流电,有两个大的星状电极,每个星状电极上有排列成三角形两个方向相反的 3 个小电极。

治疗时根据病情需要选用不同的差频,每次治疗选用 1~3 种差频,每种差频治疗 5~15min,电流强度以患者的感觉或肌肉收缩强度为调整依据,每次治疗 20~30min,每日一次,10~20 次为一疗程。

（三）临床应用

1. 适应证　坐骨神经痛、关节炎、肩关节周围炎、颈椎病、扭挫伤、肌筋膜炎、骨折延迟愈合、术后粘连、瘢痕增生、术后肠麻痹、胃下垂、习惯性便秘、尿潴留、压迫性及张力性尿失禁、失用性肌萎缩等。

2. 禁忌证　与等幅中频电疗法相同。

八、短波与超短波设备

短波的波长 10~100m,频率为 3~30MHz。应用短波治疗疾病的方法称为短波疗法(shortwave therapy)。超短波的波长为 1~10m,频率为 30~300MHz。应用超短波治疗疾病的方法称为超短波疗法(ultrashortwave therapy)。短波疗法与超短波疗法都属于高频电疗法,处于超高频段。

短波与超短波治疗仪(图 4-1-8)一般包括主机(短波发生器与控制电路)、电极线和电极板。

（一）治疗作用

超短波疗法与短波疗法的治疗作用近似,

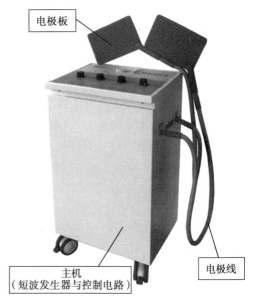

图 4-1-8　短波与超短波治疗仪

但超短波的作用深度深于短波,可深达骨组织,在脂肪层中产生热量较多,其主要治疗作用为:

1. 促进血液循环,改善组织血供,有利于增强组织营养,加速炎症产物和水肿的消散。

2. 中等剂量治疗时,通过降低感觉神经的兴奋性达到镇痛作用;血液循环的改善有利于减轻缺血性疼痛,也有利于致痛物质的排出。

3. 中小剂量治疗时免疫功能增强、单核 - 吞噬细胞的功能增强以及血液循环的改善有利于对病原菌的控制,促进炎症的吸收和消散。

4. 降低肌肉张力,缓解痉挛,使疼痛减轻。

5. 促进组织生长修复。

6. 大剂量时所产生的高热(hyperthermia),一般 42.5℃以上温度有抑制和杀灭肿瘤细胞的作用,可以与放疗、化疗协同治疗肿瘤。

7. 除温热效应外还有非热效应。

（二）治疗技术

常用的短波治疗仪输出的电流波长 22.12m、11.06m,频率 13.56MHz、27.12MHz,最大输出功率为 250~300W,肿瘤治疗仪可达 1k~2kW。治疗仪配有电缆电极、电容电极、涡流电极等。治疗时病患部位处于短波电流所产生的高频交变磁电场中。

超短波治疗仪输出的电流波长 7.37m、6m,频率 40.68MHz、50MHz,小型机输出功率25~50W,大型机输出功率达 250~300W,肿瘤治疗仪可达 1kW 以上。治疗仪配有不同大小的圆形或矩形电容电极。治疗时病患部位处于超短波电极所产生的高频交变电磁场中。短波与超短波治疗法通常采用以下两种方式治疗:

1. 电感场法　将短波电缆盘成各种形状环绕或放置于患病部位进行治疗,也可采用内置盘绕电缆的鼓形电极或涡流电极,治疗时将电极对准患病部位。电缆或任何一种电极均应与皮肤保持 1~2cm 距离,其间可垫以毛巾或衬垫。电感场法以电缆或电极所产生的高频交变磁场作用于人体,作用较表浅,在浅层肌肉中产热较多。

2. 电容场法　将短波或超短波的电容电极对置或并置于病患部位进行治疗。电容场法以高频电场作用于人体,电极对置的作用深度较深,脂肪层中产热较多。

短波与超短波疗法的治疗剂量按照患者治疗时的温热感觉程度划分,可分为 4 级:

（1）无热量（Ⅰ级剂量）:无温热感,适用于急性炎症的早期、显著水肿或血液循环障碍的部位。

（2）微热量（Ⅱ级剂量）:有刚能感觉到的温热感,适用于亚急性和慢性炎症。

（3）温热量（Ⅲ级剂量）:有明显的温热感,适用于慢性炎症和慢性疾病。

（4）热量（Ⅳ级剂量）:有刚能忍受的强烈热感,适用于恶性肿瘤的高热疗法。

调节剂量时首先使治疗仪的输出处于谐振状态,仪器的电流表指针上升达到最高,然后通过改变电极与皮肤之间的距离来调节治疗剂量。一般大功率机治疗时,无热量采用5cm 的电极间隙,微热量采用 3cm 电极间隙;小功率机治疗时,无热量采用 2cm 电极间隙,微热量采用 1cm 电极间隙。恶性肿瘤高热治疗时务必使瘤内温度达到 42.5℃以上。

急性炎症每次治疗 8~10min,每日一次,5~10 次为一疗程;慢性疾病每次治疗 10~15min,每日一次,5~10 次为一疗程;恶性肿瘤高热疗法每次治疗 40~60min,每周 1~2 次,5~15 次为一疗程,应与放疗、化疗的疗程基本同步。

（三）临床应用

1. 适应证　主要适用于以下炎症和伤病的急性期与亚急性期，也适用于慢性期，如：软组织和五官的感染、气管炎、支气管炎、肺炎、胸膜炎、胃炎、肠炎、胃功能紊乱、肾炎、急性肾功能衰竭、膀胱炎、扭挫伤、肌筋膜炎、骨髓炎、关节炎、颈椎病、肩关节周围炎、骨性关节炎、腰椎间盘突出症、坐骨神经痛、面神经麻痹、周围神经损伤、脊神经根炎、脊髓炎等。高热疗法与放疗、化疗配合适用于皮肤癌、乳腺癌、淋巴结转移癌、恶性淋巴瘤、膀胱癌、宫颈癌、直肠癌、肺癌等恶性肿瘤。

2. 禁忌证　高热、昏迷、活动性肺结核、妊娠、局部金属异物、活动性出血、心肺功能衰竭、戴有心脏起搏器者。恶性肿瘤禁用Ⅰ～Ⅲ级剂量。

3. 注意事项　小儿骨骺、睾丸、眼以及皮肤感觉障碍、血液循环障碍明显的部位用小剂量治疗。超短波慎用于冻结肩、瘢痕增生、软组织粘连、内脏粘连等，以免刺激结缔组织增生。

九、分米波与厘米波设备

微波的波长为 10mm~1m，频率为 300~300 000MHz。微波分三个波段：分米波（波长 10cm~1m，频率 300~3 000MHz），厘米波（波长 1~10cm，频率 3~30GHz），毫米波（波长 1~10mm，频率 30~300GHz）。分米波与厘米波属于高频电疗法，处于特高频波段。应用分米波治疗疾病的方法称为分米波疗法（decimeterwavetherapy）。应用厘米波治疗疾病的方法称为厘米波疗法（centimeterwave therapy）。

分米波与厘米波治疗仪（图 4-1-9）一般包括主机、控制器和治疗头。

（一）治疗作用

分米波疗法与厘米波疗法的治疗作用近似，但分米波的作用深度深于厘米波，可深达肌肉，而厘米波作用表浅，只达皮肤、皮下组织及浅层肌肉。其治疗作用如下：

1. 有较明显的温热效应，可加强局部血液循环，改善组织营养，镇痛，消散亚急性和慢性炎症，加速组织再生修复，缓解肌肉痉挛，调节神经功能。

2. 大剂量时所产生的高热有抑制或杀灭肿瘤细胞的作用，并有与放疗、化疗协同治疗肿瘤的作用。

3. 除温热效应外，还有非热效应，如影响神经的兴奋性、增强免疫系统的功能等。

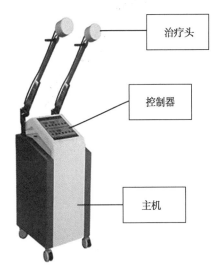

图 4-1-9　分米波与厘米波治疗仪

（二）治疗技术

1. 分米波治疗仪输出电磁波的波长 69cm、33cm，频率 433MHz、915MHz，最大输出功率 300W，肿瘤治疗仪功能可达 700W。治疗仪配有用于体表的圆柱形、长矩形、马鞍形辐射器，还有用于阴道、直肠的体腔辐射器。

厘米波治疗仪输出的电磁波波长 12.25cm，频率 2 450MHz，最大输出功率 200W，治疗仪配有用于体表的半球形、钟形、圆柱形、矩形辐射器，还有用于阴道、直肠、外耳道的体腔辐射器。

2. 采用一般体表辐射器进行治疗时,辐射器与体表皮肤保持 10~5~3cm 距离。辐射器内有冷却装置时可直接接触皮肤进行治疗。体腔内治疗时先在体腔辐射器外套一清洁的乳胶套,套外涂以石蜡油(用于阴道、直肠时)或滑石粉(用于外耳道时),然后插入人体腔内进行治疗。分米波与厘米波疗法的剂量、疗程与短波、超短波疗法相同。

3. 分米波、厘米波治疗时,应注意保护眼睛、睾丸、小儿骨骺部位,避免直接接受辐射而发生损伤。

另有一种微波组织凝固(MTC)疗法,采用 2 450MHz 微波治疗仪,功率 150~200W,附有针状、铲状、叉状等裸露小天线,治疗时将小天线直接插入体表赘生物内,或经内镜插入体腔内赘生物中,利用组织内所产生高热进行凝固治疗。凝固治疗采用 70~100W,每次辐射数秒钟,使赘生物在瞬间变白、萎缩、脱落,每周一次,2~6 次为一疗程。

（三）临床应用

1. 适应证　一般分米波、厘米波疗法适用于较深层及较表浅的慢性炎症与伤病,如:炎性浸润、软组织损伤、关节炎、坐骨神经痛、伤口溃疡等。

分米波、厘米波高热疗法适用于较表浅及体腔内恶性肿瘤,如:皮肤癌、乳腺癌、淋巴结转移癌、恶性淋巴瘤、宫颈癌、直肠癌等。

微波组织凝固治疗适用于皮肤赘生物治疗以及经内镜的胃出血、胃息肉、鼻息肉、宫颈炎等腔内治疗。

2. 禁忌证　与短波、超短波疗法相同。还禁用于眼部、阴囊部以及小儿骨骺部。

十、毫米波治疗设备

毫米波波长为 1~10mm,频率为 30~300GHz。应用毫米波治疗疾病的方法称为毫米波疗法(millimeter wave therapy)。毫米波属于高频段、微波波段。毫米波虽与分米波、厘米波同属微波范畴,但其对机体的作用有很大的不同。

毫米波治疗仪(图 4-1-10)一般包括主机和治疗头。

（一）治疗作用

毫米波作用于机体时产生非热效应,无明显温热效应,作用表浅。但其极高频振荡所产生的能量与人体组织成分的振荡发生谐振,而对较深远的部位产生治疗作用,或通过穴位经络产生治疗作用。

1. 促进血液循环,改善组织血供,有利于增强组织营养,加速炎症产物和水肿的消散。

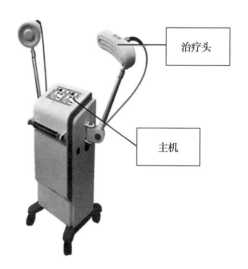

图 4-1-10　毫米波治疗仪

2. 降低感觉神经的兴奋性而达到镇痛作用;血液循环的改善有利于减轻缺血性疼痛,也有利于致痛物质的排除。

3. 增强免疫功能。

4. 促进上皮组织生长,加速伤口愈合,加速神经再生,骨痂愈合作用。

5. 对肿瘤细胞有抑制作用。

6. 增强骨髓造血功能。

（二）治疗技术

目前国内的毫米波治疗仪多输出 8mm 波段的毫米波。治疗时使辐射器尽量靠近或紧贴治疗部位的皮肤表面。治疗仪输出的毫米波强度为 1~10mW/cm²，一般固定不变，治疗时无需调节，每次治疗时 20~30min，每日一次，5~15 次为一疗程。治疗时应避免毫米波直接辐射眼部，以免引起角膜、晶体等损伤。

（三）临床应用

1. 适应证 溃疡病、高血压、缺血性心脏病、软组织感染、软组织损伤、疼痛、伤口感染浸润、慢性溃疡、放疗化疗后白细胞减少等。

2. 禁忌证 眼部疾病、佩戴心脏起搏器或局部有金属异物的患者。

第二节 声 疗 设 备

一、超声治疗设备

以超声波治疗疾病的方法称为超声波疗法（ultrasound therapy）。超声波是每秒振动频率在 20kHz 以上的机械振动波，超声波疗法所采用的超声波频率为 100~10 000kHz，一般多为 800~1 000kHz。在超声波治疗的同时用超声波将药物透入的疗法称为超声透入疗法（phonophoresis）。超声波在介质中传播时能量逐渐被吸收而衰竭，在空气中衰竭迅速。

超声治疗仪（图 4-2-1）一般包括主机和治疗头。功率发生器在治疗手柄的内部，属于内置的元件。

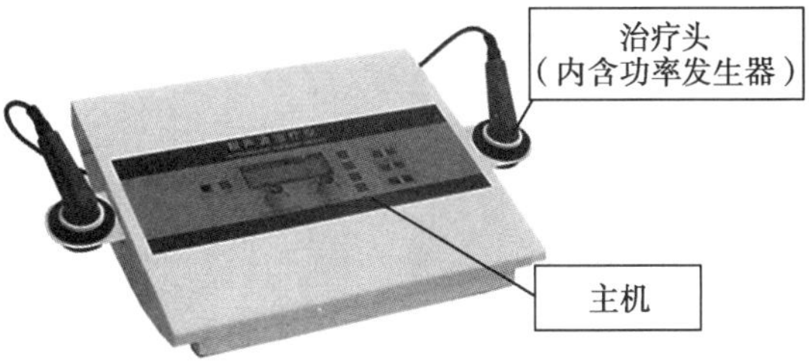

图 4-2-1 超声治疗仪

（一）治疗作用

超声波的机械振动作用于人体时引起微细按摩效应、温热效应，以及多种理化效应而产生治疗作用。

1. 神经兴奋性降低，神经传导速度减慢，有较好的镇痛、解痉作用。

2. 加速局部组织血液循环，提高细胞膜通透性，改善组织营养，促进水肿消散。

3. 低强度或脉冲超声波刺激组织生物合成和再生修复，骨痂生长愈合。

4. 促进结缔组织分散，松解粘连，软化瘢痕。小剂量超声波可刺激结缔组织增生；中剂量超声波可促使结缔组织和胶原纤维分散，增生的结缔组织延展软化，结缔组织粘固物质透明质酸分离，粘连松解。

5. 低强度超声波作用于神经节时可以调节其分布区神经血管和内脏器官功能。

6. 动物实验表明超声波有溶栓作用。

（二）治疗技术

传统的超声波疗法多采用频率为 800kHz 的超声波，有连续波与脉冲波两种。近年来研究采用 1~3MHz 高频超声及（30~50）kHz 低频超声进行治疗。超声波治疗仪有 1 个或数个声头（换能器），各声头的直径不同或输出的频率不同。常用的治疗方法有：

1. 接触法 先在治疗部位上均匀涂布接触剂（声头耦合剂），接触剂的成分主要为石蜡油、甘油、凡士林、水等。进行超声透入疗法时可采用拟透入药物（维生素、可的松等）的乳剂作为接触剂，或将药物加入接触剂中。再将声头置于治疗部位上，调节输出后操作者手持声头固定不动或缓慢作螺旋形或直线形反复移动，务必使声头紧压在皮肤上，不得留任何空气间隙。固定法时超声波强度 0.1~0.5W/cm^2，5~10min，视部位大小而定。本法适用于表面较平坦的部位。

2. 间接法 用于治疗部位表面高低不平时。①水下法：在水槽或水盆内盛入经煮沸并且不含气泡的 37~38℃ 温水，患者治疗部位浸入水中，声头亦放到水面以下，距离皮肤表面 1~2cm，固定或移动，强度和时间与接触法相同。本法适用于表面凸凹不平的手、足。②水囊法：将不含气泡的水灌满小塑料袋或乳胶薄膜袋，袋的大小与治疗部位的大小相应，扎紧袋口，袋内不得有气泡。在患者治疗部位上涂布接触剂后将水袋置于其上，再在水袋上面涂以接触剂，使声头紧压水袋进行治疗，本法适用于面积较小，表面不平的部位。

3. 超声波药物透入疗法 将拟导入的药物离子加入耦合剂中，利用超声波的作用使药物经皮肤或黏膜透入体内。此法兼有超声波和药物的双重作用。

4. 超声雾化吸入疗法 利用超声波的气化作用，使药液在气态中分散，变成直径 < 5μm 的微细雾滴（气溶胶），经呼吸道吸入细支气管和肺泡内。

5. 超声间动电疗法 采用专用的超声间动电疗机。治疗部位皮肤上涂以导电的耦合剂，在适当部位固定电疗的辅极，将声头（用作电疗作用极）置于治疗部位上，先调节超声输出，再调节电流输出。此法兼有超声波和间动电疗双重作用。

6. 超声波调制中频电疗法 采用专用的超声调制中频电疗机。治疗方法与间动电疗法相同。此法兼有超声波与调制中频电的作用。

超声波治疗时声头与治疗部位之间不得有空气间隙，以免超声衰减，影响透入人体。切忌声头在空载时输出超声，以免损坏声头内的晶片。在骨表面治疗时，因超声引起骨膜振动，易致疼痛或损伤，超声强度不宜过大。眼、卵巢、睾丸部位应避免应用中、大剂量超声波，以免造成损伤。近年来有些研究报告应用多个声头高强度聚集治疗恶性肿瘤，属于高热疗法的一种。

（三）临床应用

1. 适应证 神经痛、软组织损伤、皮肤皮下粘连、关节纤维性强直、注射后硬结、血肿机化、狭窄性腱鞘炎、瘢痕增生、骨关节炎、肩关节周围炎、肱骨外上髁炎、骨折后连接不良、慢性溃疡、压疮。药物透入适用于皮肤癌、类风湿关节炎、冠心病等。

2. 禁忌证 恶性肿瘤、急性炎症、心力衰竭、活动性出血、孕妇下腹部、眼、睾丸、小儿骨骺部。

二、体外冲击波治疗设备

利用体外冲击波治疗仪治疗疾病的方法称为体外冲击波疗法（extra-corporeal shock wave therapy，ESWT）。冲击波是一种通过振动、高速运动等导致介质极度压缩而聚集产生能量的具有力学特性的声波，可引起介质的压强、温度、密度等物理性质发生跳跃式改变。近年来，ESWT 基础和临床研究不断深入，该疗法不仅广泛用于骨骼肌肉系统疾病的治疗，现已逐渐扩展至心内科治疗陈旧性心肌梗死，泌尿外科治疗慢性盆腔疼痛、勃起功能障碍，内分泌科治疗糖尿病足,烧伤整形外科治疗皮下脂肪团、皮肤溃疡及软化瘢痕,口腔科治疗牙周、颌骨病变,肿瘤科用于肿瘤靶向治疗等。冲击波波源的产生方式有液电式、压电晶体式、电磁式和气压弹道式。冲击波波源的传递形式可分为聚焦式、发散式、平波、水平聚焦等。

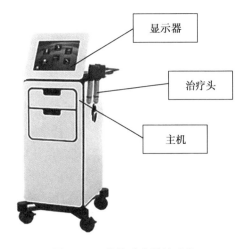

图 4-2-2　体外冲击波治疗仪

体外冲击波治疗仪(图 4-2-2)一般包括主机、治疗头和显示器。

(一)冲击波生物学效应

1. 组织损伤修复重建作用。
2. 组织粘连松解作用。
3. 镇痛及神经末梢封闭作用。
4. 高密度组织裂解作用。
5. 扩张血管和血管再生作用。
6. 炎症及感染控制作用。

(二)治疗技术

1. 能量选择　按能量等级将冲击波划分为低、中、高 3 个能级:低能量范围为 $0.06\sim0.11\text{mJ/mm}^2$,中能量范围为 $0.12\sim0.25\text{mJ/mm}^2$,高能量范围为 $0.26\sim0.39\text{mJ/mm}^2$,可根据设备制造商提供的不同能量参数范围、换算方式换算成能流密度。低能量和中能量多用于治疗软组织慢性损伤性疾病、软骨损伤性疾病及位置浅表性骨不连;高能量多用于治疗位置较深的骨不连及骨折延迟愈合和股骨头坏死等成骨障碍性疾病。

按照 ESWT 波源传递方式划分:聚焦式冲击波、水平聚焦式冲击波多用于治疗骨不连及骨折延迟愈合、股骨头坏死等成骨障碍性疾病和位置较深的骨及软骨损伤性疾病;发散式冲击波多用于治疗慢性软组织损伤性疾病、浅表的骨及软骨损伤疾病及缓解肌肉痉挛;平波式冲击波多用于治疗位置表浅的慢性软组织损伤性疾病、伤口溃疡及瘢痕等。

2. 定位方法　常用的定位方法包括体表解剖标志结合痛点定位、X 线定位、超声定位及磁共振成像结合体表解剖标志定位。

体表解剖标志结合痛点定位:是根据患者痛点及局部解剖标志进行定位的方法,常用于慢性软组织损伤疾病定位,如肱骨内上髁炎、肱骨外上髁炎等。

X 线定位:是通过 X 线机将治疗点与聚焦式冲击波治疗仪第二焦点耦合,主要用于骨组织疾病定位,如骨不连、股骨头坏死等。

超声定位:是通过超声检查确定治疗部位的定位方法,可用于骨、软组织疾病定位,如肱二头肌长头肌腱炎、跟腱炎、冈上肌腱炎等。

MRI 结合体表解剖标志定位:是根据患者 MRI 影像学表现及局部解剖标志进行定位的方法,常用于骨、软骨疾病定位,如距骨骨软骨损伤、骨髓水肿、应力性骨折等。定位时,治疗点应避开脑及脊髓组织、大血管及重要神经干、肺组织,同时应避免内固定物遮挡。

(三)临床应用

1. 适应证

(1)骨组织疾病:骨折延迟愈合及骨不连、成人股骨头坏死、应力性骨折。

(2)软组织慢性损伤性疾病:冈上肌腱炎、肱骨外上髁炎、肱骨内上髁炎、足底筋膜炎、跟腱炎、肱二头肌长头肌腱炎、股骨大转子滑囊炎等。

2. 禁忌证

（1）整体因素

1）禁忌证：①出血性疾病。凝血功能障碍患者可能引起局部组织出血，未治疗、未治愈或不能治愈的出血性疾病患者不宜行 ESWT。②血栓形成患者。该类患者禁止使用 ESWT，以免造成血栓栓子脱落，引起严重后果。③生长痛患儿。生长痛患儿疼痛部位多位于骨骺附近，为避免影响骨骺发育，不宜行 ESWT。④严重认知障碍和精神疾病患者。

2）相对禁忌证：下列疾病在使用高能聚焦式冲击波治疗仪时为相对禁忌证，而低能量冲击波治疗仪不完全受下列禁忌证限制：①严重心律失常患者；②严重高血压且血压控制不佳患者；③安装心脏起搏器患者；④恶性肿瘤已多处转移患者；⑤妊娠女性；⑥感觉功能障碍患者；⑦其他。

（2）局部因素：①肌腱、筋膜断裂及严重损伤患者；②体外冲击波焦点位于脑及脊髓组织者、位于大血管及重要神经干走行者、位于肺组织者；③骨缺损＞2cm 的骨不连患者；④关节液渗漏患者：易引起关节液渗出加重；⑤其他。

（四）注意事项

痛点治疗时，疼痛可能即时减轻或增强，应事先向患者说明。其次，其"双峰"疗效特点可能数日后会有一定程度的疼痛反复。治疗部位局部可能出现血肿、瘀紫、点状出血或局部麻木、针刺感、感觉减退。治疗后 2~3 天内，尽可能减少治疗部位负重及劳累，同时应避免过度运动；配合适当的功能锻炼，可有效改善治疗结果。

第三节　光 疗 设 备

应用人工光源或日光辐射治疗疾病的方法称为光疗法（light therapy，photo therapy）。光疗法所采用的人工光源有红外线、可见光、紫外线、激光 4 种，光疗法在伤病的治疗中应用广泛。

光波的波长短于无线电波。按照光波波长排列，光谱可依次分为红外线、可见光与紫外线三部分。波长的计量单位为微米（μm）与纳米（nm）。1mm=1 000μm，1μm=1 000nm。

一、红外线治疗设备

应用红外线治疗疾病的方法称为红外线疗法（infrared therapy）。红外线是不可见光，是光波中波长最长的部分，位于红光之外，故称为红外线。红外线可分为两部分：波长 1.5~1 000μm 为远红外线（长波红外线），1.5μm~760nm 为近红外线（短波红外线）。红外线辐射于人体时主要产生温热效应，故又有热射线之称，属于热辐射。

红外线治疗仪（图 4-3-1）一般包括主机和辐射器。

（一）治疗作用

远红外线只达到表皮，近红外线可达皮下组织，表

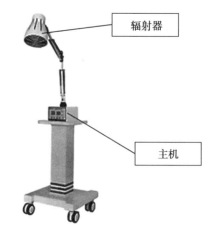

图 4-3-1　红外线治疗仪

浅组织产热后通过热传导或血液传递,可使较深层组织温度升高,血管扩张,血流加速,并降低神经的兴奋性,因而有改善组织血液循环、增强组织代谢、促进水肿吸收、炎症消散、镇痛、解痉的作用。

（二）治疗技术

常用的红外线治疗仪有两种,一种是发光红外线灯即白炽灯和钨丝红外线灯,主要辐射近红外线和少量可见光;另一种是不发光的红外线灯,由电阻丝或有涂料的辐射板（棒）构成,辐射远红外线。治疗时裸露病患部位,灯距 30~100cm 不等,视灯的功率而异,以患者有舒适的温热感为宜。每次 15~30min,每日 1~2 次,10~20 次为一疗程。

红外线治疗时要严防眼部受红外线辐射,戴防护镜或浸水棉花敷于患者眼部,以免引起白内障或视网膜损伤。

（三）临床应用

1. 适应证 软组织损伤（24h 后）、纤维肌痛综合征、关节炎慢性期、神经炎、神经痛、炎症浸润吸收期、延迟愈合的伤口、冻疮、压疮、肌痉挛、关节纤维性挛缩等。

2. 禁忌证 急性软组织损伤早期、恶性肿瘤、高热、急性化脓性炎症、活动性出血、活动性结核。

二、蓝紫光治疗设备

可见光在光谱中位于红外线与紫外线之间,波长 400~760nm,分为红、橙、黄、绿、青、蓝、紫七色光。蓝紫光是其中波长最短的部分,蓝光波长 450~490nm,紫光波长 400~450nm。以蓝紫光治疗疾病的方法称为蓝紫光疗法（blue and violet light therapy）。适用于新生儿的胆红素血症。

蓝紫光治疗仪（图 4-3-2）一般包括主机和治疗舱。

（一）治疗作用

蓝紫光照射人体后皮肤血管扩张,血液中的胆红素吸收蓝紫光后,在光和氧的作用下经过一系列光化学变化,变为水溶性,低分子量的、易于排泄的、无毒胆绿素,和胆汁一起由尿和粪便排出体外,使血液中过高的胆红素浓度下降。

（二）治疗技术

采用 6~10 支 20W 白光荧光灯或蓝光荧光灯,婴儿裸露全身,戴防护眼镜进行照射,在1~3d 内连续或间断照射,蓝紫光总照射时间

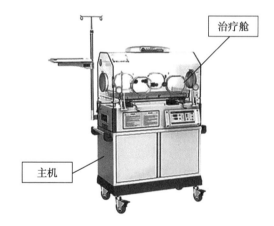

图 4-3-2 蓝紫光治疗仪

24~48h,白光总照射时间 24~72h。照射过程中每 1h 给患儿翻身 1 次,使其身体前后交替照射。治疗过程中注意观察婴儿皮肤和粪便的颜色,检查血胆红素。如不退黄或血胆红素不下降,应该用其他治疗方法。

（三）临床应用

1. 适应证 新生儿的胆红素血症。

2. 禁忌证 有阻塞性黄疸或肝脏疾病引起的高胆红素血症。

三、紫外线治疗设备

应用紫外线治疗疾病的方法称为紫外线疗法（ultraviolet therapy）。紫外线在光谱中位于紫光之外，故称为紫外线。为光波中波长最短的部分，可分为三段：波长320~400nm为长波紫外线，280~320nm为中波紫外线，180~280nm为短波紫外线。

紫外线治疗仪（图4-3-3）一般包括主机（控制装置）和治疗灯管（光辐射器）。

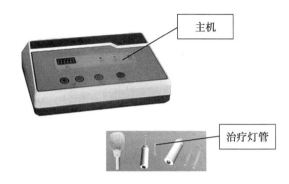

图 4-3-3　紫外线治疗仪

（一）治疗作用

紫外线照射于人体皮肤时，一部分被反射，一部分被吸收，主要产生光化学效应，故又有光化学射线之称。人体吸收紫外线后，组织内形成血管活性物质，皮下微血管扩张，皮肤照射野中出现红斑。红斑持续数天后出现色素沉着，并有脱皮。紫外线照射可产生以下治疗作用：

1. 杀菌　短波紫外线有明显的杀菌作用。大剂量紫外线照射可引起DNA、RNA的破坏，蛋白质分解变性而致细菌死亡。

2. 消炎　紫外线红斑区皮下微血管扩张，血流量增加，血管通透性增加，促进营养物质和氧的交换及代谢和病理产物的排除，免疫功能提高，从而使炎症局限和消散。

3. 镇痛　紫外线红斑可产生镇痛作用，这是由于感觉神经兴奋性降低，痛阈上升；血液循环增加，致痛物质的排出加快；皮肤红斑在大脑皮层形成的强兴奋灶，干扰、抑制疼痛在皮层的兴奋灶。

4. 脱敏　多次小量紫外线照射产生少量组胺，转而刺激细胞产生组胺酶，分解血中过量的组胺而脱敏。

5. 影响细胞生长　小剂量紫外线照射可刺激DNA的合成和细胞分裂，促进肉芽和上皮的生长，加速伤口愈合；大剂量照射则抑制DNA的合成和细胞分裂，使细胞死亡。

6. 促进维生素D_3形成　人体皮肤内7-脱氢胆固醇经中长波紫外线照射后成为维生素D_3，再经肝肾羟化而成为二羟维生素D_3，可促进肠道对钙、磷的吸收以及肾小管对钙、磷的重吸收，保持钙、磷相对平衡，促进骨盐沉着。

7. 调节机体免疫功能　紫外线照射可激活细胞免疫功能，吞噬细胞增多，吞噬能力增强；并可增强体液免疫功能，使补体、凝集素、调理素增加，活化T细胞B细胞。

8. 光致敏作用　紫外线与呋喃香豆精类药（补骨脂素）和煤焦油制剂合用可产生光加成反应或称光动力反应，加剧紫外线对DNA合成和细胞丝分裂的抑制。紫外线与呋喃香豆精合用，能加强黑色素细胞的功能。

（二）治疗技术

1. 紫外线灯管由石英玻璃制成，管内充有适当的汞和氩气。紫外线治疗灯有两类：低压汞灯（又称冷光水银石英灯）主要产生短波紫外线，用于体表照射，并可通过石英导管进行体腔内照射；高压汞灯（又称高压水银石英灯）主要产生中、长波紫外线，主要用于体表照射。

2. 紫外线照射的剂量以最弱红斑量（minimal erythema dose，MED）表示，即紫外线在一定距离下垂直照射皮肤引起最弱红斑所需的时间。MED反映机体对紫外线的敏感性，故又称生物剂量（biological dose，BD）。其计量单位为秒（s）。

3. 紫外线照射的强度取决于4个不同的条件，即灯、人、部位和距离。紫外线治疗的剂量按照照射野皮肤红斑的强度分为5级。

（1）0级：亚红斑量，< 1MED，皮肤无肉眼可见的红斑反应。用于全身或局域照射。

（2）Ⅰ级：弱红斑量，1~3MED，皮肤照射6~8h出现轻微红斑反应，24h内消退皮肤无脱屑。照射面积800cm^{2}为宜。

（3）Ⅱ级：中红斑量，4~6MED，照射4~6h后出现明显红斑反应，伴皮肤水肿及轻度灼痛。2~3d内消退，皮肤有斑片状脱屑和色素沉着。照射面积600~800cm^2，用于病灶局部或节段照射。

（4）Ⅲ级：强红斑量，8~10MED，照射2h后出现强红斑，伴皮肤水肿及灼痛。4~5d消退，皮肤有大片状脱皮和色素沉着明显。照射面积小于250~400cm^2，用于炎症或疼痛病灶局部。

（5）Ⅳ级：超强红斑量，> 10MED，照射2h后红斑反应剧烈，皮肤水肿、水疱及剧烈灼痛，5~7d后消退，伴明显色素沉着，照射面积不宜超过30cm^2，用于严重感染病灶中心。

人的年龄、性别、肤色、部位不同、妇女生理状态、疾病、药物、局部温热治疗等因素，均会影响人体对紫外线的敏感度。在确定紫外线治疗剂量时应充分考虑这些变异因素，适当减小或加大照射剂量。

紫外线照射一般隔日1次，急性炎症感染时每日1次。为了维持治疗所需要的红斑，下一次照射的剂量应在上一次照射剂量的基础上再作不同的增加。

4. 照射方法

（1）全身照射：按照患者本人的MED计算照射剂量，应用亚红斑量。不同的成人与小儿的照射治疗有基本、缓慢、加速三种进度，全身分区照射，隔日1次，15~20次为一疗程。

（2）局部照射：一般要求首次照射后出现轻微红斑反应，再根据治疗需要以不同幅度逐步递增至每次照射的剂量。脱敏、促进肉芽及上皮生长、防治佝偻病等临床应用亚红斑量；为消炎、镇痛、杀菌应用中至强红斑量；严重感染时往往应用中心加量照射（又称中心重叠照射），穴位照射可应用弱或中红斑量。局部照射3~6次为一疗程。

（3）体腔或窦道照射：通常以石英导管插入腔道内照射。黏膜对紫外线的敏感度低于皮肤，故照射剂量可大于皮肤，5~10次为一疗程。

（4）光敏疗法（photosensitization therapy）：又称光化学疗法或光动力学疗法，紫外线照射与光敏剂呋喃香豆精类药（如8-甲氧基补骨脂素）或煤焦油制剂合用，隔日一次，20~30次为一疗程。

5. 全身或局部紫外线照射时应将非治疗部位遮盖好，以避免不必要的超量照射；同时应戴墨镜或以布巾遮盖眼部，以免发生电光性眼炎。光敏治疗的患者在治疗中应避免日晒，保护好皮肤和眼睛。

（三）临床应用

1. 适应证　①全身照射适用于佝偻病、骨软化症、过敏症、疖病、免疫功能低下、玫瑰糠疹、银屑病等；②局部照射适用于皮肤皮下化脓性感染、急性神经痛、急性关节炎、急性支气管炎、肺炎、支气管哮喘、伤口感染或愈合不良等；③体腔内照射适用于口腔、咽、鼻、外耳道、阴道、直肠、窦道等腔道感染；④光敏治疗适用于银屑病、白癜风等。

2. 禁忌证　恶性肿瘤、心肝肾功能衰竭、出血倾向、活动性结核、急性湿疹、红斑狼疮、日光性皮炎、光过敏性疾病、应用光敏药物（光敏治疗时除外）。

四、激光治疗设备

应用激光治疗疾病的方法称为激光疗法（laser therapy）。激光具有一般光的反射、折射、干涉等物理特性；因激光是受激辐射放大的人工光，又具有发散角度小，方向性强；能量密度高，亮度大；光谱纯，单色性好；相干性好等特点。

根据工作物质的不同可分为：气体、液体、固体、半导体激光。目前常用的医用激光器有：氦氖激光器（发生波长 632.8nm 的红光）、氩离子激光器（发生波长 480nm、515.5nm 的蓝青绿光）、二氧化碳激光器（发生波长 10.6μm 的近红外线）、红宝石激光器（发生波长 694.3nm 的红光）等。

激光治疗仪（图 4-3-4）一般包括主机和辐射器。

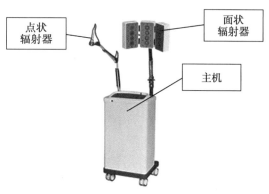

图 4-3-4　激光治疗仪

（一）治疗作用

1. 低强度激光对组织产生刺激激活作用，改善组织血液循环，加快代谢产物和致痛物质的排除，增强组织代谢，加速组织修复，并可提高免疫功能。作用于反射区时能调节相应节段的生理功能。

2. 高强度激光对组织作用时产生高热效应，蛋白质变性凝固，甚至炭化、汽化，可使组织止血、黏着、焊接或切割、分离。

3. 光敏治疗时血卟啉（HpD）等光敏剂在血液中达到一定浓度而聚集于肿瘤细胞内，在激光照射下被激活而发生荧光，可用于对肿瘤的诊断定位，高能态血卟啉与氧结合后发生光动力学效应，产生对细胞有毒的单线态氧而损伤、杀灭肿瘤细胞。

（二）治疗技术

1. 低强度激光疗法　采用氦 - 氖（He-Ne）激光器，输出红光激光，功率 5~30mW。近年来还采用砷化镓（AsGa）与镓铝砷（Ga-Al-As）半导体激光器，输出红外激光，功率 5~50mW 不等，可直接或通过光导纤维照射，每次 10~20min，穴位或伤口照射时每部位 3~5min，每日或隔日一次，5~10 次为一疗程。

2. 中强度激光疗法　多采用二氧化碳激光散焦照射，用以治疗扭挫伤、关节炎、喉炎、支气管炎、神经痛、压疮、神经性皮炎、皮肤瘙痒症等。

3. 高强度激光疗法　采用二氧化碳（CO_2）激光器，掺钕钇铝石榴石（Nd-YAG）激光器，输出红外激光，功率 100~200W。进行激光外科治疗时，将聚集光束对准病患部位，瞬间使组织凝固、炭化、汽化，较小病灶可一次消除，较大病灶可分次处理，也可以通过内镜进行体腔内治疗。还有氩离子（Ar^+）激光器，输出蓝绿紫激光，功率 5~50W，用于皮肤科或眼科。

4. 光敏诊治　主要用于恶性肿瘤如体表恶性肿瘤或经内镜、光导纤维进行体腔内照射治疗口腔、食管、胃、膀胱等体腔肿瘤的治疗。对 HpD 皮肤划痕过敏试验阴性的患者，由静脉滴入 HpD，48~72h 后照射激光。多采用氩离子激光或其他红光激光，可在体表直接照射或通过内镜光导纤维进行体腔内照射。一般只治疗一次,必要时一周后再治疗一次。

激光治疗时应注意保护眼睛,戴防护眼镜(眼镜的性能与激光的种类相应)或用布巾遮盖眼部,避免激光直接照射。光敏治疗者于注射药物一个月内居住暗室,严禁日光直晒,以免引起全身性光敏反应。

(三)临床应用

1. 适应证　①低强度激光体表照射适用于皮肤下组织炎症、伤口愈合不良、口腔溃疡、窦道、脱发、面肌痉挛、变态反应性鼻炎、耳郭软骨膜炎、带状疱疹、纤维肌痛综合征、关节炎、支气管炎、支气管哮喘、神经炎、神经痛、外阴白色病变等;②高强度激光治疗适用于皮肤赘生物、宫颈糜烂、胃肠、支气管或膀胱内肿物、手术切割,止血等;③光敏治疗适用于皮肤及口腔食管胃膀胱等体腔内肿瘤。

2. 禁忌证　恶性肿瘤(光敏治疗除外)、皮肤结核、活动性出血、心肺肾功能衰竭。

第四节　水 疗 设 备

应用水的温度、静压、浮力和所含成分,以不同方式作用于人体来治疗疾病的方法称为水疗法(hydrotherapy)。水疗是古老的物理疗法,近年来更进一步研究与发展了水疗在康复治疗中的良好作用。

一、治疗作用

液态的水可与身体各部分密切接触、传递刺激而产生治疗作用。

1. 温度作用　水的比热大,热容量大,导热性强,因此水疗的温度作用明显。温水浴与热水浴可使血管扩张充血,促进血液循环和新陈代谢,使神经兴奋性降低,肌张力下降,疼痛减轻。热水浴有较明显的发汗作用。不感温水浴有镇静作用。冷水浴与凉水浴可使血管收缩,神经兴奋性升高,肌张力提高,精力充沛。浴水中加入适量气体可增加温度的刺激作用。

2. 机械作用　水的静压可增强呼吸运动和气体代谢,压迫体表静脉和淋巴管,促进血液和淋巴液回流,有利于减轻水肿。水的浮力可使浸入水中的身体或肢体重量减轻,更便于活动和功能训练。缓慢的水流对皮肤有温和的按摩作用。水射流对人体有较强的机械冲击作用,引起血管扩张,神经兴奋提高。

3. 化学作用　水是良好的水溶剂,可以溶解许多物质,水中加入某种药物、化学成分或气体,对皮肤和呼吸道有化学刺激作用,使机体产生相应的反应,促进体内新陈代谢,有利于代谢产物排出体外。

二、治疗技术

水疗法的种类很多,如:冲浴、擦浴、浸浴、淋浴、湿包裹、蒸气浴、漩涡浴、蝶形槽浴、步行浴、水中运动、水下洗肠等,根据所应用的水温、成分以及作用方式、作用压力与作用部位不同,其治疗作用及适应范围也大不相同。

1. 浸浴　患者的全身或一部分浸入水中进行治疗的方法称为浸浴(immersion bath)。全身淡水浴的浴盆内注入 2/3 水量(200~250L)的淡水,患者半卧于浴盆中,头颈胸部在水面以上。①温水浴(37~38℃)与不感温水浴(34~36℃)每次 10~20min,每日 1 次,10~15 次,有较明显的镇静作用,适用于兴奋过程占优势的神经症、痉挛性瘫痪等。②热水浴(39℃以上)每次 5~10min,每日或隔日 1 次,10 次为一疗程,有明显的发汗、镇痛作用,适用于多发性关节炎、肌炎等,治疗时需用冷毛巾冷敷额部,以防过热。③冷水浴(26℃以下)与凉水浴(26~33℃)以上每次 3~5min,隔日 1 次,10 次为一疗程,有提高神经兴奋性作用,适用于抑制过程占优势的神经症。

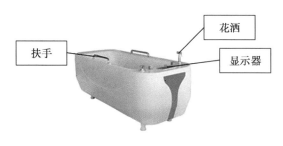

图 4-4-1　水疗浸浴设备

水疗浸浴设备(图 4-4-1)一般包括主机、扶手、显示器和花洒。

全身药物浴(medicated bath)时在浸浴的淡水中加入适量药物,药物通过皮肤产生治疗作用,有的药物蒸气通过呼吸道吸入也产生治疗作用。①盐水浴(brine bath)时在浴水中加入海盐 1~2kg,水温 38~40℃。有镇痛、发汗、促进血液循环,适用于多发性关节炎、肌炎、神经炎等。②松脂浴(pine resin bath)时在浴水中加入松脂粉或松脂流浸膏 50~100g,水温 36~38℃。有镇静作用,适用于兴奋过程占优势的神经症、高血压 I 期等。③苏打浴(soda bath)时在浴水中加入碳酸氢钠 75~100g,水温 37~38℃,适用于银屑病等皮肤角质层增厚的皮肤病。④中药浴时在浴水中加入一定的中药,用以治疗皮肤病、关节炎等。

全身气泡浴(bubble bath)时空气压缩机向浴盆底面或四壁压入气泡,使浴水中含有直径 0.2mm 以上大小不等的气泡。气泡浴除具有淡水浴的上述作用外,还有气泡对人体的作用,如:气泡破裂所产生的机械力对体表起微细按摩作用,气泡附着于体表时因其导热性小于水而形成温差,加强了温热浴水的改善血液循环作用。气泡浴时多采用 37~38℃的温水,每次 10~20min,每日或隔日 1 次,15~20 次为一疗程,适用于肢体瘫痪、周围血液循环障碍等。

以上各种浸浴也可在下半身(半身浴)、肢体(肢体浴)、会阴部进行(坐浴)。

2. 漩涡浴　在漩涡水中进行治疗的方法称为漩涡浴(whirlpool bath),亦称涡流浴。漩涡浴槽中装有涡流发生器,可使水发生漩涡。水流对人体发生较强的机械刺激和按摩作用,同时具有气泡作用、温度作用,加强了温水改善血液循环的作用。漩涡浴有全身浴、上肢浴、下肢浴等不同方式。治疗时可使喷水嘴对准治疗的重点部位,水温 37~40℃,10~20min,每日或隔日 1 次,15~20 次为一疗程,适用于关节炎、肌炎、神经痛、肢体瘫痪、血液循环障碍、雷诺氏病等。

水疗漩涡浴设备(图 4-4-2)一般包括主机、显示器和花洒。

3. 蝶形槽浴　应用蝶形槽进行全身水浴的治疗方法称为蝶形槽浴(butterfly shaped tank bath)又称哈伯特槽浴(Hubbard tank bath)。蝶形槽浴的横截面呈蝶形或 8 字形,可供患者上下肢伸展活动。浴槽附有涡流发生器、气泡发生器、局部喷射装置、水循环过滤装置,有的还有运送患者的升降装置。治疗时浴槽内注入 2/3 水量的淡水,水温 38~42℃,可根据治疗需要加入氯化钠或抗感染药物。活动不便的患者躺在担架上,由升降装置送

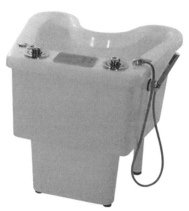

图 4-4-2　水疗漩涡浴设备

入水槽中。患者半卧在水中,露出头颈胸部,治疗时可增加使用涡流、气泡、水流喷射。治疗师在槽浴外为患者做水中按摩,协助患者做水中运动,每次治疗 10~20min,治疗完毕用升降装置将患者送出浴槽。每日或隔日 1 次,15~20 次为一疗程,适用于肢体瘫痪、周围血液循环障碍、关节功能障碍、大面积烧伤、压疮等。

蝶形槽浴设备(图 4-4-3)一般包括主机和显示器。

4. 水中运动　在水池中进行运动训练的方法称为水中运动(under water exercises)。水中运动池的一端较浅,另一端较深,池中设有治疗床(椅)、肋木、双杠等设备及充气橡皮圈、软木、泡沫塑料块等。治疗水温 38~42℃,患者在水中躺(或坐)在治疗床(椅)上,或抓住栏杆沿浮力方向运动或在水面上做水平面支托运动,或借助漂浮物做反浮力方向的抗阻运动,或借助双杠、栏杆作步行训练、平衡训练、协调训练。由于水有阻力,各种活动宜缓慢进行,可由治疗师保护和指导。每次治疗 5~30min 不等,每日或隔日 1 次,15~20 次为一疗程。水中运动疗法兼有温热、浮力、运动等作用,适用于卒中偏瘫、颅脑损伤、脊髓损伤、关节活动功能障碍、强直性脊柱炎、类风湿性关节炎、骨关节炎、周围神经损伤等。

水中运动设备(图 4-4-4)一般包括浴池、水下步态设备和显示器。

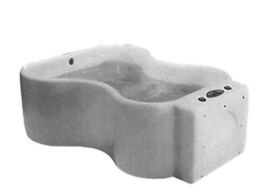

图 4-4-3　蝶形槽浴设备

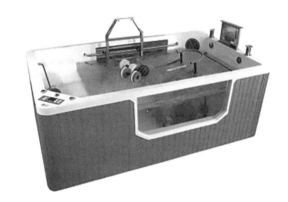

图 4-4-4　水中运动设备

三、临床应用

1. 适应证　神经症、周围血液循环障碍、关节功能障碍、关节炎、强直性脊柱炎、肌炎、神经痛、周围神经损伤、肢体瘫痪、雷诺氏病、大面积烧伤、压疮、卒中偏瘫、颅脑损伤、脊髓损伤等。

2. 禁忌证　精神意识紊乱或定向力差者、恐水症、传染病、心肺肝肾功能不全、呼吸道感染者、严重动脉硬化、癫痫、恶性肿瘤、妊娠、活动性出血、发热、皮肤破溃、炎症感染者。

四、注意事项

1. 水疗室应光线充足、通风良好、地面防滑、室温 22~25℃,相对湿度在 75% 以下,水温应有保障。

2. 水源清洁,无污染。浴器尤其是烧伤患者所用的浴器及浴水、浴巾等用品使用后应及时消毒,定时做细菌学检查。

3. 患者饥饿或饱餐后 1h 内不得进行水疗,治疗前排空二便,妇女月经期暂停水疗。

4. 体弱、行动不便、年老、年幼患者进行水疗时需注意保护,防止跌倒或淹溺。

5. 严禁喷射头面部、心前区、脊柱和生殖器部位。

6. 全身水疗后应立即穿衣,休息 20~30min 并适量饮水,必要时测心率、血压,无不良反应时方能离去。

第五节　温热疗设备

以各种热源为介体,将热直接传导于人体以治疗疾病的方法称为温热疗法(conductive heat therapy)。常用的传导热源有蜡、砂、泥、热空气、蒸汽、坎离砂、化学热袋等。一般取材方便、设备简单,容易操作、应用方便。本节主要介绍传导热疗法如石蜡疗法、湿热袋敷疗、中药熏蒸治疗设备等。

各种传导热源作用于人体时共同的主要治疗作用是:温热效应,可改善血液循环、镇痛、促进炎症吸收、降低肌肉张力、加速组织修复生长;其效应与辐射热、高频热有相同之处,但又有所区别,三者异同比较请见表 4-5-1。

表 4-5-1　传导热、辐射热、高频热对人体作用的异同处

	传导热	辐射热	高频热
产热原因	蜡、水、泥、热敷等直接接触人体体表,热由体外传导至体内,为外源热。	白炽灯、红外线等在体外一定距离辐射至体表进入人体,为"外源性热"。	高频电作用于人体后引起传导电流,欧姆损耗与位移电流、介质损耗所产生的"内生热"。
热作用的稳定度	在治疗过程中热源的温度逐渐下降	辐射强度稳定	依电流的稳定度而定,电流稳定时热作用的强度稳定。
热作用的强度与均匀度	体表接触热源处最热,作用只达皮肤。	体表最热,作用可达皮下。	热作用较均匀,但电容场法时脂肪层较热,电感场法,辐射场法时含水组织较热。
非热效应	无	无	有
化学作用	热源内化学成分对人体有化学作用	无	无
机械压迫作用	有	无	无

一、石蜡疗法设备

以加热后的石蜡作为导热体来治疗疾病的方法称为石蜡疗法(paraffin therapy)。石蜡疗法是传导热疗法的一种。石蜡是高分子碳氢化合物,热容量大,导热性差,加热后能吸收大量热,保温时间长,冷却凝固后缓慢放热,是良好的导热体,热蜡敷布于人体体表时能很好耐受。

石蜡疗法设备(图 4-5-1)一般包括主机、熔蜡箱和恒温箱。

(一)治疗作用

1. 温热作用　石蜡的热容量大,导热性差和没有热的对流特性,又不含水分,冷却时放

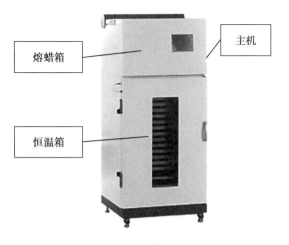

熔蜡箱

主机

恒温箱

图 4-5-1 石蜡疗法设备

出大量热能（熔解热或凝固热），因此能使人的机体组织耐受到较高温度（55~70℃）而持久的热作用，这就比其他热疗优越。一般认为石蜡敷于人体后，局部温度很快升高 8~12℃。经过一段时间后温度逐渐下降，但下降得很慢，在 60min 内还保持一定的温度。因此，石蜡具有较强而持久的温热作用，可以减轻疼痛，加强血液循环，促进炎症消散，增强组织营养，加速组织修复，缓解肌肉痉挛，降低纤维组织的张力，增强其弹性。

2. 机械作用 石蜡具有良好的可塑性、黏滞性和延展性，敷布于体表时可紧贴皮肤，冷却时体积逐渐缩小，对组织产生压迫作用，可促进水肿消散。

3. 润滑作用 石蜡具有油性，可以增强皮肤的润滑性，软化瘢痕。

（二）治疗技术

医用石蜡在常温下为白色半透明固体，熔点 50~55℃。石蜡加热应采取间接加热法，用电热熔蜡槽或双层套锅隔水加热。石蜡可反复使用，但需注意清除其中混入的水、皮屑、毛发等杂物，定时加新蜡，加热到 100℃进行消毒，蜡疗有以下几种治疗方法：

1. 蜡饼法 将加热后完全熔化的蜡液倒入木盘、搪瓷盘或铝盘中，厚约 2cm，冷却至初步凝结成块时敷贴于患部，外部保温，此法适用于躯干或肢体较平整部位的治疗。

2. 浸蜡法 石蜡完全熔化后冷却至 60℃左右时，患者手足浸入蜡液后立即提出，反复浸提数次，蜡在手足表面凝成手套样或袜套样模，再持续浸入于液蜡中，此法适用于手足部。

3. 刷蜡法 石蜡完全熔化后冷却至 60℃左右时，用排笔蘸蜡液反复均匀涂刷在病患部位，使蜡在皮肤表面冷聚成膜，外面再包蜡饼、保温，此法适用于躯干凸凹不平部位或面部的治疗。

以上各种蜡疗法在瘢痕或血液循环、感觉障碍部位施用时蜡温应稍低。各种蜡疗法均应持续治疗 20~30min，每日一次，15~20 次为一疗程。

（三）临床应用

1. 适应证 软组织扭伤恢复期、慢性关节炎、肩关节周围炎、腱鞘炎、骨折或骨科术后关节挛缩、术后粘连、瘢痕增生、坐骨神经痛、纤维肌痛综合征等。

2. 禁忌证 恶性肿瘤、高热、急性炎症、急性损伤、皮肤感染、结核、出血倾向、开放性伤口。

（四）注意事项

1. 向患者解释蜡疗过程中可能出现的反应，告知患者不要随意挤压蜡饼。

2. 检查患者皮肤是否有感觉障碍，对植皮术后及感觉神经功能障碍者，应适当降低石蜡的温度。

3. 治疗前认真测量石蜡的温度。

4. 皮肤破损处可垫 1~2 层消毒纱布，然后进行治疗。

5. 治疗中或治疗后出现不良反应或皮肤过敏者，应停止治疗。

6. 石蜡中含有苯并芘等化合物,在加温过程中会释放出有毒气体,经呼吸系统进入人体产生损害。故加温熔蜡时,温度不宜过高,室内要通风。

7. 反复使用会降低其延展性及弹性,每月需反复添加新蜡10%~20%。

8. 蜡疗室地板最好采用水磨石或类似材料以便清除污垢。

二、湿热袋敷疗设备

湿热袋敷疗法是利用热敷袋中的高保温保湿物质(如:硅胶)加热后散发出的热量及水蒸气作用于治疗部位的一种物理疗法。本疗法可以起到保温、保湿及深层热疗的效果。治疗方法简单有效,省时省力。

湿热袋敷疗设备(图4-5-2)一般包括主机、恒温水箱和热敷袋。

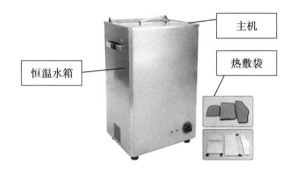

图 4-5-2　湿热袋敷疗设备

(一)治疗作用

湿热袋中硅胶颗粒含有许多微孔,在水箱中加热可吸收大量的热和水分。治疗时再缓慢释放出热和水蒸气。其主要治疗作用为温热作用,可以使局部血管扩张,血流量增加,增强代谢,改善营养;同时可以使毛细血管通透性增高,促进渗出液的吸收,消除局部肿胀;湿热可降低感觉神经兴奋性,降低肌张力,使痛阈升高缓解疼痛,软化、松解瘢痕组织和挛缩的肌腱。

(二)治疗技术

1. 仪器设备　用亚麻布或粗帆布制成不同大小的方形、矩形、长带形的湿热袋,内装有二氧化硅凝胶颗粒。袋上有多条缝线将袋分隔成若干条块,类似于子弹袋,袋角缝有加热时悬吊用的布吊环。应有能容纳若干上述热袋的专用恒温水箱,能保持于80℃的恒温,并有若干吊钩可以悬挂热袋。

2. 操作程序　①向恒温水箱放水至水箱的3/4容量,加热至80℃,保持恒温。②将若干湿热袋放入恒温水箱,悬挂于挂钩上,浸入水中加热20~30min,加盖保温。③患者一般取卧位,暴露治疗部位,铺数层毛巾。毛巾的面积应大于湿热袋的面积。④从恒温水箱中取出需用的热袋,拧出多余的水分,将湿热袋置于患者身上的毛巾上,再盖以毛毯保温。每次治疗20~30min。治疗完毕,从患者身上取下毛毯、热袋、毛巾,擦干汗水。一般每天治疗1次或2次,10~15次为一疗程。湿热敷袋保温时间可长达20~30min,可反复使用,具有良好的柔软性,可折叠,适用于身体的任何部位。对背痛、韧带拉伤或肌肉痉挛等病症有保温及深层热疗的作用,可有效地缓解慢性疼痛疾病。

(三)临床应用

1. 适应证　软组织扭伤恢复期、慢性关节炎、肩关节周围炎、腱鞘炎、骨折或骨科术后关节挛缩、术后粘连、瘢痕增生、落枕、颈椎病、腰椎间盘突出症、腰肌劳损、纤维肌痛综合征、骨质增生、脊柱炎、失眠症、面瘫、前列腺炎、妇科炎症、月经不调、肠胃不适、产后恢复、美体塑形、日常保健等各种物理治疗和手法治疗前的预先治疗。

2. 禁忌证　恶性肿瘤、高热、急性炎症、急性损伤、皮肤感染、结核、出血倾向、开放性伤口。

（四）注意事项

1. 加热前先检查恒温水箱内的水量是否足够,避免干烧,注意观察加温的温度读数。

2. 湿热袋加热前先检查布袋有否裂口,以免加热后硅胶颗粒漏出引起烫伤。

3. 湿热袋加热后使用前必须拧出多余水分,至不滴水为止。

4. 对老年人及局部有感觉障碍、血液循环障碍的患者不宜使用温度过高的湿热袋。

5. 治疗时勿使湿热袋被压在患者身体下方,以免体重挤压出热袋内水分而引起烫伤。

6. 患者治疗过程中,注意观察患者的反应,询问患者的感觉。过热时在湿热袋与患者体表间多垫毛巾。随着湿热袋温度逐渐下降,可逐步抽出湿热袋下的毛巾。

7. 湿热袋可反复多次加热使用,直至硅胶失效不能加热为止。

8. 经常检查恒温水箱的恒温器是否正常工作。

三、中药熏蒸治疗设备

中药熏蒸疗法以中医理论为指导,利用药物燃烟熏烘或煎煮后产生的温热药汽来熏蒸机体,以达到治疗疾病、养生保健的一种中医外治疗法。中药熏蒸疗法又叫蒸汽治疗疗法、汽浴治疗疗法、中药雾化透皮治疗疗法。

熏蒸治疗仪(图 4-5-3)一般包括操作台车和熏蒸舱。

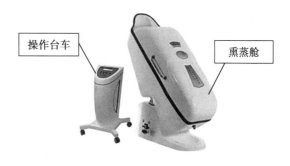

操作台车　熏蒸舱

图 4-5-3　熏蒸治疗仪

（一）治疗作用

药物经熏蒸作用于机体后,其挥发性成分经皮肤吸收,可在局部保持较高的浓度,长时间发挥作用,对改善血管的通透性和血液循环,可加快代谢产物排泄,加速皮肤的新陈代谢;促进炎性致痛因子吸收,活血化瘀,通络止痛;可使全身放松,缓解压力,愉悦心情,清除疲劳,改善睡眠,恢复活力;提高机体防御及免疫能力、促进功能恢复具有积极的作用。

（二）治疗技术

1. 全身熏蒸法　可以采用熏蒸室、熏蒸舱、蒸汽房等,室内温度 37~42℃,每次熏蒸 15~20min。

2. 局部熏蒸法　盆、瓷杯等均可,温度控制在 50~55℃左右,每次熏蒸 20~30min。

（三）临床应用

1. 适应证　强直性脊柱炎、腰椎间盘突出症、骨关节炎、肩周炎、银屑病、硬皮病、皮肤瘙痒症、脂溢性皮炎、失眠、神经官能症、血栓闭塞性脉管炎、慢性肠炎、痛经、闭经。

2. 禁忌证　①孕妇及月经期妇女;②严重出血者;③严重高血压、心脏病、心衰、肾衰病危者;④结核病;⑤动脉瘤;⑥温热感觉障碍。

（四）注意事项

1. 注意防止烫伤,各种用具宜牢固稳妥,热源应当合理,药不应接触皮肤。

2. 小儿及智能低下,年老体弱者熏蒸时间不宜过长,同时需家属陪同。

3. 熏蒸浴具要注意消毒。

4. 治疗期间适当控制对辛辣、油腻、甘甜等食物摄入。

5. 熏蒸治疗后要喝 300~500ml 的白开水。熏蒸结束,要使用无菌毛巾进行擦拭,穿好衣服避免着凉,注意保暖。

第六节　冷 疗 设 备

利用低温治疗疾病的方法称为低温疗法(hypothermia)。低温疗法可分为两类:利用低于体温与周围空气温度,但在 0℃以上的低温治疗疾病的方法称为冷疗法(cold therapy);在 0℃以下的低温治疗疾病的方法称为冷冻疗法(cryotherapy)。其中 –100℃以下的治疗为深度冷冻疗法。本节着重介绍冷疗法。

冷疗时热能传递的两种方式。①传导:不同温度的两种物质接触而发生的交换,如冰敷;②气化:物质有液体变成气体时吸收热能而发生的变化,如冷气雾治疗。

常用于局部冷疗法的制冷源有冷水、冰块、氯乙烷等。

冷疗设备(图 4-6-1)一般包括主机、显示器和出风口。

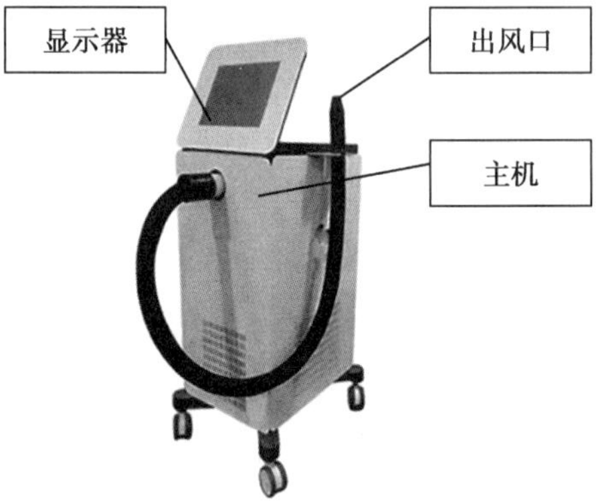

图 4-6-1　冷疗设备

一、治疗作用

1. 冷使组织温度下降、血管收缩、血管通透性降低,可以止血,减少渗出、减轻水肿,但长时间(＞15min)冷作用可引起继发性血管扩张反应。过长时间可引起血流淤滞,皮肤发绀。

2. 冷可降低感觉神经末梢的兴奋性和神经传导速度,可以减轻感觉的敏感性,冷的冲动向中枢传导可掩盖或阻断疼痛冲动,因而达到减轻疼痛的作用。

3. 冷可降低运动神经的传导速度,使肌肉兴奋性下降,肌肉的张力与收缩力下降,从而使肌肉痉挛缓解。

4. 冷可使组织代谢降低,体温降低。

二、治疗技术

1. 冰水冷敷　将毛巾浸入冰水后敷于患部,每 2~3min 更换一次,持续 15~20min。

2. 冰水浴　将肢体浸入含有碎冰的 4~10℃冷水中浸浴数秒后,提出、擦干,做被动运动或主动运动,复温后再浸入,如此反复提浸,0.5h 内浸入 3~5 次,以后一次浸入时间 20~30s,共持续 3~4min。

3. 冰袋冷敷　将碎冰块放入袋中或使用化学冰袋,敷于患部,或缓慢移动摩擦,持续 15~20min。

4. 冷气雾喷射　将装有氯乙烷等易蒸发的气化冷冻剂的喷雾剂对准患部喷射,每次 5~20s,间隔 0.5~1min 反复使用,至皮肤苍白为止。多用于肢体急性损伤疼痛处,禁用于头面部,以免损伤眼、鼻、呼吸道。

5. 冷疗机治疗　根据病患部位的大小和治疗需要，选用冷疗头和温度，将冷疗头按在患部皮肤上或缓慢移动冷疗头，每次 10~15min。

冷疗时要注意掌握温度，患者出现明显冷痛或寒战时即应终止治疗，防止因过冷而发生冻灼伤、冷冻伤、组织坏死。冷疗时要注意保护冷疗区周围的正常皮肤。对冷过敏者接受冷刺激后皮肤出现潮红、瘙痒、荨麻疹、重者血压下降、虚脱，此时应立即终止冷疗，予以保温、热饮处理。

三、临床应用

1. 适应证　软组织急性扭伤、蚊虫咬伤 24h 内，冷疗可以减轻或防止肿痛的发生。急性烧伤时可以用冰降温而减轻组织损伤。皮肤皮下软组织化脓性炎症的浸润，早期进行冷敷可能避免化脓过程的发生。还可用于高热、中暑、肌肉痉挛、关节炎急性期、鼻出血、上消化道出血等。

2. 禁忌证　动脉硬化、动脉栓塞、雷诺氏病、红斑狼疮、高血压、心肺肾功能不全、阵发性冷性血红蛋白尿症、对寒冷过敏、皮肤感觉障碍、老人、婴幼儿、恶病质者。

第七节　磁 疗 设 备

应用磁场作用于机体治疗疾病的方法称为磁疗法（magnetotherapy），或称磁场疗法。常用的医用磁材料有铁氧体磁、金属磁和稀土钴磁。磁场类型有恒磁场、交变磁场、脉动磁场、脉冲磁场。目前市面上以恒磁场产品较多，如磁珠、磁片、磁枕、磁衣、磁表带、磁腰带、磁被褥等保健产品。临床上一般多使用交变磁场的磁疗仪，如旋磁、电磁和脉冲磁等，还有激光和强磁合二为一的激光磁疗设备。

磁疗设备（图 4-7-1）一般包括主机、支臂和治疗头。

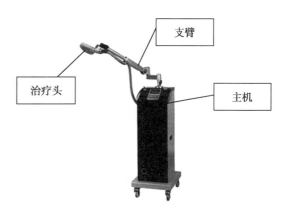

图 4-7-1　磁疗设备

一、治疗作用

磁场作用于人体时，可以改变人体生物电流与磁场的大小与方向，改变代谢与生物化学过程。

1. 镇痛作用　降低神经末梢的兴奋性，提高痛阈，缓解疼痛。

2. 消肿作用　改变局部血液循环，促进渗出物吸收。

3. 消炎作用　使血管通透性增高，促进炎症产物排除，并增强免疫功能，促进炎症消散。

4. 镇静作用　加强大脑皮层的抑制过程，可改善睡眠质量，调节自主神经的功能。

5. 降压作用　影响大脑皮层的兴奋与抑制过程，加强对皮质下中枢的调控，调节血管舒缩功能使血管扩张，微循环改善，降低血管平滑肌的紧张度，减少外周阻力，从而降压。

6. 软化瘢痕与松解粘连作用　磁场可使瘢痕由硬变软，颜色变浅。

7. 促进骨痂生长。

8. 实验研究报告表明强磁场对癌细胞有抑制、杀伤作用。

二、治疗技术

1. 静磁场疗法　应用恒定磁场治疗疾病的方法称为静磁场疗法。①直接敷磁法：将直径 1cm 左右、表面磁感应强度为 0.05~0.10T 的磁片敷贴于治疗部位皮肤上，每个部位可敷贴 1~2 片，同名极并列或异名极并列，最多 6 片。本法适用于软组织损伤、软组织炎症、关节炎、神经痛等。②间接敷磁法：将磁片缝制于衣服或用品上成为磁疗乳罩、磁疗腰带、磁疗腹带、磁疗护膝等磁疗用品，磁片通过织物间接作用于治疗部位。本法适用于乳腺小叶增生、腰背肌筋膜炎、胃肠功能紊乱、关节炎等。③耳磁法：将磁珠或小磁片敷贴于耳部穴位上，本法适用于神经症、溃疡病、支气管哮喘、胆石症等。另外，还有磁针疗法。

2. 动磁场疗法　应用动磁场治疗疾病的方法称为动磁场疗法。①旋转磁场疗法：采用旋磁治疗仪进行治疗的方法为旋转磁场疗法。仪器内有电动机带动磁片旋转产生动磁场，其磁感应强度为 0.06~0.15T，治疗 15~20min，每日 1 次，10~15 次为一疗程，适用于网球肘、软组织损伤、肋软骨炎、颞颌关节炎等。②电磁疗法：采用电磁治疗仪进行治疗的方法称为电磁疗法。仪器内有电流通过线圈铁芯产生动磁场，治疗时可根据治疗部位及病情选用不同脉冲频率与磁感应强度，磁感应强度为 0.1~0.8T 不等，治疗局部可产生温热感，治疗时间 15~20min，每日 1 次，10~15 次为一疗程，适用于关节炎、扭伤、骨性关节炎、跟骨骨刺、神经痛等。

3. 激光磁疗法　应用激光磁场治疗疾病的方法称为激光磁疗法。临床上常采用低强度激光中对皮肤渗透力较强的波长 600~904nm，刺激输出功率范围为 2~100mW 的激光器，结合频率为 1~50Hz 的低频脉冲磁场和 2.0T 的高强度磁场于一体的激光磁场理疗仪。每次治疗时间 10~20min，每日 1 次，10~15 次为一疗程，适用于各种急慢性肌肉骨骼疼痛疾病、周围神经损伤瘫痪、痔疮、肛裂、大小便功能障碍等疾病，以及盆底疼痛、盆底康复。

三、临床应用

1. 适应证　见前述。

2. 禁忌证　带有心脏起搏器者。

四、注意事项

1. 磁片、磁头不得撞击、火烤，以免破坏磁场。

2. 勿使手表靠近磁片、磁头。

3. 永磁体磁片可反复使用多年，疗程结束后应妥善保存备用。

4. 进行直接敷磁法或耳磁法后，每 5~7d 检查一次局部皮肤，如无不良反应，可在原部位连续敷贴；如出现水疱，可改用间接敷磁法或更换敷贴部位，在磁片下垫一层纸或纱布。

5. 少数人进行磁疗尤其是头颈部磁疗后,可能会出现头晕、恶心、心慌、气短等反应,轻者不需处理,可继续磁疗;重者一般于减少所敷的磁片或减弱磁感应强度后或停止磁疗后反应即消失,无后遗症。

第八节 压力治疗设备

压力疗法(compression therapy)是指通过改变机体局部的压力,以达到治疗某些疾病为目的的一种治疗方法,可以是增加压力,也可以是减少压力或两者交替。临床上一般以改变肢体压力为主,多用于四肢疾病。

压力疗法可分为正压疗法、负压疗法、正负压疗法、体外反搏疗法四类。压力疗法具有副作用小、时间短、方便、快捷、舒适性高、安全、卫生等优点。

正压疗法是采用气袋式加压装置,当肢体端施予高于大气压的压力时,肢体毛细血管、静脉及淋巴管内的液体受到挤压,向常压下(压力小于气袋压力)的肢体近心端流动,促使外周淤积的血液加速进入血液循环,随着毛细血管的排空,组织间液体易于回到血管中,有利于水肿的消退。

压力疗法设备(图4-8-1)一般包括主机、充气软管和加压气囊。

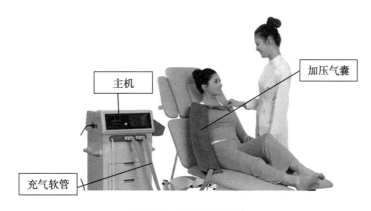

图4-8-1 压力疗法设备

一、治疗作用

1. 促使四肢静脉血流加速,增加静脉血液回流,预防血栓形成。
2. 加速淋巴循环,消肿止痛、防治静脉及淋巴回流障碍性水肿。
3. 压力可以限制组织增生、变形,改善外形,防止瘢痕增生。

二、治疗技术

1. 正压顺序循环疗法 随着气囊压力的上升,气压治疗仪对肢体进行挤压、按摩,其压力可达深部肌肉、血管和淋巴管。加压时,治疗部位的静脉血管最大量排空,加速血液流动;骤然减压时,静脉迅速充盈,从而加快血流速度。血流的搏动性增强可显著减少血液瘀滞,降低静脉血栓形成的概率,增加氧和其他营养成分的供给,促进新陈代谢,增强网状内皮细胞的吞噬功能,促进渗出液的吸收,加速病理产物的分解和代谢,因而具有消除肿胀、促进溃疡愈合及消炎止痛的作用。

2. 皮肤表面加压疗法 皮肤表面加压疗法通过持续加压使局部毛细血管受压萎缩、数量减少、内皮细胞破碎,造成瘢痕组织局部的缺血、缺氧,从而达到软化瘢痕的作用。

三、临床应用

1. 适应证 ①肢体创伤后水肿、淋巴回流障碍性水肿、截肢后残端肿胀;②复杂性区域性疼痛综合征(如神经反射性水肿、脑血管意外后偏瘫肢体水肿);③静脉瘀滞性溃疡;④预防下肢深静脉血栓形成;⑤增生性瘢痕。

2. 禁忌证 ①肢体感染未得到有效控制;②下肢深静脉血栓形成;③大面积溃疡性皮疹;④治疗部位有感染性创面;⑤静脉炎急性发作。

第九节 牵引治疗设备

牵引疗法是应用外力对身体某一部位或关节施加牵拉力,使其发生一定的分离,周围软组织得到适当的牵伸,从而达到治疗目的的一种方法。牵引疗法根据使用外力牵拉的部位不同,分为脊柱牵引和四肢关节牵引;根据是否使用器械分为徒手牵引和器械牵引;根据牵引时间分为间歇牵引和持续牵引;根据患者体位的不同分为卧位牵引、坐位牵引、斜位牵引等;根据牵引力来源不同,分为用患者自身重量牵引、手法牵引、电动牵引、滑车-重锤牵引。

牵引治疗仪(图4-9-1)一般包括床面和操作台。

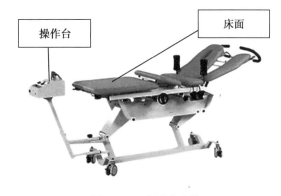

图 4-9-1 牵引治疗仪

一、治疗作用

1. 镇痛作用 解除肌肉痉挛、缓解疼痛。
2. 修复作用 改善局部血液循环,消肿消炎,修复损伤的软组织。
3. 松解作用 松解软组织粘连,牵伸挛缩的关节囊和韧带。
4. 调整作用 调整脊柱后关节的微细改变,使脊柱后关节嵌顿的滑膜或关节突关节的错位得到复位;增加关节活动范围,改善或恢复脊柱的正常生理弯曲,辅助矫正脊柱侧凸畸形;加大椎间隙、椎间孔和增加椎管容积,减轻椎间盘内压力,解除神经根的刺激和压迫。
5. 制动和复位 脊柱外伤时的早期制动和复位作用。

二、治疗技术

应根据患者病情、体质、治疗条件等具体情况选用合适的牵引方法。

1. 颈椎牵引方法 通常采用坐位牵引，但病情较重或不能坐位牵引时可用卧式牵引。牵引效果主要由牵引的角度、时间和重量等因素决定。

（1）牵引体位：如主要作用于下颈段，牵引角度应稍前倾，可在15°~30°之间，如主要作用于上颈段或环枢关节，则前倾角度应更小或垂直牵引，同时注意结合患者舒适来调整角度。

（2）牵引重量：间歇牵引的重量可以是其自身体重的10%~15%，持续牵引则应适当减轻。初始重量较轻，以±5kg起始，2~3天递增1kg，症状改善后维持此重量直到症状缓解消失。

（3）牵引时间：牵引时间以连续牵引15~20min，间歇牵引则20~30min为宜，每天一次，15~20天为一疗程。

（4）牵引方式：多数用连续牵引，也可用间歇牵引或两者相结合。

2. 腰椎牵引方法 牵引腰椎时，可使用卧位骨盆重锤牵引。

（1）牵引体位：患者仰卧，小腿处垫高，呈屈髋屈膝约90°。骨盆牵引带固定于腰部，牵引带两端连接牵引绳分别通过安装在足端床头的滑轮装置悬挂重量。

（2）牵引重量：每次牵引持续20~30min，每日牵引1~2次，10~12d为一疗程。

（3）牵引时间：一般采用仰卧屈髋屈膝体位，可尽量减小脊柱应力。牵引力通常以自身体重的一半作为起始牵引重量，根据情况逐步增加，最多可加至相当于患者体重。以间断性牵引为主。

此牵引方式适合于较轻的腰椎疾病，要根据病情不同和个体差异，选择不同的牵引重量和时间组合。绝对卧床患者的长时间牵引可防止压疮形成。牵引时双侧髂前上棘、股骨大粗隆部放置棉垫以保护皮肤。孕妇、高血压和心脏病患者禁用。

3. 四肢关节牵引方法 四肢牵引根据病变部位不同选择不同的专门关节牵引装置。

（1）牵引体位：根据病损关节部位的不同，可取仰卧位、俯卧位或坐位等不同体位进行关节牵引。

（2）牵引重量：牵引力以引起一定的紧张感或轻度疼痛感觉，但不引起反射性肌肉痉挛为度，患者能从容忍受并完成治疗。牵引力量应稳定而柔和，从小重量、间歇性牵引过渡到持续牵引。

（3）牵引时间：每次10~20min，使痉挛的肌肉和受限的关节缓缓地伸展开，每日至少1~2次，有条件还可增加次数。

具体牵引疗程取决于每次牵引的效果，只要牵引后肌肉紧缩或关节活动受限再现，则均可考虑再行牵引。

三、临床应用

1. 适应证 颈椎病、颈椎关节功能紊乱、颈部肌肉痉挛、腰椎间盘突出症。

2. 禁忌证 腰椎间盘突伴有大小便功能障碍者，孕妇，有出血性倾向，恶性肿瘤，高热，被牵引区有骨折或皮损、皮疹者，较严重的心、肺、脑血管病患者。

第十节　物理因子治疗设备安全操作与维护

一、总则

1. 理疗室应建立各项理疗设备的安全制度,医务人员及患者均应遵照执行,并定期检查执行情况。

2. 凡新购买的或经过维修的理疗设备都要经过详细检查试开机后,确定工作正常并做记录登记后方可应用。

3. 给患者理疗前要细致检查病情,正确诊断,认真选择适应证,排除禁忌证,合理地选定理疗因子、治疗方法和治疗剂量。

4. 每次治疗过程中,技术操作人员必须随时注意机器的工作状态和询问患者的反应,发现问题及时处理。

5. 在设备维修过程中应注意人员和机器的安全。没有修理工作经验者不要随意拆、搬机器,也不要单独进行修理,以防发生意外。

二、接地的安全防护

1. 理疗室工作人员应具有安全用电的一般知识及触电急救常识。

2. 电疗室及光疗室的地面须是木质地板,或用橡皮覆盖,治疗床亦须木质的,在治疗床周围的暖管、水管等应用木栅遮挡。

3. 各治疗室须设有电源总开关和保险丝,指示灯、闸刀、插座、电源线应绝缘良好,电源插座应带地线。

4. 凡设有接地线的理疗设备均应良好的接地。

5. 患者理疗时严禁与周围导电物体或他人接触;禁止患者治疗时触摸机器;接触身体的导电物品,如手表、腰带等物应去除。

6. 在理疗室外(如在病房等)进行理疗时,如果患者的床是金属的(或金属台),必须用橡皮布或毛毯等物铺盖金属部分,使患者基本处于绝缘位后,再进行治疗。

三、避免触及高压电的防护

1. 非熟练的专业检修技术者,不可在通电情况下检修或触及机器内各部件。

2. 使用高频或超高频电疗机时一般不应去除机器后盖,夏季使用需散热必须去掉后盖时,应另装屏蔽网,以免触及高压电。

3. 高压输出导线要绝缘良好,如有裂纹或破损,应及时更换,并应经常认真检查,导线不能交叉相碰。板状电极接头要检查接点是否良好。

4. 检修有高压电(高频电疗机、激光的电激励系统等)的治疗设备时,首先应检查机器外壳是否漏电。测试高压时,先将一地线接好,用探笔触及被测点,勿用手触摸机壳;CO_2激光器和空气离子发生器在治疗后测试时首先放电后再测试;高频电疗机的振荡管屏极电压,不能在通高压电的情况下用普通万用表测量,以免损坏万用表。

四、电烧伤的防治

1. 预防直流电疗时的烧伤，电机衬垫应比金属电极周边各大 10~20mm，厚度不应少于 10mm；电极衬垫须与皮肤紧密接触，固定稳妥；电流密度在 0.1mA/cm² 以上时，应密切注意皮肤的反应；低中频电疗和衬垫也应有适当的厚度，与皮肤紧密接触固定；导线和电极接触部避免触及皮肤，可用胶布保护。治疗时如发生电烧伤应及时处理：①局部用龙胆紫涂布；②中小剂量紫外线照射。

2. 进行高频电治疗时（长波电疗），导线不得直接接触人体；短波、超短波治疗时，受作用部位不得过于潮湿，有汗液时要擦干后再进行治疗。

3. 进行各种低、中频电疗时，如患者皮肤感到有刺痛感、烧灼感时，应断电进行检查。

五、超高频和特高频电磁场有害作用和防护

1. 输出功率在 200W 上的短波、超短波治疗设备宜在屏蔽室内进行；如无屏蔽室则工作人员停留最久的功能点应距离发生器不得少于 3m；有四台以上的小功率超短波治疗设备时，应设专门的治疗室，面积不应小于 24m²。

2. 使用高频电疗设备时，应尽可能把输出调谐机钮调至谐振点；两电极与皮肤的距离不得超过 60mm；禁忌在无屏蔽室的治疗室内应用单极法。

3. 使用微波辐射器有距离照射患部时，应在专门治疗室内进行，每台治疗设备和床应占治疗室面积 9m²；在一般治疗室内应用微波时，应设置具有屏蔽微波性能的屏风，治疗时辐射器应朝向外侧墙壁；采用无距离的直接照射法时可以在无屏蔽设备的治疗室内进行；工作人员不得停留于微波直接照射区；照射头部时应戴护目眼镜。

4. 在高频电和微波治疗室的工作人员每半年或一年应进行体检一次，并定期轮换治疗室。

六、光辐射及超辐射有害作用和防护

1. 禁止眼直视激光和紫外线光源。

2. 进行激光和紫外线治疗的人员和患者应戴护目镜。

3. 激光在工作时任何人都不能在光源前通过以防激光伤害（尤应注意 CO_2 激光）。

4. 点燃的紫外线灯，未用于治疗时应使反射罩开口对向地板。治疗室应有通风设备，定时通风。

5. 红外线照射面部或附近的患部时，应遮盖眼睛。

6. 超声波治疗时，工作人员应戴好双层手套，头颅眼睛、心区、脊髓部位治疗时应用脉冲式、小剂量。

七、理疗机器的保养和检修规则

1. 理疗设备的使用必须是经过专门培训的理疗专业人员，并严格执行各种理疗机的操作常规。

2. 每日早晨工作前，工作人员应进行机器面上的清洁。治疗过程中如发生障碍即停止使用，待检修后方可使用。下班时要盖好机器保护罩。

3. 机器启动后要避免移动，尤其是进行紫外线和高频电疗时，并注意防潮湿。

4. 高频治疗设备尽可能避免连续使用2~3h，夏季必要时用电扇冷却。

5. 非本科室人员不得摸弄或使用机器。

6. 微波使用时天线电缆接头要拧紧并经常检查。

7. 理疗设备检修工作应由理疗专业技术人员进行。

8. 各种理疗设备在使用期间均应定期检修并进行记录登记卡。每3~6个月应彻底清洁机器内部一次，并定期进行剂量的检定。

（郭学军　何永正）

第五章

语言与认知康复设备

语言与认知障碍患者需要进行长期康复治疗，康复治疗必须有康复治疗的载体，过去常使用图卡或实物进行语言与认知康复训练，但是随着科技发展，基于计算机信息技术的语言认知康复设备可为语言与认知障碍人群提供声音、文字、图像、演示、模拟仿真等多种形式的康复及教育，实现了现代康复治疗的进步。另外语言认知康复设备还可作为人与人交流、沟通的辅助工具。

从基于计算机辅助诊治的形式将语言与认知康复设备可分为两类：一类是利用计算机多媒体技术、数据存储与分析判断的能力为基础研制的单机形式设备，一般为一对一或小组训练的模式开展；另一类是以互联网、大数据、云计算等思维和技术为基础构建的康复云平台，实现共用服务器，多领域相互影响、共同合作，实现一对多的康复模式，为康复训练的标准化及普及化提供了技术支持。

从语言交流链的角度来看，个体语言障碍分为三大类：听觉功能障碍、语言中枢处理障碍、言语表达障碍。对应的三大类语言康复设备：①听觉康复设备：如听处理评估与训练系统、听力筛查系统、听觉评估导航仪等；②语言康复设备：如早期语言评估与训练系统、语言障碍诊治仪、主题教育系统等；③言语康复设备：如构音评估与训练系统、言语测量系统、口部构音运动训练器等。其中语言与认知功能息息相关，认知障碍康复设备有认知能力测试与训练仪、早衰干预系统、辅助沟通认知训练系统、共同注意力评估与训练系统等。另外，还有许多针对语言认知的康复技术设备，如心理与行为测评系统、静电点读套装训练等。

基于智能计算机辅助的语言障碍治疗，可实现量化评测、模糊学习，进行变量的精准控制，实现精准筛查与评测；也可提供丰富的信息资源，实现多维度的感觉刺激及反馈，即时得到患者反应，提升治疗趣味性及患者专注力。实现多通道输入方式，在多方面进行数据采集与分析，极大提高了康复效率及康复依从性。

现代语言康复设备多通过计算机信息技术为功能障碍人群提供康复信息，其具有刺激途径多种多样（如声音、文字、图像、演示、模拟仿真等多种形式）以及便于保存的优点，但总体上应该注意：①不同的设备其设计针对的功能节点不同，其适应范围各不相同，表现形式亦不同，康复治疗时必须根据患者情况进行选择；②无论以往通过实物进行的康复治疗，还是现代信息化的康复设备，其必然遵循着个体性、渐进性、持续性、主动性、全面性的康复原则。

第一节　听觉康复设备

目前听觉康复常采用计算机信息处理技术、多媒体技术来实现听觉功能定量分析，并进行针对性评估及康复训练。计算机辅助下的听觉康复设备常有以下共同特征：①听觉语音及声谱图实时评估和康复训练功能，听处理康复效果实时监控功能，及完善的听觉康复框架，包括听觉四大康复层次。用客观的声学检测图谱作为视觉反馈手段。②客观性听力

测量 ±50dB，分为裸耳听力、助听听阈和听觉察知多模式。③通过各种滤波处理的音频材料刺激，提高听觉注意力，构建听反应机制，为听处理及高级思维打下信息基础。

听觉康复设备可分为以下两类：①基于听觉输入及语音加工理论，可建立听觉的四个层次：听察知、听分辨、听识别、听理解。基于这四个层次设计听觉康复设备，如采用主频特性听察知、滤波复合音视听训练、超音段分辨条件下的听分辨、音位对比条件下的音位听识别，单、双、三条件、词组和短句的听理解。实际上，大部分听觉康复设备都会涵盖听觉的多个层次。②基于听觉统合的原理（一种特殊的音乐治疗方法，也是感觉统合治疗的一种）设计，通过聆听一组经过过滤的音乐来达到矫正听觉系统对声音处理功能失调的目的。

当前国内外听觉康复设备包括听力筛查设备，如听力筛查系统、听觉评估导航仪、便携式听力筛查仪；听力训练设备，如听觉康复训练仪、听觉统合训练系统、视听统合训练系统；既包括评估，也包括治疗的听觉评估与训练一体化设备，如听处理评估与训练系统、听处理评估与干预仪等（图5-1-1）。

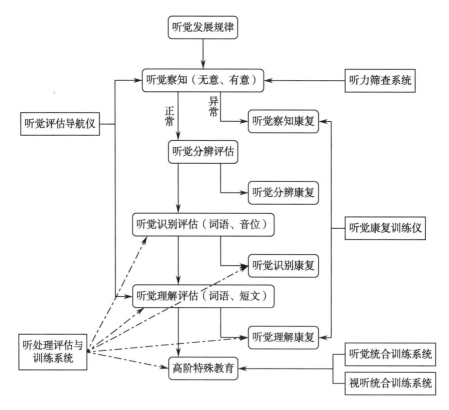

图5-1-1　听觉康复设备的分类

一、听力筛查设备

（一）听力筛查系统

听力筛查系统是根据声学及听力学原理设计的一套听力水平筛查系统，可对听觉察知能力、裸耳听阈及助听听阈等进行简单、快速的筛查评估（图5-1-2）。

1. 治疗作用　简单、快速的听力筛查：提供声音校准、听力测量和用户资料管理等听力筛查功能，可进行简便、快速的筛查评估。

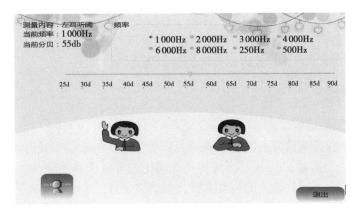

图 5-1-2　裸耳听阈听力测量界面

2. 治疗技术　一般系统默认开始频率为 1 000Hz,响度为 55dB,采用"升五降十"的测听原则,可自动化调整听分贝和频率。使用时,给患者戴上耳塞隔绝外界干扰,点击"给音"按钮,系统将会发出声音,同时"给音"按钮右边会显示给音动画图片,患者听到声音点击"听到选择"按钮后,系统自动减少 10dB 继续给声测听;听不到声音则点击"听不到选择"按钮,系统则会自动加大 5dB 继续给声测听,直到听到加大的刺激给音强度时,频率再切换到下一频率,刺激声强度则自动跳回55dB,如此下去,每个频率都测完后,系统会重复测听1 000Hz,继而到右耳测听。检测完成,系统自动化处理、提供听力水平评估报表(图5-1-3)。

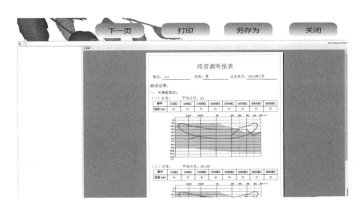

图 5-1-3　测听报表

3. 临床应用　用于各类听觉障碍人群的听力筛查。

（二）听觉评估导航仪

听觉评估导航仪遵循听力学原理及听觉发展四阶段原理,可进行纯音、啭音、滤波复合音等数量评估,为助听(重建)效果的判断提供客观参考。通过数量评估和功能评估来测试受试者的助听听阈及语音识别能力。系统包含听觉评估系统、滤波复合音、言语主频分析、听觉主频模拟以及康复效果全程监控系统五大模块。

1. 治疗作用　测试受试者的助听听阈及语音识别能力。为助听(重建)效果的判断提供客观参考。

2. 治疗技术　听觉评估:系统分为数量评估与功能评估两种类型。如进入数量评估模块可选择掩蔽、声音类型、测试耳以及佩戴助听器等情况进入评估。评估结束后系统会自动生成提供评估报表。看听力的频率及音量是否在人听力范围或者在听阈"香蕉图"内。为患者生活中裸耳、助听（重建）等进行精准测量，为听行为提供各项指标（图5-1-4）。

3. 临床应用　用于各类听觉障碍人群的听力筛查。

二、听力训练设备

（一）听觉康复训练仪

听觉康复训练仪是集听觉行为评估和康复训练于一体的综合听觉言语训练系统。以听觉发展四阶段理论为指导，视听结合，可提高并强化患者对日常生活各种声音的辨认、区别及理解能力，达到重建听觉能力的效果。该产品优势在于"共振峰合成"训练模块的设立。以非身体接触的方式让患者通过直观形象的图像来看到自己训练时的发音情况。并根据汉语声调特点设计，增加感知声调变化的训练。

系统分为五大模块：听觉康复训练系统、听觉识别能力评估、听觉理解能力评估、共振峰合成和康复效果全程监控系统。

1. 治疗作用

（1）最小音位识别能力评估。

（2）评估和训练相结合。

（3）全程监控功能：可对比、分析训练前后的康复效果。

2. 治疗技术　系统通过五大模块来提高并强化患者对日常生活各种声音的辨认、区别及理解能力。以听识别模块为例，包括韵母音位对比识别、声母音位对比识别和声调识别、数字识别四部分。例如听识别——声母音位对比识别，该模块分为声母语音均衡识别和声母音位对比识别两个训练模块，让患者根据系统提示音，指出对应的图片。例如：声母识别鼓（gu）和虎（hu），通过不同声母相同韵母的组合来测试受试者的精细听识别能力（图5-1-5）。

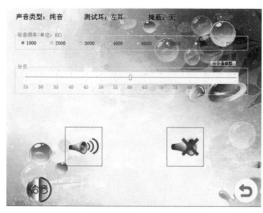
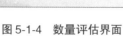
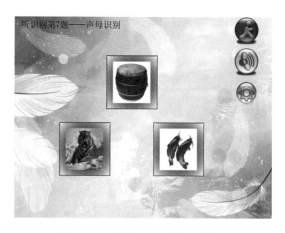

图5-1-4　数量评估界面　　　　图5-1-5　评估——声母识别举例

3. 临床应用

（1）适应证：主要适合由于各种原因导致的听觉障碍患者，既包括佩戴助听器的患者，也包括植入人工耳蜗的患者。也适用于自闭症、精神发育迟滞、语言发育迟缓、脑瘫等听觉障碍或伴有听觉障碍的儿童。

（2）禁忌证：中耳充血及发炎；发热；高频耳聋；癫痫及精神病患者；脑电图异常者等。

（二）听觉统合训练系统

听觉统合训练系统基于听觉统合的原理（一种特殊的音乐治疗方法，也是感觉统合治疗的一种）进行设计，通过聆听一组经过过滤的音乐来达到矫正听觉系统对声音处理失调的现象。系统由五个模块构成：系统介绍、资料管理、评测、训练和治疗总结。

1. 治疗作用

（1）敏感声音频段的过滤：纠正听觉系统对声音处理失调的现象，达到改善行为紊乱和情绪失调的目的。

（2）提供听觉统合评测量表。

2. 治疗技术　治疗人员可通过系统介绍模块了解听觉统合训练系统相关知识以及系统使用说明；资料管理模块可保存评估结果，治疗人员可根据需要进行资料查询，对所需资料记录、修改、删除、打印等操作，评测模块可对受训者训练前的功能与行为进行评估，评测流程：依次选择背景类型→音乐类型→方案选择→过滤按钮→播放；评测完成后可形成评测报告（图 5-1-6），通过测评结果可使用训练模块进行康复训练。其中供选择的音乐类型丰富，选择范围广，内置儿歌、流行、摇滚和纯音乐 4 种音

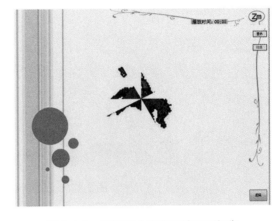

图 5-1-6　听觉统合训练系统评测报告

乐类型，17 种音乐组合，不同组合滤过的音乐频率不同。

3. 临床应用

（1）适应证：孤独症、精神发育迟缓、唐氏综合征、注意力缺陷多动症、学习障碍、情绪与行为障碍儿童等。

（2）禁忌证：年龄小于 2~4 岁者；中耳充血及发炎；发热；高频耳聋；戴助听器者；癫痫及精神病患者；脑电图异常者；两个疗程应间隔 6 个月以上，不建议连续治疗。

（三）视听统合训练系统

视听统合训练是一种特殊的音乐治疗方法，运用多媒体动画、声、光等技术，通过让受试者聆听由听觉统合训练系统调制的音乐，也可以利用训练仪根据患者的听觉测试情况决定是否过滤某个音频或降低音乐中的高频或低频的声音，可矫正听觉系统对声音的处理失调，并刺激脑部活动，从而达到改善受试者语言障碍、交往障碍、注意障碍、情绪失调和行为紊乱的目的（图 5-1-7）。

系统包括音高统合训练、音强统合训练、节奏统合训练三个训练模块。

1. 治疗作用

（1）听觉评估。

（2）刺激脑部活动、改善语言障碍、交往障碍、情绪失调和行为紊乱。

2. 治疗技术　采用双屏幕显示效果，治疗师要根据儿童的喜好以及具体的个人特点而定，探究哪种效果更吸引儿童。例如：①部分自闭症或者脑部疾病的患者，外界事物在大脑中的反映可能被扭曲，变成如镜像、黑白线条素描、浮雕、龟裂等画面，而并非正统的彩色画面。对于此类儿童可以采用双屏幕显示的效果，利用某些适用于自闭症或脑部疾病等儿童

的画面进行治疗(图5-1-8)。②采用虚幻、频谱、彩笔、滚屏等效果有助于刺激患者的视觉神经,从而加强大脑的逻辑思维与抽象思维等。适用于康复预后效果较好者,高功能自闭症、多动症等思考能力较高的儿童。③不同颜色以及颜色的组合可以引发个体产生不同的心理反应,比如三基色效果适合用于调节情绪。

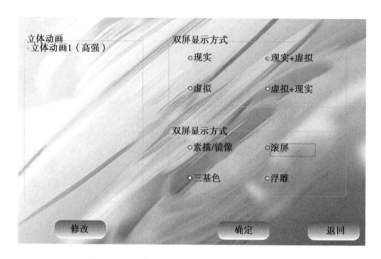

图5-1-7　音强听感知训练主题设置界面

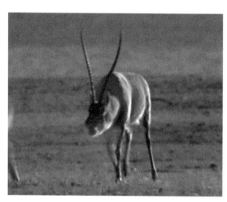 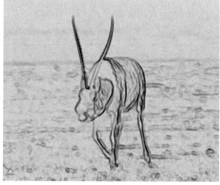

图5-1-8　速写效果

左方为视频原图,双屏显示

3. 临床应用

(1)适应证:孤独症、注意力缺陷多动障碍、精神发育迟滞、语言发育迟缓、唐氏综合征、脑瘫、情绪行为障碍、学习困难等儿童。

(2)禁忌证:年龄小于3岁者;中耳充血及发炎;发热;高频耳聋;戴助听器者;癫痫及精神病患者;脑电图异常者;两个疗程间隔时间应为6个月以上,不建议连续治疗。

三、听觉评估与训练一体化设备

当前国内外听觉康复设备中听觉评估与训练一体化设备通过计算机信息处理技术、多媒体技术来实现听觉功能定量分析,并进行针对性评估及康复训练。如听处理评估与训练系统、听处理评估与干预仪等,本节以听处理评估与训练系统为例进行介绍。

系统基于听觉加工处理的四个层次,采用计算机信息处理技术、多媒体技术实现定量分析,从而进行评估以及训练。训练所用的素材可在同一界面中立刻呈现。

听处理评估与训练系统包括系统介绍、用户管理、功能评估以及教育康复四个模块。

(一)治疗作用

1. 听觉评估　分为功能评估和量表评估。功能评估即根据听觉四个层次的评估;量表评估即使用国内常用的听觉评估量表;两者均可根据相应计分规则在计算机中设计计算公式,以实现评估报告的自动呈现。

2. 听觉训练　借助信息处理技术、多媒体技术,培养听觉障碍儿童良好的聆听习惯及聆听的感受能力,训练辨别、记忆和理解声音的能力,促进言语听觉和有声语言的获得。

(二)治疗技术

1. 系统介绍模块　治疗人员可在此处查看包括特殊教育、特教大纲和使用说明三部分。了解听觉障碍相关知识以及系统使用说明。

2. 用户管理模块　可保存评估结果,治疗人员可根据需要进行资料查询,记录所需资料,或修改、删除、打印等。

3. 功能评估模块　包括功能评估和量表评估两部分。治疗人员使用功能评估的过程中,让患者按指令操作完成测试内容,不需额外提示。以听理解阶段的评估为例,可进行单、双、三条件、词组和短句的听理解评估与训练(图 5-1-9),双条件评估项目中,系统界面上呈现"电视""电话""杯子""铅笔"和"台灯"五种常见的日常用品,患者根据系统播放出的语音"电话"选择答案,系统在患者答题结束后会自动生成评估报告。量表评估为国内常用量表评估,按量表要求填写即可。

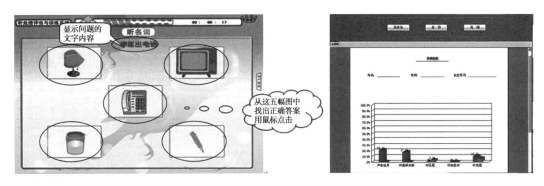

图 5-1-9　听理解阶段评估之双条件评估

4. 教育康复模块　包括听识别、听注意、听理解、听指数字、听理解判断、听觉统合、听分辨和听记忆等训练项目,有教学、训练和提示下训练三种训练表现形式,提示下训练模块训练时系统将给出提示,辅助患者完成训练。如在进行听理解阶段的训练中,可选择不同类别的听理解训练(图 5-1-10),包括个人用品、日常用品、动物、蔬菜、水果、交通工具、动词、三字词等。

(三)临床应用

同听觉康复训练仪。

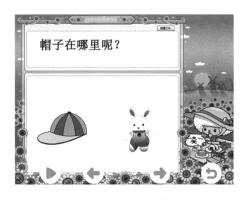

图 5-1-10　听理解训练图

第二节　语言康复设备

基于语言发育及语言知觉加工系列研究,在音韵、词语、词组、语句上有一系列的语言康复设备。在儿童语言障碍方面主要根据儿童语言发育规律进行研究设计,如针对语言发展水平,设计儿童早期语言能力的评估与无意识交流训练方案。在成人语言障碍方面则主要针对语言障碍的疾病类型及功能特点进行研究设计。

语言康复设备的特点有:①设计启蒙、启慧、启智、认知多模式促进语言发展;②运用数字信号处理技术,对发音与语义进行即时反馈,从二维角度分析;③多媒体图像与认知控制,提高目标语义注意,延伸到共同注意;④元音的共振峰数值与前语言水平吻合推测,促进发声向发音转换;⑤生态教学平台,插入地方方言、文字、家庭图片、各种独特环境及动物声音或熟悉声音,使训练更加贴近生活,更容易理解;⑥多种语言障碍智能分类。

当前国内外语言康复设备包括针对儿童、成人及成人儿童的综合康复设备。在儿童语言康复设备中,用于儿童筛查的设备:儿童筛查测评系统;用于儿童语言康复训练的设备:主题教育系统、儿童语言与沟通训练系统、语言与行为障碍干预系统;儿童语言康复评估训练一体化设备:早期语言评估与训练系统、特殊儿童评估与干预系统。针对成人语言康复训练为主的设备:语言障碍诊治仪;儿童成人康复评估训练一体化设备:语言康复训练系统、辅助沟通训练系统。

一、儿童语言筛查设备

当前国内外语言康复设备中用于儿童的设备主要根据儿童语言发育规律进行研究设计,设计时多偏向评估训练一体化,儿童筛查测评系统针对儿童语言障碍筛查进行设计,本节以儿童筛查测评系统为例进行介绍。该系统是针对青少年儿童的生长发育、人际交往、语言发育和问题行为等方面进行测评的设备,可用于孤独症儿童的筛查评估(图 5-2-1)。系统基本组成包括测评系统、资料管理、系统介绍。

(一)治疗作用

针对青少年儿童的生长发育、气质、心理和行为问题进行测评,主要用于孤独症儿童的筛查评估。

(二)治疗技术

1. 测评系统　由生长发育、注意力、神经心理、人际交往、语言发育、个性心理和情绪障碍等七个子模块组成。例如,神经心理模块,提供常用的行为问题和孤独症量表工具,对儿童的各种行为表现和心理症状进行评估,检测完成后生成报告,有助于家长或教师针对性地实施教育计划,及时纠正儿童的行为和心理问题。

2. 资料管理　同听觉评估与训练一体化设备用户管理类似。

3. 系统介绍　同听觉评估与训练一体化设备系统介绍类似。

(三)临床应用

1. 适应证　孤独症谱系障碍儿童筛查,包括典型孤独症、非典型孤独症以及阿斯伯格症。

2. 禁忌证　同语言障碍诊治仪。

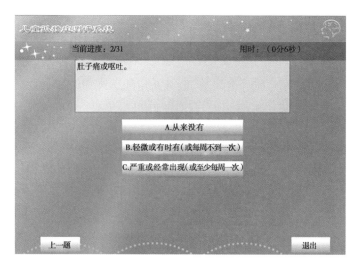

图 5-2-1 儿童筛查测评系统（父母用）操作界面

二、儿童语言康复训练设备

（一）主题教育系统

主题教育系统根据儿童语言发展规律,将贴近儿童日常生活的主题训练素材作为康复教育内容,各单元主题设计由易到难,紧密联系,提供一种"学、认、说、玩"的学习训练方式,培养儿童语言理解能力与表达能力,在提高语言水平的同时拓展其认知能力。

系统基本组成:单元主题和认识主题训练、语言认知训练和结构化教学（图 5-2-2）。

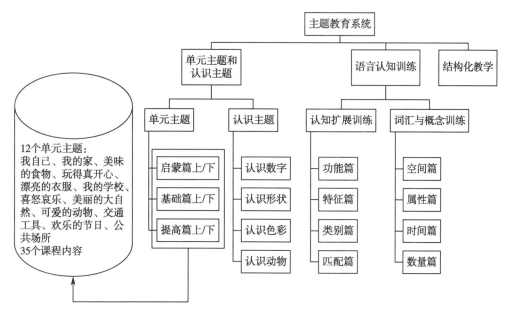

图 5-2-2 主题教育系统框架

1. 治疗作用

（1）贴近儿童日常生活的主题训练:以大量替换练习的材料帮助儿童认知物体的概念

及感知汉语语法规则,为儿童融入社会环境提供基础。

（2）"学、认、说、玩（答）"的训练方式:提高幼儿发展的自主性和能动性,促进早期幼儿的潜能开发。

（3）结构化教学:结合视觉和听觉刺激,改善儿童的思维和认知,提高语言能力。

2. 治疗技术　游戏是幼儿运用一定的知识和语言,借助于各种物品,反映并探索周围世界的一种活动,在儿童发展中不可或缺。主题教育以游戏的方式寓教于乐,可以培养幼儿对知识技能进行主动探究的习惯与技能,提高其语言能力。单元主题包括 12 个单元主题,共计 35 个课程内容,认识主题包括认识数学、认识形状、认识色彩、认识动物,通过幼儿所认识周围的自然和社会生活内容为基础,确定每一阶段的教育内容;通过语言认知训练和结构化教学模块,将各种各样的活动,如游戏、上课、劳动、娱乐以及日常生活活动相互配合运用。

3. 临床应用　同早期语言评估与训练系统。

（二）儿童语言与沟通训练系统

儿童语言与沟通训练系统是用于儿童语言和沟通交流方面的教学与训练的静电点读卡片套装。该系统基本组成:点读笔、学习册、提问册、主题册和自定义册。

1. 治疗作用

（1）提问册配合学习册使用,用于指导特殊儿童学习日常生活常见的、常用的物品特征、属性以及生活事件,培养有效沟通表达能力（图 5-2-3）。

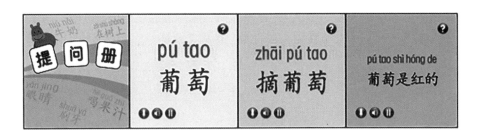

图 5-2-3　提问册康复布局示范

（2）主题册以日常生活中常见的物品作为主要的训练内容,用于指导特殊儿童学习日常生活中常见的物品,认识和积累常用词汇。

（3）自定义册为空白的静电贴,可自定义图片内容,并进行录音、停止、播放等编辑操作,实现学习内容的扩充,满足更多特殊儿童的学习需求。

2. 操作技术　使用时可以将每张静电贴图片从图册中撕出,贴在任何带有静电的物体上使用,也可配合该"物理接口（PIC）生活图卡"中的"自定义空白磁贴卡"使用。在使用静电贴点读套装对儿童进行教学训练时,可利用点读笔在自定义册中的静电贴纸上录制相应学习内容,并通过静电贴上的"播放"和"提问"图标进行点读学习、教学和训练。

学习册以儿童日常生活中常接触的物品、动物、人物和事件为主要内容进行设计,主要用于儿童日常常用词语、词组和句子 3 个方面内容的教学和训练。

提问册配合学习册使用,针对学习册中的词语、词组、句子 3 个方面内容进行点读提问、录音、播放等,还可进行同类对比训练、相似语音识别对比训练、相似语义识别对比训练、相同特征不同属性的对比训练等。

主题册以日常生活中常见的物品作为主要的训练内容。

自定义册提供空白的静电贴，可自定义图片内容，并进行录音、停止、播放等编辑操作。

功能说明见图5-2-4。

3. 临床应用

（1）适应证：认知功能障碍、语言发育迟缓。

（2）禁忌证：意识障碍、严重精神障碍慎用。

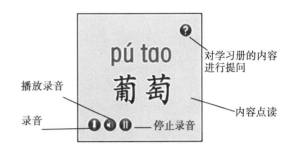

图5-2-4　单字提问册功能说明

（三）语言与行为障碍干预系统

语言与行为障碍干预系统专为情绪及行为障碍的儿童设计，融合认知神经科学、心理学、康复医学等多学科研究成果。系统由七大功能模块组成：系统说明、用户管理、评估系统、情绪调节、行为干预、基础认知、语言沟通。

1. 治疗作用　通过干预训练，减少行为及学习障碍的相关症状，帮助儿童调节自身的情绪，形成良好的行为习惯。

（1）情绪调节：利用直接的视听或间接的情绪调节，诱导儿童对其自身的情绪作出适当的调节，提高其环境适应能力。

（2）行为干预：通过行为教学模拟，结合多媒体呈现，诱导儿童学习良好的行为，形成良好的习惯。

（3）全程监控：同听觉评估与训练一体化设备用户管理类似。

2. 治疗技术　以行为干预为例：包括生活自理、行为矫正、社交主题、情景模拟、综合交往能力5个训练项目。例如生活自理：由行为学习、行为塑造和行为强化三部分组成，提供穿袜子、刷牙、洗手等多个训练主题，培养受训者生活所需的基本能力，促进早期交往技能的形成（图5-2-5）。

3. 临床应用

（1）适应证：孤独症、注意力缺陷多动障碍、精神发育迟滞、唐氏综合征、脑瘫、情绪行为障碍、学习困难等具有认知及沟通障碍的儿童。

（2）禁忌证：同语言障碍诊治仪。

三、儿童语言康复评估训练一体化设备

（一）早期语言评估与训练系统

早期语言评估与训练应根据儿童语言发育关键期以及语言发育的规律，甄选语言发育不同阶段的关键词汇、词组、句子及短文，引导儿童的语言从低阶段向更高阶段发展。早期语言评估与训练系统可对各种原因导致的语言发育迟缓的儿童进行语言专项评估或综合评估及训练。此类产品一般的技术特点为：①针对汉语儿童发展心理、语义认知，设计目标点及干扰点；②早期语言评估框架，包括词语、词组、句子、短文各个阶段的评估，根据评估结果推荐康复训练，设定干预的目标和手段；③早期语言的主题课程，如：人体、交通工具、卫生用品、水果店、野生动物等；④无意识交流的唤醒训练，有意识交流的词语、词组训练，以及短句、短文表达交流训练等。

系统基本组成：系统介绍、用户管理、语言评估、语言训练和生态教学平台（图5-2-6）。

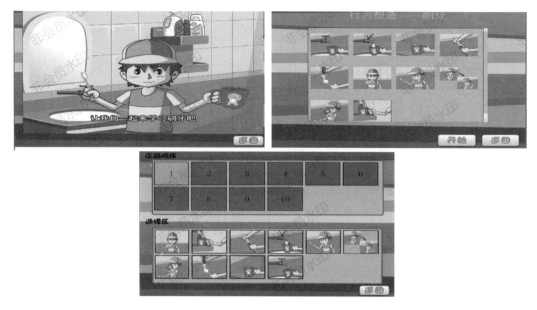

图 5-2-5　生活自理训练

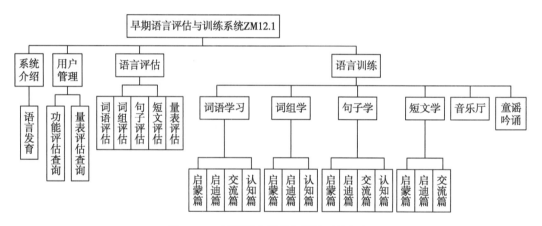

图 5-2-6　早期语言评估与训练系统框架

1. 治疗作用

（1）语言评估：可针对词语、词组、句子、短文各个阶段进行专项评估或综合评估，并可根据参考标准判断儿童在词语理解方面所处的年龄段。①词语评估：从具体名词、抽象名词、动词、形容词等角度全面评价。②词组评估：从动宾词组、主谓词组、并列词组、偏正词组和介宾词组等方面考察（图5-2-7）。③句子评估：根据汉语语句特点设置和筛选评估项目，考查患者对句子整体含义的把握程度。④短文评估：在结合短文类型和短文内容的基础上，考查患者对短文整体含义的理解，以及对其中部分信息的把握。

（2）语言训练：根据评估结果，确定早期语言干预的目标及具体手段，利用词语训练、词组训练、句子训练、短文训练、童谣吟诵、音乐厅训练六个训练模块进行干预，其中辨认、识别、语言韵律测量、情景运用以及语句综合应用等不同形式题型可以激发儿童的训练兴趣。儿童从无意识交流的唤醒训练、有意识交流训练，直到能进行短句、短文的表达交流。

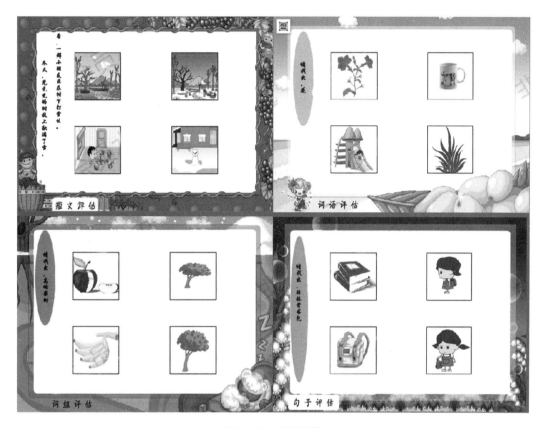

图 5-2-7　词语评估

　　①词语训练：由易到难地训练核心词。②词组训练：由易到难地进行动宾词组、主谓词组、并列词组、偏正词组和介宾词组等词组形式的训练。③句子训练：了解主谓（宾）简单句中的各个语法成分，和存现句、是字句、把字句、被字句等常用句式。④短文训练：用正确的方式实现句子之间的过渡，以及用两个或多个句子连贯地表述事件或传达意图。⑤音乐厅：音乐教育能使儿童掌握音乐活动的技巧，或做出音乐方面的反应和互动。长期参与或进行音乐活动可给儿童带来运动、感官、认识、心理社会行为、情绪等方面的改变和进步（图 5-2-8）。⑥童谣吟诵：以儿童喜闻乐见、生动有趣的动画呈现，配合经典的童谣音乐，为儿童打造一个轻松活泼的视听环境，积累丰富的跨通道视听觉联合体验（图 5-2-9）。

　　2. 治疗技术

　　（1）系统介绍：治疗师可在此了解和掌握儿童语言发育的各个阶段及相关内容，指导特殊儿童的早期语言能力的评估与训练。

　　（2）用户管理：进行资料查询、修改、删除、打印、重新查找、统计、帮助等操作。

　　（3）语言评估：系统提供阶段评估和即时训练评估两种评估形式，包含：词语评估、词组评估、句子评估、短文评估和量表评估五大子模块。以词语评估为例（图 5-2-10）：

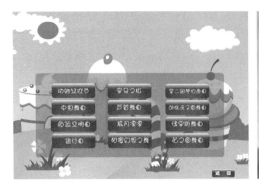 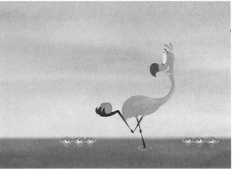

图 5-2-8　音乐厅框架及训练界面

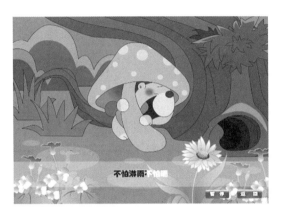 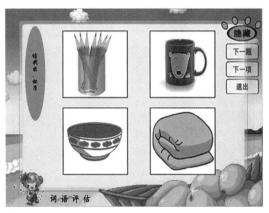

图 5-2-9　童谣吟诵　　　　　　　　图 5-2-10　词语评估界面

1）评估内容：词语类型根据儿童语言发育规律有具体名词、抽象名词、动词、形容词等。测试形式为四选一的选择题，评估干扰项分为音近干扰、义近干扰和无关干扰三种类型，能有效考察儿童的音义联结能力。

2）评估流程：阅读（听）指导语→用 2 道例题学习回应方式→正式测试→记录及分析结果→制订训练方案。

3）记录方法：结果采取 0、1 计分，指认错误或无应答为 0 分，答对得 1 分。如果儿童在 5s 内未做出反应，系统将再次播放目标词，如儿童仍无反应，则视为无应答，记录结果为 0。系统根据参考标准判断儿童在词语理解方面所处的年龄段。

词组评估、句子评估、短文评估的评估方式与词语评估类同。量表评估按量表要求填写即可。

（4）语言训练：语言发展可以分成五个阶段，包括前语言、词语、词组、句子、短文，训练模式应该根据上述语言发展规律进行划分。此外，还有语言韵律训练（童谣吟诵）。

1）前语言训练（音乐厅）提供儿童丰富的声音刺激，让儿童熟悉声音，充分积累语音表象，引起沟通交流的兴趣，培养学习语言所必需的一般认知能力。

2）词语学习包括启蒙篇、启迪篇、交流篇和认识篇模块。通过认识、探索、沟通的方式由易到难地训练核心词。其中功能、特征、类别、匹配等从认知的角度出发的练习在词语训练中尤其重要，使用此类练习能加深特殊用户对词语、概念的理解。围绕我的家、幼儿园／学校、食物、衣服等主题，组织词语学习材料进行词语交流训练。能利用言语重读法等言语和语言综合治疗技术,采用慢板和行板节奏、配套生动有趣的词语图片,帮助特殊用户改善词语的发音质量、增加音量和音调的变化能力。

以词语学习的启蒙篇模块为例,可选择词语类型进行相应训练,并可对词汇进行查找及编辑操作。如图 5-2-11 所示,点击"用户记录"可以进行新建用户、查询用户记录等操作,点击"自编课程"可以进行词汇选择、级别设定、答题时限控制等设置。启蒙篇模块课程训练界面如图 5-2-12,训练界面可为用户作答提供语言提示、语义提示、文字提示并对用户作答情况反馈。

词组、句子、短文训练同词语训练类同。

(5)生态教学平台:为开放式设计平台,治疗师可根据不同儿童的需要,自行设计、建立大型的训练题库,进行各阶段的针对性强化训练,从而提高训练的效率。治疗师出题界面可进行题目设置,如图 5-2-13 所示。

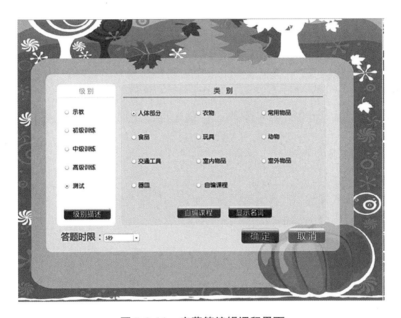

图 5-2-11　启蒙篇编辑课程界面

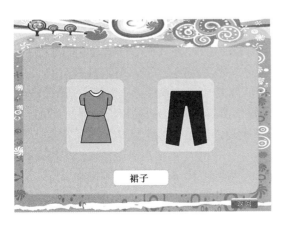

图 5-2-12　启蒙篇模块课程训练界面

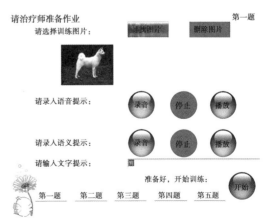

图 5-2-13　治疗师出题界面

3. 临床应用

（1）适应证：导致儿童语言发育迟缓的各种疾病，如各种类型的智能障碍、语言发育迟缓、精神发育迟滞、自闭症、脑瘫、唐氏综合征等。

（2）禁忌证：意识障碍患者、精神障碍、病情不稳定的患者。

（二）特殊儿童评估与干预系统

该系统是以应用性行为分析法（applied behavior analysis）作为理论基础，结合特殊儿童（如孤独症儿童）的临床特征及矫正模式，利用计算机多媒体技术实现的评估和干预工具。系统基本组成：筛查评估、康复训练、互动平台、综合管理及系统介绍。

1. 治疗作用　用于特殊儿童的筛查评估与干预训练。

2. 治疗技术

（1）训练程序采用回合式教学法（DTT）"刺激-反应（辅助）-强化-停顿"的原则设计。

（2）复杂行为学习最小单元化。

（3）训练内容游戏化。

以康复训练为例，训练内容分感知觉、注意力、生活自理、社会交往等模块，训练模式包括智能训练和课程训练，可进行自定义强化设置（图5-2-14）。例如听觉辨别课程训练，首先进行听觉辨别课程设置，可以自定义选择内置的训练素材、训练难度、干扰物数量，提供多种形式的奖励和反馈元素，也可以对孤独症儿童进行强化物评估，选择适宜的训练强化物。然后细读指导语，可以直接进入训练，也可以先练习（图5-2-15）。

训练结束后，会显示出训练结束的提示，并可以查看训练报告。

3. 临床应用

（1）适应证：典型孤独症、非典型孤独症、亚斯伯格综合征、广泛性发育障碍（未定型）。

（2）禁忌证：同语言障碍诊治仪。

四、成人语言康复设备

当前国内外语言康复设备中在成人语言障碍方面主要针对语言障碍的疾病类型及功能特点进行研究设计，本节以语言障碍诊治仪为例进行介绍。

语言障碍诊治仪，是一个建立在计算机平台之上，运用计算机的语音识别技术、智能模糊信息处理技术、多媒体技术设计的，能够对汉语语言障碍进行筛查诊断和康复训练的系统。系统由四大模块构成：系统介绍、病历管理、诊断筛查、康复训练。

1. 治疗作用

（1）诊断筛查：诊断筛选是基于宏观功能模拟的智能运算，建立在心理语言学的基础上。包括"听检查、视检查、语音检查和口语表达"四部分。患者按指令完成四部分内容；计算机可以评估并分离出：失语、构音障碍、听觉障碍、智能障碍和其他障碍，从而诊断出语言障碍类型，显示语言功能直方图及语音参数。该系统还提供诊断符合率，协助评价诊断的可信度。

（2）康复训练：康复训练与诊断检查结合，可依据诊断开具个体化康复处方。

2. 治疗技术

（1）病历管理：进行资料查询、修改、删除、打印、重新查找、统计、帮助等操作。

（2）诊断筛查：评估过程中，患者根据系统提示（语音提示或视觉提示）要求完成评估，如患者运动功能障碍无法按键，治疗人员可根据患者指示协助按键，但此过程中治疗人员不得有任何提示，仅遵循患者指示完成选择。

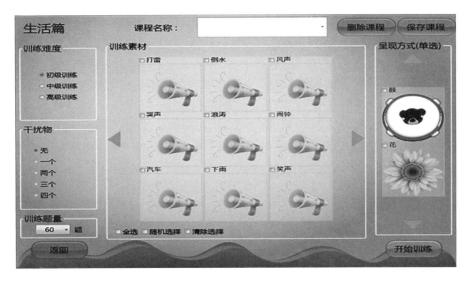

图 5-2-14 听觉辨别课程设置

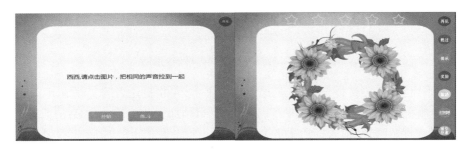

图 5-2-15 听觉辨别课程训练

在评估时,系统将自动计时,上方有一方形条码代表评估进度。当明确患者难以完成该项目时,可将鼠标置于界面右侧选择"下一屏"模块,进入下一项评估。当评估项目全部完成后,系统将跳转至结果界面,可查看患者评估结果(图 5-2-16)。

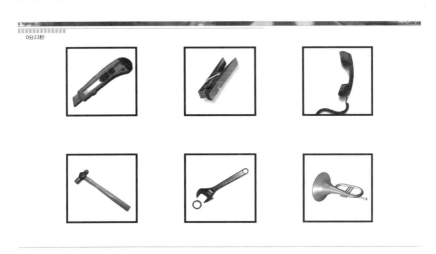

图 5-2-16 语言评估听理解指图界面

（3）康复训练：包括诊断结果、康复内容和康复建议三个子模块。

1）诊断结果可查看该患者评估结果。

2）康复内容包括听康复、视康复、语音康复、发音器官、口语表达和学习平台。

①听康复分为无提示下的训练以及提示下的训练，可根据患者情况设计训练内容，呈现提示的方式为在正确答案选项上出现红色方框进行提示。

②语音康复：由发声训练、音量训练、音长训练、声调训练跟读训练、浊音训练、韵母轨迹六大部分组成。如清浊音训练，当患者正确发某浊音并持续几秒，则浊音灯泡将变为红色（图5-2-17）。

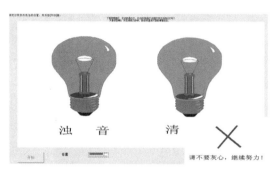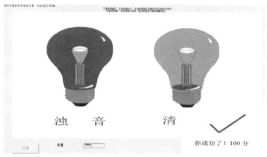

图5-2-17 浊音发音正确与错误的图示

③学习平台：是扩展性强、开放式的康复训练平台，可根据患者的实际情况，布置训练作业；亦可根据实际需要自行设计康复平台内容，如自行添加、选择、输入命名图片，自行建立大型图片库，录入提示语音，输入提示文字等，对患者进行个性化康复训练；摆脱语言、文化、地域等因素束缚和限制。如复述功能训练，治疗人员填写好文字提示并录入语音后选择开始训练，可训练患者复述功能，根据患者表现选择"正确"或"错误"模块给予患者正强化或负强化。

3）康复建议模块包括失语、构音障碍和智能障碍等障碍分类。如选择失语分类中布罗卡失语，系统将根据布罗卡失语功能障碍特征分类进行康复建议，选择建议训练项目模块可直接跳转至该训练界面。

3. 临床应用

（1）适应证：适用于各类型汉语语言障碍人群，特别是失语症、智能障碍、构音障碍等功能障碍人群。

（2）禁忌证：同早期语言评估与训练系统。

五、语言康复综合性设备

（一）语言康复训练系统

语言康复训练系统是一种综合性的康复训练系统，可提供言语到语言功能的量化评估，分析言语功能的相关语音学参数，科学分析语言功能情况。此外，系统包含多个教育主题，在进行语言训练的同时可扩展儿童的认知能力。

系统由七大模块构成：主题教育系统、早期语言评估与训练系统、构音评估与训练系统、语音评估与训练系统、言语语言综合训练系统、言语重读训练系统和语言韵律训练系统。

1. 治疗作用

（1）综合性言语语言功能评估：分析儿童语言能力情况，为康复训练方案的制订提供依据。

（2）系统化的语言康复训练：包含七个项目的康复训练，给予语言障碍儿童视听觉联合反馈，强化训练效果。

2. 治疗技术　主题教育系统包含多个教育主题，可在进行语言训练的同时扩展儿童的认知能力；早期语言评估与训练系统可进行言语到语言功能的量化评估，分析言语功能的相关语音学参数等；点击各系统按钮可进入该模块进行相应的评估和训练。

3. 临床应用　同语言障碍诊治仪。

（二）辅助沟通训练系统

辅助沟通训练系统是一种延伸或替代口语表达的沟通方式，可帮助重度语言障碍患者利用多元化的沟通策略，获得与人互动沟通的技能，通常由符号、辅具、技术和策略四大要素构成（图 5-2-18）。系统基本组成：沟通与训练、我的需求、自定义资源训练。

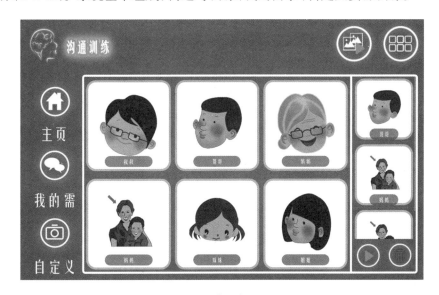

图 5-2-18　辅助沟通界面图

1. 治疗作用

（1）"沟通与训练"模块训练可进行学习及替代表达等，如使用替代的输出策略，系统可读出患者所选图片物品名称以代替患者发音，从而完成沟通交流，提升患者语言理解和表达的能力、社会的参与能力、职业的选择权和职场能力、以及人际关系及社会性互动等能力。

（2）对于长期或短期重度语言认知障碍的患者可作为替代性的辅助沟通的工具。

2. 治疗技术

（1）沟通与训练：模块分为单一主题、交流主题、情景主题 3 种沟通主题训练，包括 5 种训练版式，幼儿色彩、幼儿线条、写实色彩、写实线条、照片等类型的图片；包括扩大性输入策略和替代性输出策略 2 种不同的训练方式；素材贴近我国特教实际。

图文编辑能对图片、文字进行编辑、修改，预览图片、搜索图库，并且提供边框设定、训练模板和版面打印等功能，制作沟通教学素材较方便。

可通过多途径刺激来促进患者的理解能力，在促进患者沟通过程中理解能力时，可以使用扩大性输入策略（接受性沟通），通过采用图片、视觉符号、时间表（利用图片来说明活动进行的过程以及活动的转移）、自然语言刺激（在说话时，加上视觉图像符号）等来扩大符号的输入。如将"哥哥""吃""火龙果"三个词语以图片、文字、语音等方式呈现在患者面前，利用多感官通道来扩大符号信息等输入,帮助患者提高理解能力,连词成句。

促进患者沟通过程中表达能力时,可使用替代性输出策略(表达性沟通),系统中包括视觉-空间符号、图片交换沟通系统、语音输出装置方式。进行训练时,根据患者的认知、语言、听力等能力选择适当的符号系统,如实物-象征符号-声音符号-文字符号-抽象符号。图片交换沟通系统通过将其想要的项目的图片传给沟通对象以交换该项物品,来达到沟通互动的目的,是教导沟通障碍儿童一种有效的沟通方式。语音输出技术可产生文字、图片或声音的输出,患者可以借由手指点击选择、按压特殊开关等操作方式与人进行沟通。

(2)"我的需求"模块:患者根据需求选择所需表达的语言,如"我要上厕所",可通过文字、图形途径理解语义后选择"我""要""上厕所"等内容,将患者需求以语音的形式输出,从而表达患者的需求(图5-2-19)。

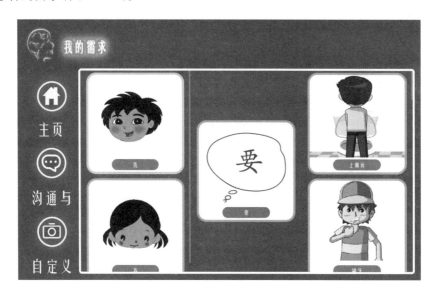

图 5-2-19　辅助沟通表达我的需求

(3)自定义资源训练:本模块是开放式平台,可根据实际需求输入个性化主题训练方案,添加、编辑和管理相应的图片、文字、语音等素材,快速形成个训教案,使训练(干预)更有针对性和个体化。

3. 临床应用

(1)适应证:①肢体障碍严重但有认知功能者;②多重障碍但其认知能力不确定者;③肢体功能正常但有语言方面障碍者,如言语失用症、语言发展迟缓;④处于口语发展前期者;⑤自闭症者;⑥发展迟缓者;⑦因无法有效沟通导致行为偏差者;⑧因疾病导致语言障碍的成人,如卒中及失语症患者;⑨脑伤者、脑性麻痹者;⑩有退化现象者,如患有帕金森病、舞蹈症、肌萎缩侧索硬化症等。

(2)禁忌证:严重视力障碍、智力障碍、肢体运动功能障碍致难以完成选择的患者。

第三节　言语康复设备

言语依靠人体的呼吸系统、发声系统及共鸣系统产生,此基础上形成呼吸功能、发声功能、共鸣功能、构音功能和语音功能五个功能,实现语言沟通交流。言语康复设备利用语音产出及计算机病理语音分割技术,实现言语功能各个成分的分级评测及精准康复。基于言语产生的五个功能可分为呼吸功能康复设备、发声功能康复设备、共鸣功能康复设备、构音功能康复设备、语音功能康复设备。

目前言语康复设备的一般技术功能为:言语呼吸、发声、共鸣、构音、汉语语音的实时测量。音域图、聚焦图、元音图跟踪测量及报告图表。声带振动动态模拟与分析,同步的实时图像、电声门图、声学信号的视频和多帧显示。

目前言语康复设备包括针对儿童、成人及成人儿童综合康复的设备。儿童评估的言语康复设备有:共鸣障碍诊治系统、言语测量系统;儿童训练的言语康复设备有:言语重读训练系统、智能型声音标尺;成人的言语康复设备有:言语矫治训练系统;既可用于评估、也可以用于治疗的综合言语康复设备有:言语语言综合训练系统、构音评估与训练系统、语音评估与训练系统;其中用于训练的辅具有:口部构音运动训练器等。

一、儿童言语康复评估设备

当前国内外儿童评估的言语康复设备有共鸣障碍诊治系统、言语测量系统等,本节以共鸣障碍诊治系统为例进行介绍。

共鸣障碍诊治系统主要针对由于舌、唇、软腭等共鸣器官的运动异常,导致的共鸣障碍进行设计,为各类型口腔及鼻腔共鸣障碍患者提供多元化的共鸣障碍训练,改善其共鸣功能。国内共鸣障碍诊治系统的优势在于汉语共鸣参数及各类型口腔和鼻腔共鸣障碍,及主客观指标交互分析。系统基本组成:系统介绍、资料管理、评估系统、康复训练。

1. 治疗作用　主观测评和客观测评相结合,多元化的共鸣障碍训练,改善其共鸣功能。

2. 治疗技术　在进行口鼻采音时,使用者将人中位置贴紧口鼻采音器凹部,然后发声即可。

评估系统一般包含:"器官评估""声学分析"和"主观评估"三个模块。比如声学分析模块,通过语音分析技术提取汉语拼音中三个核心韵母 /a/、/i/、/u/ 的第一和第二共振峰等参数,科学的量化评估口腔共鸣功能。共振峰的测量是一项重要的评价口腔共鸣功能的客观测量方法,可定量分析言语的聚焦问题。系统测试完成后可打印声学分析报表(图 5-3-1)。

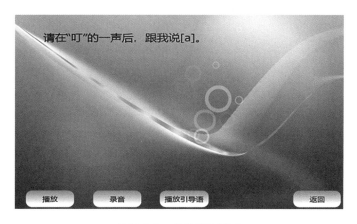

图 5-3-1　声学评估界面

3. 临床应用

（1）适应证：适用于唇腭裂、听觉障碍引起的言语障碍、脑瘫、构音障碍、发声障碍、语言发育迟缓等儿童，特别针对口腔和鼻腔共鸣功能的障碍人群。

（2）禁忌证：同构音评估与训练系统。

二、儿童言语康复训练设备

（一）言语重读训练系统

言语重读训练系统是为呼吸功能障碍引起言语障碍的儿童设计的，针对呼吸异常进行训练，可逐渐改变患者异常的呼吸方式和起音方式，提高患者肺活量和呼吸协调性，建立正确的呼吸方式，促进呼吸肌群与发声动作的协调性。训练方式包括慢板、行板和快板三种节奏（图5-3-2）。系统基本组成：系统介绍、用户管理、筛查评估、重读训练。

1. 治疗作用

（1）五类训练课程：可从语音到句子，对呼吸肌群、发声肌群以及构音肌群之间的紧张状态进行松弛训练。

（2）慢板、行板、快板节奏的结合：在不同的速度下提高言语清晰度、流畅度以及实现协调稳定言语节奏和韵律变化。

2. 治疗技术　例如重读训练，分为基本训练和童谣吟诵2个功能块。基本训练分为语音评估、词语评估、词组评估、句子评估和口部构音运动评估五部分，并附有相应的康复训练内容。童谣吟诵提供6个不同的训练小游戏。

系统通过呼吸示范、声调图、波形图等动态反馈吸引训练者积极参与到训练中，同时使呼吸、发音和构音器官运动有机结合，从而提高训练者的言语清晰度和流畅度，达到提高其控制言语节奏和韵律变化能力的目的。其中"zh，ZH，zh"，三拍子（弱，强，弱），小写符号表示发弱音，大写符号表示发强音。

3. 临床应用

（1）适应证：呼吸功能障碍、构音障碍、听觉障碍引起的言语障碍、脑瘫、唇腭裂、语言发育迟缓、发声障碍等言语障碍的儿童，特别是嗓音障碍、呼吸障碍、声带紧张等。

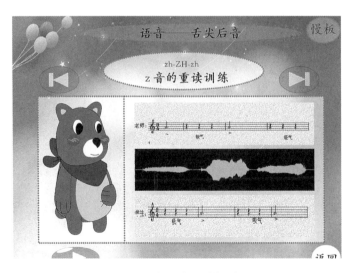

图5-3-2　"口部构音运动"慢板界面

（2）禁忌证：同构音评估与训练系统。

（二）智能型声音标尺

智能型声音标尺通过发音视觉反馈，使患者可直观感受自身的发音状态，从而判断说话音量是否适当（图5-3-3）。

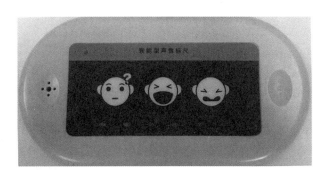

图5-3-3　智能型声音标尺

1. 治疗作用　可训练发音障碍儿童对发音音量的控制。

2. 治疗技术

（1）智能型声音标尺与声源的最佳距离为30~50cm。

（2）LED亮灯顺序从左往右，随声音大小递增程度亮起，灭灯顺序则从右往左，随着声音消失递减熄灭。

（3）利用三组不同的视觉符号表情提示音量大小的适宜状态；最左侧两颗LED指示灯提示声音过小，符号表情为疑惑，表示"听不见"，当中间两颗LED指示灯亮起时，提示音量刚刚好，符号表情为笑脸，表示"刚刚好"；当最右边两颗LED指示灯亮起时，提示"声音过大"，符号表情为不适应，表示"太吵了"。说话者可根据LED指示灯和符号表情提示，适时调整说话音量的大小。

3. 临床应用

（1）适应证：适用于听觉障碍、发声障碍、孤独症谱系障碍、精神发育迟缓、智力障碍、认知障碍等特殊人群。

（2）禁忌证：同构音评估与训练系统。

三、儿童言语康复评估与训练一体化设备

语音评估与训练系统主要用于音段音位（发音方式、发音部位、语音清晰度）和超音段音位的（音长、音强、音调、音质）的语音功能评估与训练。

系统基本组成：系统介绍、用户管理、语音库管理、语音评估和康复训练。

（一）治疗作用

提高使用者语音能力。

（二）治疗技术

1. 超音段音位和音段音位评估，其中超音段音位评估包括音调评估、音强评估、音长评估和音质评估；音段音位评估包括发音方式评估、发音部位评估和语音清晰度评估。

2. 超音段音位、音段音位训练和绕口令训练，其中超音段音位训练包括升调训练、降调训练和升降调训练；音段音位训练包括语音重复、语音巩固、语音轮替和语音强化训练。训

练设有难度、灵敏度调节,可结合评估结果为个体提供个性化训练。例如超音段音位声调训练游戏形式:基频的最低点可以调节,只要达到相应的最低基频,蝴蝶就会飞到花丛中(图 5-3-4)。

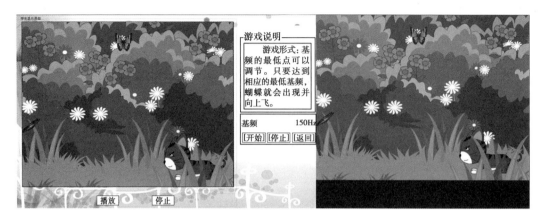

图 5-3-4　超音段音位声调训练

（三）临床应用

1. 适应证　听觉障碍引起的言语障碍、构音障碍、发声障碍、脑瘫、语言发育迟缓等疾病儿童。特别针对语音韵律异常、语音清晰度低、发音方式、发音部位错误的特殊人群。

2. 禁忌证　同构音评估与训练系统。

四、成人言语康复评估设备

成人言语康复评估设备利用数字信号处理技术,通过硬件和软件结合对被测者的言语功能进行定量化评估,对被测者呼吸功能、发声功能、共鸣功能的言语表现进行测量,对声带振动和声门波进行定量分析。

系统基本组成:系统介绍、用户管理、语音评估、语音库管理。

（一）治疗作用

1. 可进行发音各阶段的量化评测,能提取呼吸、发声、共鸣和构音各阶段的语音学参数,可显示分析声门波和声带振动情况。语音库管理方便收集管理不同方言人群的语音学参数,提高评测的准确度(图 5-3-5)。

2. 可进行语音分析,例:录入元音字母 /a/ 音的语音分析,可分析出:语音时长、音量、基频(最大基频、最小基频和平均基频)、共振峰(F1、F2、F3 和 F1/F2)、嗓音分析(基频微扰、振幅微扰和基频方差)、语音分析图(舌位图、声位图、音量图、音高图和声调图)、声门波和声带动态显示分析(图 5-3-6)。

（二）治疗技术

系统共分为四个模块,点击系统介绍模块可对言语测量系统进行了解;点击用户管理处可进行资料查询、修改、删除、打印、重新查找、统计、帮助等操作;点击语音评估可对言语发音各阶段进行量化评测,能提取呼吸、发声、共鸣和构音各阶段的语音学参数,显示分析声门波和声带振动情况。语音库管理方便收集管理不同方言人群的语音学参数,提高评测的准确度。

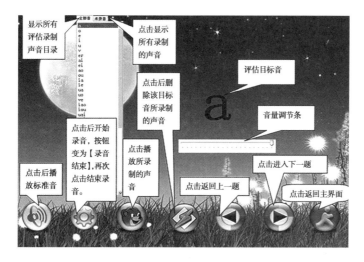

图 5-3-5 语音评估操作界面

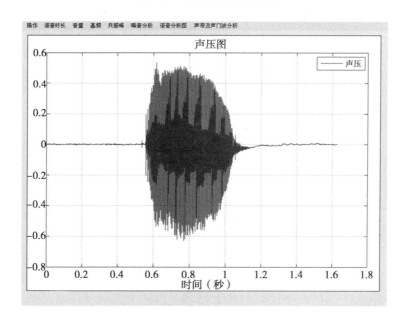

图 5-3-6 语音分析界面

（三）临床应用

1. 适应证

（1）脑血管意外、脑肿瘤、脑瘫、肌萎缩侧索硬化、重症肌无力、小脑损伤、帕金森病、多发性硬化等导致的言语障碍。

（2）唇腭裂、舌系带缩短。

（3）长期发音方式错误表现为固定形态的特殊人群。

2. 禁忌证　意识障碍患者、脑卒中急性期病情不稳定的患者。

五、成人言语康复训练设备

当前用于成人的言语康复训练设备主要为言语矫治训练系统。

言语矫治训练系统根据异常的言语矫治原理设计，用于改变发声障碍患者的发声费力和紧张状态,促进治疗法是言语矫治技术的重要组成部分。系统由两大模块构成:系统介绍和康复训练。

1. 治疗作用　系统提供的基本矫治方法,能有效改变患者的发声费力和紧张状态,实现轻松自然发声。

2. 治疗技术　言语发声障碍的促进治疗包含多种语音声控游戏,包括发声放松训练、哈欠叹息法、张嘴法、手指按压法、乐调匹配法、音调梯度训练法等,每个功能模块下又以多种方式来帮助患者掌握方法。

例如哈欠叹息法包括方法介绍、方法指导、康复训练和游戏园4个子模块。

方法介绍及方法指导包括适应证、训练步骤和评价,并可查看参考图片。康复训练提供语谱图、即时显示声调图和真人语音相结合的康复训练。游戏园提供卡通动画显示、文字、拼音和真人语音相结合进行训练。(图5-3-7)

3. 临床应用　同成人言语康复评估设备的言语测量系统。

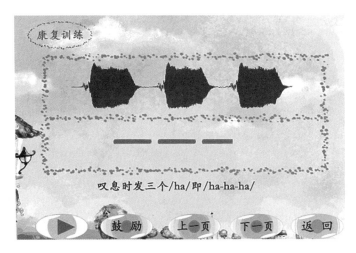

图 5-3-7　哈欠叹息法康复训练界面

六、成人言语康复评估与训练一体化设备

(一)语言综合训练系统

语言综合训练系统通过对受训者的言语功能进行定量化评估,对发声功能、共鸣功能的言语表现进行测量,对声带振动和声门波等进行定量分析,直观地给予其图表和数据反馈,辅助制订语言综合康复训练的方案。

系统基本组成:语谱图、线性预测谱交互训练与分析;基频、强度交互训练与分析;波形图、舌位图交互训练与分析;基频、功率谱交互训练与分析。

1. 治疗作用

(1)智能化的语音分析:获得语音学参数和图形信息,实时显示相关波形图,提供参考依据。

(2)针对性的发声障碍训练方式:配合口部构音运动训练器进行康复训练,指导儿童调整发音方式和口部肌力。

2. 治疗技术　例如波形图、舌位图交互训练与分析模块,可实时显示录制语言材料的波形图,进行舌位图和波形图对比,即可判断特殊儿童口腔共鸣功能是否存在功能异常、口部结构运动的位置、功能运动是否正确和到位。训练以双屏显示,包括治疗师界面(图 5-3-8)与用户界面(图 5-3-9)。

3. 临床应用　同构音评估与训练系统。

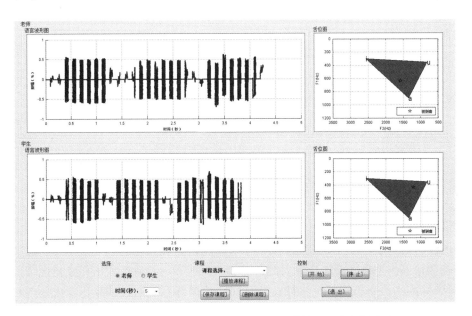

图 5-3-8　波形图、舌位图交互训练与分析模块——治疗师界面

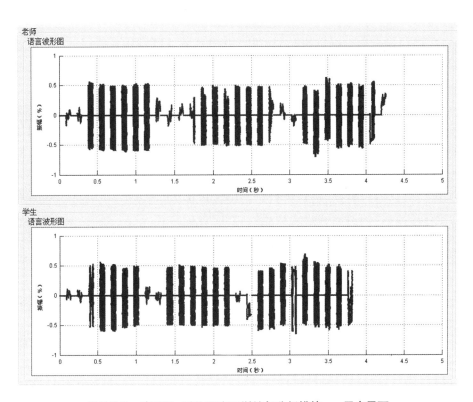

图 5-3-9　波形图、舌位图交互训练与分析模块——用户界面

（二）构音评估与训练系统

构音评估与训练系统以呼吸、发声、构音、共鸣的生理基础理论和元音、辅音的实验语音学特点为指导，采用多媒体技术将声音素材和视觉素材有机结合，通过数字信息处理技术实现言语功能评估与训练。系统基本组成：系统介绍、用户管理、构建语音库、筛查评估、康复训练。设备组成包括① CPU，英特尔 i3 3.3G 或以上；②麦克风；③摄像头；④低通滤波器；⑤口鼻采音器等。

1. 治疗作用

（1）可提供主客观相结合的构音功能评估，包括构音器官评估、运动评估、发音评估和交谈评估，能分析出下颌距、舌距、舌域距、口腔轮替运动速率、浊音起始时间、音征长度、走势、送气时间比率、清浊音比率、语音类型和构音清晰度等语音学参数及相关的舌位图、声位图等。

（2）系统提供异常构音矫治、构音器官运动、构音运动训练、语音训练和绕口令 5 个有针对性的训练模块，设计了不同难度、灵敏度的趣味康复训练内容。

2. 治疗技术

（1）系统介绍：与听觉评估与训练一体化设备系统介绍类同。

（2）用户管理：与听觉评估与训练一体化设备用户管理类同。

（3）构建语音库：通过采集正常人的各种语音的特征，为筛查评估和康复训练部分评估和训练提供标准的语音识别特征参数。构音评估与训练系统通过采集正常人的各种语音的特征，为筛查评估和康复训练部分评估和训练提供标准的语音识别特征参数。

（4）筛查评估：包括器官评估、运动评估、发音评估、交谈评估四种不同侧重的主观和客观结合的评估。

1）器官评估：通过构音提供的形态和粗大运动检查来确定构音器官是否存在器官异常和运动障碍。常常需要结合医学、实验室检查、言语评价才能诊断。评估时，可通过摄像头视频框观察患者情况，通过用户显示界面框了解患者所看到的系统界面。

2）运动评估：运动评估分为 8 个项目：核心韵母、喉、呼吸、腭咽机制、唇、下颌、舌头、口腔轮替。可通过"播放引导语"功能，给予患者评估指令，系统将播放引导语，以核心韵母 /a/ 音为例点击核心韵母按钮→选择韵母 /a/ →播放引导语→录音→播放录音→分析录制的语音，并在下方呈现分析的语音语谱图。如录制不符合需求，需重新录制语音。评估时如患者难以完成当前语音，可通过"放弃此音"功能，放弃分析该语音，进入下一语音评估。运动评估界面及评估报告记录如图 5-3-10（见文末彩插）。

3）发音评估：发音评估分为单韵母、复韵母、鼻韵母、辅音、声调五部分。通过系统对患者所发出的语音进行提取分析，得出各种基本语音学参数，为评价构音障碍提供客观的指标。包括下颌距、舌距、舌域距、口腔轮替运动速率、浊音起始时间、音征长度、走势、送气时间比率、清浊音比率、语音类型和构音清晰度、舌位图及声位图等。评估方法请参考运动评估模块，发音评估界面及评估报告记录如图 5-3-11（见文末彩插）。

4）交谈评估：通过在限定连续的言语活动中，评估患者的音调、音量、韵律、呼吸运用等，也包括粗糙声、费力声、气息声、沙哑度、无力声、鼻音是否过重等。

（5）康复训练：分为五个训练模块：异常构音矫治、构音器官运动、构音运动训练、语音训练和绕口令。

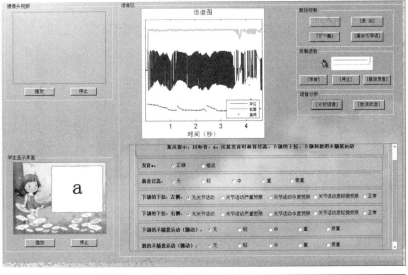

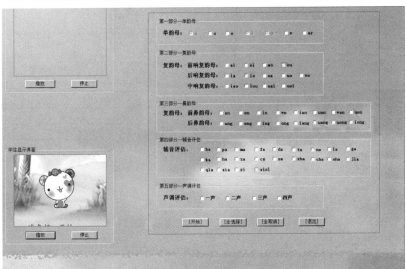

图 5-3-10　运动评估界面及评估报告记录

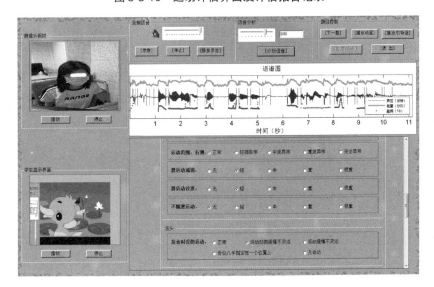

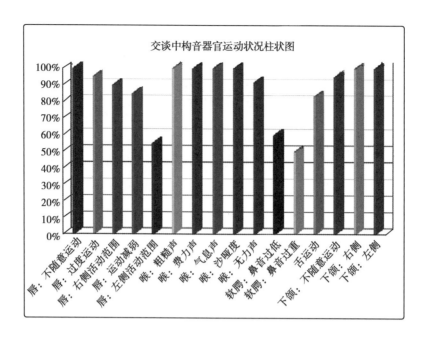

复述

序号	评估项目	评估结果
1	复述情况:	58.3%（简单句）
2	精神状况:	0%　紧张　/　100%　正常

图 5-3-11　发音评估界面及评估报告记录

1）异常构音矫治：提供七种矫治方法的适应证及训练步骤，包括推撑疗法、半吞咽法、咀嚼法、重读治疗、响度控制、哈欠叹息法、音调控制。其设计结合现代多媒体技术，以动感画面呈现并配置背景音乐。

2）构音器官运动：包括呼吸、下颌、舌、唇、软腭；根据临床资料及症状，选择对应的治疗手法和方法，以卡通形象示范动作，使儿童容易接受，达到提高下颌、舌、唇、软腭运动能力的目的。

3）构音运动训练：分为喉、呼吸、下颌、舌、唇、软腭六个模块；通过不同的发音训练，侧重不同的构音器官，让儿童在发音中练习不同器官的运动方式、控制能力。利用语音技术，提供语音学参数，实时判断结果，客观评价不同的发音运动。例如选择"小蝴蝶"训练（图5-3-12），可调节训练按钮，往左降低难度，往右提高难度。治疗人员嘱患者发 /a/ 音，发音达到要求时蝴蝶会飞到花上去。

4）语音训练：包括语音感知、语音学习、语音对比和语音运用。

如语音感知：包括声母（五个阶段）、韵母（单韵母、复韵母和鼻韵母）和声调感知训练。贴近生活的目标词语，实物图和卡通图片同时展现，同一词语，多图强化。

该系统优势在于能够提供自建汉语语音库，独创构音器官、构音运动、发音及交谈四阶段评估，设计115个定量化参数，主试与被试双屏分离。

3. 临床应用　同成人言语康复评估设备的言语测量系统。

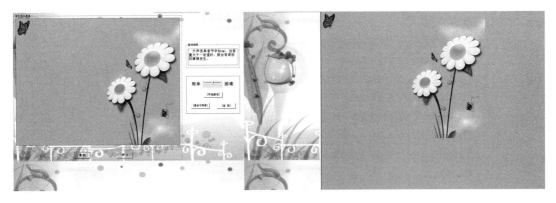

图 5-3-12 "小蝴蝶"训练

4. 注意事项

(1)系统为双屏显示,2个显示屏分开放置,医师屏幕为主控制屏,患者屏幕为从控制屏并带触摸功能。患者通过面前显示屏仅能看到用户界面,医师可观看系统操作界面。

(2)系统工作时应远离强的电场和磁场,以免影响其正常运行。不能将构音评估与训练系统放置在潮湿或过热的地方。保持构音评估与训练系统各部位的清洁,定期用柔软、洁净的软布轻擦。不使用或清洁保养时应切断电源。

(3)运输及贮存:构音评估与训练系统应贮存在环境温度为 –40℃~+55℃、相对湿度不大于90%、无腐蚀性气体和通风良好的室内,不得受重压或碰撞。

5. 病例分析

(1)基本情况:患儿,男,4 岁,构音障碍,口语起步年龄 2 岁,句子长度 6~10 个字,说话时部分语音吐词不清楚,声母错误方式主要是替代,韵母主要是省略。儿童将音位 /b/ 读成 /p/, /g/ 读成 /k/, /t/ 读成 /d/,语音时呼气控制能力不足。鼻音过重,另外有轻微气息音。

(2)评估:构音评估与训练系统评估报告见图5-3-13。

SH构音评估与训练系统—发音检查报告

姓名: <u>测试用户1</u>　　　性别: <u>男</u>　　　出生年月: <u>2000年1月</u>　　　合作程度: <u>5</u>

一 构音清晰度

（一）声母音位对比

不送气塞音与送气塞音对比正确率(p与b, t与d, k与g): <u>　0　</u>%

送气塞擦音与不送气塞擦音对比正确率(q与j, ch与zh, c与z): <u>　0　</u>%

塞音与擦音对比正确率(k与h, b与f): <u>　0　</u>%

塞擦音与擦音对比正确率(j与x, zh与sh, z与s): <u>　0　</u>%

塞音与鼻音对比正确率(b与m, d与n): <u>　0　</u>%

擦音与无擦音对比正确率(hun有无h脱落): <u>　0　</u>%

不同构音部位的送气塞音对比正确率(p与t, p与k, t与k): <u>　0　</u>%

不同构音部位的不送气塞音对比正确率(b与d, b与g, d与g): <u>　0　</u>%

舌尖前音与舌尖后音对比正确率(zh与z, ch与c, sh与s): <u>　0　</u>%

合计声母（共23对）音位对比正确率: <u>　0　</u>%

（二）韵母音位对比

前鼻韵母与后鼻韵母对比正确率(an与ang，in与ing，uan与uang)：　　0　%

鼻韵母与无鼻韵母对比正确率(in与i，ing与i)：　　0　%

三元音，双元音，与单元音对比正确率(iao与ia，ia与i)：　　0　%

前元音与后元音对比正确率(i与u)：　100　%

高元音与低元音对比正确率(i与a)：　100　%

圆唇音与非圆唇音对比正确率(v与i)：　　0　%

合计韵母（共10对）音位对比正确率：　20　%

（三）声调音位对比：

声调正确率（一声与二声，一声与三声，一声与四声）：　　0　%

构音清晰度（共36对）：　5.6　%

二　声韵母习得

声母习得的正确率为：　4.5　%

正确：b

替代：

歪曲：

图 5-3-13　构音评估与训练系统评估报告

1）从发音评估报告我们可以看到该患者声母对比正确率很低，即塞音、擦音、送气、不送气等发音不清晰，错误或无法判断。舌位图是异常的发"u"音的第二共振峰值明细偏大，导舌距明显偏小，反映了舌头的运动能力较差或其发"u"音时前位聚焦。声母习得正确率为：13.6% 代替、歪曲等，具体情况见报告（图 5-3-14，见文末彩插）。

2）从交谈评估的柱状图可以看到：唇的运动能力、运动范围等较差，喉的气息声、声音沙哑度比较严重，鼻音过重、下颌的运动情况也比较差。

姓名：　××　　性别：男　　出生年月：××年×月　合作程度：5　评估人：×××　评估日期：2011年9月19日

（一）核心韵母：

	共振峰F1（HZ）		共振峰F2（HZ）		F1/F2		音量（DB）		音频（HZ）		主观判断
	被测者	参考范围	被测者	参考范围	被测者	参考范围	被测者	参考范围	被测者	参考范围	
a	842	789~861	1 273	1 309~1 354	0.66	0.6~0.64	80	77~86	120	107~159	0
o	569	530~735	990	835~1 239	0.57	0.59~0.63	83	73~92	197	92~228	0
e	499	584~606	1 348	1 279~1 471	0.37	0.41~0.46	72	69~90	168	102~179	1
i	273	252~274	2 807	2 297~2 484	0.1	0.1~0.12	71	67~75	139	107~171	1
u	364	304~400	1 315	703~795	0.28	0.43~0.5	86	66~79	153	147~218	1
v	264	248~304	2 276	1 958~2 137	0.12	0.13~0.14	73	65~78	155	92187	1
er	607	555~739	1 113	1 226~1 532	0.55	0.45~0.48	71	73~87	121	102~202	1

舌位图：

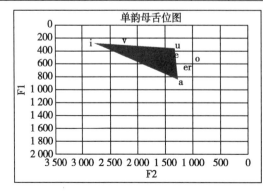

下颌距：	
被测者	参考范围
569	537~587

舌距：	
被测者	参考范围
1 492	1 594~1 689

舌域距：	
被测者	参考范围
354 677	402 351~424 669

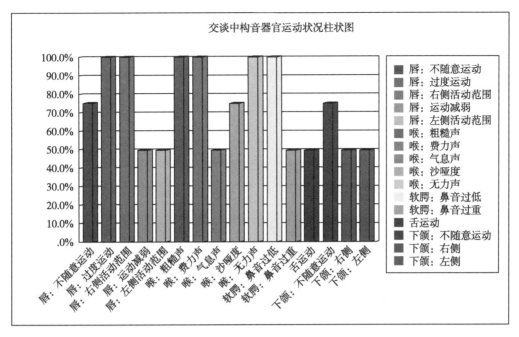

图 5-3-14　构音评估与训练系统中交谈评估报告

（3）根据报告情况设计训练方案：其中系统训练根据评估结果选择系统相应的训练内容（一周 3 次，每次 60min）。

1）构音器官运动及构音运动训练：包括下颌、舌、唇。

2）语音训练：包括语音感知、语音学习、语音对比、语音运用的循序渐进训练。

3）绕口令：注重声母训练为主。

4）重读训练：提高患者呼吸协调性。

例如：训练发音时的舌运动异常，交替发"i\u"时画面中的小朋友和赛车会相对运动，给予视觉反馈，矫治发音时的聚焦错误等（图 5-3-15）

七、言语康复训练辅具

当前国内外的言语康复设备有构音评估与训练系统和口部构音运动训练器等，本节以口部构音运动训练器为例进行介绍。

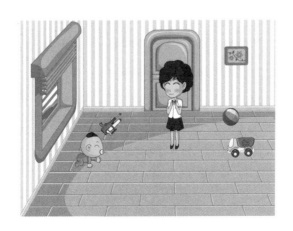

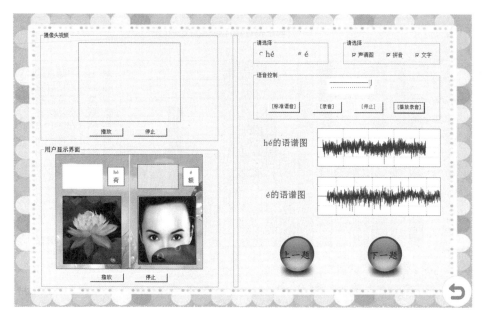

图 5-3-15 语音训练——音位对比训练

口部构音运动训练器是一套专门用于构音器官功能训练的设备。由专业语言治疗师使用,对下颌、唇、舌、悬雍垂等部位进行主动、主动 - 辅动、被动等各种形式的训练,使患者回归正常的发音模式,帮助矫正异常的发音,提高语音清晰度(图 5-3-16),由 12 种、15 件部件组成。

1. 治疗作用 用于构音器官运动训练。涵盖所有构音器官的训练,如:舌、唇、下颌、软腭、硬腭、悬雍垂等。

(1)唇舌尖运动训练器:训练患者颏舌肌以及各舌内肌的力量,为发出舌尖音做好准备;亦可训练唇肌肌力,为发出各种唇音打下基础。

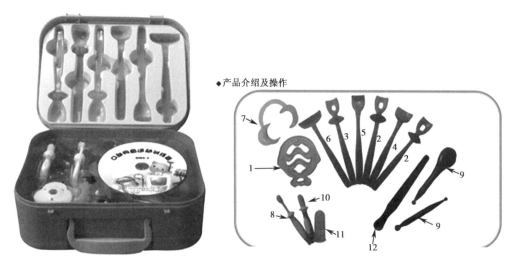

图 5-3-16 口部构音运动训练器

1. 咀嚼器;2. 唇舌尖运动训练器(CS);3. 舌上位运动训练器(SS);4. 舌抗阻训练器(SK);
5. 舌根训练器(SG);6. 舌定位训练器(SD);7. 下颌运动训练器;8. 悬雍垂刺激器;
9. 唇肌刺激器;10. 舌肌刺激器;11. 指套型乳牙刷;12. 压舌板

（2）舌抗阻训练器：训练患者舌外肌中的颏舌肌以及舌内肌的肌力，为精确构建舌尖音、舌面音以及舌前位运动打下基础。

（3）舌上位运动训练器：训练患者舌内肌，尤其是舌尖的肌力及灵活性，为构建舌尖音打好基础。

（4）舌根运动训练器：训练患者舌外肌中的腭舌肌、茎突舌肌、舌骨舌肌、颏舌肌以及舌内肌的肌力，为构建舌根音打下基础。

（5）舌定位训练器：训练患者舌定位精细运动功能，为准确地构建出舌尖音做好准备。

（6）咀嚼器：增强咀嚼肌肌力及下颌关节的活动度和灵活性，为构音训练做准备，并可以通过咀嚼训练缓解发声时构音器官过于紧张导致的硬起音和高音调，为正确的发音打下基础。

（7）下颌运动训练器：提高下颌肌群的综合运动能力，增加下颌的活动度。

（8）悬雍垂刺激器：提高舌根及软腭的运动功能，减轻鼻音化异常构音现象，为精确构建舌根音及纠正鼻音服务。悬雍垂刺激器适于咽反射减弱或消失的患者，咽反射正常的患者需慎用。

（9）唇肌刺激器：提高唇横肌、唇直肌、唇角肌以及口轮匝肌的肌力，通过促进患者唇部感知觉发育，为精确构建唇音做好准备。

（10）舌肌刺激器：促进舌部感知觉的发育，建立正确的舌运动模式。

（11）指套型乳牙刷：提高口腔感知觉能力，易化各构音器官的运动，为准确构音做准备。

（12）压舌板的设计：提高舌肌肌力和促进感知觉的发育，为精确构建舌尖前音、舌尖中音、舌尖后音、舌面音、舌根音做好准备。

2. 治疗技术

（1）唇舌尖运动训练器：①舌运动。治疗人员将训练器置于患者上颚，嘱患者舌尖上抬抵住训练器的孔洞，治疗人员可施加压力进行抗阻，训练患者舌尖肌力；或使用唇舌尖运动训练器引导患者舌朝各方向运动，从而提高患者舌尖运动功能。②唇运动。治疗人员嘱训练者含住训练器的膨大部分并用力闭唇，治疗人员可根据训练者的功能水平适当施加向外的拉力，训练患者唇肌肌力。

舌抗阻训练器、舌上位运动训练器、舌根运动训练器、舌定位训练器类同唇舌尖运动训练器，均为用于舌根、舌尖、舌面等舌灵活性、舌肌肌力等的训练。

（2）咀嚼器：治疗人员将咀嚼器放于患者口中，嘱患者做咀嚼运动，每次咬合力量从小到大，提高患者咀嚼肌肌力。也可让患者边咀嚼边练习发音，每咀嚼 5~10 次发一次音，如数数，或先从单音慢慢过渡到复杂句子，交替的咀嚼 - 发音 - 咀嚼训练，缓解患者因构音器官过于紧张而导致的硬起音和高音调。

（3）下颌运动训练器：治疗人员戴好手套，将训练器压缩到与患者口腔大小相匹配的大小，放进患者口中，通过调节训练器的伸展程度，嘱患者配合做不同开口度的张口动作，训练患者不同开口距的下颌运动（图 5-3-17）。

（4）悬雍垂刺激器：治疗人员嘱患者张口，用悬雍垂刺激器粗糙面轻擦悬雍垂与软腭交界处训练软腭的运动功能，刺激强度以不引起呕吐反射为宜。

（5）唇肌刺激器：治疗人员嘱患者放松，治疗人员根据患者的具体情况用唇肌刺激器的两端施加合适的力量，按摩唇周肌肉，训练唇周肌肉力量。

（6）舌肌刺激器：治疗人员将训练器头部置于患者口腔中，施加适当的力量，对患者舌头各个部位进行轻擦、按压等刺激。通过对舌尖、舌面、舌两侧缘及舌根的刺激，促进患者舌部感知觉的发育,从而诱导患者进行各方向的舌交替运动,矫正异常的发音方式,建立正确的舌运动模式(图5-3-18)。

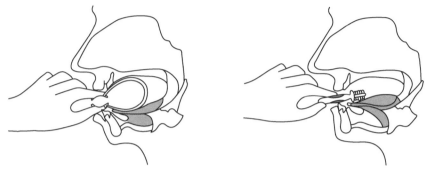

图5-3-17 下颌运动训练器示意图　　　　图5-3-18 舌肌刺激器示意图

(7)指套型乳牙刷:治疗人员将指套型乳牙刷套于示指上,嘱患者张口,治疗人员将套有指套型乳牙刷的示指伸入患者口中,对患者舌、硬腭、口腔壁等部位进行按摩,刺激程度以训练者无疼痛感为宜。

(8)压舌板:治疗人员手执压舌板,嘱患者伸舌抵住压舌板,治疗人员可根据患者的具体情况施加适当阻力,进行各个方向的舌抗阻运动。

3. 临床应用

(1)适应证:口部构音运动训练器适用于构音障碍、语言发育迟缓、孤独症、脑瘫等原因导致的发音异常的儿童。

(2)禁忌证:口腔内严重感染、溃疡、舌癌及其术后早期禁用口部构音运动训练器。

4. 注意事项

(1)治疗人员需熟悉人体解剖学与生理学,并掌握儿童正常发音模式,通过合理使用不同辅具进行口部构音运动训练,帮助儿童矫正异常的发音。

(2)使用前务必使用紫外线、沸水、酒精消毒,充分洗净,确保清洁。

第四节　认知康复设备

认知功能检测系统主要用于认知与情绪障碍患者的总体认知功能、注意、记忆、语言、计算、定向执行及推理能力等方面的评估与训练。国内认知康复设备基于汉语语言本身的特点以及使用者对汉语心理加工的特点,更加贴近汉语使用者的生活,与国外产品相比优势在于,适合汉语使用者使用的认知障碍评估及康复。

当前认知康复设备包括针对儿童及针对成人的康复设备。儿童认知评估与训练设备有儿童认知能力评估与训练系统;儿童认知训练设备有儿童潜能开发训练系统、多元智能方格训练系统、磁卡教学系统、智能型日程提示板、共同注意力训练系统、多感官综合训练系统;成人认知评估与训练设备有成人认知能力测试与训练仪、早衰干预系统;成人认知训练的设备有多元启能训练系统。

一、儿童认知评估与训练设备

儿童认知能力评估与训练系统是基于儿童认知能力发展规律,参考简易智能精神状态检查量表（MMSE）、神经行为认知状况检查表（NCSE）、格塞尔婴幼儿发育量表（Gesell Developmental Schedules）等国际通用认知功能检测方法，结合中国文化特点设计的认知评测及训练的设备。

儿童认知能力评估与训练系统由四大模块构成，包括系统介绍、用户管理、筛查评测和康复教育。

（一）治疗作用

儿童认知能力评估与训练系统是针对认知功能的智能筛查和认知障碍干预的计算机辅助工具。可针对儿童认知障碍给予科学、快捷的评估，并提供多种干预训练。

1. 康复教育系统中提供认知能力各个维度的训练，以大量的测试数据为指标，可评测儿童各项认知能力所对应的水平，并根据评测结果导入个体化训练方案。

2. 根据不同儿童的认知发展水平差异，导入相应的等级甄别题和等级测试题。通过五级甄别和等级测试，对感知能力、注意能力、记忆能力、计算能力、思维想象能力等五项认知能力进行详细测评。

（二）治疗技术

1. 系统介绍　与听觉评估与训练一体化设备系统介绍类同。

2. 用户管理　与听觉评估与训练一体化设备用户管理类同。

3. 筛查评测　在系统内建立起患者个人资料之后，进行功能评测前需要选择功能评测的语言，包括系统自带的普通话以及自录音。自录音功能主要是为解决地方方言等影响测试的问题，使用自录音后治疗人员可以对各种题目进行录音。录音时需根据系统提示进行操作，其操作包括上下切换所录音的题目、播放所录制的语音、进入语音的录制、停止录音或播放、暂停录音或播放、继续录音或播放等。

"功能评估"模块中患者根据系统提示完成评估内容后，自动生成报表，如图5-4-1所示。

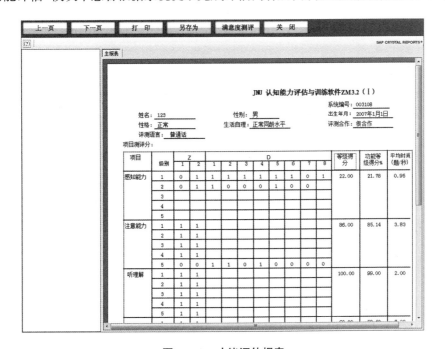

图 5-4-1　功能评估报表

系统也可使用量表评测,包含克氏行为量表、3 岁以下孤独症表、3 岁以上他评儿童孤独症评定量表和 5 岁以上 Conner 表。嘱咐填表者根据系统提示选择相符的情况进行答题。

4. 康复教育包含功能康复、障碍康复、康复平台三大子模块。功能康复模块分为五个等级,以第一级为例,包含感知能力、注意能力、听理解、记忆能力、数数的能力、思维想象和表达共七个训练项目。障碍康复包括脑瘫、孤独症、智力障碍、语言障碍和听觉障碍五个模块。康复平台训练包括感知能力、注意力、听理解、记忆能力、数数的能力、思维想象、表达、学老师、脑筋急转弯九个模块。

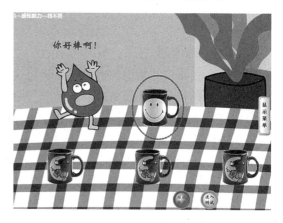

图 5-4-2　感知能力——找不同训练

以感知能力——找不同训练项目为例,嘱咐患者根据系统提示找出不同图形,从而帮助患者提升感知能力以及学会"不同"这一词的概念,找不同训练的界面如图 5-4-2 所示。

（三）临床应用

1. 适应证　适用于精神发育迟滞患儿、语言发育迟缓患儿、伴有认知障碍的脑瘫患儿、孤独症谱系障碍患儿等。

2. 禁忌证　同共同注意力训练系统。

（四）病例

1. 基本情况　患儿,男,4 岁 5 个月,能理解简单指令,可表达单词,偶尔可达到简单句水平,主动表达较少,注意力欠佳,就诊过程中患儿刻板行为较多,如扭动开关。

2. 儿童认知能力评估与训练系统评估结果　听理解(98 分)、感知能力(48 分)、注意(76 分)、记忆(42 分)、思维想象(67 分)、数数的能力(0 分)、表达(86 分)、总分(55.98 分)、总平均时间(42.2s)。

3. 儿童认知能力评估与训练系统治疗计划(6 个月):

阶段一:注意力训练,学习平台注意力第一、二级,每周 2 次,每次 25min,为期 1 个月。

阶段二:注意力训练,学习平台注意力第三、四级,每周 2 次,每次 45min,为期 2 个月感知能力训练,学习平台感知能力第一、二级,每周 2 次,每次 45min,为期 2 个月。

阶段三:注意力训练,学习平台注意力第五级,每周 2 次,每次 45min,为期 3 个月。

感知能力训练,学习平台感知能力第三、四级,每周 2 次,每次 45min,为期 3 个月数数的能力训练,学习平台数数的能力第一、二级,每周 2 次,每次 45min,为期 3 个月。

二、儿童认知训练设备

（一）儿童潜能开发训练系统

儿童潜能开发训练系统是根据潜能开发理念以及认知心理学经典实验范式,结合儿童大脑发育和认知发展的特点,设计并研发的一套针对儿童多元智能开发与训练的系统。系统主界面包含康复训练、功能测评、用户管理三大模块。

1. 治疗作用

（1）可适用于不同类型、不同程度儿童的潜能开发与训练。

（2）将经典的心理学实验范式和认知训练游戏相结合，激发儿童参与训练的主动性和积极性，促进儿童的各项认知能力的发展。

（3）提供训练等级和干扰选项的自定义设置，可根据儿童当前的能力水平，制订针对性的训练方案，由易到难逐步提高儿童各项能力。

2. 治疗技术　涵盖注意力、记忆力、空间知觉、逻辑思维和手眼脑协调等五个能力维度，声控训练、教学平台和时间控制3个功能模块。以空间知觉模块为例，该模块下有6个训练子模块，主要训练儿童对物体距离、形状、大小、方位等空间特性的知觉。例如空间知觉模块下的空间整合，可以自主选择难度级别和选项类型，有练习和训练两种模式，进入到训练的界面，每一级别有十题，按照题目的设置，选出图片中缺失的部分，完成拼图（图5-4-3）。

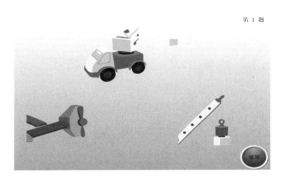

图5-4-3　空间知觉训练——空间整合

练习操作跟训练操作类同，当训练结束之后，自动生成训练成绩。其他模块的操作过程参照"空间整合"。

3. 临床应用

（1）适应证：适用于语言发育迟缓、精神发育迟缓、脑瘫、孤独症、唐氏综合征等特殊人群。

（2）禁忌证：同共同注意力训练系统。

（二）多元智能方格训练系统

系统采用"舒尔特方格"原理，通过数字矩阵，要求受训者按照数字（文字）的规律顺序或逆序次序依次点击，进行注意力及推理思维能力的训练。

游戏设置分为方格设置、训练内容、呈现形式、正确顺序、有无语音提示5个参数设置，也可以选择重置恢复默认设置（图5-4-4）。

1. 治疗作用　多元智能方格训练系统利用大量听、视觉刺激素材，并结合环境刺激，给予特殊儿童多重刺激的学习环境，使其得到感官刺激经验，强化听觉康复效果，降低焦虑不安的情绪，削弱不适应性行为，提升注意力及推理思维能力。

2. 治疗技术　训练内容分为系统随机和自编两种方式。其中系统随机是由系统默认数字为训练内容；自编则是由自己编写方格上显示的内容。呈现形式分为顺序排列和随机排列两种方式（图5-4-5）。

3. 临床应用

（1）适应证：适用于语言发育迟缓、精神发育迟缓、听觉障碍、脑瘫、孤独症、唐氏综合征等特殊人群。

（2）禁忌证：严重听觉障碍、严重视力障碍、严重肢体功能障碍等。使用该设备到三阶段后，应有真人参与，设备作为配套使用。

（三）磁卡教学系统

磁卡教学软件根据儿童认知发展的特点，融合认知图式构建、多感官教学、引导式教学等多种教学理念，并利用多媒体技术、计算机辅助教学技术、集成电路（IC）卡感应技术形

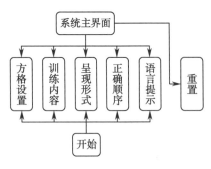

图 5-4-4　多元智能方格训练系统
参数设置模块

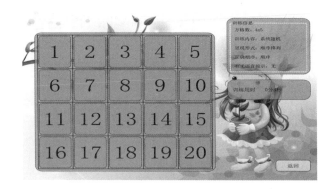

图 5-4-5　多元智能方格训练系统顺序排列

成,可用于特殊儿童日常的实物认识教学和互动游戏设计。

系统分为方块组和气球组上下两部分,上方有认知、辨识、互动乐园、教师编辑四种教学模式可选,下方有水果篇、蔬菜篇、生活篇、动物篇和自定义 5 个篇章可选。

1. 治疗作用

(1)通过图片、音频、视频等多媒体形式,让儿童获得感官体验,协助特殊儿童建构认知图式,从而提高其认知能力。

(2)调用计算机已存储的多媒体信息,结合多种类的实物进行认知训练,让儿童在互动中获得联结感,了解个体动作与客体的因果关系,引导儿童积极探索。

2. 治疗技术　首先将 IC 感应器连接到电脑的通用串行总线(USB)接口,连接 IC 感应器后才能登录系统使用。儿童将不同内容的磁卡放在 IC 感应器上感应时,会在界面内显示图片,或播放相应的音频、视频(图 5-4-6)。

3. 临床应用

(1)适应证:用于多动症、自闭症、多感官功能失调、发育迟缓、脑瘫等特殊儿童。

(2)禁忌证:意识障碍、严重精神障碍慎用。

（四）智能型日程提示板

智能型日程提示板是结合特殊儿童的身心特点和教育需要设计的一套时间类教育辅具,由智能型日程提示板、彩色油性笔、PIC 生活图卡等组成(图 5-4-7)。

1. 治疗作用　可用于辅助特殊儿童日常活动、作息等计划安排,利用配套的磁式黑白图形符号卡片,以及灯光视觉反馈让儿童逐渐理解时间概念。

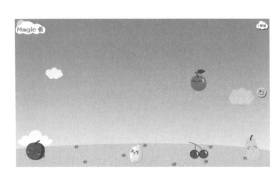

图 5-4-6　互动乐园——水果篇

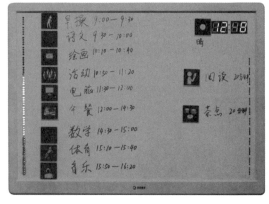

图 5-4-7　智能提示板

2. 治疗技术　初次使用时可将特殊儿童喜爱的 1~2 件事情编写进去,提高儿童对计划表的兴趣。铃响和灯光的点灭可以让儿童理解时间概念,使用过程可能需要耐心的讲解与多次演习来帮助儿童熟识时间与计划的关系。

(1)面板介绍:利用白板进行书写,结合油性笔、任务磁贴、白板进行使用。提示板的左侧是瞬时熄灭提示灯,右侧是倒计时提示灯。

(2)按键设置:按键板提供时间设置、时间 –、时间 +、闹钟设置、倒计时设置、倒计时启动/取消六个设置按钮。

(3)闹钟设置:可设置闹钟,到闹钟所设定时间,蜂鸣器响起,提醒特殊需要儿童去执行任务安排或活动计划。

(4)倒计时设置:倒计时开始时,设定好的发光二极管(LED)灯会随着时间流逝逐渐熄灭,当所有灯都熄灭后,蜂鸣器响起,提醒儿童去执行任务安排或活动计划。

3. 临床应用

(1)适应证:既可用于特殊儿童时间概念和计划安排的教学、训练,也可作为普通儿童生活规范和行为习惯的培养、塑造。

(2)禁忌证:意识障碍、严重精神障碍慎用。

(五)共同注意力训练系统

共同注意力训练系统以共同注意力干预方法为指导,结合应用性行为分析(ABA)和回合试验教学(DDT)的训练模式,采用阶段式康复理念,通过触控人机交互和多媒体动画技术的形式,设计并实现共同注意力评估与干预平台,可逐步提高患者共同注意力。

系统基本组成:康复评估、康复训练、系统介绍、综合管理、快乐平台。

1. 治疗作用

(1)适合孤独症谱系障碍儿童的共同注意力训练方法。将共同注意力理论和计算机辅助技术相结合,以应用性行为分析(ABA)和回合试验教学(DDT)为训练范式,采用阶段式康复设计理念,在计算机辅助模式下进行共同注意力训练的孤独症训练系统。

(2)将共同注意力的发展分解为七个阶段,从共同注意力最基础的阶段开始,逐渐过渡,最终到达主动与人分享的高层次阶段。

2. 治疗技术

(1)康复评估

1)观察评估:治疗师按照测试指南的要求,准备相应的测试配件以及房间环境的安排,对儿童进行早期社会沟通量表评估。系统提供测试指南供治疗师使用。(图 5-4-8)

2)智能评估:提供阶段一至阶段七的共同注意力智能评估,治疗师可先选择要进行评

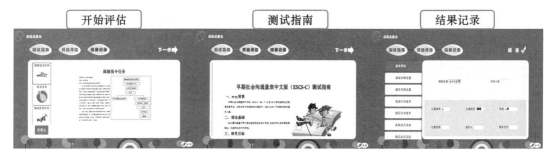

图 5-4-8　观察评估

估的阶段,也可以全选。评估结束后可选择"保存并打开报表"可以立即查看报表,选择"保存并关闭"则回到主界面,用户可以在"综合管理"查看已经保存的报表,选择"不保存"则放弃当前评估记录的保存。

（2）康复训练

1）启蒙训练:包括追视与跟随两个阶段训练。训练幼儿对动态物体的注意力。阶段一训练采用多种特效,配合 α 脑波音乐和不同背景,对幼儿进行视听训练。阶段二训练是在阶段一的基础上,加入手指触摸的交互方式,使训练过程从无意注意过渡到有意注意。

2）阶段训练:训练平台模块包括有七个阶段训练项目,将共同注意力的发展分解为七个阶段,主要内容包括:对另一游戏的反应、对发出声音的玩具的反应、对展示的玩具的反应、眼神接触、跟随(手指、视线)指示、注视交替、原始宣告指示。从共同注意力最基础的阶段开始,逐渐过渡,最终到达主动与人分享的高层次。

训练课程设置:训练题量和训练素材的布局会根据游戏具体情况进行调整。治疗人员可根据需要进行素材选择,编辑游戏素材的界面。如共同注意力训练系统针对注意力缺陷患者,患者常难以注意到正确答案,治疗人员可使用"提示"功能,系统将提示转移区题目的正确答案;也可使用"辅助"功能,选择在初始注意区或转移注意区的位置播放一个时长 2s 的小动画吸引患者注意;使用"强化"功能给予正反馈,系统将在上一操作的区域播放一个时长 2s 的小动画,小动画内容包括鼓励、奖励、吸引等强化类型,以此强化患者正确反应;还可根据患者功能情况调整训练难度,通过使用"调节"功能调节参数包括初始任务区强度、注意转移时间、转移区任务强度,从而提高或减低训练任务难度。

以共同注意力七阶段训练法中第一阶段训练"对另一游戏的反应"阶段为例(图 5-4-9),界面呈现分为两侧,左侧会出现心形气球,患者点击一定数量气球后,左侧气球将消失,同时在右侧出现圆形气球(图 5-4-9)。让患者在训练中将注意逐渐从左侧转移至右侧,训练患者注意某一游戏及对另一游戏的反应。

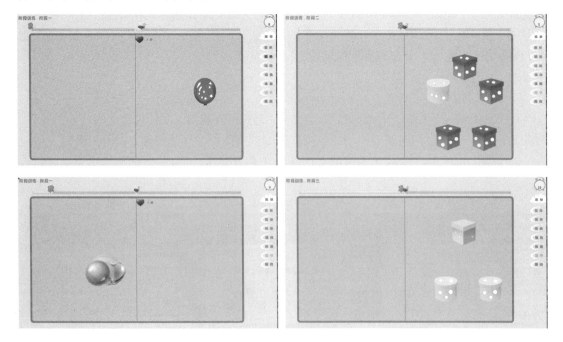

图 5-4-9　对另一游戏的反应

3）提高训练：包括互动训练、模仿训练和图画书训练三个模块。有利于儿童主动发起或回应社交行为，加强模仿能力，并提高社会认识能力。

3. 综合管理　可对受训者的信息、评估、训练等记录进行查询、修改、删除等操作，查询方式分别可按用户或记录来查询。

4. 快乐平台　快乐平台提供游戏库和动画库两种资源库，游戏的内容和定位均不相同，用户可通过自定义来添加游戏或动画。

5. 临床应用

（1）适应证：适用于孤独症、脑瘫、注意障碍的患者，尤其是共同注意力存在明显缺陷，缺乏非语言性社交技能，注意力分散、集中性差，语言或社会认知发展滞后的患者。

（2）禁忌证：严重听觉障碍、严重视力障碍、严重肢体功能障碍等。使用该设备到三阶段后，应有真人参与，设备作为配套使用。

（六）多感官综合训练

多感官综合训练在欧美和港台日渐流行，可通过多感官的刺激和调节帮助患者将身体功能及情绪行为状态调适到最佳状态并进入学习。目前"史露西伦"多感官室的训练和改善学习的方法已经开始应用，该方法活动强调探索、自主、悠闲及选择。"史露西伦"强调给予有感官障碍和学习困难者一个悠闲和舒适的空间环境，并由照顾者为他们安排一个充满感官刺激的环境。他们不用依从别人的制订活动，也不需要运用太高的智力，就可以轻易地控制简单的器材，使环境产生多种变化，并在活动中得到感官经验刺激（图5-4-10）。

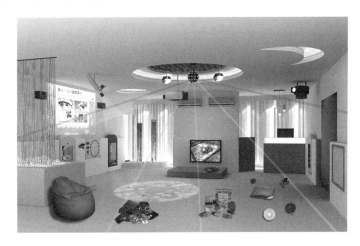

图5-4-10　多感官综合训练

1. 治疗作用

（1）视、听、触、嗅的多感官刺激，利于全面发展。

（2）互动游戏，激发探索兴趣。

（3）舒适悠闲的环境，缓解紧张情绪。

2. 治疗技术　环境布置以白色为主，便于色彩的呈现。

综合训练室由设备部分和装饰部分组成，设备部分可根据需求选配。营造强烈的视、听、触、嗅等感官刺激环境，让自闭症儿童在特别设计的多感官环境中安抚情绪，减少他们自我刺激的行为，培养他们良好的行为习惯。设备组成可参考如下：

（1）视觉训练：无尽深度灯镜、动感彩轮、泡泡管、声光墙面板、颜色转换控制面板、无线说话方块、彩光 LED 球、幻彩光纤帘、幻彩镜球、彩转射灯、声控闪灯、彩像投射机。

（2）听觉训练：声音感知系统。

（3）触觉训练：幻彩波波、温控水床、豆袋、几何图形发光地毯、彩光地毯、无线互动地毯组、触觉套装。

（4）视听训练：引导性上肢协调训练器。

（5）嗅觉训练：嗅觉套装。

（6）互动训练：聚光面板、互动学习系统。

3. 临床应用

（1）适应证：脑瘫、弱视、智力障碍、学习障碍、自闭症等各类有感官功能障碍的特殊儿童。

（2）禁忌证：同感知觉发展训练系统。

三、成人认知评估与训练设备

成人认知能力测试与训练仪基于 MMSE（简易精神状态检查表），并结合成人认知障碍特点而设计，提供针对认知功能的智能筛查和认知障碍干预的计算机辅助工具。

系统主界面包含系统界面、病历管理、筛查评估和康复训练四大模块。

（一）治疗作用

针对成人认知功能的智能筛查和认知障碍干预。

（二）治疗技术

1. 系统介绍　包含认知、疾病、功能及使用方面的介绍。其中疾病介绍包含痴呆、认知障碍、轻度认知功能损害、轻度智能障碍、中度智能障碍和重度智能障碍 6 种疾病介绍，功能介绍包含定向能力、注意能力、结构能力、计算能力、记忆能力、推理能力和语言能力 7 种能力的介绍。

2. 病历管理　与听觉评估与训练一体化设备用户管理类同。

3. 筛查评估　与听觉评估与训练一体化设备筛查评测类同。

4. 康复训练　成人认知能力测试与训练仪是一个开放式平台，可一次性输入 5 个同一性质的训练方案，治疗师可根据患者需求自由插入地方方言、患者家庭图片、各种动物语音或熟悉语音、动画训练情景、配合训练提示等等，可自由控制训练时间、奖励时间及方式。

成人认知能力测试与训练仪包含七项功能训练：定向能力、专注能力、结构能力、计算能力、记忆能力、推理能力及语音训练；每一种能力的训练分为初级、中级、高级和认知康复平台四个难度等级。

以认知康复平台 - 视觉记忆 - "小松鼠找食物"的康复训练游戏为例，游戏开始后在一定时间内让其记住食物位置，然后系统隐藏所有食物，让其找出食物被隐藏情况下的位置，从而增强视觉记忆能力，最后系统反馈训练情况（图 5-4-11）。

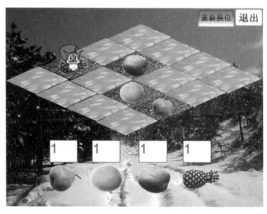

图 5-4-11　视觉记忆训练

（三）临床应用

1. 适应证 各种痴呆、记忆力下降、社会生活能力下降等患者,由于精神心理障碍、脑外伤、脑血管疾病、脑炎、帕金森病、癫痫等引起的认知障碍患者。

2. 禁忌证 意识障碍、严重精神障碍慎用。

四、成人认知训练设备

（一）多元启能训练系统

多元启能训练系统根据认知心理学原理,针对认知功能障碍的临床表现、障碍特点及其成因,设计出注意、定向、记忆、计算、语言和推理六大维度的智能筛查和认知训练。

系统包含筛查、训练、快乐星球、用户管理四个模块。

1. 治疗作用

（1）通过相应训练,可促进各维度认知能力的发展。

（2）实现六个维度的多层甄别以及得分运算。

（3）使用者每进行一次训练后,系统均会自动更新使用者在六个维度的评分信息,智能分析下一个训练中使用者需优先进行的维度训练,并生成优先排序的维度训练方案。

2. 治疗技术 例如训练模块,分为智能选择和人工选择,人工选择训练内容包括:定向训练、交流训练、记忆训练、注意训练、算数训练、综合训练六个训练内容,下面以定向训练为例进行说明,其他五个训练操作同定向训练。定向训练分为左手右手和综合定向。点击"左手右手"按钮后,点击"冲击模式"按钮可以直接进入训练,把鼠标放在"自选模式",会出现训练的难度等级。选好模式即可进入训练（图5-4-12）。

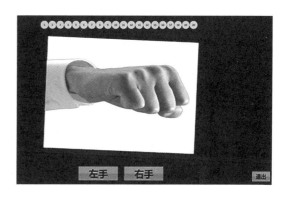

图 5-4-12 定向训练——冲关模式

3. 临床应用

（1）适应证:适用于各类健忘、注意力不集中,认知功能下降等特殊人群。

（2）禁忌证:同共同注意力训练系统。

（二）早衰干预系统

早衰也就是过早的老化,医学上就是早期痴呆的表现。痴呆的早期表现就是早期老化,主要表现为认知功能的一个或多个方面的退化,早衰干预系统是对早期老化进行早期诊断和干预的系统。

系统基本组成:筛查系统、训练系统、资料管理和回忆录。

1. 治疗作用

（1）智能筛查模式:基于 MMSE、LOTCA 量表、长谷川痴呆量表等进行模块设计,通过智能算法建立基于多维数学模型的算法,经过多层甄别,采用一种基于并行协作模块化技术的神经网络体系结构（PCMNN）,一种新的基于面向对象的自适应粒子群算法（OOAPSO 算法）,以及基于人工鱼群算法的自适应参数调整策略,对受测者的注意力、记忆力、计算能力、定向能力、语言能力、综合操作能力等六大维度进行程度划分,同时给出一组基本蚁群算法的较优参数,可根据初筛结果中已经进入障碍值或临界值的功能维度,导向到相应的训练加强模块中。

（2）智能排序训练策略：训练系统程序引入一种新的基于面向对象的自适应粒子群算法（OOAPSO算法），以及基于人工鱼群算法的自适应参数调整策略。训练模块中，每一项子模块均有其主要训练点，同时也兼顾不同的维度因子。使用者每一次的训练会更新使用者在六种维度因子上的评分信息，并分析下一次训练中，使用者需优先进行哪一项维度因子的训练，形成智能化的优先排序训练方案。

（3）康复效果全程监控：与听觉评估与训练一体化设备用户管理类同。

2. 治疗技术

（1）筛查系统

1）传统模式模块使用临床上常用的痴呆检查量表，包括长谷川痴呆量表、简易智力状态检查量表、认知功能评定量表、蒙特利尔认知测评量表。

2）智能模式模块通过总结临床评测经验及结合 MMSE、LOTCA 量表、长谷川痴呆量表等传统痴呆临床的筛查方案，设计出通过计算机实现的筛查方案，分析出记忆能力、注意能力、定向能力、计算能力、语言能力、综合能力六个维度的情况。

智能模式模块包括"进入练习"及"进入测试"两个模块，可使用"进入练习"模块初筛患者功能情况，"进入练习"模块要求患者根据系统提示文字点击小球，此时小球在系统界面上来回滚动，如患者不能完成点击小球任务，需选择"继续练习"模块，返回小球任务练习，如始终不能通过，则该患者功能未达本系统测试最低功能线，难以使用本系统进行测试。如患者能点击小球，则使用"进入测试"模块进入正式评估。可根据患者情况按系统提示选择黑白色或彩色两种版本进行评测（图5-4-13）。

评估时，嘱患者根据系统提示进行选择，每道评估内容均有时间限制，如超过时间，系统自动跳转下一题，记录为未能完成该项目。如患者表现良好，完成系统当前难度检查，休息过后进入"继续"模块则会提高难度，进入下一难度检查。当患者连续错误次数达到5次或间断错误次数达到8次，系统将弹出视窗提示结束当前难度检查。患者适当休息调整状态后，继续进行评测。评估内容将难度降低。

（2）训练系统包括定向训练、记忆训练、注意训练、算数训练、交流训练、综合训练六大模块，可设置训练和保健两种模式。

1）训练模式分为智能选择和人工选择。智能选择是根据评估的结果得出的六个维度（定向、注意、记忆、计算、语言、综合）按得分进行排列，智能地从训练题库中选取训练项目，优先训练最低的三项，同时每一次的训练都会更新评估的结果，使训练的每个维度的能力更加平衡和全面。人工选择模式需选择时间控制，确定训练时间，20min 或无时间限制。当选择20min，训练时长到达20min时，系统将弹出窗口表示时间已到，提示使用者适当休息。

①定向训练：针对痴呆患者对日常生活常见或常用到的时间、地点、人物、方位的强化训练。另外利用空间定位，方位识别，空间模拟等训练形式，达到提高使用者对于方位的定向能力的训练效果（图5-4-14）。

例如定向训练——左手右手训练项目，在难度等级增长的同时，手出现的形态会产生改变，患者运用左右分辨及心理旋转等定向能力进行判断。左手右手训练项目包括冲关模式、自选模式。

冲关模式：适合患者初次训练。训练将从第一级难度开始，当患者完成当前难度训练成绩良好则进入下一难度训练。如患者完成当前难度训练成绩欠佳，则需继续当前难度的训练。

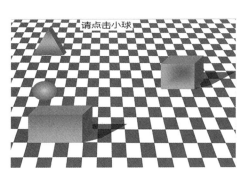

图 5-4-13 智能模式

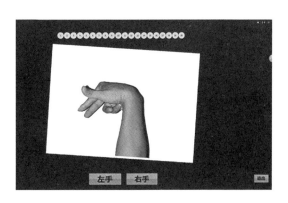

图 5-4-14 定向训练——左手右手

自选模式:需要根据患者情况自行判定功能等级,选择难度等级,由简单至困难分为一到五级。

患者仔细观察系统界面提供图片,选择是左手或右手。本训练模式有时间限制,当过长时间未反应时,将自动跳转到下一题。

②记忆训练:通过模拟现实生活情景,对记忆能力进行训练,提高实际生活能力。如记忆训练(穿越大都市)训练项目,模拟现实人物,通过动画和语音的呈现方式,人物经过的各种地方,并完成相应的任务,要求患者记忆人物所经过的地方,再进行回忆,背景模拟生活情境,事件贴近生活,训练的形式包括顺序、倒序、乱序、各种干扰等,每种训练形式又分多种难度级别,训练范围适合能力差异较大的人群。结合回合制的教育,在患者答错时,系统按顺序标记动态呈现正确答案,通过视觉、听觉的强化刺激提高患者的记忆能力(图 5-4-15)。

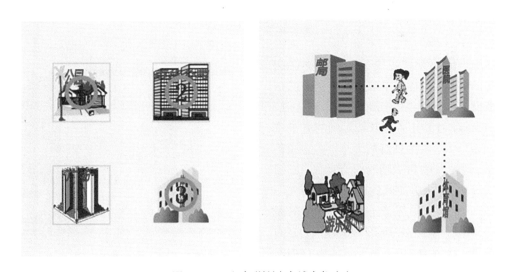

图 5-4-15 记忆训练(穿越大都市)

③注意训练:主要进行注意能力因子的训练,包括注意力的稳定性、广度、分配性与转移性,可提高使用者日常活动中的注意力功能。如:注意训练(幸运大转盘)训练项目,要求在规定的时间内通过对生活常见的物品进行图片匹配,游戏通过干扰物的多少、颜色、形状或方位的改变设计不同的难度,强化对常见物品的感官认识,提高注意能力。

④算数训练:采取多种形式进行计算能力因子的训练。如:算数训练(市场采购游戏)

训练项目,模拟现实的市场采购,结合现实的日常生活情节,通过简单的游戏训练患者理财能力和实际的应用能力。

⑤交流训练:主要进行语言能力因子的训练,包括听理解、视理解与表达等各项社交语言功能,提高使用者日常生活中的语言交流能力。如交流训练(看图理解)训练项目主要是通过相同图形匹配、同类图形匹配、事物关联匹配、看图选词、看图选句的形式训练患者的语言能力,模块的重点内容是图片选材。如相同图形匹配以相册的形式呈现,选择儿时或青春岁月时代的或生活图片,如新中国成立、改革开放、上山下乡、铁人王进喜等图片素材。同类图形匹配则是选择生活中常见或常用的图片素材;事物关联匹配则是选择现实生活中常见的关联事件或物品素材;看图选词/句则是选择生活中常见的活动作为主题(图5-4-16)。

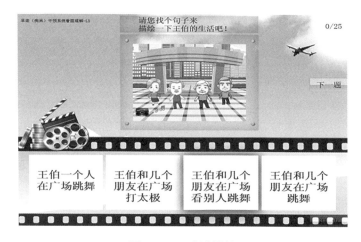

图 5-4-16　交流训练

⑥综合训练模块主要进行综合操作能力因子的训练,包括对抽象思维、逻辑思维等综合操作技能训练。如综合训练(五子棋博弈)训练项目设计适合老年人玩的五子棋游戏,包括可以切换棋盘的大小、棋盘线条的大小、各种鼓励和奖励的语音动画、成绩排行榜等功能,提升游戏的趣味性。

综合训练(大艺术家)训练项目培养娱乐爱好是延缓痴呆的一种有效方法,主要内容是提供一个平台,患者按要求或自行创作(图5-4-17)。

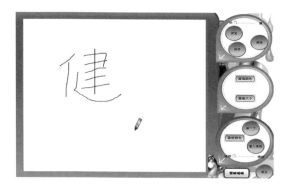

图 5-4-17　综合训练(大艺术家)

2)保健模式主要用于老年人的日常保健,以维持老年人日常生活中的自理能力为目的,包括编辑平台和训练平台两个功能。

系统提供原创平台以及贴近老年人日常生活的素材库,并结合不同的数码技术,可对图片、文字、声音、视频、语言种类等进行编辑,并将其编辑内容存储到原创平台上。

可根据患者需要和目前的状况,设计出有针对性的一系列个体训练活动和课程,刺激及促进患者在现实的定向能力、记忆力、学习和理解能力,以及综合的感官能力,以达到促进脑部活动、维持日常生活中的自理能力的目的。

回忆录包含纪念册、我的视频及教学指导。

①纪念册模块及我的视频模块:提供创建、编辑、删除、上传等功能,通过往事的回忆激发痴呆患者提取残留脑海里的记忆,延缓脑部退化。

②教学指导模块主要介绍回忆录的使用目的及操作方法。

(3)资料管理:与听觉评估与训练一体化设备用户管理类同。

治疗人员查看智能模式评估结果,可详细了解患者评测结果,第一页报告以六维度的功能直方图和雷达图来显示患者功能水平。第二页报告以分数及百分比显示患者能力,并对该次评测结果进行分析,给出结论。报告的第三页记录初查的详细信息,第四页则记录细查的详细信息。

3. 临床应用

(1)适应证:早衰干预系统适用于60岁以上的老年人以及痴呆早期患者。

(2)禁忌证:意识障碍、精神异常患者。

第五节　综合康复系统

随着计算机运算技术、大数据、人工智能、云计算的快速发展,互联网在语言认知康复领域的应用范围越来越广泛。其中集中在三方面:①利用计算机存储能力,通过存储数据库,找出新样本,进行个体与大样本之间相似性的判断,以此利用计算机协助康复评估,使康复评估从定性到定量,并向更加精准化的发展;②利用互联网数据存储与数据分析判断的能力,应用于康复训练的实施以及康复疗效的前后判断比较;③利用互联网的联网功能,实施共用服务器,使用最佳康复方案成为一对多的最佳康复方案普及化,从而影响到多个区域实现,成为康复训练的标准化及普及。

康复云平台是以"互联网＋大健康＋大康复"为理念,以互联网、大数据、云计算等思维和技术为基础,集协同办公、康复信息、康复服务、康复资源、康复数据等于一体的多极化、信息化远程康复管理平台。

1. 基本组成　由用户管理、康复评估、康复训练、教学康复等模块组成。

2. 治疗作用

(1)功能评估:建立专业的量表筛查及评估系统,为使用者提供各方面能力的发展评估及综合性分析。

(2)海量康复训练资源:康复云平台可提供听觉、言语、语言、认知、情绪行为、运动等评估与领域训练资源,康复资源库数据庞大,云端持续动态更新。可有针对性地为用户智能推荐专业评估工具、康复方案以及对应的康复训练。

(3)新课程标准教学系统:根据国家教育部发布的"培智学校义务教育课程标准",以及相关教材,推出适用于特殊教育的教学系统。

(4)任务布置:结合筛查评估数据,为患者提供个性化的康复训练方案指标;并用于日常教学计划、教学内容、教学进度、康复训练计划、训练内容、训练进度等数据记录及管理。可进行任务安排和布置,无论是送教上门,还是布置家庭作业,直观展示任务完成情况,并实时监控方案完成情况,实时动态更新训练方案内容。便捷监控进度和完成情况,体验循序渐进的成长。

（5）信息管理：实时监控管理使用者训练报告、跟踪训练情况、成长状况记录等数据信息。可进行组织架构管理、班组管理、用户管理等多种信息管理，操作简便，无论是基本资料还是评估报告，甚至是训练数据，集中云端存储，简单搜索，数据即可完整呈现。

3. 治疗技术

（1）康复评估：①提供量表评估资源服务，包括0~6岁残疾儿童筛查评估，针对各类特殊需要人群的专业量表评估，以及针对老年人的专业量表评估等；②提供功能评估资源服务，包括听觉、言语、语言、认知、运动等游戏化评估；③提供辅具适配评估资源服务，包括沟通交流辅具适配评估，助听器适配评估，助视器适配评估，生活自理及护理用具适配评估，假肢与矫形器适配评估，轮椅车适配评估等。

（2）康复训练：①提供游戏化康复训练程序，包括听觉、言语、语言、认知、运动、情绪与行为等阶段化的在线互动训练；②提供小组化康复教学课件，包括生活语文、生活数学、认知、社会交往、生活自理、常规执行等在线教学课件；③提供基于云桌面的康复训练程序，包括听觉、言语、语言、认知、运动、情绪与行为等系统化的康复训练程序。

（3）教育康复：提供基础的理论介绍课件、应用性设备实操课件、专业的精品微课课件，包括听觉、言语、语言、认知、运动、情绪与行为等康复教育相关的理论、操作、讲座学习。

（4）家庭康复：可进行任务安排和布置。

4. 信息管理　患者信息登记根据界面提示需录入新患者的基本信息，包括基本资料、主要联系人信息及患者基本情况，并根据患者情况勾选病症和能力问题选择相应的对象特征，系统根据基本信息及评估数据，通过云计算、大数据、神经网络等技术，为患者提供个性化的康复训练方案。

可通过康复云平台进行信息化档案管理及信息化人员管理，方便快捷。在科室首页界面包括用户情况、更新公告、部门整体工作情况及部门上周工作快报。可通过用户情况模块了解部门负责的用户总数及简要情况。更新公告显示信息为最近一次更新的日期及内容。

5. 临床应用

（1）适应证：适用于单位（残联、民政特校、医院等单位）、专业人员（医师、治疗师特教老师等专业人员）、家庭（有特殊需要的家庭及照料者等）和个人（有特殊需要的儿童、成人、长者）。

（2）禁忌证：严重听力或视力障碍，难以通过视觉或听觉途径接收信息的患者。

（陈卓铭　欧阳超平　王　兵）

第六章

轮椅车

　　轮椅车是为移动功能受限者提供轮式移动和坐姿支撑的设备。使用者借助轮椅车能摆脱卧床,保持坐位,改善循环系统功能,最大限度地恢复或代偿运动功能,提高独立性,扩大生活范围,参加各种社会生活及娱乐活动,达到调节生活、改善生活质量的目的。轮椅车不仅是帮助老年人、残疾人和伤病患者实现更好的健康状态与生活质量的辅助器具,还是他们行使权利和实现平等参与的一种手段。

　　世界卫生组织在《资源有限地区轮椅服务指南》一书中,提出"适用的轮椅车(appropriate wheelchair)"概念,明确指出为了保证轮椅车的适用性,需要做到以下几点:符合使用者的需求和环境条件;提供正确的安装及体位支撑功能;安全、耐用;可应用于农村;可在农村以合理的价格进行购买和维修,并得到持续的服务。

　　轮椅车使用者表现出对大范围移动能力的需求,而这些需求往往是基于提升有尊严的移动能力而提出的。根据《世界残疾报告》中有关研究数据测算,全世界有近1亿人需要轮椅车,但事实上只有少数人拥有轮椅车,而且只有极少数人能够有一辆适用的轮椅车。究其原因,有政策、资金支持不足的因素,有轮椅车产品数量、品种较少的因素,有广大使用者及其家属认识不够的因素,更主要的是缺少大量的专业轮椅车服务人员提供专门的轮椅车评估、选配、使用指导等使用技术的因素。

　　根据最新国际标准——第六版功能障碍者辅助产品分类与术语(ISO 9999-2016),轮椅车产品主要分为手动轮椅车(manual wheelchairs)和动力轮椅车(powered wheelchairs)两类,以及轮椅车附件(wheelchair accessories)。我国最新的康复辅助器具分类和术语国家标准是GB/T 16432-2016,它等同采用了第五版残疾人辅助产品分类与术语(ISO 9999-2011)。此外,我国也有专门的轮椅车术语标准,最新版是GB/T 18029.26-2014(轮椅车　第26部分　术语),该标准等同采用了国际标准ISO 7176-26-2007。虽然GB/T 18029.26也给出了不同轮椅车的术语和定义,但是它不对轮椅车进行分类,轮椅车的分类仍以GB/T 16432-2014的内容为准。考虑到我国国家标准等同采用国际标准的惯例做法,本报告对轮椅的分类依据采用最新版的ISO 9999-2016。在动力轮椅中,机动轮椅车非常少见,在不引起歧义和误解的情况下本书用电动轮椅车代替动力轮椅。

　　轮椅车的使用时机举例如下:

　　1. 各种原因引起的步行功能减退或丧失者,步行效率低,如脑瘫、脑血管意外、外伤性脑损伤、帕金森病、骨髓灰质炎(小儿麻痹症)、截肢、下肢骨折未愈合、截瘫、严重的关节炎症或疾病致下肢负重时疼痛等,如不能使用手杖或其他助行器步行时应考虑使用轮椅车。

　　2. 心肺功能衰竭,肌肉骨骼系统永久或暂时伤害或不稳定时。

　　3. 意识不清,但有坐姿或运送、移动的需求。

　　4. 心肺功能或体能不足以应付整日的移动需求时。

　　5. 需要利用辅助动力以变换座椅姿势达成减压或摆位功能时。

　　6. 虽有室内短距离步行能力,但无法外出进行小区内移动或安全令人担忧者。

7.使用者需要保存体力长距离行驶去工作、购物等。

没有一种类型或是一种尺寸大小的轮椅可以满足所有使用者的需求,使用群体的多样性就决定了众多不同类型轮椅的需求。临床应用时,要充分了解用户计划如何使用轮椅车,确保那些选中的轮椅车能够满足用户综合需求。选用适用的轮椅车与医药处方同等重要,应该发挥使用者的潜能以获得最大的独立自主性为目标,全面考虑用户的健康状况、体位和功能等身体需求,生活及其使用轮椅的环境需求,以及在轮椅上做事的生活方式需求等。通常情况下,轮椅车只需要满足使用者最小尺寸要求,再做一些基本的调节即可。为临时性使用者提供的轮椅车(比如医院/机场临时性运送用户所用的轮椅车)一般不会提供紧凑的结构、体位支撑或者减压坐垫;对长期使用而言,轮椅车必须结构紧凑,并提供良好的体位支撑和减压坐垫,为了保证轮椅的正确装配,椅面的高度、宽度,脚托板和靠背的高度调节是非常重要的;高级可调的定改制轮椅是为有特殊姿势需求的长期用户而设计的,这些轮椅车通常有一些附加部件以起到辅助支撑的作用。

第一节 手动轮椅车

一、简介

手动轮椅车是由乘坐者或者护理者提供操纵力的轮椅车,它一般由车架、车轮、制动装置及身体支撑系统(椅面、靠背、头枕、侧托等)组成,另外还包括防倾装置、手推把等(图6-1-1)。

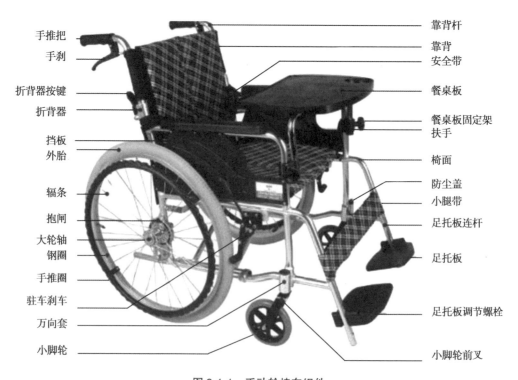

图6-1-1　手动轮椅车组件

1. 车架　车架是轮椅车的骨架,起到主要的支撑作用,同时组合连接椅面、靠背、刹车、前后轮等部件,通常分左右两部分。它是轮椅车的核心结构,由高强度的钢管或铝合金管材加工而成,表面采用喷塑(钢管)、金属烤漆或阳极氧化(铝合金)处理。

轮椅车架可以分为折叠式和固定式。固定式车架结构简单,强度和刚度好;折叠式车架折起后轮椅车体积变小,便于携带和运输。

2. 车轮　车轮包括一对大车轮和一对小脚轮。

(1)大车轮通常安装于轮椅车左右车架的后方大轮轴套上,是轮椅的主要承重部位,主要作用是驱动轮椅车。16寸及以下的大轮没有手圈,乘坐者自身无法驱动轮椅车,由护理者驱动;20寸及以上的后轮带手圈,乘坐者自身可以驱动轮椅车。手圈带动大车轮推进轮椅车,其直径一般比大车轮小5cm,有时在表面加橡皮增加摩擦力,或增加带有突起的推动把手以便于操作。

(2)小脚轮安装于前下方两侧小脚轮支架上,主要起到导向和一定的支撑作用。小脚轮直径越小转向越灵活,转弯半径小,易于快速转弯,但易陷入道路坑洞或裂缝,减震性较差,适合于室内使用;小脚轮直径越大则稳定性和越障能力越好,驾驶平稳,降低滚动阻力,在不平路面滚动舒畅,但转动灵活性相对较差,适合室外使用。

车轮轮胎有充气和非充气之分,气胎平稳但不耐用,保养性差;非充气胎一般为聚亚氨酯硬胎,耐用但平稳性差。

3. 制动装置　驻车制动器可避免轮子的滚动,将轮椅车锁住无法转动,但并不避免轮椅车的滑动,只是保持轮椅车处于静止状态,不用作轮椅车行驶时的停车装置。通常考虑施行和松开车轮的锁紧力及刹车力量来进行选择,对于手臂力量或移动范围受到限制的使用者来说,延长锁紧机构手柄长度能有效减小所需锁力。当使用者在离开或进入轮椅车时必须确保可靠的双侧制动。在轮椅行驶过程中严禁使用驻立刹车,以免引起翻车和轮胎的损坏。

行驶制动器多采用装在手推把上的线闸使行驶中的轮椅停止或减速,用于护理者更好的控制轮椅车。

4. 身体支撑系统(body support system)　与移动功能一样,所有的轮椅车都提供坐姿和体位支撑功能。好的体位支撑对所有使用者来说都是十分重要的,特别是对那些脊椎不稳定或可能发生继发性畸形的用户。轮椅车与身体的所有接触面提供坐姿和姿势支持功能,这些部件可以共同帮助用户保持舒适的、功能性的体位,并提供减压功能。

(1)椅面:是安装在座位管之间用来直接支撑乘坐者臀部的部件,有软硬不同的材料。软椅面材质为阻燃布料或人造革,中间加增强支撑布以加强支撑性能,其乘坐舒适性更高,使用便捷;硬椅面材质为阻燃布料或人造革,内加海绵,底部加木制或金属板,支撑性能相对好,但结构复杂,比较笨重。随着软椅面支撑布材质的提升,硬椅面逐步被替代。根据世界卫生组织手动轮椅服务指南,手动轮椅车椅面有以下的要求:椅面要有平滑的连续表面,以免割伤或夹伤用户的皮肤;椅面相对于水平面的角度应在0°~12°之间(椅面的前面要高于后面);椅面左右必须水平等高;椅面的高度、深度和宽度等尺寸范围适合用户的体形和尺寸范围,应该根据用户的实际身体尺寸测量值来选择;悬吊椅面设计使用的材料在长时间承受用户体重后不会拉伸;悬吊椅面和实心椅面应使用分别为其设计或修改的坐垫。

(2)靠背:是安装在左右靠背管之间用来支撑用户背部的部件。它通常使用阻燃布料或人造革材料,中间加增强支撑椅面布以加强支撑性能;稍微后倾的靠背结构使乘坐者身体更舒展,更符合中国人的乘坐习惯。靠背有低靠背、高靠背、可倾斜靠背、不可倾斜靠背之分,亦有软垫式靠背和硬板式靠背两种。一些用户需要更高的靠背,以获得比其他人更好的支撑。而对另一些用户来说,一个高的靠背可能会降低他们推进轮椅车的能力。低靠背上缘位于用户肩胛骨下 2~3cm,一般轮椅都为低靠背,躯干活动范围大,要求有一定的躯干平衡和控制能力;高靠背上缘超过肩部,可附加颈托、头托,一般为可倾斜式,可调节角度预防臀部压力性损伤,还可把靠背放平。椅面和靠背角度应为 80°~100° 之间,靠背应能维持脊椎的自然弯曲,背的中部应能比下部骨盆处得到更好的支撑,从而得到更好的休息。由背靠杆延伸出来的把手,除便于照护者推行轮椅时的抓握外,还可让轮椅用户用手钩着以维持平衡,并且在轮椅向后倾倒时能够吸收冲击。

（3）扶手：是位于椅面两侧的上方用来支撑乘坐者手臂的部件。扶手可分为固定扶手和活动扶手,活动扶手方便乘坐者的转移。选择轮椅车时一定要扶手高低适中,扶手过低会降低支撑作用,过高会导致肩部不适,长期使用容易引起肩部病变。扶手仅作为用户临时支撑使用,在休息时对用户手臂有支撑作用,而在其他姿势(如推进)时,用户的手臂应保持活动自由;扶手亦可以帮助用户进行上下轮椅的转移,并非用来稳定身体的侧向支撑装置。扶手一般高出椅面 22.5~25cm,高度通常可调,在前臂手托下安装角度调节器,使患肢得到多种位置的放置,还可架上搭板,供读书、就餐。

（4）小腿托：是位于椅面下方、脚托板上方,用来支撑乘坐者小腿的部件。一般采用与椅面一致的材质,可方便拆卸和调整松紧,以起到更好的支撑作用。

（5）脚托板：是位于车间前下方用来支撑乘坐者足部的部件。可分为上掀式和套管式,上掀式操作简单,调节范围有限;套管式操作麻烦,调节范围较大。材质有塑料和金属两种,塑料为目前的趋势。高强度的工程尼龙强度高、韧性好、无气孔、不易损坏。脚托板有固定式、开合可卸式和膝部角度可调式,脚托板的角度可根据足踝的屈曲或伸展调节,足跟的环状物可防止脚滑出,还可增加脚带或者 H 形固定物防止小腿后滑。开合可卸式脚托板可向两侧分开或卸下,便于接近床缘;膝部角度可调式脚托板与高靠背轮椅配套使用便于用户取半卧位。注意脚托板的高度,经过正确的调节可以减少座椅上的压力,使用户处于一种健康的坐姿;若脚托板过高,则造成屈髋角度过大,易引起压力性损伤。脚托板需要足够的长度和宽度来支撑足部,但不能给折叠或转向造成困难。

（6）坐垫：能够增加受压部位的承重面积以降低局部压强,使压力分配均匀,减少患者皮肤擦伤和发生压力性损伤的机会;另外给用户提供足够的承托,使乘坐舒适,有利于保持稳定的坐姿。不合适的减压坐垫最可能导致压力性损伤、严重伤害或早期死亡。对许多用户而言,舒适的坐垫可以延长他们使用轮椅车的时间。轮椅车坐垫的 3 个重要因素是舒适、减压和姿势支持,一般要求坐垫软硬适中,有良好的均压性、透气性、散热性、吸湿性,便于清洁等。根据世界卫生组织服务指南,建议轮椅车坐垫应满足以下要求:坐垫应该能从轮椅车上拆卸;坐垫可以方便的使用诸如肥皂和水等基本材料进行清洁;坐垫的尺寸应适配于椅面;要清晰地说明正确使用和放置坐垫的方法(哪面朝上,哪面朝前);减压坐垫应减少压力性损伤发生高风险区域的压力(常见于坐骨结节和骶骨);减压坐垫应减少用户皮肤和坐垫之间的湿气;减压坐垫及表面材料不应产生大的压力,过大的压力会降低坐垫表面的减压效果;减压垫在使用地区的任何天气情况下都可保持其减压特性;使用户可以获取使用和保养坐垫的方法、期望寿命、更换期及使用中的特殊风险等信息。

二、应用

（一）手动轮椅车的类型

1. 双手圈驱动轮椅车（bimanual handrim-drive wheelchairs） 由乘坐者双手推动轮子或与轮子相连的手圈进行驱动和操纵的轮椅车，通常是后轮驱动（图 6-1-2），有时也可以前轮驱动。

2. 双手摆杆驱动轮椅车（bimanual lever-drive wheelchairs） 由乘坐者用手操作摆杆进行驱动和操纵的轮椅车（图 6-1-3）。

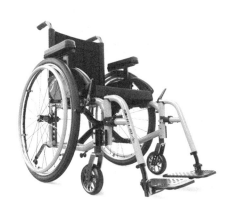

图 6-1-2　双手圈驱动轮椅车

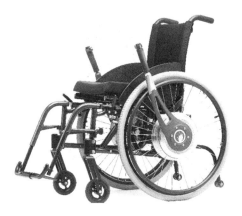

图 6-1-3　双手摆杆驱动轮椅车

3. 单手驱动轮椅车（single-side manual drive wheelchairs） 乘坐者仅用一只手驱动的轮椅车，包括单手摆杆驱动和单手轮驱动的轮椅车等。单手摆杆驱动轮椅车是在双手摆杆驱动轮椅车的结构基础上减去一个摆杆机构。单手轮驱动的轮椅车是两个手圈安装在轮椅车的一侧，分别控制轮椅车的两个轮子（图 6-1-4）。

4. 手圈动力辅助轮椅车（handrim-activated power-assisted wheelchairs） 乘坐者用手推动轮子的手圈驱动，一个或两个电动机构辅助旋转一个或两个轮子的轮椅车（图 6-1-5）。

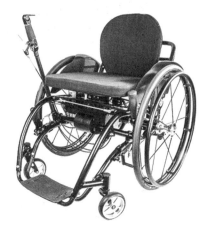

图 6-1-4　单手驱动轮椅车

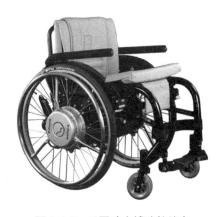

图 6-1-5　手圈动力辅助轮椅车

　　该类型轮椅车通过附加的系统为手动轮椅提供动力,包括分别安装在轮毂上的两个驱动单元、控制器、带背光彩色显示屏的控制单元、电池组驱动单元、充电器。

　　5. 脚驱动轮椅车(foot-propelled wheelchairs) 乘坐者仅用脚驱动的轮椅车(图6-1-6)。

　　6. 手推把驱动轮椅车(push wheelchairs) 由护理者双手推动轮椅手柄进行推进和操纵的轮椅车(图6-1-7)。

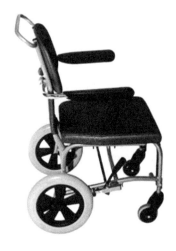

图 6-1-6 　脚驱动轮椅车

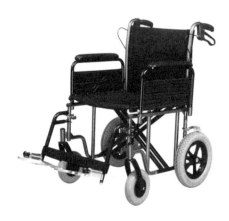

图 6-1-7 　手推把驱动轮椅车

　　7. 手推把动力辅助轮椅车(power-assisted push wheelchairs) 护理者双手推动轮椅车手柄进行推进和操纵,同时一个或两个电动机构辅助转动一个或两个轮子的轮椅车(图6-1-8)。

(二)手动轮椅车使用目的

1. 改善呼吸,增大肺活量。
2. 坐姿进食有利于增强吞咽反射。
3. 改进信息传递能力。
4. 扩大视野。
5. 改善膀胱的控制能力。
6. 有效预防压力性损伤。
7. 改善血液循环。
8. 增强患者平衡控制力。
9. 增强双上肢功能。

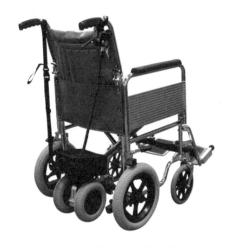

图 6-1-8 　手推把动力辅助轮椅车

(三)手动轮椅车的选择

　　轮椅使用者通过不同的方式推动轮椅。能自行操纵者选择自驱型,可双手、单手或脚驱动;完全不能操纵者选用护理者驱动型,一直都需要有人为他们推轮椅车;肩、肘关节有驱动力量,但手指的握力不够者可增大手圈摩擦力或选用带有突起的手圈;有偏瘫者可选用低座席的脚驱动型或单手驱动型。使用者身体状况的一些特征(表6-1-1)会对轮椅车的选择产生不同的影响。

表 6-1-1　不同身体状况对轮椅车选择产生的影响

身体状况类型	需要了解的情况	轮椅车考虑要点
脑性瘫痪 （图 6-1-9）	脑性瘫痪者的表现各异，对于可以坐直的脑性瘫痪者，重要的是要记住，他们很难保持坐直，因为会疲劳，会使他们做事情更困难。	良好的支撑是非常重要的，脑性瘫痪者可能在轮椅上需要附加的体位支撑。
小儿麻痹 （图 6-1-10）	小儿麻痹症者身体某些部位可能是软弱无力或"松弛"的。小儿麻痹症会影响下肢、上肢或躯干，但最常见的是影响下肢肌肉萎缩和骨质疏松使肢体不能正常生长所以显得较短。当躯干受影响时，它就可能显得较短。	虽然小儿麻痹者有感觉，但坐垫的舒适性仍然是重要的，坐垫较高可以使推轮椅的位置更舒适。
脊髓损伤 （图 6-1-11）	脊髓损伤者发生压力性损伤的风险很大，这是因为大多数脊髓损伤者在其损伤平面以下没有感觉。	应该开具减压坐垫的处方
脑卒中 （图 6-1-12）	通常脑卒中者一侧的身体会受到影响，这意味着他们可能会偏向轮椅的一侧，脑卒中者的患侧可能没有正常的感觉。脑卒中者可以通过站立式上下轮椅。	良好的支撑很重要。检查他/她是否有感觉，确定是否需要减压坐垫。脑卒中者可能更喜欢脚托板可以移开的轮椅车以便于进行站立式转移。
下肢截肢 （图 6-1-13）	双下肢截肢者失去双腿，导致失衡，无法防止轮椅向后翻倒。	当截肢者首次试坐轮椅时，要非常小心地检查使用轮椅时的平衡性。后轮可能需要向后移以提高稳定性，同时配备防倾装置。
虚弱 （图 6-1-14）	老年人可能因为各种原因（最常见的原因是行走困难）需要轮椅。轮椅将使他们更容易地继续融入家庭和社区生活。老年人可能能够进行站立式转移，但更喜欢脚托板可以上翻或外转的轮椅。	应向老年人提供具有良好舒适性和支撑性的轮椅。这将帮助他们坐直并避免不良姿势所造成的问题，最好选择可上翻或外转的脚托板。
肌肉痉挛或抽筋动作 （图 6-1-15）	患者有无法控制的突然抽搐或做跳跃动作的症状（痉挛），痉挛时他们身体突然后仰，使轮椅有可能向后翻倒，这些动作会导致双脚突然"弹出"脚托板，推行轮椅时，这个动作是危险的。	选择安全的后轮位置或一辆非常稳定的轮椅绑带可有助于控制脚的位置。注意：用绑带时使用魔术贴是重要的，以便轮椅使用者从轮椅上掉下来的时候带子能松开。

　　面对市场上成百上千种的轮椅，功能越多、价格越贵的轮椅对使用者越好吗？显然不是。应根据使用者的个人身体状况、具备的能力、生活方式和环境等综合因素，为其选择最适合自己的。基于使用者实际身体尺寸的测量数据，同时评估使用者的关节活动度尤其是髋、膝关节和肩、肘关节的屈曲伸展状况，及考虑使用者维持坐姿平衡的能力，最终确定所需轮椅的尺寸和特性。

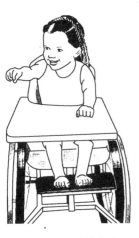

图 6-1-9　脑性瘫痪

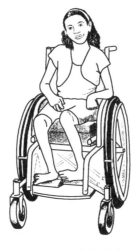

图 6-1-10　小儿麻痹

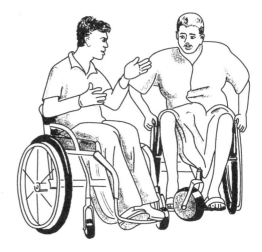

图 6-1-11　脊髓损伤

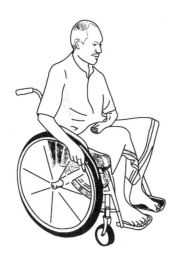

图 6-1-12　脑卒中

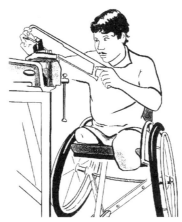

图 6-1-13　下肢截肢

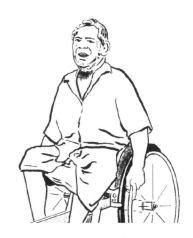

图 6-1-14　虚弱

1. 轮椅车座宽的确定　在使用者坐姿状态下,测量两臀间或两股之间的距离(图 6-1-16),再加 3cm 即坐下以后臀部两侧和轮椅车之间各有 1.5cm 的空隙。椅面太窄,上下轮椅车比较困难,臀部及大腿组织受到压迫;椅面太宽,则不易坐稳,操纵轮椅车不方便,双上肢易疲劳,进出门口也有困难。

通常为了便于出入,轮椅车的宽度应尽可能地窄,前提是乘坐者不感觉髋部或大腿部受到挤压即可。增加椅面宽度就意味着增加轮椅车的总宽度。如果使用者想要自己的轮椅车有较好的静态稳定性,则应选择较宽的轮椅车。

2. 轮椅车座深(长)的确定　在使用者坐姿状态下,测量后臀部至小腿腓肠肌之间的距离(图

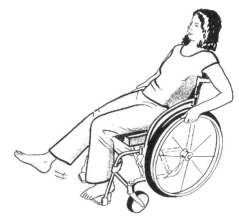

图 6-1-15　肌肉痉挛或抽筋动作

210

6-1-17），将测量结果减 3cm。若椅面太短，体重将主要落在坐骨上，易造成局部受压过多；若椅面太长会压迫腘窝部影响局部的血液循环，并易刺激该部皮肤。对大腿较短或有髋、膝屈曲挛缩的患者则使用端坐位较好。

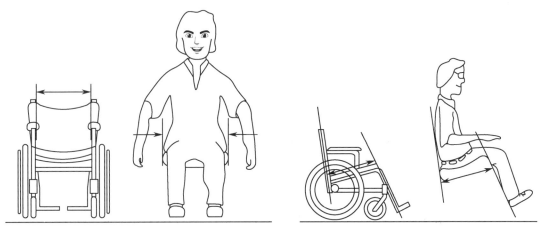

图 6-1-16　轮椅车的座宽　　　　　　　　　　图 6-1-17　轮椅车的座深

3. 轮椅车座面相对于脚托板的高度确定　在使用者坐姿状态下，测量沿小腿侧面足底（或鞋底，通常建议使用者穿鞋）至腘窝的距离（图 6-1-18），再加 3cm。该高度若选取过大则足底不能平放在脚托板上，会导致足下垂；过小则大腿前部无法接触坐垫，会导致臀部压力集中。

4. 椅面表面高度的确定　在使用者坐姿状态下，测量轮椅车座面前端至地面的高度（图 6-1-19）。轮椅车椅面应有足够的高度让乘坐者的双腿能舒适地放在脚托板上，但又不能太高，以便让乘坐者的双腿能放在桌子下。一些使用者宁愿坐得高一些以便和其他坐着或站着的人更能面对面地交流。

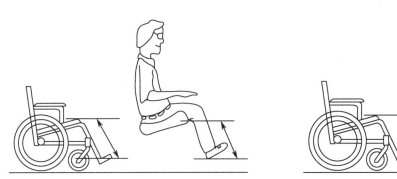

图 6-1-18　轮椅车座面相对于脚托板的高度

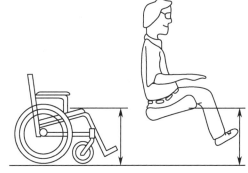

图 6-1-19　轮椅车椅面前端的高度

使用者在选择椅面高度时需考虑脚托板与地面的间隙及自己腿的长度这两个因素。椅面太高，轮椅车不能进入桌旁；椅面太低，则坐骨承受重量过大。

5. 扶手尺寸的确定　适当的扶手高度有助于保持正确的身体姿势和平衡，并可使上肢放置在舒适的位置上。在使用者坐姿状态下,上臂垂直,前臂平放于扶手上,测量座面至前臂下缘的高度(图6-1-20a),加2.5cm。扶手太高,上臂被迫上抬,易感疲劳;扶手太低,则需要上身前倾才能维持平衡,不仅容易疲劳,也可以影响呼吸。使用者选择合适自己的扶手高度可避免产生肩部问题和由于坐姿不良而引起的并发症。

对使用者移入、移出轮椅车而言,靠背到扶手前端的距离(图6-1-20b)十分重要。如果扶手向前没有足够的长度,使用者会感觉扶手没有提供他所需要的支撑;反之,如果扶手过度向前,又会阻碍使用者靠近书桌或餐桌。

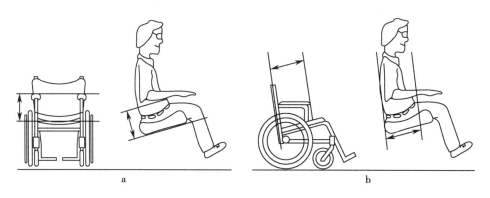

图6-1-20 轮椅车扶手尺寸
a. 扶手的高度;b. 靠背至扶手前端的距离

6. 靠背高度的确定 靠背越高,越稳定,靠背越低,上身及上肢的活动就越大。在使用者坐姿状态下,测量座面至腋窝的距离(一臂或两臂向前平伸),将此结果减10cm,或者测量座面至肩胛下角的垂直距离,来确定轮椅车低靠背的高度(图6-1-21a);测量座面至肩部或后枕部的实际高度来确定轮椅车高靠背的高度(图6-1-21b)。

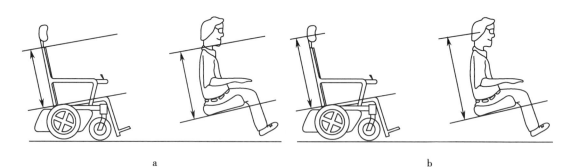

图6-1-21 轮椅车靠背高度
a. 中低靠背;b. 中低靠背

（四）手动轮椅车的操作技能

手动轮椅车使用方法见表6-1-2。

表 6-1-2　手动轮椅车使用方法

推行		• 正确地推行更省力位置 • 从 10 点钟位置向 2 点钟位置推行 • 用长且连贯的动作推行
转圈		• 握住一个手推圈向前而另一个向后 • 前面的手向后拉,同时后面的手向前推
上斜坡		• 躯干前倾,这样有助于阻止轮椅车后翻 • 练习推轮椅车上斜坡时,要有协助人员站身后保证安全 • 停下来或休息时,在路边停下轮椅车
下斜坡		• 躯干后倾 • 让手推圈缓慢地在手中滑动 • 经验丰富的轮椅车使用者能够做"翘前轮特技"(即只用后轮掌握轮椅车平衡)用轮椅车后轮下斜坡,这是一个非常有效的方法

续表

协助上台阶		• 倒着上 • 倾斜轮椅车重心至后轮,用其顶住第一级台阶 • 协助人员向后向上拉轮椅车,轮椅车滚上台阶 • 轮椅车使用者可以通过向后拉手推圈给予协助 • 另一位协助人员可以从前面抓住轮椅车架(不要抓脚托板)来给予帮助
协助下台阶		• 正着下 • 倾斜轮椅车重心至后轮 • 协助人员让后轮缓慢地滚下,每次下一级台阶 • 轮椅车使用者可以通过用手推圈控制轮椅车来协助 • 另一位协助人员可以通过抓住轮椅车架(不要抓脚托板),从前面稳定轮椅车给予帮助
翘前轮基本技巧		• 轮椅车使用者能够做翘前轮基本技巧是非常有用的 • 轮椅车使用者可以抬起前轮越过小的路缘石、石头和地面凸起 • 向后转动手推圈直到双手位于 10 点钟位置,然后快速地向前推 • 小脚轮应该翘起 • 通过练习,轮椅车使用者可以做到在需要的时候抬起小脚轮越过小障碍物 • 当轮椅车使用者开始练习该技巧的时候,应该有一位协助人员站在他 / 她身后

1. 手动轮椅车常见使用技巧　如果轮椅车使用者的一条腿有足够的力量并且脚平放在地面上，坐着的时候骨盆能够倚着轮椅车靠背，这时用脚推动轮椅车会更加轻松，如图6-1-22所示。对于用脚推动轮椅车的使用者，从座面到地面（包括坐垫）的高度非常重要。脚托板可以向外转动也是至关重要的。一些用脚推动轮椅车的使用者可能喜欢轮椅车餐桌板或扶手，这样他们就可以在推轮椅车的时候把身体向前倾。

2. 减压训练（表6-1-3）

3. 上下手动轮椅车（转移）　轮椅车使用者可以根据自身的情况采用不同的方式上下轮椅车。不同的轮椅车功能部件可以帮助使用者转移，主要包括驻车刹车、扶手和脚托板（图6-1-23）。

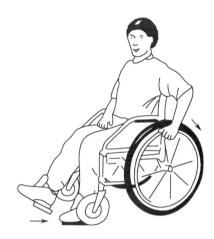

图 6-1-22　脚驱动轮椅车示意图

表 6-1-3　手动轮椅车使用者减压训练

训练方法	向前弯腰	向另一侧倾斜
适应证	大部分轮椅车使用者	力量和平衡有限的轮椅车使用者
独立完成	平衡和力量比较强的使用者	平衡和力量比较强的使用者
在帮助下完成	平衡和力量比较弱的使用者	一些轮椅车使用者可以把自己的手臂钩在手推把上作为支撑

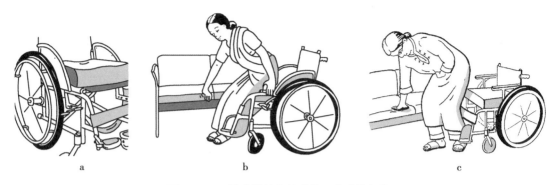

图 6-1-23　影响轮椅车转移的三个功能部件
a. 能锁住车轮的驻车刹车；b. 可拆扶手或轮形扶手；c. 可移开 / 拆卸脚托板

　　刹车对于所有轮椅车使用者都是重要的，当使用者上下轮椅车时，要想轮椅车静止不动，刹车是必不可少的。可拆扶手或轮形扶手，更便于使用者从侧面上下轮椅车，站着上下轮椅车的人士可能需要借助轮椅车扶手使自己站起来。可移开脚托板有助于轮椅车使用者站起来上下轮椅车，有转移到地面需求的使用者更倾向于可拆脚托板的轮椅车。

　　轮椅车使用者可能每天需要上下轮椅车多次。他们需要掌握一种安全、快捷而又不太费力的方法。根据轮椅车使用者的能力，他们需要练习不同的（上下轮椅车）方法（表 6-1-4）。

　　对于由坐位独立地进行转移的轮椅车使用者，需要检查他 / 她是否能够用双臂将整个身体向上撑起。如果使用者无法做到这点，就需要帮助他 / 她进行转移。

　　对于由站立独立地进行转移的轮椅车使用者，需要检查他 / 她是否能够站立并用双腿支撑住自己的身体。如果他 / 她无法做到这点，就需要帮助他 / 她进行转移。

表 6-1-4　坐位独立转移（从轮椅车到床）

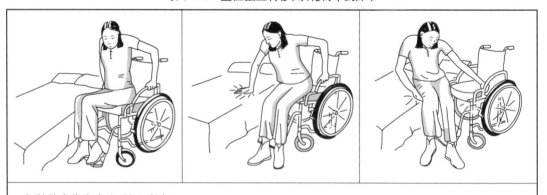

- 把轮椅车靠在床边，锁上刹车。
- 把双脚抬离脚托板，向外转开或拆掉（在适用情况下）脚托板。
- 拆掉靠床一边的轮椅车扶手。
- 双手撑起身体并移到轮椅车的前部。
- 一只手放在床上而另一只手放在轮椅车上，双手将身体撑起并移到床上。
- 如果使用者平衡能力差或不能将身体抬得足够高或不能向侧面移动得足够远，则需要使用转移板。

使用者在轮椅车与床之间的转换如图 6-1-24 所示（表 6-1-5~ 表 6-1-7 ）。

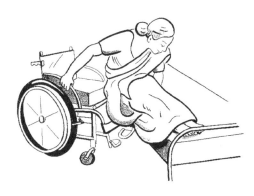

三、维修保养

轮椅车对行动不便的老人来说，就是他们的第二双脚。多数人使用后，只要轮椅车不出故障，一般不会去检查和保养，对它们很放心，其实这是错误的做法。虽然生产厂家可以保证轮椅车的质量没问题，但是不能保证在用过一段时间后没问题，所以为了确保轮椅车的最佳状态，轮椅车需定期保养。

图 6-1-24 轮椅车与床之间的转移示意图

（一）手动轮椅车常见维修事项

1. 载人手动轮椅车跑偏 检查四轮的气压是否一致，若不一致检查是否亏气；轮子的安装部位是否松动变形，辐条是否松紧不一，甚至缺损。

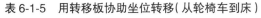

表 6-1-5 用转移板协助坐位转移（从轮椅车到床）

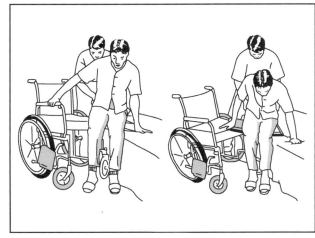

- 把轮椅车靠在床边，锁上刹车
- 把双脚抬离脚托板，向外转开或拆掉（在适用的情况下）脚托板
- 拆掉靠床一侧的轮椅车扶手
- 协助使用者向前移动
- 把转移板横过轮椅车和床放在使用者臀部下面
- 使用者起协助作用，双手在轮椅车和床上撑起，尽可能把自己身体抬起来
- 协助人员站在使用者后面，托住其臀部将其移到床上

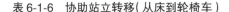

表 6-1-6 协助站立转移（从床到轮椅车）

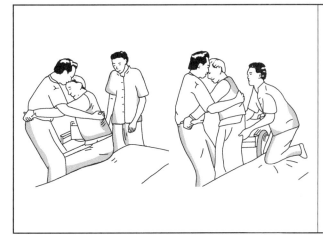

- 把轮椅车靠在床边，锁上刹车
- 向外转开或拆掉（在适用情况下）脚托板
- 拆掉靠床一侧的轮椅车扶手
- 协助使用者在床上向前移动并把双脚放在地上
- 从两侧支撑使用者的膝盖（不要从前面推顶膝部）
- 环绕肩胛骨将使用者抱住并带动其身体向前向上
- 朝轮椅车方向转动使用者并让他 / 她轻坐下

表6-1-7　从地面到轮椅车的独立转移

• 该转移方式需要轮椅车使用者具有强壮的双臂和良好的平衡性			
• 当有压力性损伤风险的轮椅车使用者坐在地面上的时候,应该坐在他们的减压坐垫上			
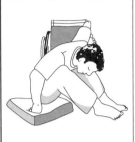	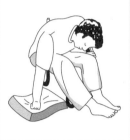	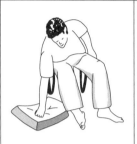	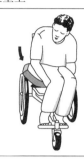
• 坐在轮椅车前面并把膝关节收起来靠近身体			
• 向下看并在抬起身体的过程中保持俯视			
• 把一只手放在地面上而另一只手放在轮椅车椅面的前部			
• 双肩及双臂下压,把臀部向上抬起并移到轮椅车椅面的前部			
• 坐到轮椅车椅面后部,之后伸手捡起轮椅车坐垫			
• 身体向一边转移,把轮椅车坐垫塞到合适的位置			

2. 行进中发出响声　检查各转动部位有无异物,若因不易被看到的杂质所致,可根据声音判断位置,对其进行清理,施加润滑剂;检查有误零件损坏,尽快更换损坏零件,免得损伤与其配合的零部件。

3. 两侧制动力不一致　检查两侧推动轮气压是否相同;两侧刹车位置是否一致,若制动系统松动、位移,必须双侧有效定位固定后再使用。

4. 在平地上行驶有颠簸感　检查轮胎是否变形,尽早更换;对充气轮胎补气后,若颠簸现象更明显,则表明内胎已经严重变形,应立即更换。

5. 轮椅车行进吃力　检查各轮轴部位有无异物(发丝、纤维、灰尘);是否需要添加润滑剂,若因污垢堆积导致轮轴阻滞,可将转动轴拆卸清洗后施加适当润滑剂加以解决。

6. 轮椅车椅面塌陷、变形　检查坐垫是否损坏,绷布是否松动,轮椅车车架是否有断裂或开焊处。及时探查维修,更换部件乃至整车。

7. 轮椅车轮胎气压减弱　轮胎破裂、气门老化;日常使用轮椅车轮胎内气压要进行每日常规检查,针对气压不足的内胎充入空气。

（二）手动轮椅车的保养

1. 保持车身清洁放于干燥通风处,防止配件锈蚀,有时候出门免不了沾上泥水,或者被雨淋湿,注意及时清洗擦拭泥土,并涂上防锈蜡,雨水是有酸性的,如果不及时清理泥水容易使轮椅车生锈,也影响其美观。

2. 轮椅车使用前及一个月内,应检查各螺栓是否松动,若有松动,要及时紧固。正常使用中,每三个月进行一次检查,确保所有部件均良好,检查轮椅车上各种坚固螺母(特别是后轮轴的固定螺母),如发现松动,需及时调整、紧固。

3. 轮胎保持气压充足,不能与油、酸性物质接触,以防变质;定期检查轮胎使用状况,及时维修转动部件,定期加注少量润滑油。

4. 坐垫、靠背、脚托板等无异常,定期清洁。

5. 车闸确保安全。

6. 坐垫受压后的恢复良好。

7. 辐条、车轮及轮胎的维修与更换可找自行车维修人员修理，而轮椅车架、扶手及车闸等问题必须找专业人员进行修理。

四、使用注意事项

（一）使用轮椅车外出时应考虑的问题

1. 检查轮胎是否亏气、漏气。发现漏气，立即补漏；若外出，最好携带轻便气筒。胎压减弱，车闸制动效果变差，易因刹车失效发生事故。

2. 检查各部位固定螺栓是否松动。有松动，立即上紧；若外出，最好携带简单工具。

3. 不可快速推动轮椅车进行戏耍。轮胎易磨损，快速转弯易使左右车轮产生误差，也易损坏辐条和车轴。

4. 外出旅行应考虑日常易损件备用及相关的工具。

5. 把轮椅车装到汽车的行李箱时要妥善放置，或水平位置系牢固或折叠拆卸摆放。

（二）老年人乘坐轮椅车时的注意事项

1. 在辅助老人坐上轮椅车前，首先要先了解老人的身体状况和活动能力，并与老人沟通，告知将转动身体，这样老人才会积极配合。

2. 在打开轮椅车后，先用手压一压坐垫感觉其是否柔软舒适、干燥清爽。

3. 家属和护理员要将老人的身体放稳，让其背部靠着轮椅车后背，坐好后再推行。

4. 老人每次乘坐轮椅车的时间不宜过长，每隔 30min 左右，亲属或护理员要协助老人站立，或是适当变换一下坐姿，避免臀部长时间受压造成压力性损伤。

5. 在搀扶老人或抱起老人坐到轮椅车上时，要谨记让老人平稳放好双手，并系好安全带，以防老人滑倒。

6. 在老人坐上轮椅车之前，一定要先将脚托板收起，等到老人坐稳后，再将脚托板放置于老人脚下。

7. 每次解开安全带之后，一定要注意将其顺势放在椅背后方，不能随意地放置在座椅前、坐垫上，这样非常容易造成安全扣被坐坏、安全扣夹到轮里的情况。

8. 护理人员在推行轮椅车经过有门槛、异物以及障碍物的时候，用力向前推进很容易造成老人不适、震荡以及受到惊吓。遇到障碍物的时候，只需用脚踩住防倾装置，前轮就可以轻轻翘起，待前轮过后再轻推后轮，就可以平稳过去。

9. 下坡时应采用倒车推行的方法，先将轮椅车前轮调转方向，护理人员站在后方，以八字步平稳站好，再慢慢后退。

10. 小腿托采用可拆卸的方式，在老人下轮椅车前，将其拆卸，放置在椅背后的袋子里。

11. 天气转凉以后，推轮椅车外出，要随时注意观察老人的身体，可用薄毛毯放在老人腿上保暖，还要用毛毯围在患者颈部，用别针固定，同时围着两臂，别针固定在腕部，再将上身围好，脱鞋后用毛毯将双下肢和两脚包裹。

12. 老人如有下肢水肿、溃疡或关节疼痛，可将脚踏板抬起，垫以软枕抬高下肢。

13. 对无法自理的老人，双手尽量不要放置在扶手上，避免出现双手下滑，卡到轮子的情况，可以将其双手自然放置于身前。

14. 应经常检查轮椅车，定时保养，保持完好备用。

第二节 电动轮椅车

一、简介

电动轮椅车是采用电力推进的轮椅车,它主要包括底座传动系统、电动控制系统、人机界面和座椅及姿势变换机构四大部分,如图6-2-1所示。

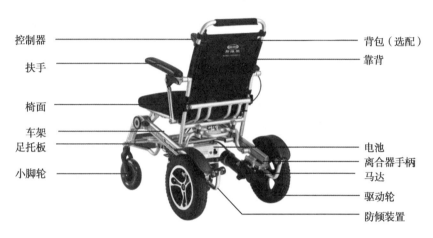

控制器　　　　　　　　　　　　　　　　　背包(选配)
扶手　　　　　　　　　　　　　　　　　　靠背
椅面
车架
足托板　　　　　　　　　　　　　　　　　电池
　　　　　　　　　　　　　　　　　　　　离合器手柄
小脚轮　　　　　　　　　　　　　　　　　马达
　　　　　　　　　　　　　　　　　　　　驱动轮
　　　　　　　　　　　　　　　　　　　　防倾装置

图 6-2-1　电动轮椅车组件

(一)底座传动系统

1. 主动轮位置　不同位置的驱动方式对于回转半径和循迹性有很大影响。

(1)前轮驱动:驾驶时四轮着地,驱动轮在前侧,回转半径较小,直线前进循迹性差,但转弯非常精确灵敏,适合室内狭小空间穿梭,如图6-2-2a所示。

(2)中轮驱动:通常驾驶时有前、中、后排5~6个轮着地,驱动轮在动力底座中间,回转半径最小,直线前进或后退的循迹性尚佳,转弯精确灵敏度尚可,如图6-2-2b所示。

(3)后轮驱动:驾驶时四轮着地,驱动轮在后侧,回转半径较大,直线前进循迹性佳,但转弯不精确灵敏,特别适合户外行驶,如图6-2-2c所示。

2. 传动方式　电动轮椅车的传动方式有滚筒传动、皮带传动、链传动、齿轮传动、电传动。如果电机安装在驱动轮上,或中间仅用齿轮箱连接,这样的系统称为直接驱动系统。而电机与驱动轮之间用皮带、链轮等连接,这样的系统称为带传动系统。

与固定车架的手动轮椅一样,直接驱动系统没有柔性或缓冲,驱动轮直接反映电机的动作。而带传动在电机的动作和轮子的反应之间有一个微小的滞后。依靠用户的身体平衡,就会发现带传动轮椅乘坐更舒服。但是,如果带传动系统调节不好或传动带受潮,即会发生滑动,从而使驱动轮的反应不总是与用户的要求一致。用户必须对照直接驱动系统与传动带驱动系统的优缺点,然后按自己的需要和使用环境作出最佳选择,许多用户仍选择维修较少的直接驱动的电动轮椅车。

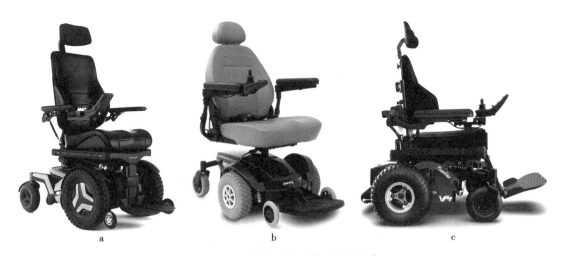

图 6-2-2 不同驱动方式的电动轮椅车

a. 前轮驱动；b. 中轮驱动；c. 后轮驱动

（二）电动控制系统

1. 电动控制系统的组成 电动控制系统包括输入装置、电流分配器及显示器。

（1）输入装置：将用户的动作转换成电子信号，并传送至电流分配器，以作为其分配电量的依据。

（2）电流分配器：根据输入装置传来的信号，直接进行不同电机、电动液压缸或者灯泡等电器间的电流分配。

2. 控制方式 电动控制系统的控制方式分为比例式输入与非比例式输入两种。

（1）比例式输入：依摇杆离中心点距离比例，决定速度大小；依摇杆推离中心点方位（x–y），决定行进方向。

（2）非比例式输入：一旦启动，只能照着默认的速度与方向执行，无法进行微调。例如，对于缺乏精细运动控制力的用户，可采用有 4 个位置的开关和不产生连续速度改变的控制杆。

（3）特殊情况：对于因颤抖而很难控制自己行动的用户，在带微处理器的控制器软件设计中，通过忽略小且快速的运动而提取幅度大且较缓慢的运动来有效地消除颤抖带来的影响。缺点是系统将会变得反应迟缓，对障碍物的快速反应能力降低。

3. 主要转弯方式

（1）差速转向：用摇杆指挥控制器驱动并分别调节两个马达的转速，转弯时利用左右两轮的差速以转向，类似手动轮椅转向。

（2）动力转向：在驾驶者的控制下，借助电动机驱动力来实现车轮转向。所以，动力转向系统又称为转向动力放大装置。

（三）人机界面

尽可能利用用户最有效率的身体部位控制电动轮椅车。

1. 指控电动轮椅车 传统操纵杆式，使用手或者前臂，特殊情况下可以进行改装。

2. 下颏或舌部控制电动轮椅车 操纵杆对着用户头部安装，用面颊、下颌部移动操纵杆；舌控开关由四肢麻痹的操纵者用舌、唇、牙齿操纵。

3. 呼吸控制的电动轮椅车 使用空气动力开关侦测轻吸气、重吸气、轻呼气、重呼气

4 种控制指令,来控制相应的继电器。继电器控制电机运动,两对气动开关分别对正负呼吸压力发生反应,从而推动轮椅前进或后退。

(四) 座椅及姿势变换机构

1. 平面固定型电动轮椅车(图 6-2-3a),座面与靠背为平面设计,座靠背夹角固定。

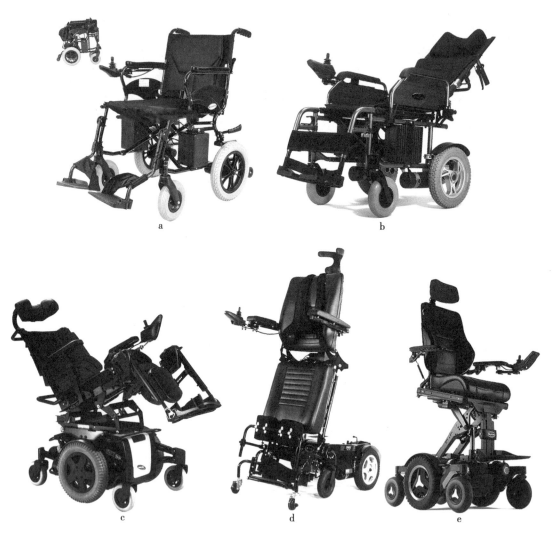

图 6-2-3 座椅及姿势变换机构

a. 平面固定型;b. 可后仰型;c. 可倾斜型;d. 可站立型;e. 高度可变型

2. 可后仰型电动轮椅车(图 6-2-3b),靠背与座面角度可改变,由接近 90° 的坐姿,增加至接近仰卧姿势的 180°,适合休息、减压、执行照护工作使用,后躺时腿托一般有同步上抬功能,并配合低滑动的座椅系统以减少用户的下滑。

3. 可倾斜型电动轮椅车(图 6-2-3c),座椅各项角度及尺寸参数维持不变,但整个座椅系统可在空间中向后倾仰。其适合休息、减压、下坡时姿势维持,并具有稳定坐姿避免用户前滑的作用。

4. 可站立型电动轮椅车(图 6-2-3d),可使用户由坐姿撑起为站立姿势,具有增加下肢承重,减缓骨质疏松的发生;增加用户的自尊与人际互动关系;增加触及的高度,方便取物;

减少与环境的距离等优点。但对于下肢关节挛缩、下肢人工关节置换术后、下肢关节不稳定、严重下肢骨质疏松症、严重异常反射、严重直立性低血压者禁忌使用。

5. 高度可变型电动轮椅车(图 6-2-3e),座椅角度不变,可使用户升降到不同高度,不改变坐姿的情况下,满足不同使用高度的要求。

(五)电动轮椅车的分类

电动轮椅车包括以下基本类型:

1. 手动转向电动轮椅车(electrically powered wheelchairs with manual direct steering)无辅助动力,通过机械方式改变枢轴轮的方位来控制方向(转向)的电动轮椅车。包括电动代步车等,如图 6-2-4 所示。

2. 动力转向电动轮椅车(electrically powered wheelchairs with electronic steering) 由辅助动力控制方向(转向)的电动轮椅车,如图 6-2-5 所示。

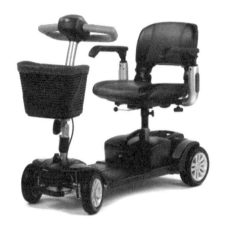

图 6-2-4　电动代步车

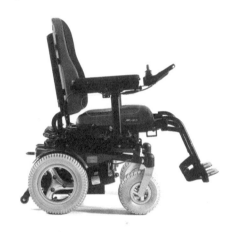

图 6-2-5　动力转向电动轮椅车

3. 机动轮椅车(combustion powered wheelchairs) 内燃机提供动力的轮椅车,如图 6-2-6 所示。

4. 护理者操控电动轮椅车(assistant-controlled electrically powered wheelchairs) 由电力驱动,护理者操纵的轮椅车,如图 6-2-7 所示。

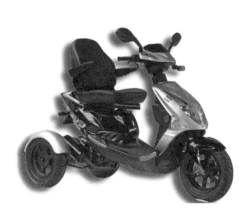

图 6-2-6　机动三轮车

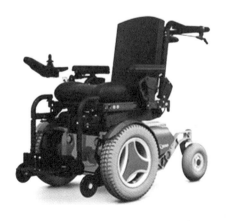

图 6-2-7　护理者操控电动轮椅车

223

5. 爬楼梯电动轮椅车(stair-climbing powered wheelchairs) 由乘坐者操纵的安全爬上、爬下楼梯动力轮椅车,如图 6-2-8 所示。

二、应用

(一)电动轮椅车使用时机

在康复实践中一直都强调,如果使用者能驱动手动轮椅车,则应使用手动轮椅车,以免上肢功能退化。但是操纵手动轮椅车需要较强的体能和力量,有些使用者难以耐受,甚至由于长期手动操作轮椅车,出现肩关节损伤。因此当出现下列情况时,建议使用者考虑选用电动轮椅车,同时使用者必须有足够的判断力和运动控制能力以保证操作安全。

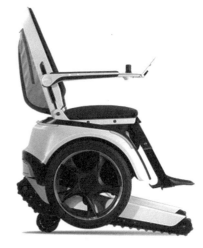

图 6-2-8 爬楼梯电动轮椅车

1. 使用者没有足够的耐力或能力独立驱动手动轮椅车。

2. 心肺功能或体能不足以应付整日的移动需求时。

3. 需要利用辅助动力以变换座椅姿势达成减压或摆位功能时。

4. 虽有室内短距离步行能力,但无法外出进行小区内移动或安全令人担忧者。

5. 使用者需要保存体力长距离行驶去工作、购物等。

6. 在日常生活、工作和娱乐等活动中,电动轮椅车令使用者感到更独立、便捷时。

许多驾驶电动轮椅车的人会配一辆手动轮椅车,以便在电动轮椅车不方便时使用它。一些驾驶电动轮椅车的人会在居家和工作时依赖手动轮椅车而在上下班时使用电动轮椅车。不过要考虑的一个重要因素是电动轮椅车价格较高。无论用户主要使用是电动轮椅车还是手动轮椅车,作为该轮椅车的备用品通常是一辆手动轮椅车。

(二)电动轮椅车的选择

用户总是希望自己的轮椅车适合自己的环境,至少不会阻碍他进入房间、办公室或汽车内。电动轮椅车的用户可选择标准折叠式或底座式,如果用户将来有可能需要增加座位宽度,则应考虑选择底座式电动轮椅车,此类轮椅能在不增加轮椅总宽度的情况下将座位增加到一定宽度,如果座位比底座还宽,这就增加了轮椅的总宽度。国家标准及厂家给出的外形尺寸是轮椅的所有部件均不拆卸的尺寸。电动轮椅车的外形尺寸、椅面尺寸的选择参见手动轮椅部分。

如果用户要携带电动轮椅车旅行,会遇到必须将轮椅拆卸开然后装在小的空间内运输,这时,每一个部件的重量可能就是重要的参考了。由此,应知道需要将轮椅拆卸成几个部件,护理者能否抬起每一个部件。对于要携带电动轮椅车旅行的用户,另一个要考虑的重要问题是拆卸和装配轮椅的时间,包括拆卸和装配电池的时间和进行拆卸和装配时是否需要工具。

(三)电动轮椅车的功能特性选择

面对市场上数百种电动轮椅车,具有较多功能的电动轮椅车不一定意味着是一辆适用的轮椅,电动轮椅车的所有功能要求应考虑用户的实际需求。用户应按照自己的能力、生活方式和环境,综合考量电动轮椅车的速度、越障能力、一次充电的最大行程、转向性能、耐用性/疲劳强度、制动距离、静态稳定性和动态稳定性等性能。

1. 电动轮椅车的速度选择 当用户要决定什么速度最适合自己时,一个重要的考虑因素是在什么环境中使用轮椅,即"什么环境,就应该用什么速度"。在室内使用轮椅,通常意味着行驶距离较短而速度较低,如果用户的轮椅主要用于室内,则可能适合选择一辆最大速度不大于 4.5km/h 的轮椅。在室外使用的轮椅则可能需要以较大的速度行驶较长的距离。用户若要与他人结伴出行,则可他人步行的平均速度,确定电动轮椅车的速度。

此外,用户要考虑的第二个因素是用户自身承受速度的能力。在不平坦的路面上快速驾驶轮椅能否保持坐姿平衡。在轮椅加速、减速和转弯时能否保持身体平衡。

用户为了在不同环境中使用,可能希望选择一辆能让自己方便地调节速度或具有其他特征的轮椅,这样,如果他的能力发生变化,可以在任何时候调节轮椅以满足自己的要求。如果用户不是频繁地改变原有的设置,或者不希望其他人(如儿童)无意识地触碰调节装置,则可不必考虑这种方便的调节装置。一般来说,电动轮椅车会有一个高/低速开关用来切换轮椅在室外或室内移动,目前许多电动轮椅车配置了具有调速的可编程控制器。

2. 电动轮椅车的越障能力选择 对大部分电动轮椅车来说,翻越小的人行道缘石和障碍十分重要,也有一些用户就是偏爱越障能力高的轮椅。用户在选择最佳功能的轮椅前,最好先考虑自身的需求和轮椅的使用环境。如果计划主要在室内使用,就不需要较大的越障能力,如果在室外使用,则可能需要较大的越障能力。

轮子的尺寸和样式对轮椅的越障能力有很大影响。较大直径的小脚轮使轮椅容易越过较高的障碍物,较小直径的小脚轮会阻止轮椅越过障碍物或需要较大的动力才能使轮椅越过障碍物。虽然实心的小脚轮在硬质、平整的路面上行驶阻力较小,但它们的越障能力较差。充气或半充气的小脚轮更容易越过障碍物或行驶在室外的路面。一般来说,要花费大量时间在室外的用户适宜使用较大的充气或半充气的小脚轮;而主要在室内硬质地面上行驶的用户适宜较小、较硬的小脚轮。具有较大轮子的电动轮椅车一般能越过较高的障碍物,后轮驱动的电动代步车则有更好的越障能力。

防翻装置可能会限制轮椅在室外的行动,特别是在上、下人行道和其他类似的高度变化时尤为显著。防翻装置能防止轮椅向后倾翻超过某一设定的角度,但它也限制了轮椅的越障能力。当轮椅驶下一个台阶(如人行道)时防翻装置可能会触及此台阶。拆除防翻轮可增加轮椅的越障能力,同时也导致潜在的安全隐患。

离地净空间(地面到轮椅最低部位的距离)也会影响轮椅的越障能力。当轮椅的小脚轮越过一个障碍物后(如火车铁轨),其他部位可能会碰到此障碍物。

用户在考虑轮椅越障能力的同时还应该考虑其静态稳定性和动态稳定性,以确保轮椅的操作安全。

3. 电动轮椅车的一次充电最大行程能力 在电池需要充电前能行驶的距离很大程度取决于环境和用户的驾驶习惯,如果用户喜欢快速启动和刹车,他的轮椅一次充电最大行程比他在仓库内工作使用时的一次充电最大行程要小得多。

电动轮椅车电池的规格和寿命会影响轮椅在两次充电之间的行驶距离。目前,主要有三种轮椅电池:铅酸电池、胶体电池和锂电池。一般来说,电池的尺寸越大,它可储存的电能就越多。

4. 电动轮椅车的转向性能选择 为实现更大程度的活动和社会参与,电动轮椅车用户应能够方便出入较小的住宅房间、紧凑的办公空间、狭窄的宿舍走廊、浴室或公共厕所。

如果用户家中或工作场所走廊特别狭小，则应测量此狭小走廊的宽度，然后寻找一辆在此宽度内（或更小的宽度）能三点转向而不触碰墙壁的轮椅。许多轮椅的脚托板部件是可拆卸的，虽然拆除脚托板部件后用户会感到不方便，但这能提高轮椅在狭小的空间的转向能力。前、后小脚轮的尺寸也会影响轮椅的转向性能，较大直径的小脚轮在转动时干涉脚托板部件从而使轮椅在狭小的区域难以转向。

5. 电动轮椅车的耐用性/疲劳强度选择 轮椅的耐用性十分重要，如果轮椅的某个零件断裂了，用户可能会受到伤害，或在路上陷入困境。

如果制造商公布其轮椅通过了双辊疲劳测试和跌落测试，这就意味着此轮椅比通过较少测试次数的轮椅更耐用。在测试过程中，整个轮椅（车架、坐垫、轮子和所有其他部件）承受了很大的测试力，这些部件的每一个零件都会影响轮椅能承受多少次这样的测试而不损坏。

6. 电动轮椅车的稳定性选择 电动轮椅车不可能总是在水平的地面上行驶，因此，电动轮椅车在坡道行驶时应具有一定的稳定性，即上坡时轮椅应不会向后倾翻，下坡时轮椅应能停在斜坡上，并且不会倾翻或打滑。倾翻角度越大意味着轮椅的稳定性越好。上坡的倾翻角度越小，则轮椅的向后静态稳定性越差；下坡的倾翻角度越小，则轮椅的向前静态稳定性越差；侧面向斜坡的倾翻角度越小，则轮椅的侧向静态稳定性越差。

7. 电动轮椅车的制动距离 电动用户有时需要快速停车以避免撞上人或物体，因此需要知道轮椅的停车能力和自己的反应能力。如果用户的上身平衡能力较差，则可能希望自己的轮椅停车不要太快。如果用户身体失去平衡且手也从控制器上滑落，那么更希望知道轮椅在完全停止下来之前还要跑多远。因此，停车灵敏度高的控制器十分必要。

如果用户在两辆最大速度相同的轮椅之间进行比较，制动距离较小的轮椅的减速率（停车）较高。这样的轮椅可在较短的时间和较短的距离内停车，但用户需要有较好的平衡能力以保持坐姿稳定。如果用户的身体平衡能力较差，那么停车缓慢的轮椅比反应较快的轮椅更适合。

减速率的调节让用户能够改变轮椅的停车速度，如果自身能力发生变化，就可能希望随时调节他的轮椅以满足自己的要求。可将减速率设置得尽可能快，前提是用户能在操作中不失去身体的平衡。

8. 电动轮椅车的安全保护 电动轮椅车是一个复杂的电器系统，带电部位与非带电部位间应有足够的绝缘强度，并且一旦轮椅电量即将耗尽，它会在撞上障碍物前自动停车。在使用过程中应安全充电，使用合适的充电器为自己的轮椅充电是至关重要的，有些充电器既可为铅酸电池充电也可为胶体电池充电。避免不小心钩起电池导线而损坏充电器。轮椅在充电时不能开动。

三、使用与养护技巧

（一）使用安全提示

1. 用户先在平整宽阔的场地上进行练习。

2. 在上下轮椅时，确保轮椅的控制器处于关闭状态。

3. 在上下轮椅时，不要蹬踏脚托板。

4. 在他人帮助下，体会重心的变化对轮椅行进产生的影响。

5. 轮椅在坡面行驶时，确保正确操作制动。

（二）使用及养护注意事项

1. 远离明火，以免引燃靠背绷带及坐垫。

2. 在不使用控制器时应关闭。

3. 确保轮胎状态正常，检查轮胎气压。

4. 使用的温度范围为 –25~+50℃。

5. 不适于在非常滑及非常粗糙的路面上驾驶。

6. 在使用升降台搬运轮椅时，必须避免防翻轮与他物缠绕。

7. 在升降台或电梯内使用轮椅时，及在充电过程中，控制器必须处于关闭状态。

8. 为获得更高的安全性，可选用附件骨盆固定带。

9. 在调节及安装过程中，小心手指，以免受伤。

10. 要时常检查螺钉及螺丝是否牢靠。

11. 要时常以润滑剂来保养轮椅。

12. 要时常检查手动刹车是否调整正常，要注意当使用手动刹车时，轮子是否完全静止。

13. 避免将电动轮椅车放置于潮湿的地方，禁止使用水龙带或高压清洗装置清洗轮椅，平常用清水擦拭车体，用温水及稀释的肥皂水清洗椅套、皮背靠。

14. 在搬运电动轮椅车时，将控制器严加保护。当控制器受到食物或饮料污染时，请立刻清理干净，避免敲打控制器，使用稀释的清洁液蘸布擦拭，避免使用含磨粉或乙醇之类的清洁剂。

15. 要养成用了即充的习惯，使电池电量保持饱满。禁止亏电存放，如长时间不使用电动轮椅车，亏电存放会严重影响使用寿命，而且闲置时间越长，电池损坏越严重。闲置的电动轮椅车要养成定期充电的习惯，使电池长期处于"吃饱状态"。

四、使用注意事项及警示

请在操作电动轮椅车之前阅读和理解使用说明书。未能充分理解说明书而操作电动轮椅车，可能导致意外伤害或损害。在说明书中"安全及环保要求"和"警告事项"适用于潜在的危险和可能导致人身伤害或财产损害的不安全操作。

（一）使用前须知

1. 首次操作电动轮椅车时，确保您的周围地区无障碍和行人；确保座椅高度和位置已经被调整到满意的状态。

2. 注意电动轮椅车的最大负载，请勿超载驾驶。并限 1 人搭乘，请勿携带乘客行驶。

3. 请确保您正确的坐在电动轮椅车上，速度状态灯显示最少。

4. 按下电源开关按钮，电源状态灯亮起。

5. 轻轻地拨动方向操纵柄将会加速前进、后退、左转弯或右转弯；释放后车子将停止，练习这几个基本功能，直到熟练操作。

6. 转弯时清除任何障碍物。

7. 在人行道上急转弯时可能导致车身后部脱离人行横道。

8. 当车子在比较恶劣的环境中操作时（例如：进门时或转弯时），应缓慢加速操作电动轮椅车。建议在恶劣环境中将车子速度调到最低。

9. 后退速度是前进速度的 50%，如果电动轮椅车不能后退，请松开方向操纵柄，直至车子缓慢行驶。

10. 电动轮椅车静置 15min 将会进入"睡眠模式"。要唤醒车,先关掉电源,然后再重新打开。

(二)使用中注意事项

1. 斜坡驾驶 请不要试图爬超过说明书中注明坡度的斜坡。

在坡上倒车时,记得总是降低车的速度。不要在超过说明书中注明坡度的斜坡上倒车,倒车请格外小心。爬坡能力和行驶距离受电池和以下环境的影响:用户的重量;地形(例如草或砾石);丘陵的陡度;电池电量和使用寿命;极端的温度;配件的使用和重量等。

2. 制动 为了使电动轮椅车停止前进只需放开方向操纵柄。当车子刹车时,请保持您的双手在扶手上。松开方向操纵柄,车子将在数秒中内停止。注意:电磁刹车是非即时的,它将在车轮转动 1/2 圈后起效。

3. 紧急制动 车子如果出现紧急情况或不期望的运动时,通过按下电源开关按钮使车子停下来,虽然非常有效,但紧急制动是极为唐突的,绝不能在正常情况下使用。注意:经常使用紧急刹车可能导致电机出现故障,使车子无法正常运行。

4. 手机的使用 操作电动轮椅车时,不允许使用手机或无线设备。使用手机或无线设备会导致过分强烈的电磁场,这可能会干扰车的电子系统。如果有需要用移动手机或无线设备,车辆必须提前停止和关闭电源。电磁场受到干扰可能会对电动轮椅车的操作系统产生不良影响,包括:电磁刹车的失效、电动轮椅车的不受控行为、非使用者主动操控而发生的行动。

5. 道路行驶 此系列轮椅为户外型电动轮椅车,允许在人行道上行驶,禁止驶入机动车道;注意车子不能越过大于说明书中注明尺寸的障碍。过马路前停在距马路边 30~60cm 的人行道上,确保安全的状态下驾驶,行驶时调速到中高速行驶,中途不要停止。

(三)安全及环保要求

1. 不要试图坐在车上弯腰取物品,否则可能导致车子和人的倾翻及伤害。

2. 不要使用自动扶梯从地面移动电动轮椅车,可能会增加受伤的风险。

3. 不要在机动车或非机动车道上行驶。

4. 不要在有水、油、冰、和其他非常滑的物体表面上下坡行驶,如果违反操作可能导致车子失控。

5. 不要试图翻越超过 45mm 的障碍物和沟渠,违反此项操作可能导致人身伤害。

6. 不要在高速行驶时急速转弯或后退。

7. 需将可拆卸部位逐一取出后,再单独提起。

8. 不要载客。

9. 不要试图拖另一台电动轮椅车。

10. 不要在没有检查电动轮椅车紧固件、连接件、可拆卸部件正确连接和紧固的情况下操作电动轮椅车,时刻注意周边环境。

11. 不要在没有授权的情况下修理电动轮椅车的各个部件、附件和适配器。

12. 不要在没有关掉电动轮椅车电源的情况下上下车。

13. 不要连接其他医疗设备(例如:生命支撑设备、呼吸机等)到电动轮椅车的电子系统。

14. 不要在可能影响使用者判断力(例如:喝酒、吸毒、吃药)的情况下操作电动轮椅车。

15. 不要试图在感觉身体突然不适的情况下操作电动轮椅车。

16. 不要在使用者视线受到严重削弱的情况下操作电动轮椅车。

17. 对于违反当地或国际相关法律的行为而导致的伤害事故,厂商不承担任何责任。

18. 当站在车边上时不要试图操作电动轮椅车。

19. 总是确保坐在座椅上时可以操作所有功能。

20. 不要站在脚踏以外的任何部位。

21. 不要站在电动轮椅车的座椅上。

22. 不要在没有检查座椅锁定的状态下,搬取座椅,不安全的操作可能导致人身伤害。

23. 不要在座椅没有锁定状态下开动电动轮椅车;在操作电动轮椅车时,要保持人面向前方。

24. 不要试图在超过10°的斜坡上下坡。

25. 不要在超过8°的斜坡上倒车。

26. 在斜坡上行驶时,松开方向操纵杆车子可能会往后退;在前进或者后退时,在刹车功能生效前车子将向后滚动约30cm。

27. 在使用电动轮椅车前检查所有的电器件连接可靠。

28. 不要在任何情况下断连、剪断、修改任何已经安装到或连接到电动轮椅车的线束部件。

29. 不要使用其他不符合要求的电池,如非循环使用的铅酸电池等。

30. 在安装前请阅读电池和电池充电器的相关信息。

31. 不要在雷暴天气操作电动轮椅车。

32. 不要将电动轮椅车放置于任何类别的暴雨天气中。

33. 不要在沐浴时使用电动轮椅车或将车放于潮湿的浴室和桑拿浴室里。

34. 不要将电动轮椅车长期放置于潮湿的地方。

35. 不要对电动轮椅车进行喷洗、冲洗或用自动洗车机洗车。

36. 不要直接暴露于雨水、盐雾或潮湿的空气中,以免导致电动轮椅车出现电气和机械故障及锈蚀。

37. 当产品达到其寿命期,应将其送往地方政府的指定回收点。处理产品时的分类收集和回收将有助于节约自然资源,并确保它以保护环境的方式回收。

38. 电器件的回收请根据当地法律、法规,由指定的认可回收机构处理,对于塑料件、车架、管材部件,在达到寿命期后可交由专业回收单位处理。

（四）警告事项

1. 精神异常、反应迟钝的人严禁使用;上肢无法正常使用的、操作有困难的人严禁使用。

2. 电动轮椅车可能会在它发射的磁场范围内干扰其他的设备运行。

3. 电动轮椅车可能会受到其他电磁场(例如发电机或大功率电器)的干扰,从而影响行驶性能。

4. 只要电动轮椅车处在运行状态,请避免使用便携式电视或收音机。

5. 只要电动轮椅车处在运行状态,请避免使用对讲机或类似设备。

6. 检查无线发射机的干扰范围,请不要在干扰范围之内使用电动轮椅车。

7. 如果并非自主操作而发生轮椅行动或停止等现象,为了安全起见请立刻关闭电源。

（李高峰　贺金明）

第七章　矫形器

第一节　概　　述

随着新材料、新工艺、新技术的问世，矫形器的种类越来越多，因此不同种类矫形器的功能及用途更加明确。在保持康复治疗效果的基础上，矫形器正逐步向轻量化、美观化发展，不但满足了疾病、伤残者躯体治疗和功能活动的需要，也能达到心理上渴望美观、舒适的要求。一些科技含量较高的矫形器，切实解决了患者生活和工作中的实际问题，使功能障碍者得到了全面的康复，最终融入正常生活，重新回归家庭和社会。

一、定义与命名

（一）定义

矫形器（orthosis）是用于支持人体神经肌肉和骨骼系统结构或运动功能的体外装置。

（二）命名

矫形器曾称为支具（brace）、夹板（splint）、支持物（supporter）、矫形装置（orthopedic device）等。对于同一部位的矫形器也有多种称谓，如大腿支架、长腿支架、膝上支架。为了解决这一问题，1960 年由美国矫形外科医师学会、美国假肢矫形器教育委员会和美国假肢矫形器学会共同制定了系统的假肢矫形器术语，经过试用、修改后成为国际假肢矫形器技术的统一术语。1992 年国际标准化委员会（ISO）发布的《残疾人辅助器具分类》采用了标准化的矫形器术语"orthosis"，并几经修改，国际最新版本为 ISO 9999：2016。根据矫形器所包含的关节名称，将矫形器作用于人体各关节英文名称的第一个字母连在一起，再取矫形器英文"orthosis"中的第一个字母"O"，组成不同矫形器的名称，如 CO 代表颈部矫形器，KAFO 代表膝踝足矫形器。

二、分类

矫形器最常用的分类方法是根据矫形器的装配部位进行分类，分为脊柱矫形器、上肢矫形器和下肢矫形器三大类。

（一）脊柱矫形器

1. 按作用部位分类

（1）颈部矫形器：颈部矫形器（cervical orthosis，CO）是指包覆颈部，主要作用于颈部伤病的矫形器，包括围领、颈托、支条式颈部矫形器和塑性颈部矫形器等。

（2）颈胸矫形器：颈胸矫形器（cervico-thoracic orthosis，CTO）是指包覆全部颈椎和部分胸椎部位的矫形器。主要应用于颈胸部伤病的治疗。

（3）颈胸腰骶矫形器：颈胸腰骶矫形器（cervico-thoraco-lumbo-sacral orthosis，CTLSO）是指包覆范围从枕骨、全部脊椎到骨盆部位的矫形器。主要应用于颈胸腰骶部伤病的治疗。

（4）胸腰骶矫形器：胸腰骶矫形器（thoraco-lumbo-sacral orthosis，TLSO）是指包覆全部或

部分胸椎、腰椎和骶髂部位的矫形器。主要应用于胸腰骶部伤病的治疗。

（5）腰骶矫形器：腰骶矫形器（lumbo-sacral orthosis，LSO）是指包覆腰椎和骶髂区域的矫形器。主要应用于腰骶部伤病的治疗。

（6）骶髂矫形器：骶髂矫形器（sacro-iliac orthosis，SIO）是指包覆部分腰椎和骶髂部位的矫形器。主要应用于骶尾部伤病的治疗。

2. 按材质分类

（1）软性脊柱矫形器：以帆布、尼龙布、弹力布等软性材料为主体制成的脊柱矫形器称为软性脊柱矫形器（flexible spinal orthosis）。

（2）支条式脊柱矫形器：以铝合金、不锈钢、钛合金等金属支条为主要支撑件或框架制成的脊柱矫形器称为支条式脊柱矫形器，又称金属框架式脊柱矫形器（metal-frame spinal orthosis）。

（3）模塑式脊柱矫形器：以聚乙烯板材、聚丙烯板材等塑性非金属材料为主体模塑成型的脊柱矫形器称为模塑式脊柱矫形器（molded spinal orthosis）。

3. 按脊柱矫形器功能分类

（1）固定性脊柱矫形器：以限制脊柱运动或减小脊柱压力为主要功能的脊柱矫形器称为固定性脊柱矫形器（fixed spinal orthosis）。

（2）矫正性脊柱矫形器：以预防和矫正脊柱畸形为主要功能的脊柱矫形器称为矫正性脊柱矫形器（curve-correction spinal orthosis）。

（二）上肢矫形器

1. 按作用部位分类

（1）肩矫形器：肩矫形器（shoulder orthosis，SO）是指包覆肩关节部位的矫形器，一般是将肩关节固定于功能位。

（2）肩肘矫形器：肩肘矫形器（shoulder-elbow orthosis，SEO）是指用于包覆肩关节和肘关节部位的矫形器。

（3）肩肘腕矫形器：肩肘腕矫形器（shoulder-elbow-wrist orthosis，SEWO）是指用于包覆肩关节、肘关节及腕关节部位的矫形器。

（4）肩肘腕手矫形器：肩肘腕手矫形器（shoulder-elbow-wrist-hand orthosis，SEWHO）是指用于包覆肩关节、肘关节、腕关节及手部位的矫形器。

（5）肘矫形器：肘矫形器（elbow orthosis，EO）是指用于包覆肘关节部位的矫形器。

（6）肘腕矫形器：肘腕矫形器（elbow-wrist orthosis，EWO）是指用于包覆肘关节、腕关节部位的矫形器。

（7）肘腕手矫形器：肘腕手矫形器（elbow-wrist-hand orthosis，EWHO）是指用于包覆肘关节、腕关节及手部位的矫形器。

（8）腕矫形器：腕矫形器（wrist orthosis，WO）是指用于包覆腕关节部位的矫形器。

（9）腕手矫形器：腕手矫形器（wrist-hand orthosis，WHO）是指用于包覆腕关节及手固定或控制部位的矫形器。

（10）腕手手指矫形器：腕手手指矫形器（wrist-hand-finger orthosis，WHFO）是指用于包覆腕关节、手、一个或多个手指部位的矫形器。

（11）手矫形器：手矫形器（hand orthosis，HO）是指包覆全部或部分手部位的矫形器。常用热塑性板材和一些弹性材料制成。

（12）指矫形器：指矫形器（finger orthosis，FO）是指用于包覆全部或部分手指部位的矫形器，常用低温热塑板材制成。

2. 按静动态分类

（1）静态矫形器：静态矫形器（static orthosis）又称固定性矫形器，是将肢体固定于功能位置或治疗需要的位置。其形态通常与上肢治疗部位的形态基本吻合，结构较简单。

（2）动态矫形器：动态矫形器（dynamic orthosis，lively splint）又称活动性矫形器，能控制或促进关节的运动，结构相对复杂，大多是在静态矫形器的基础上安装金属支架、弹簧、橡皮筋、指套甚至外动力驱动等辅助部件，肢体可做单向或多向的运动，以改善其运动功能。

（三）下肢矫形器

1. 按作用部位分类

（1）髋矫形器：髋矫形器（hip orthosis，HO）是指用于包覆髋关节部位的矫形器。主要用于固定髋关节或控制髋关节的运动。

（2）髋膝矫形器：髋膝矫形器（hip-knee orthosis，HKO）是指用于包覆髋关节、膝关节部位的矫形器。主要用于固定或控制髋、膝关节的运动。

（3）髋膝踝足矫形器：髋膝踝足矫形器（hip-knee-ankle-foot orthosis，HKAFO）是指用于包覆髋关节、膝关节、踝关节以及足部的矫形器。主要用于固定或控制髋、膝、踝、足关节的运动。

（4）膝矫形器：膝矫形器（knee orthosis，KO）是指用于包覆膝关节部位的矫形器。主要用于保护或控制膝关节的异常活动。

（5）膝踝足矫形器：膝踝足矫形器（knee-ankle-foot orthosis，KAFO）是指用于包覆膝关节、踝关节及足部位的矫形器。主要用于控制膝关节、踝关节及足的活动，辅助患者的站立和行走。

（6）踝足矫形器：踝足矫形器（ankle-foot orthosis，AFO）是指用于包覆从小腿到足底部位矫形器，可分为动态踝足矫形器和静态踝足矫形器。

（7）足矫形器：足矫形器（foot orthosis，FO）是用于包覆全部或部分足踝的矫形器，主要作用是减轻疼痛、预防和矫正畸形、补偿腿或脚的长度，改善站立、步行时足底的压力分布等。包括各种矫形鞋垫和矫形鞋：矫形鞋垫是放入鞋内的矫形器，常用塑料、硅胶、泡沫、皮革或金属等材料制作，是对足部疾病进行机械性治疗的一种辅助手段。矫形鞋是按照特殊鞋楦制作的，适合于特定患者足部的鞋。

2. 按下肢免荷部位分类　免荷性矫形器（weight bearing orthosis）是指在站立和步行中，可以全部或部分免除下肢或局部承重的矫形器。按免荷部位可分免荷性踝足矫形器和免荷性膝踝足矫形器。

（1）免荷性踝足矫形器：免荷性踝足矫形器（weight bearing AFO）又称髌韧带承重式踝足矫形器，具有全部或部分地免除小腿下1/2部位、踝关节和足部承重的功能。

（2）免荷性膝踝足矫形器：免荷性膝踝足矫形器（weight bearing KAFO）又称坐骨承重式矫形器，利用坐骨结节承重，可以免除髋关节、股骨、膝关节和胫腓骨上段的承重。

三、主要作用

（一）保护作用

矫形器对躯干、肢体具有保护作用，可以保护受伤的关节和软组织，促进炎症、水肿吸收；减轻疼痛；避免新的损伤，促使病变愈合；使肢体保持正常的生物力线，改善其结构或功能的恢复，如膝关节韧带损伤后应用的膝矫形器等。

（二）稳定作用

矫形器能够保持肢体、关节的正常对线关系或功能位，以防挛缩。通过对肢体异常活动的限制，能够维持骨、关节、脊柱的稳定性，有利于肢体承重能力的重建，促进病变愈合，如脊柱和四肢关节、骨折术后或保守治疗使用的各种矫形器等。

（三）预防、矫正畸形

矫形器采用三点力矫正原理，能够预防或矫正肢体畸形或防止畸形的发展；预防肌肉痉挛或肢体摆放不良所致的肌腱挛缩；限制关节异常活动等。典型的应用如图 7-1-1 所示的用于矫正手指畸形的矫形器。

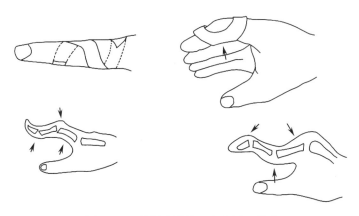

图 7-1-1　手指畸形的三点力矫正原理

（四）提供动力

矫形器通过助动装置代偿丧失的功能，如代偿瘫痪肌肉的功能；对肌力较弱者提供助力，使其维持正常的功能运动，如脊髓损伤患者装配下肢矫形器能代偿站立行走功能；适用于桡神经损伤患者的功能性矫形器等。典型的应用如图 7-1-2 所示的手指动力矫形器。

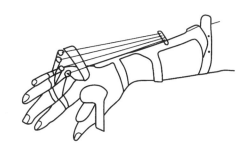

图 7-1-2　手指动力矫形器

（五）免除肢体负荷

矫形器能够使患肢或关节部分或完全免除负荷，减少受伤部位肢体或躯干的轴向承重。如图 7-1-3 所示，胫、腓骨骨折等患者使用的免荷性踝足矫形器，通过足蹬板和小腿支条，将地面反作用力直接传递到髌韧带，从而免除小腿下 1/2 部位、踝关节和足部的承重，保护胫腓骨下 1/2 部位、踝关节及足部。

（六）补偿肢体长度

下肢矫形器、矫形鞋或矫形垫，可以使双下肢恢复等长状态，改善站立姿势和行走步态，防止骨盆倾斜、脊柱旋转等合并症的发生，如图 7-1-4 所示。

四、装配程序

（一）装配前的检查与评估

在医生的主导下，以康复治疗组的形式，对患者进行综合检查，包括肢体形态、运动功

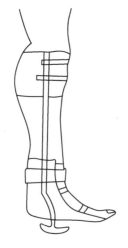
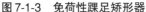
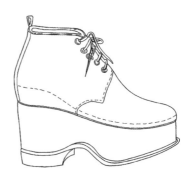

图 7-1-3　免荷性踝足矫形器　　　　图 7-1-4　内外补高鞋

能的检查、日常生活能力的检查、姿势与步态的检查、动力学检查等,根据这些检查结果,结合临床中其他辅助检查的情况,确定矫形器的治疗目标和方案。

（二）矫形器处方的制订

矫形器处方是医师进行矫形器治疗的具体方案,也是矫形器师在矫形器装配中执行医嘱的依据。为了保证矫形器的医疗质量和良好的治疗效果,在总体治疗方案的原则下,需要确定矫形器的装配类型、材料、时间和装配要求等各种事项。处方的设计应具有以下内容:

1. 一般资料　指患者的基本情况,包括姓名、性别、年龄、职业、临床诊断、功能障碍和其他问题等。

2. 佩戴目的　即治疗目的,如是保护性或者是矫正性;是静止性或者是活动性等。

3. 治疗部位　指矫形器作用的肢体部位,如某个关节或局部位置。

4. 主要材料　采用的主要材料和辅助材料,如铝合金、不锈钢、塑料、碳纤材料、皮革或石膏等。

5. 关节种类　即矫形器的关节装置,包括关节的活动形式、范围、型号和材料等。

6. 免荷形式　指肢体的承重形式,是部分免荷或者是完全免荷。

7. 佩戴日期　记录患者开始佩戴矫形器之日起的日期,以便确定随访时间,及早发现可能出现的问题。

8. 特殊事项　患者特殊的需要及其他注意的方面。

9. 复查记录　患者穿戴过程中复查情况的记录。

（三）矫形器的制作流程

矫形器的制作主要根据制作的类型和材料来确定,目前多采用塑料制作矫形器,其特点是轻便、美观和易加工。热塑材料分为高温热塑板材和低温热塑板材。

1. 高温热塑板材制作　高温热塑板材需要 160℃或以上的温度使其软化,由于温度过高,需要先在石膏阳型上塑型,塑形前也要完成石膏阳型的一系列工序。高温热塑矫形器的制作过程包括:测量与定位、取石膏阴型、制作石膏阳型、石膏阳型修整、塑料板塑型、半成品组装、试样、终检及交付。

2. 低温热塑板材制作　低温热塑板材在 60~100℃的温度下即可软化,由于温度低,可以直接在患者身体上塑型,工艺过程较为简单。但由于板材强度有限,一般适合于制作上肢矫形器和儿童矫形器。制作过程包括:绘图、取样、塑型及安装辅助件。

(四)临床适配性检查

1. 初检 初检是对制作的矫形器进行穿戴前的初步评估,一是观察矫形器是否达到处方要求;二是患者穿戴后是否存在质量问题;三是是否影响患者功能活动和训练。只有通过初检,才能允许将其交付患者佩戴,若不符合上述要求应进行调整和修改。初检的矫形器多为没有完成的半成品,这样做容易修改、避免浪费。

2. 终检 通常由医生、治疗师、矫形器师等专业人员共同协作完成。其主要内容包括:矫形器的连接是否牢固、符合生物力学要求等。

3. 随访 在随访中发现问题,及时纠正。通常由医生、治疗师、矫形器师等专业人员共同协作完成。其主要目的是对矫形器的实际使用效果进行评价,确定是否需要放弃或继续使用矫形器进行相关治疗。

(五)矫形器的使用训练

终检后交付给治疗师进行适应性训练。训练的内容根据残疾人情况、矫形器的种类、矫形器的生物力学要求等情况而定。

五、不良作用与防治

(一)制动引发的失用性肌萎缩与肌无力

制动会限制机体的肌肉活动,引起肌力、耐力与肌容积进行性下降。预防因矫形器制动引起的失用性肌萎缩与肌无力可采取以下方法:

1. 在矫形器固定情况下进行肌肉等长收缩训练,即肌肉主动进行收缩与放松,而不引起关节角度的改变。

2. 在保持关节及肢体稳定的基础上,进行肌肉牵伸训练,每日 1~2 次,每次牵伸肌肉 5~10 次。

3. 在矫形器保护下,采用双相脉冲电流,刺激肌肉运动,每次持续 30~40min。

(二)关节固定造成的挛缩

关节在任何位置的长时间制动,均会造成肌肉纤维及其他软组织胶原纤维的缩短,引起关节主动和被动活动范围不足。同时,肢体的位置、制动的时间、关节活动范围以及原发病等因素,均会直接影响挛缩发生的速度。

为预防关节挛缩,在佩戴矫形器的过程中,需要每天在治疗师帮助下做 2~3 次被动运动,达到最大的关节活动度。此外,除了对骨折明显移位的患者,将其邻近关节固定外,应尽量避免矫形器对其关节活动的限制,以防正常关节因长期制动而挛缩。

(三)制动诱发的骨质疏松

全身或某个肢体的完全制动可诱发全身性或局部性骨质疏松,这种症状常见于骨折后、四肢瘫、截瘫、脊髓灰质炎或脑血管意外等患者。对制动诱发骨质疏松的预防胜过对骨质疏松的治疗。常采取如下预防方法:

1. 除了骨折患者外,大多数患者应避免无间断的连续佩戴矫形器,每天适当地取下矫形器或在矫形器的保护下,进行肢体的主动运动。

2. 指导患者做一些主、被动运动,增强骨代谢、骨能负载、骨密度和骨矿含量等。

3. 鼓励装配双下肢矫形器的患者尽早下床运动,如平衡杆内的站立行走训练。

4. 采用物理治疗的方法,如经皮神经电刺激、干扰电等疗法等,对缓解骨量丢失具有一定作用。

（四）不良佩戴导致的肌痉挛加重

痉挛是一种运动性功能障碍,是上运动神经元损伤的基本表现之一。其病理机制是由于牵张反射兴奋性增高,导致速度依赖性的张力性牵张反射亢进,同时伴随腱反射亢进。

患者在短时间内频繁地穿脱矫形器或穿脱动作粗暴等,常会刺激肌张力增高,因此,需要在佩戴矫形器前,采用轻柔、缓慢的牵伸手法使患者高张力肌肉放松,然后再佩戴矫形器,并持续牵伸 2h 以上,其有助于放松肌张力过高的肌肉。

（五）压力作用造成的压疮

矫形器对皮肤长时间、持续性的机械压力作用会造成压疮,其预防方法包括:定期松解矫形器以减少对皮肤表面的压力作用,减少压力持续时间;经常检查受压区的状况,特别是矫形器直接施压部位的压力强度,一旦出现血循障碍或皮肤发白等早期损害征象,应立刻调整或更换矫形器;避免矫形器对骨突起或关节部位的压迫及摩擦,可选择在皮肤与矫形器之间使用软性衬垫以缓解其压力。

（六）心理依赖性

经过矫形器治疗一段时间后,需及时评测患侧肢体功能,根据患者的功能恢复情况决定是否继续采用矫形器治疗,对于无需继续使用矫形器而又对矫形器存在依赖心理的患者,矫形器师应与患者耐心沟通,并进行试验性训练以消除患者对矫形器的心理依赖性。

第二节　脊柱矫形器

人体脊柱可以视为一个可以弯曲的弹性杆状物,人体站立时脊柱的稳定性主要取决于脊柱的内在稳定因素和外在稳定因素。脊柱内在稳定因素包括脊柱的结构因素和脊椎间的各种韧带,外在稳定因素是指脊椎周围的肌肉,它是维持人体站立、运动时脊柱稳定性的重要因素。

脊柱矫形器(spinal orthosis)是用于脊柱固定、脊柱免荷和脊柱畸形矫正的体外使用装置。脊柱矫形器主要是通过改变脊柱的稳定性来达到治疗目的。改变脊柱稳定性的方式有两种:一种是打破脊柱稳定性,建立新的平衡,达到矫治作用;另一种是维持或增强脊柱稳定性,达到减免负荷、减轻疼痛、促进愈合的作用。

一、常用类型的临床适应证

（一）颈部矫形器

1. 成品颈部矫形器

（1）软性围领:由聚氨酯泡沫为主体制成,外包棉布套,用尼龙搭扣黏合固定和调节松紧,如图 7-2-1 所示。矫形器常为成品,有不同型号选择,可随时装配。通过与皮肤的接触形成一种运动感觉的提示,当患者颈部运动时,能够实现轻度控制颈椎屈伸的作用。

适应证:适用于保护颈部和颈部软组织损伤患者,如落枕等。

禁忌证：禁用于颈部骨折的患者。

（2）硬性围领：由聚乙烯塑料板制成，边缘镶有海绵，并用尼龙搭扣黏合固定，如图7-2-2所示。矫形器常为成品，有不同型号选择，可随时装配，可小范围控制颈椎的屈伸运动。

适应证：适用于严重的颈部软组织损伤和颈椎病患者。

禁忌证：禁用于颈部骨折的患者。

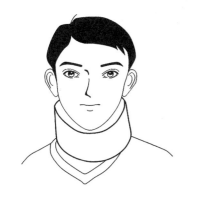

图7-2-1　软性围领

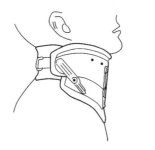

图7-2-2　硬性围领

（3）费城颈托：是由聚乙烯泡沫和硬质塑料制成，分为前后两片，在两侧由尼龙搭扣黏合固定，如图7-2-3所示。前片常带气管插管开口孔，适用于有气管插管的患者。矫形器常为成品，有不同型号选择，可随时装配，运动可基本控制。

适应证：适用于外伤急救、颈椎病、稳定的颈椎骨折和颈椎骨折脱位术后的患者。

禁忌证：慎用于颈椎不稳定骨折患者的固定。

2. 定制颈部矫形器

（1）钢丝颈托：根据患者颈部的形状和测量数据，由钢丝制作，外衬软性材料和布料，如图7-2-4所示。可限制颈部的屈曲运动。

适应证：适用于预防和治疗颈部烧伤后、整形术后的瘢痕挛缩和颈部畸形的患者。

禁忌证：禁用于严重烧伤伴骨折的患者。

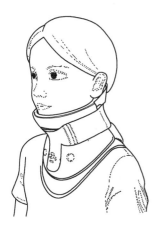

图7-2-3　费城颈托

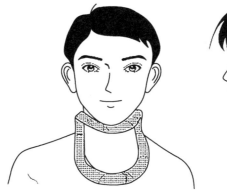

图7-2-4　钢丝颈托

（2）塑性颈部矫形器：用高（低）温板材在石膏阳型（患者颈部）模塑成形制成，如图7-2-5所示。可控制颈部的屈伸、侧屈和旋转运动。

适应证：适用于颈椎骨折、脱位、颈椎韧带损伤、颈部严重扭伤和颈椎骨折术后的患者。

禁忌证：慎用于开放性颈椎损伤的患者。

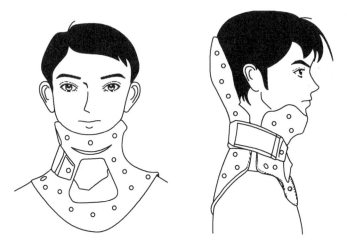

图7-2-5 塑性颈部矫形器

（二）颈胸矫形器

1. 屈伸旋转控制式颈胸矫形器 又称胸骨 - 枕骨 - 下颌骨固定器（sternal occipital mandibular immobilizer，SOMI）或索米矫形器。前面由单金属杆和控制下颌关节运动的塑料托组成，后面由控制头部运动的塑料枕托组成，如图7-2-6所示。

适应证：适用于颈椎稳定性骨折、颈椎骨折或脱位术后、颈椎关节炎等患者。

禁忌证：慎用于不稳定骨折的患者。

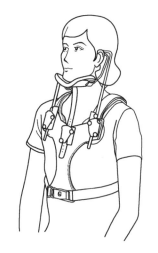

图7-2-6 屈伸旋转控制式颈胸矫形器

2. 屈伸侧屈旋转控制式颈胸矫形器 屈伸侧屈旋转控制式颈胸矫形器（flexion-extension-lateral-rotation，CTO）的前面和侧面由双、三或四杆金属杆和控制下颌关节运动的塑料托组成，后面由控制头部运动的塑料枕托组成，或全部由聚乙烯高温板材制成，如图7-2-7所示。可控制颈椎的屈伸、侧屈和旋转。

适应证：适用于颈椎、上段胸椎的骨折、脱位、韧带损伤、颈椎、上段胸椎骨折术后的患者。

禁忌证：慎用于颈部皮肤、枕部、下颌不能忍受压力的患者。

3. 哈罗式颈胸矫形器 哈罗式颈胸矫形器（halo cervical thoracic orthosis）又称哈罗式支架。分为上下两部分：上部为一个带四个不锈钢顶尖螺丝的颅骨环固定颅骨，下部为一个热塑性塑料板模塑的胸托板和背托板，中间以四根带螺杆的立杆相连，杆的长度均可调，如图7-2-8所示。

适应证：适用于颈椎不稳定骨折，尤其是 $C_1 \sim C_3$ 不稳定骨折患者；上段颈椎肿瘤、结核术后患者。

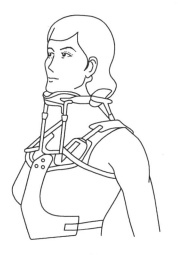

图 7-2-7 屈伸侧屈旋转控制式颈胸矫形器

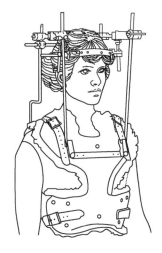

图 7-2-8 哈罗式颈胸矫形器

禁忌证:慎用于颈椎骨折且颅骨骨折的患者。

（三）颈胸腰骶矫形器

1. 固定性颈胸腰骶矫形器 由铝合金支条制成或高温板材模塑而成,如图 7-2-9 所示。该矫形器控制颈胸腰骶椎的屈伸、侧屈、旋转。

适应证:适用于脊柱多段骨折的患者。

禁忌证:慎用于呼吸障碍的患者。

2. 矫正性颈胸腰骶矫形器 适用于脊柱多段侧凸、后凸患者,如密尔沃基式脊柱侧凸矫形器,在本节脊柱侧凸矫形器中阐述。

（四）骶髂矫形器

1. 骶髂带 为软性式固定带,多由帆布制成,置于髂嵴与大转子之间,环绕骨盆,如图 7-2-10 所示。

适应证:适用于产后耻骨联合分离的患者。

禁忌证:禁用于耻骨骨折的患者。

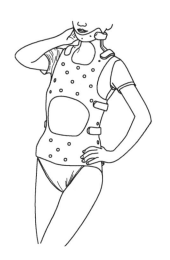

图 7-2-9 固定性颈胸腰骶矫形器

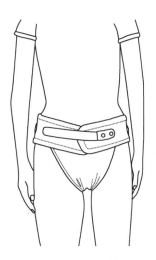

图 7-2-10 骶髂带

2. 软性骶髂矫形器　俗称骶髂围腰,是一种软性的固定矫形器,由帆布或弹力布制成,比骶髂带宽,围在骨盆的外面,前上缘、后上缘位于髂嵴水平,前下缘位于耻骨联合,后下缘位于臀部最隆起的部位,如图 7-2-11 所示。

适应证:适用于产后或外伤后的骶髂关节分离、骶髂关节劳损和腰痛的患者。

禁忌证:禁用于骶髂关节骨折的患者。

3. 塑性骶髂矫形器　用高(低)温板材在石膏阳型(患者身上)模塑成型制成,如图 7-2-12 所示。

适应证:适用于骶髂关节骨折、脱位需较强固定的患者。

禁忌证:慎用于骶髂关节不稳定的骨折伴外伤患者。

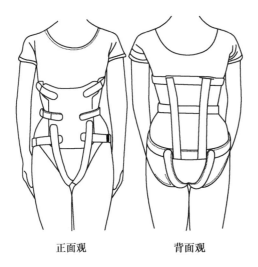

正面观　　　　　背面观

图 7-2-11　软性骶髂矫形器

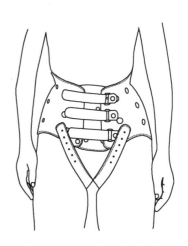

图 7-2-12　塑性骶髂矫形器

（五）腰骶矫形器

腰骶矫形器是用于治疗腰部疾病的具有代表性的脊柱矫形器。该矫形器具有较好的限制腰椎屈伸、侧屈或旋转运动,利用腹压支撑体重,具有减轻腰椎承重的作用。常用的有软性、屈伸控制式、屈伸侧屈控制式、后伸侧屈控制式、屈伸侧屈旋转控制式腰骶椎矫形器。

1. 软性腰骶矫形器　俗称围腰(corset),它原本是一种美容用品,用于妇女改善姿态,现在常用于医疗和保健领域。围腰一般是由弹性布料、帆布或皮革制成,临床上品种较多,如弹力围腰、布围腰和皮围腰,如图 7-2-13 所示。作用原理是利用内加金属条增强的布带束紧,给骨和软组织施加一定的压力,提高腹腔压力,借以减轻脊椎及其周围肌肉的负载,并限制脊柱的运动,最终达到消除疼痛的目的。

适应证:适用于椎间盘突出症、腰肌劳损、腰扭伤、椎体 I 度滑脱等患者。

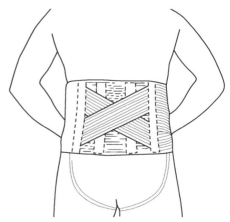

图 7-2-13　软性腰骶矫形器

禁忌证：慎用于严重呼吸障碍的患者。

2. 屈伸控制式腰骶矫形器　屈伸控制式腰骶矫形器（flexion-extension LSO）又称椅背式矫形器（chair back orthosis）。由骨盆围条、后支撑条、腹托等组成，两根后支撑条分别与胸带和骨盆围条相连，如图 7-2-14 所示，通过前后三点力学原理和提高腹内压限制腰椎前屈和后伸。

适应证：适用于腰椎间盘突出症、腰痛、轻度腰椎压缩性骨折、腰椎滑脱等患者。

禁忌证：慎用于腰椎不稳定的骨折患者。

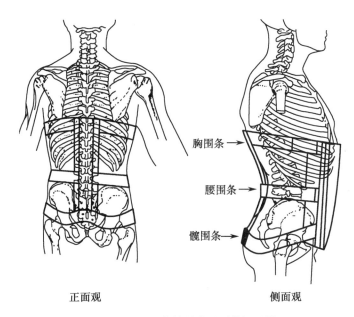

胸围条

腰围条

髋围条

正面观　　　　　　　　　　侧面观

图 7-2-14　屈伸控制式腰骶椎矫形器

3. 屈伸侧屈控制式腰骶矫形器　屈伸侧屈控制式腰骶矫形器（flexion-extension-lateral LSO）又称奈特式腰骶矫形器（Knight LSO），由骨盆围条、后支撑条、侧支撑条、腹托等组成（图 7-2-15）。侧支撑条使其不仅可以控制腰椎的屈伸，还能控制腰椎侧屈。

适应证：适用于腰椎间盘突出症、腰椎结核、轻中度腰椎压缩性骨折、腰椎滑脱等患者。

禁忌证：慎用于腰椎不稳定的骨折患者。

4. 后伸侧屈控制式腰骶矫形器　后伸侧屈控制式腰骶矫形器（extension-lateral LSO）又称威廉斯式腰骶矫形器（Williams LSO），由骨盆围条、侧支撑条、腹托组成，如图 7-2-16 所示。由于无后支撑条，允许腰部屈曲活动。

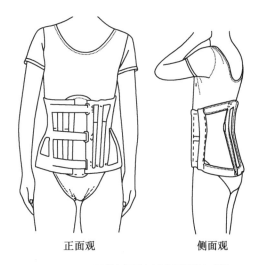

正面观　　　　　侧面观

图 7-2-15　屈伸侧屈控制式腰骶矫形器

适应证：适用于腰椎峡部裂、腰椎滑脱、腰椎前凸、腰椎间盘突出症等患者。

禁忌证：禁用于任何需要限制脊柱屈曲的患者。

5. 屈伸侧屈旋转控制式腰骶矫形器　屈伸侧屈旋转控制式腰骶矫形器(flexion-extension-lateral-rotation LSO)通常是用高温热塑板材在患者石膏阳型上模塑成型,如图7-2-17所示。与腰骶部全面接触,控制腰部屈伸、侧屈、旋转。

适应证:适用于腰骶部骨折及骨折术后、腰椎间盘突出症术后、腰椎滑脱等患者。

禁忌证:禁用于腰骶部不能忍受压力的患者。

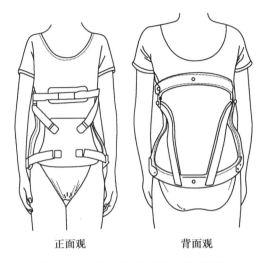

正面观　　　　　背面观

图 7-2-16　后伸侧屈控制式腰骶矫形器

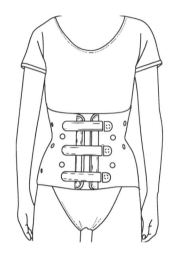

图 7-2-17　屈伸侧屈旋转控制式腰骶矫形器

(六)胸腰骶矫形器

胸腰骶矫形器是一种有代表性的支撑胸腰椎或上部腰椎的脊柱矫形器,由骨盆围条、后支撑条、侧支撑条、胸围条、肩胛围条、腋带、腹托等组合成可控制胸椎屈伸、侧屈或旋转,常用的有软性、屈伸控制式、前屈控制式、屈伸侧屈控制式、屈伸侧屈旋转控制式胸腰骶矫形器。

1. 胸廓肋骨固定带　由皮革或弹力材料制成,用于包容整个胸廓。男性适用的矫形器是包裹住所有肋骨、腋窝、剑突;女性适用的矫形器则通过乳房下界进行包裹,以避免压迫乳腺组织。通过对胸廓施加环形压力来限制肋骨的扩张。

适应证:适用于肋骨骨折或移位的患者。

禁忌证:慎用于多发肋骨骨折。

2. 软性胸腰骶矫形器　在软性腰骶矫形器的基础上改进而成,增加了固定范围,包住了整个躯干,如图7-2-18所示。对胸椎、腰椎提供屈伸、侧屈控制,增加腹压,减轻胸腰椎的承重。

适应证:适用于老年性骨质疏松继发的轻度脊柱后凸畸形患者,胸腰部软组织损伤和疾病引起疼痛的患者。

禁忌证:慎用于呼吸障碍的患者。

3. 屈伸控制式胸腰骶矫形器　屈伸控制式胸腰骶矫形器(flexion-extension TLSO)又称泰勒式胸腰骶椎矫形器(Taylor brace TLSO),由骨盆围条、后支撑条、胸围条、肩胛围

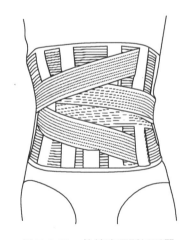

图 7-2-18　软性胸腰骶矫形器

条、腹托等构成,如图7-2-19所示。通过给胸腰椎提供2个前后三点力作用,实现控制胸腰椎屈伸的功能。

适应证:适用于老年骨质疏松,预防和治疗压缩性骨折导致的胸椎后凸的患者,也适用于脊柱结核患者。

禁忌证:慎用于不稳定胸椎骨折的患者。

4. 前屈控制式胸腰骶矫形器 前屈控制式胸腰骶矫形器(flexion TLSO)又称朱厄特式胸腰骶矫形器(Juwett TLSO),由胸骨垫与耻骨上垫和背部垫组成,如图7-2-20所示。胸骨垫与耻骨上垫产生的向后力和由背部垫产生的向前力构成的典型的前后三点力限制脊柱前屈,达到使胸椎过伸展的目的。

适应证:适用于胸腰椎压缩性骨折、胸腰椎结核,青少年脊柱后凸畸形的患者。

禁忌证:慎用于胸腰椎不稳定骨折患者,或需要限制脊柱过伸的疾病,如腰椎滑脱的患者。

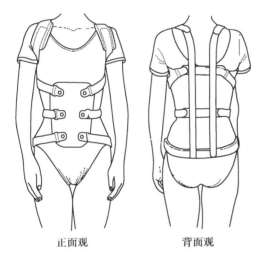

正面观　　　　　　背面观

图7-2-19 屈伸控制式胸腰骶矫形器

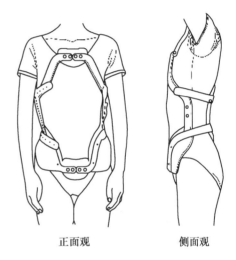

正面观　　　　　　侧面观

图7-2-20 前屈控制式胸腰骶矫形器

5. 屈伸侧屈控制式胸腰骶矫形器 屈伸侧屈控制式胸腰骶矫形器(flexion-extension-lateral TLSO)又称奈特-泰勒式胸腰骶矫形器(Knight-Taylor TLSO),由骨盆围条、后支撑条、侧支撑条、胸围条、肩胛围条、腹托等构成,如图7-2-21所示。在泰勒式胸腰骶矫形器的基础上增加了侧支撑条,可以控制脊柱的屈伸和侧屈运动。

适应证:适用于胸腰椎稳定性的骨折患者。

禁忌证:慎用于不稳定性的胸腰椎骨折患者。

6. 屈伸侧屈旋转控制式胸腰骶矫形器 屈伸侧屈旋转控制式胸腰骶矫形器(flexion-extension-lateral-rotation TLSO)通常是用高温热塑板材在患者石膏阳型上模塑成型,如图7-2-22所示。它与胸腰骶部全面接触,可以控制胸腰部屈伸、侧屈和旋转运动。

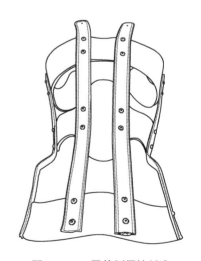

图7-2-21 屈伸侧屈控制式
胸腰骶矫形器

适应证：适用于胸腰部骨折及骨折脱位术后、腰椎间盘突出症术后患者。

禁忌证：慎用于胸腰部皮肤不能忍受压力的患者。

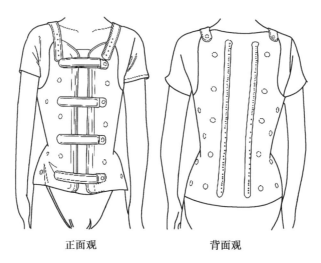

正面观　　　　　　　　背面观

图 7-2-22　屈伸侧屈旋转控制式胸腰骶矫形器

（七）脊柱侧凸矫形器

脊柱侧凸矫形器主要利用侧方三点力学原理矫正脊柱侧凸，如图 7-2-23 所示。常用脊柱侧凸矫形器有以下几种：

1. 腋下型脊柱侧凸矫形器　腋下型脊柱侧凸矫形器是一种主要用塑料制成的胸腰骶矫形器，有多种样式。近年来，临床上常用色努式、波士顿式和大阪医大式脊柱侧凸矫形器，其基本原理都是利用三点力原理矫正畸形，并且用 X 线检验腋下托、胸托、腰托的安装位置，特别是胸托的上缘不得超过侧凸顶锥部位的肋骨；保证矫形器与胸廓凹部有足够的间隙；腹托能有效地增加腹压，适当减少腰椎前凸。腋下型矫形器具有重量轻，易于清洁，穿脱方便，还允许患者参加一些活动等优点。

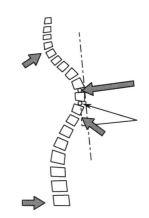

图 7-2-23　脊柱侧方三点力学原理

（1）色努式脊柱侧凸矫形器：色努式脊柱侧凸矫形器（Cheneau scoliosis orthosis）是法国色努博士开发，近 30 年得到广泛应用，国内近年多采用这类脊柱侧凸矫形器。其结构特点为：全为塑料制成，前侧开口，轻便、简洁，具有系列的针对脊柱侧凸弯曲和扭转的三维压力垫和较大的释放空间，如图 7-2-24 所示。

适应证：适用于顶椎在 T_6 以下，Cobb 角为 20°~50°，处于发育期的中度特发性脊柱侧凸的患者。

禁忌证：禁用于成人的特发性脊柱侧凸患者，慎用于非特发性脊柱侧凸的发育期患者。

（2）波士顿式脊柱侧凸矫形器：波士顿式脊柱侧凸矫形器（Boston scoliosis orthosis）是由波士顿的哈巴德大学的教授开发，结构特点为具有较大的腹部压力、斜位压垫矫正脊柱扭转、侧方三点压力矫正侧凸，如图 7-2-25 所示。

适应证：适用于顶椎在 T_9 以下，Cobb 角为 20°~50°，处于发育期的中度特发性脊柱侧凸患者。

禁忌证：禁用于成人的特发性脊柱侧凸患者，慎用于非特发性脊柱侧凸的发育期患者。

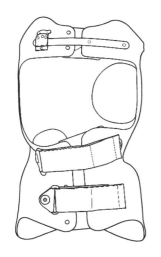

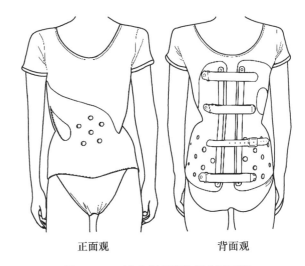

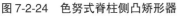

图 7-2-24　色努式脊柱侧凸矫形器

图 7-2-25　波士顿式脊柱侧凸矫形器

（3）大阪医大式脊柱侧凸矫形器：大阪医大式（Osak medical college，OMC）脊柱侧凸矫形器是大阪医科大学矫形器技术人员开发，结构特点为基于波士顿矫形器形式，在胸椎弯曲凹侧的上部安装胸椎压垫、拉带和金属支条矫正上段胸椎侧凸（图 7-2-26）。

适应证：适用于顶椎在 T_8 以下，Cobb 角为 20°~50°，处于发育期的中度特发性脊柱侧凸患者。

禁忌证：禁用于成人的特发性脊柱侧凸患者，慎用于非特发性脊柱侧凸的发育期患者。

2. 密尔沃基式脊柱侧凸矫形器　密尔沃基式脊柱侧凸矫形器（Milwaukee scoliosis orthosis）是由美国密尔沃基市的 Blount 和 Meo 开发的，属于一种颈胸腰骶矫形器，结构特点是由颈环、骨盆托、前后金属支条与侧方压力垫等构成（图 7-2-27）。站立位时改进后的喉托

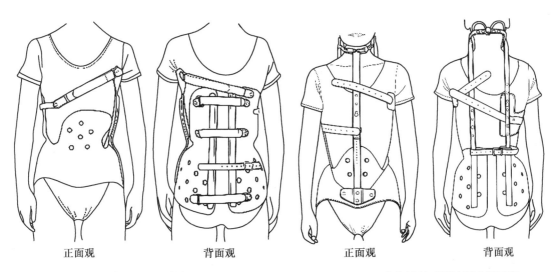

正面观　　　　　　背面观　　　　　　　　正面观　　　　　　背面观

图 7-2-26　大阪医大式脊柱侧凸矫形器　　　　图 7-2-27　密尔沃基式脊柱侧凸矫形器

位于下颌下方一横指部位,可以提醒患者用力伸直脊柱,配合三点压力垫矫形来促使患者加强腰背肌的主动收缩,进而改善脊柱畸形。特别是当患者佩戴矫形器仰卧时,可以得到较好的被动牵引矫形效果。

适应证:适用于顶椎在 T_6 以上,Cobb 角为 20°~50°,处于发育期的中度特发性脊柱侧凸者。

禁忌证:禁用于成人的特发性脊柱侧凸患者,慎用于非特发性脊柱侧凸的发育期患者。

二、临床应用基本要求

(一)设计原则

脊柱矫形器是因人而异的产品,设计时应按诊断结果来决定该矫形器的目的是固定、免荷作用(固定、免荷性),还是矫治畸形(矫治性),再进行相应的结构设计,可以采用软性、支条式或塑性三种类型。

固定、免荷性脊柱矫形器要对伤病部位提供稳定的固定力或一定的免荷作用,对完全固定作用的脊柱矫形器要限制脊柱在矢状面、冠状面和水平面的运动,设计部分固定的脊柱矫形器时,要限制脊柱的部分运动;矫治性矫形器要对畸形部位提供正确的矫治力,力的大小、方向及作用点的位置要准确,以达到矫治的要求。

(二)临床应用基本要求

脊柱矫形器临床应用的基本要求是支撑体重,限制脊柱的运动,维持脊柱的生理对线及矫正。

1. 支撑体重　又称为免荷,免荷的方法有以下几种:

(1)跨过伤病部位承重:在伤病部位的上方承受体重,并通过支条传递到下方,跨过伤病部位的承重方法,多用于颈椎和胸椎重度伤残时,免荷与固定并用。

(2)三点力系统:前后三点压力用于胸腰椎压缩性骨折,通过使脊柱过伸展,将加在椎体上的力转移到椎弓和椎体关节,从而达到免荷的目的。

(3)提高腹腔压力:提高腹腔压力以减轻脊椎负担的方法是目前作为腰椎免荷十分有效的一种方法。与软性矫形器相比,硬性矫形器对提高腹压效果更好,但也会影响到脊柱运动。

2. 限制脊柱运动

(1)三点力作用:脊柱矫形器通过三点力原理控制脊柱在不同平面(矢状面、冠状面和水平面)的运动,包括释放(free)、辅助(assist)、抗阻(resist)、阻止(stop)、维持(hold)等。

(2)心理暗示作用:通过佩戴矫形器时所提供的限制活动的感觉,提醒患者时刻控制脊柱的运动,这是所有矫形器共有的作用。

3. 维持脊柱的生理对线及矫正

(1)被动矫正:矫形器通过侧方三点力,并经肋骨传导于脊柱,矫正脊柱侧凸。

(2)主动矫正:患者佩戴矫形器后,主动减轻侧方压力的刺激,采取"离垫"动作。

三、临床适配性检查

(一)装配前的康复评定

1. 以康复治疗组的形式,在医生主导下对患者进行检查,了解伤病的原因、病程、临床诊断、临床检查报告等进行分析。

2. 对患者脊柱功能的检查,包括脊柱生理弯曲的评定、脊柱关节活动度的评定、脊柱生物力学的评定等。

(1)脊柱生理弯曲的评定:正常的脊柱在冠状面呈直立状,在矢状面颈椎前凸、胸椎后凸、腰椎前凸、骶椎后凸,呈S形曲线状。胸椎后凸过度时,称为驼背;颈椎及腰椎过度前凸时,称为前凸增强;脊柱在冠状面弯曲,称为脊柱侧凸。

(2)脊柱关节功能活动度的评定:脊柱的活动度各不相同,其中颈椎、腰椎活动范围最大,胸椎活动度小,骶尾椎融合在一起相对稳定。颈椎的正常运动范围:屈曲运动45°、伸展运动50°、左右侧屈运动40°、左右旋转运动40°;胸腰椎运动范围:前屈运动约45°、后伸运动20°~30°、左右侧屈运动35°~40°、左右旋转运动约30°;腰骶部正常运动范围:前屈运动在直立状态下,向前弯腰,中指尖可达足面,腰呈弧形,前屈运动90°、后伸运动30°、左右侧屈运动30°、左右旋转运动30°。

(3)脊柱生物力学的评定:脊柱是由相对固定的脊椎和具有高度变形能力的椎间盘组成的复合体,依据脊椎关节的连接,在一定方向和范围内,既可使脊髓和神经得到保护,又可允许躯干做最大限度的运动。同时脊柱在矢状面的S状弯曲缓冲垂直方向的冲力,降低跑跳时头部所受的冲击。脊柱与胸廓、肋骨等相连,腹腔内压力对脊柱有支持和稳定的作用。由于外力的作用或脊柱内在的结构改变会引起脊柱正常生物力学的改变,进而会影响脊柱的稳定功能、支撑功能或外形。

3. 制订脊柱矫形器处方　根据脊柱病损情况及总体康复治疗方案,制订脊柱矫形器处方,脊柱矫形器处方是针对脊柱的问题由医生提出矫形器治疗的具体方案,也是矫形器制作师在矫形器装配中执行医嘱的依据。脊柱矫形器处方见表7-2-1。

表 7-2-1　脊柱矫形器处方(初次安装、再次安装、修理)

| 姓名　　　　　性别　　　　　　年龄　　　　　　职业 |
| 住址　　　　　　　　　　　　电话　　　　　　日期 |
| 疾病名称 |
| 体重　　　　　　　　　　　　职业 |
| 医学意见(含评定内容和解决功能障碍的方法) |
| 支付方式　肢体伤残　工伤(　)　社保(　)　养老金(　)　自费(　)　其他(　) |
| 处方　颈部矫形器□　颈胸矫形器□　颈胸腰骶矫形器□　胸腰骶矫形器□　腰骶矫形器□　　骶髂矫形器□ |
| 取型、测量 |
| 颈部矫形器　材料(　　　　　)
　　　　　　　控制方式:屈伸控制□　侧屈控制□　旋转控制□
　　　　　　　类型(如围领　　　　　)
颈胸矫形器　材料(　　　　　)
　　　　　　　控制方式:屈伸控制□　侧屈控制□　旋转控制□
　　　　　　　类型(　　　　　) |

续表

颈胸腰骶矫形器	材料(　　　　　)
	控制方式：屈伸控制□　侧屈控制□　旋转控制□
	类型(　　　　　)
胸腰骶矫形器	材料(　　　　　)
	控制方式：屈伸控制□　侧屈控制□　旋转控制□
	类型(　　　　　)
腰骶矫形器	材料(　　　　　)
	控制方式：屈伸控制□　侧屈控制□　旋转控制□
	类型(　　　　　)
骶髂矫形器	材料(　　　　　)
	控制方式：屈伸控制□　侧屈控制□　旋转控制□
	类型(　　　　　)
附件：	
特殊事项：	
费用：	
医师：　　　　　　　患者：　　　　　　　矫形技师：	
适配评定：	

4. 向患者解释使用矫形器的目的、必要性、使用方法、可能出现的问题等,提高患者使用矫形器的积极性,保证使用效果。

5. 制订装配前必要的手术、药物、康复治疗计划并逐步实施　如骨折固定术、皮肤破损、伤口感染的用药;局部炎症水肿的处理等,为后期装配矫形器创造良好条件。

（二）试穿时适配性检查

脊柱矫形器在交付患者前,应在专业技术人员指导下试穿,检查矫形器材料、结构和尺寸等是否达到处方要求,检查矫形器的外观和工艺质量是否达到满意,并明确告知佩戴脊柱矫形器的时间。

1. 颈部矫形器的检查

（1）患者头部是否保持在水平位或处方要求的体位:当头部保持水平位时,从眼窝底部到耳孔中心的连线应该是接近与地面平行的。

（2）矫形器的所有硬质部件(下颌托、枕骨托、胸托)大小、形状是否合适。

（3）胸骨托的上缘低于胸骨切迹是否至少有2.5cm、外上缘是否低于锁骨1.3cm。

（4）枕骨托上缘中心的位置是否低于枕骨粗隆顶部1.3cm,其后仰角度是否合适。

2. 胸腰骶和腰骶等固定性矫形器的检查

（1）骨盆围条:其宽度是否达到4cm;骨盆围条的中心线是否位于髂后上棘水平线的下方;骨盆围条的两端是否向前延伸至超过侧中线的位置。

（2）支条:左右后支条是否经过肩胛骨与棘突之间、其长度是否合适、其间距是否约

5cm；侧支条是否沿着侧中线延伸、长度是否合适。

（3）腹托：腹托的大小是否足够（腹托的范围是从剑突下 1.3cm 到耻骨联合上 1.3cm）、佩戴是否舒适。

（4）佩戴矫形器时的检查：坐位时背后下端与座面是否不低于 1cm 的距离、耻骨联合与髂前上棘是否无压痛；施力与免压部位是否准确、是否妨碍上肢的正常运动，与身体服贴；髋关节屈曲角度是否大于 $100°$。

（5）脱下矫形器后的检查：患者局部皮肤是否有发红现象，如有发红，未感到压迫或不适，或发红现象在十分钟内消失，属于正常现象，否则应调整矫形器。

3. 矫正性脊柱矫形器的检查

（1）矫形器是否和身体吻合，佩戴是否困难。

（2）耻骨上缘、大转子处、两侧髂前上棘和髂嵴处有无压痛，坐下时是否压迫大腿肌肉。

（3）呼吸时胸廓是否有压抑感。

（4）密尔沃基式脊柱侧凸矫形器的前后支条是否垂直且平行，间距是否有 5~6cm；患者主动竖直脊柱时，颈环和喉部托是否压迫相关部位。

（5）胸椎压力垫的中心是否与侧凸顶椎相连的肋骨高度相同，上缘是否与胸椎顶椎相连的肋骨高度一致或略偏下；腰椎压力垫上缘是否与腰椎顶椎高度相同；横截面上，胸腰椎压垫中心是否位于侧后方身体隆起的位置。

（6）患者身体在矢状面和冠状面是否正直。

（三）佩戴时适配性检查

除试穿检查的要求外，还需检查：

1. 佩戴的适合程度是否达到临床治疗要求。佩戴者自述有无明显不适。

2. 对于固定性矫形器要检查矫形器的生理弧度是否和脊柱一致；压力垫或衬垫位置是否恰当、力度是否足够。

3. 对于矫正性脊柱矫形器要通过 X 线检查三点压力系统对位是否准确，Cobb 角是否按要求度数减少，旋转度是否改善。

四、常见伤病的脊柱矫形器临床选用

（一）常见伤病的应用

1. 脊柱软组织损伤及退行性变

（1）颈椎软组织损伤：颈椎软组织损伤比如落枕、颈项肌劳损、颈项肌扭伤会引起患者颈部疼痛及颈部活动度降低。

矫形器选用方法：轻度软组织损伤可佩戴软（硬）性围领，轻度控制颈椎屈伸运动；中重度软组织损伤可佩戴费城颈托、塑性颈部矫形器完全控制颈椎屈伸运动。

（2）颈椎病：由于颈椎间盘退行性变或椎间盘突出致颈椎失稳、骨赘形成，刺激、压迫周围组织，引起一系列症状和体征者称为颈椎病。常见于中老年人，按临床症状分为神经根型、脊髓型、椎动脉型、交感神经型和混合型。

矫形器选用方法：佩戴矫形器的目的是控制颈椎屈曲运动，严重者还应控制颈椎侧屈运动。根据颈椎病的轻重程度可选择围领、费城颈托、塑性颈部矫形器、索米矫形器。

（3）腰骶部软组织损伤：腰骶部软组织损伤比如腰肌劳损、腰骶部扭伤都会引起患者腰骶部疼痛和腰部活动度降低。

矫形器选用方法:穿戴腰骶围腰控制腰椎屈曲运动,减轻腰骶部疼痛。

(4)腰椎间盘突出症:由于创伤、退变等原因使纤维环破裂,髓核内容突出、压迫神经而引起的综合征称为腰椎间盘突出症。为常见病、多发病,好发于中老年人,并呈年轻化趋势。

矫形器选用方法:穿戴腰骶围腰、胸腰骶围腰、腰骶椎屈曲矫形器控制腰椎屈曲运动,支撑脊柱。

2. 脊柱、躯干骨折

(1)椎体骨折、脱位:脊柱骨折、脱位可根据病情不需手术直接使用矫形器、内固定术后2周使用矫形器或手法复位后使用矫形器,目的是限制脊柱运动,促进骨折愈合,促使患者早期下床活动,早期康复训练。对横突骨折、棘突脊柱骨折、轻度压缩性骨折等稳定型骨折,限制脊柱的屈伸、侧屈(或旋转)运动;对椎体重度压缩性骨折、粉碎性骨折、关节突骨折、骨折伴脊髓损伤等不稳定型骨折限制脊柱屈伸、侧屈、旋转运动。

1)颈椎骨折、脱位

矫形器选用方法:颈椎稳定型骨折与脱位选用屈伸旋转控制式颈胸矫形器或屈伸侧屈旋转控制式颈胸矫形器;颈椎不稳定型骨折选用哈罗式颈胸矫形器;颈椎骨折伴有胸腰椎骨折需选用固定性颈胸腰骶矫形器。

2)胸椎骨折

矫形器选用方法:因骨质疏松引起的病理性轻度压缩性骨折属于稳定型骨折。选用屈伸侧屈控制式胸腰骶矫形器;胸椎与胸廓相连,稳定性强,不易损伤,如外力致使胸椎骨折多伴有脊髓损伤,大多为不稳定型骨折,选用屈伸侧屈旋转控制式胸腰骶矫形器。

3)腰椎骨折

矫形器选用方法:腰椎稳定性骨折常见为骨质疏松引起的压缩性骨折,如为上腰段骨折多选用屈伸侧屈控制式胸腰骶矫形器,如为下腰段骨折多选用屈伸侧屈控制式腰骶矫形器。腰椎不稳定型骨折常见于外伤引起的粉碎性骨折伴脊髓损伤,如为上腰段骨折多选用屈伸侧屈旋转控制式胸腰骶矫形器,如为下腰段骨折多选用屈伸侧屈旋转控制式腰骶矫形器。

4)腰骶椎滑脱:椎体滑脱通常以$L_5 \sim S_1$常见。

矫形器选用方法:一般腰骶椎轻度(Ⅰ度~Ⅱ度)滑脱使用威廉斯式腰骶矫形器,控制脊柱后伸和侧屈,如果大于Ⅱ度的腰骶椎滑脱需手术治疗后再佩戴脊柱矫形器。

5)骶尾部骨折:骶椎骨折患者少见,尾椎骨折较为多见。

矫形器选用方法:骶尾部骨折选用塑性骶髂矫形器。

(2)肋骨骨折

矫形器选用方法:单一肋骨骨折多选用胸廓肋骨固定带固定,多发肋骨骨折在术后或排除气胸、内脏损伤等其他异常情况下可使用胸廓肋骨固定带固定。

3. 脊柱结核、肿瘤 矫形器选用方法:由于脊柱结核和肿瘤是多节段破坏脊柱骨质,造成脊柱的稳定性差,并且容易诱发脊髓损伤,所以需要使用控制脊柱屈伸、侧屈、旋转的固定性脊柱矫形器,无论是否手术治疗,都需要佩戴矫形器辅助治疗。

4. 脊髓损伤

(1)急救现场的矫形器选用方法:由外伤引起的脊柱不稳定型骨折在现场急救处理非常重要,不正确的搬动伤者,可能加重骨折,诱发脊髓损伤或加重脊髓损伤。所以在急救现场用成品固定的脊柱矫形器固定患者躯干后再搬动,以减少患者二次损伤的可能。常见的急救成品矫形器是费城颈托和前屈控制式胸腰骶矫形器。

（2）恢复期的矫形器选用方法：在脊髓修复期，往往脊柱骨折已经做内固定处理，使用脊柱矫形器起到辅助脊柱稳定作用，屈伸侧屈旋转控制的脊柱矫形器均可应用，根据矫正部位可选择颈胸矫形器、颈胸腰骶矫形器、胸腰骶矫形器、腰骶矫形器。

（3）代偿期的矫形器选用方法：在脊髓损伤代偿期，脊柱骨折已基本愈合，可以使用软式脊柱矫形器或屈伸控制脊柱硬式脊柱矫形器保护脊柱运动，支撑、稳定脊柱。

5. 脊柱侧凸

（1）脊柱侧凸的概念：脊柱侧凸是指脊柱在冠状面内偏离枕骨中点至骶骨棘连线的弯曲畸形，常伴有椎体旋转、椎体楔形、生理弯曲改变或胸廓变形等畸形，脊柱侧凸与肋骨隆起的测量如图 7-2-28 所示，其中 R 表示肋骨隆起的角度，h 表示肋骨隆起的高度；d 表示肋骨隆起的距离。

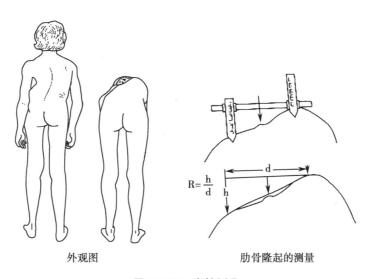

外观图　　　　　　　　　　　　肋骨隆起的测量

$$R = \frac{h}{d}$$

图 7-2-28　脊柱侧凸

（2）脊柱侧凸的分类

1）根据病因：脊柱侧凸可分为先天性侧凸和特发性侧凸。特发性脊柱侧凸（adolescent idiopathic scoliosis，AIS），也称原发性脊柱侧凸，为最常见的脊柱侧凸，占脊柱侧凸发病总人数的 85%~90%，其中 85% 为发育期的女孩。特发性脊柱侧凸是指发病原因不明、好发于青少年、发展迅速的脊柱侧凸。脊柱侧凸矫形器主要用于特发性脊柱侧凸。

2）根据侧凸始发部位：脊柱侧凸可分为原发性脊柱侧凸和继发性脊柱侧凸。原发性脊柱侧凸是指脊柱最早出现的脊柱侧凸。一般原发性脊柱侧凸弯曲度大于继发性脊柱侧凸，好发于脊柱上段；继发性脊柱侧凸是指在脊柱产生脊柱侧凸后，为了保持躯干平衡脊柱出现的继发性弯曲，好发于脊柱下段。

3）根据年龄分型：根据发病年龄，特发性脊柱侧凸可分为婴儿型、少年型和青少年型三种形式。婴儿型特发性脊柱侧凸是指在 3 岁以下年龄的特发性脊柱侧凸；少年型特发性脊柱侧凸是指 4~10 岁的特发性脊柱侧凸；青少年型特发性脊柱侧凸是指 11~20 岁的特发性脊柱侧凸。

（3）脊柱侧凸的评定：脊柱侧凸的严重程度多通过对脊柱侧凸角度的测量、脊柱的旋转程度和骨成熟度加以评估。角度测量最常采用的方法是 Cobb 法,用于测量的脊柱 X 线片为站立位,包括髂嵴的全脊柱正位片。首先确定好顶椎和上下端椎。其中上、下端椎是倾斜最大旋转最小的椎体,顶椎是倾斜最小旋转最大的椎体。作上端椎的上缘沿线垂线和下端椎的下缘沿线垂线之间夹角的锐角即为 Cobb 角,如图 7-2-29 所示。Cobb 角小于 20° 称为轻度脊柱侧凸,Cobb 角在 20°~50° 之间称为中度脊柱侧凸,Cobb 角大于 50° 称为重度脊柱侧凸。脊柱旋转程度是在脊柱 X 线正位片上,根据椎弓根的位置判断:凸侧椎弓根与对侧对称并紧贴椎体侧缘,为无椎体旋转移位,椎弓根离开椎体缘向中线移位为 I 度旋转,移至中线附近为 III 度,I 度和 III 度之间为 II 度,越过中线则为 IV 度,如图 7-2-30 所示。骨成熟度是观察髂嵴骨骺的生长情况,Risser 将髂嵴分成四部来分阶段描述骨成熟度,即 Risser 征:髂嵴骨骺未出现为 0°,外侧 25% 以内出现骨骺为 1 度,50% 以内出现为 2 度,75% 以上出现为 4 度,但骨骺未与髂嵴融合,如骨骺与髂嵴全部融合为 5 度。Risser 指数为 5 度时,表示脊柱生长发育已结束。

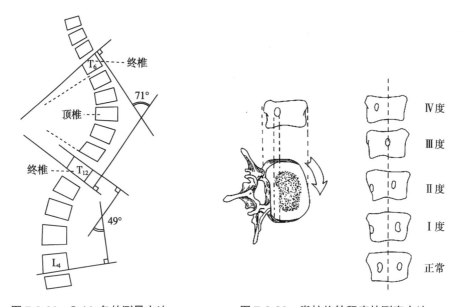

图 7-2-29　Cobb 角的测量方法　　　　图 7-2-30　脊柱旋转程度的测定方法

（4）特发性脊柱侧凸矫形器选用方法:对于 Cobb 角大于 50° 的重度脊柱侧凸,首选手术治疗;对于 Cobb 角 20°~50° 的中度脊柱侧凸应以矫形器治疗为主,同时辅以其他非手术治疗方法;对于 Cobb 角小于 20° 的轻度脊柱侧凸,可密切随访,同时给予姿势体位训练、矫正体操、低频电刺激、牵引治疗。

6. 脊柱其他畸形

（1）颈部生理曲线改变:正常人颈椎处于前屈状态,由于颈椎软组织、椎间盘损伤、炎症或退行性变引起颈椎前屈曲线消失,使颈部变直或反张。在临床康复过程中需要控制颈椎屈曲的颈椎矫形器辅助治疗。

（2）脊柱关节炎:脊柱关节炎以强直性脊柱炎多见,强直性脊柱炎是以骶髂关节和脊柱为主的、最终导致脊柱强直的炎性病变。强直性脊柱炎在正常的康复治疗下还需控制脊柱的运动,所以往往配合固定性脊柱矫形器辅助治疗。

（3）脊柱后凸:脊柱后凸是由于肌肉韧带松弛、骨质软化,在重力的作用下所致的骨骼畸形。脊柱后凸是常见的脊柱畸形。正常人胸椎生理性后凸小于 50°,后凸顶点在 T_6~T_8 处,与腰前凸形成平衡的生理弧度,此时矢状面重力垂线经过 C_1、T_1、T_{12} 和 S_1,维持最佳生理曲线和身体平衡,保证人体能正常前视。先天性脊柱畸形、脊柱创伤、结核等多种疾病可以导致脊柱后凸角度增大。

矫形器选用方法:当脊柱后凸 ≤ 60° 时,需佩戴奈特 - 泰勒式胸腰骶矫形器。当后凸畸形大于 60° 时,畸形会继续加重和招致背部疼痛发生,甚至发生截瘫,一般需要进行手术矫正治疗,术后使用固定性脊柱矫形器。

7. 先天性脊柱裂　先天性脊柱裂是指身体后正中线上骨(脊椎骨)和神经(脊髓)由于发育障碍所致愈合不全的状态。主要分为脊柱潜在畸形而无症状的隐性脊柱裂和有明显症状的囊性脊柱裂两类。

矫形器选用方法:对于隐性脊柱裂,如患儿未发育成熟,应做矫正性脊柱矫形器矫正患儿畸形。如已发育成熟,应考虑固定性脊柱矫形器稳定脊柱。对于囊性脊柱裂应在手术治疗后佩戴固定性脊柱矫形器,如有下肢功能障碍,还应佩戴下肢矫形器。

8. 脊髓灰质炎　脊髓灰质炎又称小儿麻痹症,是由嗜神经性病毒所引起的急性传染病,主要侵袭脊髓的前角细胞,造成肌肉的迟缓性瘫痪,从而引起躯干和肢体的畸形。

矫形器选用方法:如发生脊柱畸形,成人前需做矫正式脊柱矫形器,成人后手术治疗后做固定性脊柱矫形器。如有肢体残疾,则应考虑上下肢矫形器。

(二)注意事项

1. 穿脱方法　指导患者及家属掌握正确的穿脱方法,操作时按照程序逐一进行,保证安全与便利。

(1)穿一件较紧身的薄棉质或者柔软、吸水性强材质的内衣,其长度比矫形器长;内衣侧方应没有接缝,或者将接缝朝外穿着,防止皮肤损伤;女孩尽可能不要佩戴硬边胸罩。

(2)将矫形器稍拉开,患者站立位略抬起双臂,侧身穿进;不要将矫形器拉开太大以免变形。应尽量将内衣拉平,使内衣在矫形器内的压垫部位不发生皱褶。

(3)先将搭扣扣上,换成仰卧位之后再将搭扣逐一拉紧;拉紧搭扣后,将双手放在矫形器腰间,并将矫形器向下轻压,尽量使脊柱伸展。

(4)矫形器搭扣带一般要保持在正确的位置,以保证矫正效果。进餐时可以适当松开矫形器,如果佩戴矫形器引起明显的饭后胃肠不适,应找矫形器师修改或更换矫形器。

(5)佩戴矫形器 3 个月后,或者患者身高增加 2cm 以上,或者体重增加 5kg 以上,可以适当放松矫形器搭扣带。

(6)为防止静电,在矫形器外应穿棉质外衣。

2. 佩戴时间　矫形器的佩戴时间应根据治疗需要确定,有的患者需要持续佩戴,有的只需在训练或工作时佩戴;有的是白天佩戴,夜间无需佩戴;有的需佩戴数周,有的则需佩戴数月,甚至数年。以脊柱侧凸矫形器为例,每天穿戴 22~23 小时,初装配应在两三周内逐步达到这个标准,患者在洗澡、锻炼时可脱掉矫形器,患者身体发育结束后,如侧凸角度仍大于 30°,应在发育停止后继续佩戴矫形器两年至两年半,以巩固矫正效果。

3. 皮肤护理

(1)每天用中性皂液洗浴皮肤,浴后干爽一刻钟,再佩戴矫形器。

(2)佩戴的早期,发红的皮肤部位可用 70% 酒精涂擦,或用温水清洁后擦爽身粉以利于干燥;切勿使用油膏或创可贴、敷料等;皮肤发红超过两周很可能是由矫形器结构不良引起,应让矫形器师及时调整矫形器的压力。

（3）应该经常检查皮肤,防止皮肤破损。若皮肤出现破损,有渗出液时,应停止佩戴矫形器,待皮肤愈合后再行佩戴;反复出现皮肤破损时,应及时修改矫形器。

4. 矫形器治疗的复查与疗效　复查目的是了解患者佩戴矫形器情况,提出下一阶段的治疗方案。如特发性脊柱侧凸患者,佩戴矫形器后的复查程序如下:

（1）告诉患者在佩戴矫形器3~6天后进行临床复查,重点了解患者佩戴矫形器后皮肤的适应情况,如是否出现红肿、擦伤或皮肤感染等。

（2）完成适应性穿戴两周后,拍摄X线片(佩戴矫形器的站立位,全脊柱正、侧位片)。首次矫正Cobb角,矫正应大于40%,若小于30%,则视为无效。

（3）至少每3个月复查一次,首次佩戴时最好在1个月内复查,复查时,应根据脊柱的可矫正性,调整矫形器的矫正压力。

（4）矫形器佩戴3~6个月后,检查是否需要更换矫形器。发育期患者,一般每6个月就需要更换新的矫形器。

第三节　上肢矫形器

上肢矫形器(upper limb orthosis)是在生物力学的基础上,作用于上肢的关节或其他部位,以治疗上肢损伤和疾病、促进功能活动的体外装置。为适应上肢功能活动多样性的特点,上肢矫形器的种类较多,尤其是手指和腕手矫形器的应用更为广泛。佩戴上肢矫形器的主要目的是保持肢体的功能位以预防和矫正肢体畸形;控制关节活动范围以促进肌腱修复和关节的愈合;提供上肢的助力或阻力以促进和加强上肢运动功能恢复;提供辅助性的装置以帮助患者完成日常生活活动。

一、常用类型的临床适应证

（一）手指矫形器

1. 固定性手指矫形器　固定性手指矫形器(fingers immobilization orthosis)利用三点力作用原理,对DIP、PIP过伸或过屈的手指进行矫正固定,多由低温热塑材料或带箍的铝合金制成,常见类型有槌状指矫形器(图7-3-1a)、指伸直位矫形器(图7-3-1b)、指伸展矫形器(图7-3-1c)、掌指关节固定矫形器(图7-3-1d)、指屈曲矫形器(图7-3-1e)、铝支条指伸展矫形器(图7-3-1f)。

适应证:适用于类风湿关节炎引起的手指鹅颈样变形、纽扣样变形及外伤引起的同类变形、DIP伸肌肌腱撕裂伤引起的槌状指等症状的患者。

禁忌证:慎用于不稳定的骨折患者。

2. 动态手指矫形器　动态手指矫形器(fingers dynamic orthosis)是应用弹簧和橡皮筋的外力作用于手指关节,辅以手指伸展或屈曲运动,除采用弹簧、橡皮筋之外,有的还应用安全销、钢丝、皮制固定带等辅助件。如帮助DIP、PIP伸展的圈簧式IP伸展矫形器和钢丝架式伸展矫形器;为加强屈指功能的IP屈曲矫形器等(图7-3-2)。

适应证:适用于手指屈伸运动功能部分受损的患者。

禁忌证:禁用于完全瘫痪手指无运动功能的患者。

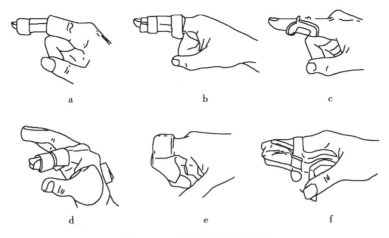

图 7-3-1　固定性手指矫形器

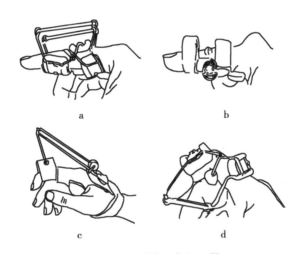

图 7-3-2　动态手指矫形器

a. PIP 指关节矫形器；b. PIP 指间伸展矫形器；c. PIP 指关节牵伸矫形器；
d. PIP 指关节屈曲矫形器

（二）手矫形器

1. 固定性手矫形器　固定性手矫形器（hand immobilization orthosis）的常见类型有三种。

（1）掌指关节固定矫形器：掌指关节固定矫形器（MP immobilization orthosis）采用低温热塑板材制成，将 MP 关节固定在屈曲位的位置。

适应证：适用于矫治 MP 关节伸展挛缩。适用于烧伤瘢痕挛缩和畸形等（图 7-3-3a）症状的患者。

禁忌证：禁用于 MP 关节屈曲挛缩的患者。

（2）对掌矫形器：对掌矫形器（opponens orthosis）采用低温热塑材料或铝合金、皮革等制成，保持拇指与示指和中指的对掌位，防止手部疾病可能造成的虎口挛缩、拇指的功能活动受限（图 7-3-3b）。患者的腕关节能控制时，采用短对掌矫形器，不能控制时则用长对掌矫形器。

适应证：适用于对掌功能障碍的患者。

禁忌证：禁用于对掌功能正常的患者。

（3）掌指关节尺偏矫正矫形器：掌指关节尺偏矫正矫形器（MP ulnar deviation correction orthosis）采用低温热塑材料制作，经取形、软化后放在患侧掌面，将1~3指的指托均分别插入各指缝间，旋转90°在手背部绕向桡侧，再将第4指托靠于小指近指骨尺侧缘，通过尼龙搭扣与桡侧相连接，使矫形器固定在手掌部（图7-3-3c）。该矫形器的目的是预防、矫正第2~5指掌指关节尺侧偏畸形。

适应证：适用于类风湿性关节炎所致掌指关节尺侧偏畸形的患者。

禁忌证：禁用于掌指关节桡偏的患者。

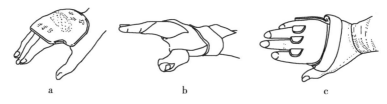

图7-3-3　固定性手矫形器

2. 动态手矫形器　动态手矫形器（dynamic hand orthosis）的常见类型有如下五种：

（1）掌指关节屈曲辅助矫形器：掌指关节屈曲辅助矫形器（MP flexion assist orthosis）（图7-3-4a）由压在背侧掌骨处及四指近指骨处的金属板和横夹在掌骨小头处的手掌杆构成，之间用钢丝连接，再用橡皮筋牵引两块金属板，利用橡皮筋的牵引使MP关节保持屈曲的位置。

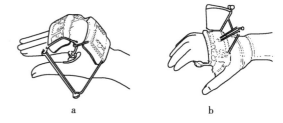

图7-3-4　动态手矫形器

适应证：适用于尺神经、正中神经瘫痪引起的手指内在肌瘫痪、手指骨折、术后苏蒂克（Sudeck）骨萎缩症等患者。

禁忌证：禁用于MP关节屈曲挛缩的患者。

（2）掌指关节伸展辅助矫形器：掌指关节伸展辅助矫形器（MP extension assist orthosis）（图7-3-4b）是利用橡皮筋辅助使MP关节保持伸展位，它与掌指关节屈指辅助矫形器的结构基本相似，不同之处是在手指的背侧利用橡皮筋牵引以矫正MP关节的屈曲挛缩。

适应证：适用于MP关节屈曲挛缩的患者。

禁忌证：禁用于尺神经、正中神经瘫痪的患者。

（3）尺神经麻痹矫形器：尺神经麻痹矫形器（ulnar nerve paralysis orthosis）种类较多，如利用橡皮筋牵伸的简易型莫伯格矫形器（Moberg orthosis）（图7-3-5a）；由圈簧、拉带和手掌侧的钢丝组成的卡佩纳型矫形器（Capener orthosis）（图7-3-5b）；在卡佩纳型矫形器基础上伸长到前臂部固定的切辛顿型矫形器（Chessington orthosis）（图7-3-5c）。

适应证：适用于尺神经麻痹导致的①环指和小指MP关节过伸、IP关节屈曲；②手指的内收、外展受限；③拇指的内收受限；④小指的对掌受限，出现爪状指畸形等症状的患者。

禁忌证：禁用于桡神经、正中神经损伤的患者。

（4）拇掌关节固定矫形器：采用低温热塑板材制成（图7-3-5d）。

适应证：用于拇指掌指关节尺侧侧副韧带损伤，通过矫形器限制拇指掌指关节的运动，促进韧带修复。

禁忌证：禁用于非掌指关节损伤的患者。

（5）杜普伊特伦挛缩用矫形器：杜普伊特伦挛缩用矫形器（图7-3-5e）是采用低温热塑材料包绕手掌部和前臂部的臂托，在此基础上通过手掌和手背侧的泡沫压垫使掌指关节保持在伸展位。

适应证：用于一种进行性手掌肌膜的挛缩（亦称为杜普伊特伦挛缩）的患者。

禁忌证：禁用于非手掌肌膜的挛缩的患者。

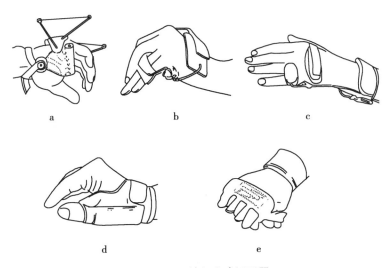

图7-3-5　尺神经麻痹矫形器

（三）腕手矫形器

1. 固定性腕手矫形器　固定性腕手矫形器（wrist-hand immobilization orthosis）的种类很多，常见类型有腕手功能位矫形器（图7-3-6a）、腕关节背伸矫形器（图7-3-6b）、抗痉挛矫形器（图7-3-6c）、腕部固定矫形器（图7-3-6d）、柱状握矫形器（图7-3-6e）、腕手休息位矫形器（图7-3-6f）。常采用低温热塑板材或铝合金将手腕部固定于功能位或治疗需要的体位，也可以采用皮革、帆布，辅以金属支条制成，如烧伤后的休息位矫形器。

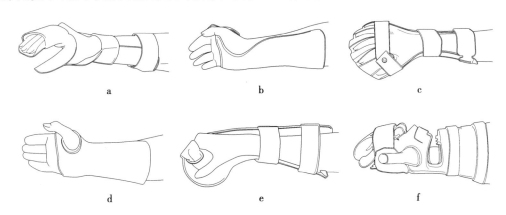

图7-3-6　固定性腕手矫形器

适应证：脑瘫、脑卒中患者手部痉挛（抗痉挛矫形器）、桡神经损伤（腕伸展矫形器）等。

禁忌证：慎用于非稳定性骨折的患者。

2. 动态腕手矫形器 动态腕手矫形器（dynamic wrist hand orthosis）的主要材料同腕手固定性矫形器，但需要增加动力辅助装置和零部件，如弹簧圈、橡皮筋、拉杆、螺丝等。常见类型有弹环式腕伸展矫形器（图7-3-7a）、弹力筋式腕伸展矫形器（图7-3-7b）、腕手牵伸矫形器（图7-3-7c）、限制式腕ROM矫形器（图7-3-7d）、屈指肌肌腱术后矫形器（图7-3-7e）、可调式腕手屈曲矫形器（图7-3-7f）。

适应证：利用外力帮助因神经麻痹引起的肌无力、肌萎缩的手指运动的患者；需提高关节的伸展、屈曲能力的患者；需预防或矫正关节挛缩等患者。需要动态腕手矫形器限制关节活动范围以保护肌腱和关节的患者，如使用用于桡神经麻痹的弹环式腕伸展矫形器，有助于伸腕、伸指运动的矫形器，控制腕关节活动度的矫形器，还有屈指肌肌腱术后给予保护的限制性矫形器，可调式腕手屈曲矫形器等。

禁忌证：慎用于肌痉挛的患者。

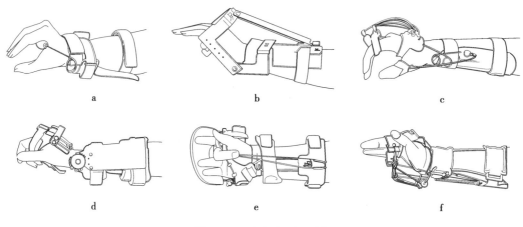

a   b   c

d   e   f

图7-3-7 动态腕手矫形器

（四）肘矫形器

1. 固定性肘矫形器 固定性肘矫形器（elbow immobilization orthosis）多由低温热塑板将肘关节固定于功能位或肘关节伸直位置（图7-3-8）。

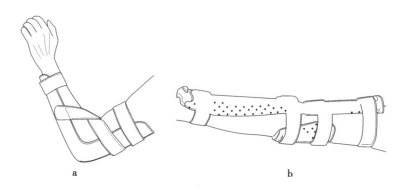

a   b

图7-3-8 固定性肘矫形器

a. 肘关节功能位矫形器；b. 肘关节伸直位矫形器

适应证：用于保护肘关节、限制肘关节活动、矫正肘关节畸形等患者。若合并腕关节、手指关节功能障碍者，可采用肘腕矫形器或肘腕手矫形器。

禁忌证：慎用于需要肘关节功能恢复的患者。

2. 动态肘矫形器　动态肘矫形器（dynamic elbow orthosis）常采用单幅式肘关节铰链或双幅式肘关节铰链，铰链的角度通过调节装置调整，必要时增加弹簧或拉力装置，以维持和增加肘关节伸展、屈曲的范围。如肘关节活动式矫形器、定位盘锁定式肘关节矫形器、前臂旋前旋后动态矫形器等（图7-3-9）。

适应证：用于关节挛缩、肌力低下、关节不稳、需术后保护等患者。

禁忌证：慎用于肘关节骨折初期需要固定的患者。

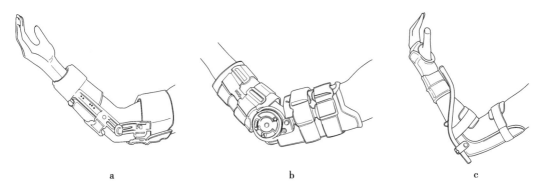

a　　　　　　　　　　　　b　　　　　　　　　　　　c

图7-3-9　动态肘矫形器

A. 肘关节活动式矫形器；B. 定位盘锁定式肘关节矫形器；C. 前臂旋前旋后动态矫形器

（五）肩矫形器

1. 固定性肩矫形器　肩关节脱位是脑卒中偏瘫的常见合并症。固定性肩矫形器具有稳定肩关节的作用，使肩关节保持于正确位置，从而有效预防肩关节脱位，缓解肩部疼痛，如图7-3-10所示。

适应证：适用于脑卒中偏瘫的早期康复治疗的患者。

禁忌证：慎用于肩关节功能正常的患者。

2. 肩外展矫形器　肩外展矫形器（arm abduction orthosis）多用轻质金属或塑料（聚丙烯）制成，各金属关节角度可根据治疗要求和不同的治疗阶段进行调节，当肩关节外伤或手术后，通过肩外展矫形器使肩关节保持外展70°~90°，肘关节屈曲90°功能位，腕手保持功能位，以促进伤口愈合，避免关节挛缩，如图7-3-11所示。

适应证：适用于腋神经麻痹、肩袖断裂、肩关节骨折、肩关节脱位复位后臂丛神经损伤、冻结肩等症状的患者。

禁忌证：慎用于肩关节不稳定骨折的患者。

（六）其他

1. 平衡式前臂矫形器　平衡式前臂矫形器（balanced forearm orthosis，BFO）多安装在轮椅上以帮助患者的上肢功能活动，又称为轮椅式前臂辅助装置。它利用连动杆和两

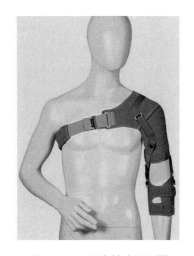

图7-3-10　固定性肩矫形器

个滚动轴支撑上肢,依靠肩胛带的运动使上肢保持在进食的功能位,帮助吃饭、饮水等日常生活活动。材料及附件包括紧固件、轴承、连动杆、前臂托等(图 7-3-12)。

适应证:适用于 $C_{4、5}$ 完全性截瘫患者。

禁忌证:慎用于 $C_{4、5}$ 不完全性截瘫患者。

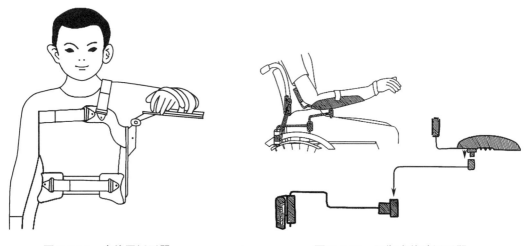

图 7-3-11　肩外展矫形器　　　　　　图 7-3-12　平衡式前臂矫形器

2. 上肢吊带　上肢吊带多采用布料、皮革、帆布带材料缝制,类型较多,如 Wardermar Link 公司式吊带(图 7-3-13a)、盖洛德型吊带(图 7-3-13b)、霍曼型吊带(图 7-3-13c)、服部型吊带(图 7-3-13d)等。上肢吊带对肩关节给予支撑与保护,防止因重力作用导致的肩关节脱位。

适应证:预防肩关节脱位的患者。

禁忌证:慎用于肩关节不稳定骨折。

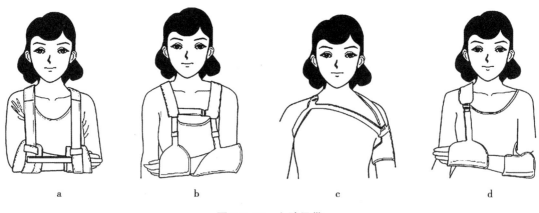

　　　　a　　　　　　　　　　b　　　　　　　　　　c　　　　　　　　　　d

图 7-3-13　上肢吊带

二、临床应用基本要求

(一)设计原则

上肢的运动模式和功能活动比较复杂,在为患者装配矫形器之前要对患者进行综合评估,在此基础上实施矫形器的设计与制作,上肢矫形器设计以达到治疗目的为设计标准,为了实现这一要求,应根据上肢病损的部位及其生物力学来确定矫形器的类型、性能、结构、材料及适应患者的操作、使用方法等。

(二)临床应用基本要求

1. 在生物力学指导下,肢体置于功能位,关节置于生理对线位,有利于肢体功能最大限度的恢复,防止受损肢体畸形的发生并控制或矫正畸形。

2. 矫形器能施加足够的压力,压力要均衡,压力强度循序渐进,以保证治疗效果。确保在关节或骨突起、创伤处无受压,防止对皮肤、关节造成新的损伤。

3. 矫形器所用材料有足够的强度,配件牢固、灵活,保证矫形器无安全隐患。

4. 外动力牵引肢体时,牵引力适当,牵引方向与被牵引骨处于90°,防止角度过大或过小,对关节造成牵拉或挤压的伤害。

5. 矫形器光滑、颜色适中、透气性能良好,尽可能减少矫形器重量,使患者佩戴舒适。

6. 患者穿卸矫形器无障碍,操作简便,使患者更愿意接受矫形器治疗。

7. 根据矫形器的设计方案确定材料、零部件。

8. 按照工序进行制作和装配,这是矫形器能否达到治疗作用的关键步骤。

三、临床适配性检查

(一)装配前的康复评定

1. 以康复治疗组的形式,在医生主导下对患者进行检查,了解伤病的原因、病程、临床诊断、临床检查报告等进行分析。

2. 患者上肢功能障碍的检查,包括上肢生物力学评定、上肢形态学评定、上肢运动功能评定和日常生活能力评定等。

3. 根据患者的上肢病损情况及总体康复治疗方案,制订上肢矫形器处方,对矫形器提出具体制作、装配要求,以确保矫形器的装配质量。

4. 向患者解释使用矫形器的目的、必要性、使用方法、可能出现的问题等,提高患者使用矫形器的积极性,保证使用效果。

5. 制订装配前必要的手术、药物、康复治疗计划并逐步实施。如骨折复位术、肌腱缝合术;皮肤破损、伤口感染的用药;局部炎症水肿、关节挛缩的处理等,为后期装配矫形器创造良好条件。

(二)上肢矫形器处方

上肢矫形器处方是针对上肢的问题由医生提出矫形器治疗的具体方案,也是矫形器制作师在矫形器装配中执行医嘱的依据,如表7-3-1所示。

(三)矫形器装配

1. 评估　矫形器制作师进一步了解患者情况,明确医生为患者装配上肢矫形器的治疗目的要求,对装配矫形器部位进行具体测评,在此基础上确定上肢矫形器的具体装配方案。

2. 制作　根据设计方案确定材料、零部件,按照制造和装配工序进行操作。

(1)低温热塑矫形器的制作步骤:画肢体轮廓图;取纸样下料;塑形和修整;安装固定带和弹力部件等辅助件。

(2)高温热塑矫形器的制作步骤:在肢体上画上标志点;石膏绷带取阴型;灌石膏浆取石膏阳型;修整石膏阳型;塑形和修整;动态矫形器组装支条与金属关节;安装固定带。

表 7-3-1 上肢矫形器处方(初次安装、再次安装、修理)

姓名　　　　性别　　　　　年龄　　　　　职业
住址　　　　　　　　　　电话　　　　　日期
诊断: 医学意见:(含评定内容和解决功能障碍的方法)
支付方式:工伤(　)　社保(　)　养老金(　)　自费(　)　其他(　)
处方:左□　右□ 　　肩肘腕手矫形器□　肩肘矫形器□　肩肘腕矫形器□　肩矫形器□　肘矫形器□ 　　肘腕矫形器□　肘腕手矫形器□　腕手矫形器□　腕矫形器□　手矫形器□　手指矫形器□
取型、测量
支撑部　胸廓支撑:软性□　模塑□　金属框架□ 　　　　骨盆支撑:软性□　模塑□　金属框架□ 　　　　手部支撑:软性□　模塑□　金属□　低温板材□ 关节　肩关节:材料(　　　　　) 　　　　　　控制方式:自由活动□　部分活动□　固定□ 　　　　　　关节活动范围:前屈　度　后伸　度 　　　　　　　　　　　　　内收　度　外展　度 　　　　　　　　　　　　　旋前　度　旋后　度 　　　肘关节:材料(　　　　　) 　　　　　　控制方式:自由活动□　部分活动□　固定□ 　　　　　　关节活动范围:屈曲　度　后伸　度 　　　腕关节:材料(　　　　　) 　　　　　　控制方式:自由活动□　部分活动□　固定□ 　　　　　　关节活动范围:屈曲　度　背伸　度 　　　　　　　　　　　　　尺偏　度　桡偏　度 　　　　　　　　　　　　　旋前　度　旋后　度 　　　MP、DIP、PIP 关节:材料(　　　　　) 　　　　　　控制方式:自由活动□　部分活动□　固定□ 　　　　　　关节活动范围:屈曲　度　背伸　度 附件 特殊事项
费用
医师　　　　　　　　　　患者　　　　　　　　矫形技师
适配评定

3. 治疗性佩戴 修改好的矫形器交医师评估,经医师同意后交给患者正式佩戴,此时,应指导患者如何使用、佩戴的时间、出现问题的处理方法等。

(四)上肢矫形器质量评估

1. 正常体位 上肢矫形器应保持肢体功能位,关节置于正常生理对线;肢体无偏离中线;防止过度屈曲和伸展、手部的掌凹形成。

2. 合理的压力 无论上肢处于静态或动态位置,矫形器必须与治疗部位的形态吻合,矫形器压力均衡,关节、骨突起无受压,固定后肢体无虚假的压力,要求矫形器前臂托两侧的高度在前臂厚度的1/2处。

3. 适合的长度 足够的长度能使前臂最大限度地减轻压力,但佩戴矫形器后不能影响邻近关节的活动;若严重的骨折患者,固定肢体时,必须将邻近关节予以固定。

4. 合适的强度 矫形器制作的低温热塑材料要在保质期内;材料厚度一定要达到强度力学要求;必要时在受力部位增加加强筋以强化;动态矫形器金属关节的弹性及牵引力要适度,手指的牵引方向正确。

5. 外形美观 轻便、透气性良好,边缘光滑无毛刺,光洁,患者穿着舒适,穿脱方便。

6. 颜色适当 一般为患者选择肤色、白色为宜,对于儿童和认知功能障碍者可采用颜色鲜明的材料以吸引注意力,促进患肢参与功能活动。

7. 康复训练 患者佩戴矫形器进行功能活动训练,在这个过程中要对矫形器使用情况进行定期的评估,检验矫形器使用的效果,了解佩戴矫形器后功能恢复情况,发现问题及时解决。

8. 终检 通过评估,确定初检时所存在的问题是否已得到解决或改善;若一旦确定上肢病损恢复或功能水平达到预期目标应即刻去除矫形器。

四、常见伤病的上肢矫形器临床选用

(一)常见伤病的矫形器应用

1. 骨与关节损伤

(1)肩关节损伤:肩关节严重外伤会引起肩部骨折,需要手术处理。而一般性外伤容易造成肩关节脱位,尤其是青壮年时期关节脱位的可能性更大。

矫形器选用方法:无论术后或是复位处理,采用肩关节外展矫形器,使肩关节保持在外展70°~90°位,肘关节屈曲90°位,腕关节背伸30°位,即上肢关节功能位,可减轻水肿与疼痛,防止关节挛缩,以利肩关节功能恢复。肩关节肿瘤、结核的患者骨质破坏严重,也可以采用该方法,一般需穿戴2~3个月。肩关节外伤性脱位或半脱位患者,还可采用肩托或上肢吊带,将上臂置于向上、内收位,以促进关节修复,一般需穿戴4~6周。在肩托的保护下,鼓励患者做上肢的主动运动。

(2)肘关节损伤:肘关节外伤容易造成肱骨髁上、髁间、肱骨内、外髁和尺骨鹰嘴等部位骨折与肘关节脱位。

矫形器选用方法:手术或复位后,利用矫形器早期固定有利保持关节功能位;利用矫形器限制肘关节活动范围有利创伤部位的修复,后期采用动态肘关节矫形器加上手法治疗有助于恢复肌力,维持肘关节活动范围,促进肘关节功能活动。肘关节骨折一般穿戴2~3个月,若是软组织损伤穿戴3~4周即可。肘关节疾病中的肱骨内上髁炎、肱骨外上髁炎、肘部烧伤、肘关节挛缩也可以采用这类方法。

（3）前臂骨折：前臂外伤可造成前臂单骨折，即单纯的尺骨干骨折或单纯的桡骨干骨折，严重的造成尺、桡骨双骨骨折。

矫形器选用方法：对移位尚不明显或不需要复位术的骨折，直接行矫形器固定。术后者早期采用石膏管型托固定，2~4周后改用矫形器固定，便于其他康复治疗方法的介入。固定前臂时，多数情况下将前臂置于中立位，屈肘90°，对于极少数肘关节呈屈曲位、尺骨中上段骨折合并桡骨头脱位损伤的患者，固定时肘关节置于伸直位，并做适当的被动屈肘运动。

（4）腕关节损伤：腕部损伤的类型很多，常见的是桡骨远端骨折亦称柯莱斯（colles）氏骨折、桡骨茎突骨折、腕舟骨骨折、月骨脱位及月骨周围脱位等。

矫形器选用方法：通常情况下，多数腕关节损伤无需手术或手法复位，采用良好的外固定即可获得理想的效果。佩戴矫形器早期可以减轻腕部疼痛、减少渗出，促进水肿炎症吸收，后期能促进腕部的功能活动。腕关节是上肢功能活动的重要部位，固定时要保持腕、手的功能位显得尤其重要，对无移位或已手法复位的骨折，将腕关节固定于中立位，腕部背伸30°，拇指对掌位，诸指微屈，一般固定4周，粉碎性骨折需要固定6周。同时，要注意进行肘关节、肩关节的主、被动运动。

（5）手部损伤：常见外伤性骨折、肌腱断离、韧带损伤、感染性疾病、腱鞘炎、掌指骨关节炎、缺血性坏死等。无论是什么原因所致的手部损伤，患者均会采取保护性的屈曲、内收的手势以减轻疼痛，防止撞击，最终可能造成肌腱挛缩、关节活动范围减少、功能活动受限等。佩戴矫形器的目的是：固定、促进手部运动、功能代偿、矫正畸形和肌腱修复。

矫形器选用方法：

1）固定：将手指、手掌和腕部固定于休息位或功能位，保持掌弓、掌凹的形态，防止挛缩畸形，维持手的抓握功能。能减轻感染性疾病和炎性疾病患者的疼痛、缓解炎症。

2）促进手部运动：利用带有关节或有弹性装置的矫形器，促进手部主动运动和肌肉的抗阻运动，以逐步恢复肌力。

3）功能代偿：佩戴矫形器进行代偿性的功能训练，恢复独立活动的能力。

4）矫正畸形：手指、手掌若出现畸形通过矫形器予以矫正。

5）肌腱修复：在手术修复屈、伸肌肌腱后的1~2周内，肌腱的抗牵拉性非常弱小，患者往往在不经意中造成肌腱的再次断裂，在这段时间里，采用手的屈曲或伸展限制性矫形器，以防止肌腱的断裂。同时，在限制性矫形器的基础上，安装弹力橡筋使手指做被动的屈指再做主动的伸指运动（屈肌损伤者）或手指做被动的伸指再做主动的屈指运动（伸肌损伤者），以防止肌腱粘连，促进功能活动。

2. 炎性病变

（1）骨关节炎：骨关节炎是从关节软骨破坏开始，进而造成软骨下骨坏死、囊性变、关节间隙变窄的一种非特异性关节炎症，关节普遍有红、肿、热表现，导致持续性疼痛、偶有关节活动后疼痛突然加剧，手指的小关节及腕关节可能出现畸形。

矫形器选用方法：通过矫形器的制动、减少或限制关节活动，抑制炎性反应、缓解关节疼痛、延缓或减轻关节畸形。注意的是，佩戴矫形器后需要做适当的运动。

（2）狭窄性腱鞘炎：狭窄性腱鞘炎引起腱鞘局部增厚狭窄，最常发生于手腕及指屈腱鞘，如桡骨茎突部狭窄性腱鞘炎、指屈肌狭窄性腱鞘炎等。该类疾病起病缓慢，疼痛逐渐加重，手指伸、屈活动障碍。

矫形器选用方法：采用矫形器固定 1~2 周，减少腕部和手指活动，缓解症状，并防止拇指屈曲、内收挛缩。对久治不愈或顽固的"弹响指"，既是手术治疗也应当使用手部矫形器，以促进伤口愈合，预防畸形。

3. 中枢神经系统伤病的应用

（1）脑卒中：脑卒中以肢体运动功能损害为主要特征，表现为肌张力异常、肌肉瘫痪及选择性运动丧失。从发病初期的软瘫到恢复阶段的痉挛期及其以后的后遗症期，均应考虑矫形器参与治疗的积极因素。

1）急性期持续时间一般为 2 周，重症者可达 6 周，这期间肢体松弛状态，正确的床上体位摆放对预防或缓解痉挛至关重要，必要时矫形器可配合体位摆放。

矫形器选用方法：肩臂疼痛是急性期过后患者的常见症状，尽管有些患者可能早先就存在类似肩袖肌腱炎的问题，但大多数肩疼的偏瘫患者是因冈上肌和三角肌迟缓性瘫痪以及肩胛肌无力时上肢重量下拉肱骨，致肩肱关节不同程度的半脱位，因此，在急性期应预防性的穿戴肩托防止肩关节脱位。如果已发生半脱位，采用吊带将上臂置于向上及内收位，促进关节复位，保持肩关节稳定，促进上肢功能活动，一般穿戴 4~6 周。

2）痉挛是恢复期出现的肌肉异常表现。典型的痉挛模式是上肢呈屈曲痉挛，下肢呈伸肌痉挛，这种痉挛模式在完全性脑卒中偏瘫患者中迟早会出现，预防和抑制这种痉挛模式是康复治疗的重要环节。

矫形器选用方法：可以通过矫形器正确的穿戴方法，使肌张力减弱。一般情况下，上肢可采用抗痉挛矫形器、球状握矫形器等。为了提高偏瘫后遗症患者日常生活的独立性，可以通过功能性矫形器和辅助器的帮助，让患者参与所有的功能训练活动，促进患侧上肢最大限度的功能恢复。

（2）脑外伤：脑外伤会引起多种运动功能障碍，最为突出表现是肌张力增加、挛缩、共济失调、瘫痪。

矫形器选用方法：在不同的病程阶段，针对不同问题，采取积极综合的措施进行治疗，其中也包括矫形器的治疗。脑外伤运功能障碍的表现大部分与脑卒中的情况相似，矫形器的处理方法基本相同。

（3）脑瘫：脑瘫是一种不可逆转的疾病，分为痉挛型、徐动型、低张力型、共济失调型、混合型，痉挛型患儿的典型表现是肌张力增加、高牵张反射。

矫形器选用方法：上肢肘关节与腕关节屈曲是影响脑瘫患儿上肢功能活动的主要问题，对脑瘫儿童无论以何种方法训练，都应该非常注意肘关节和腕关节的伸展，当患儿主动运动难以达到伸展位置时，矫形器的牵伸可改善上肢关节的屈曲痉挛和挛缩，促进上肢活动。肘关节一般选用带金属条的帆布肢套，腕关节选用腕手伸展矫形器。

（4）脊髓损伤：脊髓损伤后导致正常的运动、感觉和自主功能改变。

矫形器选用方法：对上肢而言，患者佩戴矫形器的主要目的是保持上肢的稳定性，防止肢体新的损伤；维持正常的体位，防止关节挛缩；减轻肌张力，缓解肌痉挛。在脊髓修复期，保持患者上肢充分的关节活动度极其重要，重点是防止掌指关节、近端指间关节和指底间隙出现异常，通过腕手矫形器能维持关节功能位或辅助抓握能力，帮助患者进行上肢的功能活动，提高日常生活活动能力。

4. 周围神经损伤的应用

（1）臂丛神经损伤：臂丛神经损伤早期，整个上肢呈迟缓性麻痹，感觉消失，上肢肿胀，各关节不能主动运动,上肢肌肉逐渐萎缩,各关节因关节囊挛缩而致被动运动受限,尤其以肩关节明显,易合并肩关节脱位。

矫形器选用方法:手术治疗后均可以采用肩外展矫形器,使肩关节外展70°~90°,肘关节屈曲90°,腕关节背伸10°~30°,其治疗目的是:

1)对感觉丧失肢体的保护:由于肢体感觉减退或丧失,肢体对外界的刺激反应迟钝或无应答,特别是手指的精细功能受到影响后,易造成新的损伤,佩戴矫形器可避免如碰伤或烫伤等新的损伤。

2)促进静脉回流:患肢肌肉失去运动功能后也失去了对肢体静脉的挤压作用,肢体静脉回流障碍,佩戴矫形器能克服上肢的下垂位,促进静脉回流,减轻肿胀,配合气压治疗效果更好。

3)防止肩关节改变:由于肌肉麻痹,肢体处于下垂位造成肩关节脱位,过度的屈曲位会引起关节挛缩,矫形器将上肢关节置于功能位,防止关节异常改变。

(2)桡神经损伤:桡神经是所有周围神经中最易受损伤的神经,常见的前臂中下部损伤产生特征性的"垂腕"和掌指关节的屈曲。很容易发生关节挛缩。

矫形器选用方法:早期采用腕手功能位矫形器,防止腕关节和掌指关节屈曲挛缩,腕关节伸展矫形器或掌指关节伸展矫形器能支持麻痹肌运动,主动运动出现后,采用能进行抗阻运动的动态腕关节伸展矫形器,以提高肌力。

(3)正中神经损伤:正中神经损伤常见于前臂及腕部损伤,若肘上损伤会累及前臂除尺侧屈腕肌、指深屈肌尺侧半之外的所有屈肌以及手部大鱼际肌和第一、二蚓状肌,损伤后腕关节屈曲运动减弱、拇指与手指屈曲运动减弱或完全丧失,前臂旋前障碍,拇指对掌、外展困难。由于大鱼际肌明显萎缩,手掌呈特有的扁平状。

矫形器选用方法:矫形器治疗主要是辅助屈腕、屈拇指运动,恢复手的抓握能力和捏持功能,恢复腕手关节活动范围。

(4)尺神经损伤:尺神经损伤常见于肘关节及腕部损伤,肘部损伤后累及前臂尺侧屈腕肌、指深屈肌尺侧半及手部大鱼际肌的拇内收肌、拇短屈肌深头和小鱼际肌,还累及所有骨间肌和第三、四蚓状肌。损伤后尺侧腕关节屈曲运动减弱或丧失,拇指与手指屈曲减弱、拇内收及分并指运动减弱或丧失。肌萎缩引起小鱼际扁平,骨间肌间隙下凹明显,出现环小指的爪形指畸形。

矫形器选用方法:矫形器治疗主要是预防或矫正手部的畸形及促进手的运动训练。常用静态式尺神经麻痹矫形器,使第四、第五掌指关节处于屈曲位而指间关节处于伸展位,也可以采用带有弹性装置的屈曲辅助矫形器和小指对掌矫形器等。

5. 烧伤的应用

(1)急性期:正确的体位摆放能预防挛缩,是烧伤患者所有康复治疗的基础。烧伤后,由于患者常常通过屈曲和内收的体位而获得一个较为舒适的体位,但是,这样的体位使挛缩很快在这些患者身上发生,应该立刻采取各种方法纠正患者的体位,除正确的体位摆放外,还可以使用矫形器给以帮助,对抗肢体痉挛。

矫形器选用方法:急性期可采用静止式腕手休息位矫形器、肘关节伸直位矫形器等防止肢体挛缩;对于暴露的肌腱应使用矫形器固定于松弛位以防断裂,暴露的关节也应使用矫形器予以保护。

(2)伤口愈合早期:采用压力治疗瘢痕增生具有较好效果。

矫形器选用方法：选用特殊的弹性纺织面料制成压力上衣、压力肢套、压力手套等作用在不同的烧伤部位。持续穿戴这些特殊的压力服，能抑制瘢痕畸形增长，使瘢痕组织扁平变软，瘢痕颜色趋于正常皮肤的颜色，减轻瘙痒症状。穿戴压力服越早越好，它直接影响治疗效果，一般在伤口愈合后即刻穿戴，一个月内效果最好。

6. 肿瘤疾病的应用　大部分良性骨肿瘤和瘤样病损的病灶多在骨髓或干骺端，病灶区十分靠近关节面。

矫形器选用方法：利用矫形器使肢体或关节保持功能位，并进行肌力和关节运动训练；如果装配带有关节的矫形器，有利于关节早期活动训练，可达到防止塌陷骨折的目的；利用矫形器的保护，可有效地预防病理性骨折，保证病灶邻近关节的活动范围，预防关节僵硬。

（二）注意事项

1. 穿脱方法　指导患者及家属掌握正确的穿脱方法，操作时按照程序逐一进行，做到安全、便利。

2. 佩戴时间　矫形器的佩戴时间应根据治疗需要确定，有的患者需要持续佩戴，有的只需在训练或工作时佩戴；有的是白天佩戴夜间无需佩戴；有的需佩戴数周，有的则需佩戴数月。如脑卒中偏瘫，早期穿戴上肢吊带对预防和治疗肩关节半脱位有积极意义，但进入Brunstrom 的Ⅲ～Ⅳ级痉挛期，患者通常不会出现肩关节半脱位，不必继续使用吊带，否则，会助长肩关节内收、内旋畸形。

上肢尤其是手部运动比较精细，对手的形态恢复要求很高，在矫形器治疗过程中应与其他治疗方法相互配合，如长期固定的部位，需定期、定时采用被动运动、关节松动术等进行治疗，防止关节挛缩。

3. 注意观察　矫形器的压力过大会影响肢体血液循环，要随时观察肢体有无肿胀、皮肤颜色有无异常，特别是在初装的前 2 天更应注意。夏天应避免汗水的积累，防止皮肤感染，若有异常情况，应及时调整或松解矫形器。矫形器不适合肢体大小时要随时更换，治疗上无必要时应及时去除。

4. 定期复查　了解患者佩戴矫形器情况，提出下一阶段的治疗方案。

5. 矫形器保养与维护

（1）保持矫形器干燥、清洁，防潮防锈。

（2）在矫形器关节部位经常涂抹润滑油，以保持灵活性。发现关节松动、破损等及时处理。

（3）防止矫形器受到重物的挤压和高温下的烘烤，以免变形影响治疗。

（4）避免矫形器接触锐器。

（5）不用高浓度洗涤剂清洗，不接触化学物品。

第四节　下肢矫形器

下肢矫形器（lower limb orthosis）主要作用是恢复和改善下肢的正常姿势和体位，稳定下肢关节，改善行走功能，保护或稳定下肢的骨骼和关节，减轻下肢疼痛，矫正下肢畸形，促进病变愈合。下肢矫形器最重要的是保证肢体及关节的对线问题，一个好的下肢矫形器应达到足底与地面的平行、人体生理关节轴与矫形器机械关节轴保持同一水平、肢体的轮廓线与矫形器的曲线相吻合等要求。

矫形鞋与矫形鞋垫属于下肢矫形器范畴,由于该项技术越来越专业化,临床作用和疗效更加明显,对其操作技术要求更加严格,尤其是矫形鞋垫在治疗上的独特性而作为矫形器一个分支类型,主要作用是保持足部正常生理结构;调整或转移足部压力;减轻足部疼痛;保持下肢站立和行走时的姿势平衡,改善步态等。

一、常用类型的临床适应证

(一)足矫形器

1. 矫形鞋垫　包括平足垫、横弓垫、足跟垫、全足垫、丹尼斯-布朗足板等。

(1)平足垫:用硅胶或泡沫板材制作的托起纵弓的足垫,足垫将足弓托起,减轻足底负重压力,如图 7-4-1 所示。

适应证:适用于扁平足患者。

禁忌证:慎用于非扁平足患者。

(2)横弓垫:用橡胶或泡沫板材制作的托起横弓的足垫。

适应证:用于减轻跖骨远侧压力,如图 7-4-2 所示。

禁忌证:慎用于足部有外伤的患者。

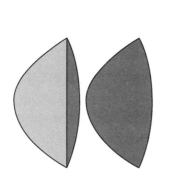

图 7-4-1　平足垫

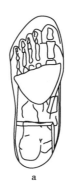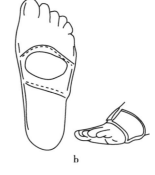

图 7-4-2　横弓垫

a. 不带围帮的横弓垫;b. 带围帮的横弓垫

(3)足跟垫:由硅胶或泡沫板材制成的鞋垫,置于鞋内足跟部位,如图 7-4-3 所示。

适应证:用于减轻足底筋膜炎或跟骨骨刺引起的足跟部疼痛。

禁忌证:慎用于足部有外伤的患者。

(4)全足垫:由硅胶、热塑性泡沫板材或高温热塑板材制成,为足底提供全面性的承托,以平衡足底负荷。

适应证:常用于足底筋膜炎和扁平足等,如图 7-4-4 所示。

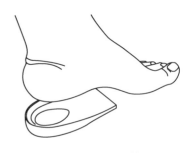

图 7-4-3　足跟垫

禁忌证:慎用于足部有外伤的患者。

(5)丹尼斯-布朗足板:用不锈钢、铝合金、钛合金材料制成金属足板。

适应证:常用于先天性马蹄内翻足,如图 7-4-5 所示。

禁忌证:禁用于足外翻患者。

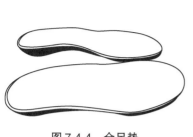

图 7-4-4　全足垫

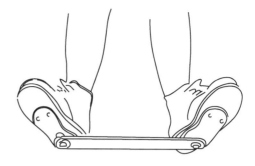

图 7-4-5　丹尼斯 - 布朗足板

2. 矫形鞋

（1）矫正矫形鞋：是一种特制的或改制的皮鞋。其特点是要求能良好地托起足的纵弓，鞋的主跟、腰窝部分加硬，并根据足部畸形情况，进行鞋外部或内部的调整以矫正足的内、外翻畸形。适应证：适用于足内翻、足下垂、弓形足等，如图 7-4-6 所示。

禁忌证：慎用于足部有外伤的患者。

（2）补高矫形鞋：用于补偿下肢高度，改善下肢长度对称性的矫形鞋。下肢短缩 2cm 以下者，可用鞋垫补高；下肢短缩 2cm 及以上者需定制补高矫形鞋。下肢短缩 3~6cm 者需定制内补高矫形鞋，下肢短缩 7~14cm 需要定制内外补高矫形鞋，补高 14cm 以上建议定制补高假足，如图 7-4-7 所示。

适应证：适用于下肢不等长的患者。

禁忌证：慎用于足部有外伤的患者。

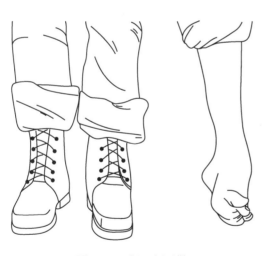

图 7-4-6　矫正矫形鞋

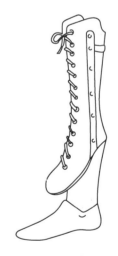

图 7-4-7　补高假足

（3）补缺矫形鞋：鞋内放置海绵垫，弥补缺损并托起足弓。补缺鞋的勾心一般采用加硬的钢板或鞋后跟前缘向前延长至跖骨残端之后，既可减少残足末端承重，改善足底承重功能，又能防止鞋的变形。适用于跖骨远侧 1/2 及其远端部位的截肢者，如图 7-4-8 所示。

适应证：适用于足部有部分缺失的患者。

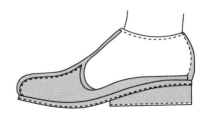

图 7-4-8　补缺矫形鞋

禁忌证: 慎用于足部有外伤的患者。

(二)踝足矫形器

1. 塑料 AFO

(1)结构特点: 一般以聚乙烯板或改性的聚丙烯板为材料制作而成, 有或无踝铰链。根据形状可分为带后侧加强筋 AFO(图 7-4-9a)、改进型后侧弹性材料 AFO(图 7-4-9b)、后侧弹性材料 AFO(图 7-4-9c)、带侧方垫硬踝型 AFO(图 7-4-9d)、不带侧方垫硬踝型 AFO(图 7-4-9e)、螺旋型 AFO(图 7-4-9f)等。塑料 AFO 具有重量轻、美观、塑形好、穿戴和使用方便, 但耐用性能和强度较金属 AFO 差的特点。

(2)适应证: 适用于中枢神经损伤引起的下肢痉挛及周围神经损伤引起的足下垂、内翻患者。

(3)禁忌证: 慎用于骨与关节损伤引起的踝关节挛缩的患者。

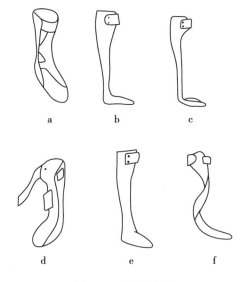

图 7-4-9　塑料 AFO

2. 碳纤踝足矫形器　用碳纤材料制作, 重量轻, 大多应用工业制造模式, 设计样式多种多样, 功能也有所不同。

(1)功能特点: 利用碳纤材料变形储能的特点, 在患者站立相足跟着地时抗压, 但允许跖屈; 在推进前期, 借地面的反作用力把碳纤结构屈曲, 然后在推进后期碳纤结构回复原状时辅助推进。通过影响踝关节的一连串活动, 有效地改善患者的步态, 如图 7-4-10 所示。

(2)适应证: 适用于足下垂、踝关节不稳、轻度足内翻畸形患者。

(3)禁忌证: 慎用于骨与关节损伤引起的踝关节挛缩的患者。

3. 金属 AFO　由金属支条、半月箍、环带、踝铰链、足镫、鞋或足套构成(图 7-4-11)。由于制作过程复杂, 临床上较少使用。

适应证: 一般与矫形鞋配合应用于复杂的踝足部畸形, 如严重的马蹄内翻足等。

禁忌证: 慎用于下肢有外伤的患者。

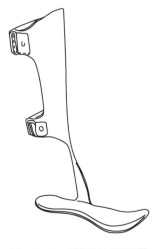

图 7-4-10　碳纤踝足矫形器

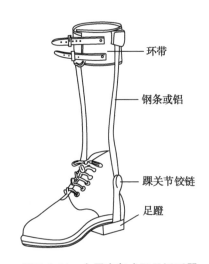

环带

钢条或铝

踝关节铰链

足镫

图 7-4-11　金属支条式踝足矫形器

270

4. 免荷性 AFO　又称为髌韧带承重式踝足矫形器(patellar tendon bearing AFO, PTB AFO),与 PTB 小腿假肢原理相同,用髌韧带支撑体重,使接受腔以下的小腿和足部免荷。按免荷的程度不同分为全免荷性和部分免荷性,如图 7-4-12 所示。

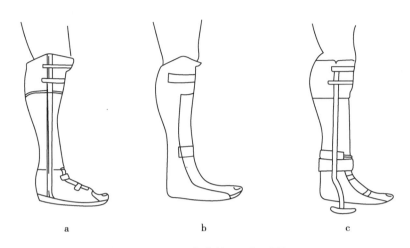

图 7-4-12　免荷性踝足矫形器

a. 部分免荷金属踝足矫形器;b. 部分免荷塑料踝足矫形器;c. 全免荷塑料踝足矫形器

(1)结构特点:矫形器小腿的前方,髌韧带承重部位前倾 10°,踝部使用固定性足镫,双向止动,固定踝铰链于背屈 7°位,金属条髌韧带承重矫形器与足镫相连的钢板向前延长至跖骨头下方。部分免荷 AFO 要求患者足跟与鞋底间保留 1cm 的间隙,为便于鞋底的向前滚动可加用滚动底;全免荷 AFO 要求增加马镫,在鞋底、马镫之间应保持 2~5cm 的距离,以保证步行中支撑期足尖不会触地。

(2)功能特点:可以免除小腿下 1/2 部位、踝关节及足部的承重,保护胫骨 1/2 以远部位、踝关节及足部病变部位。

(3)适应证:胫骨中下段、踝关节及足部骨折的骨不愈或骨延迟愈合;距骨、跟骨缺血性坏死、跟骨骨髓炎、坐骨神经损伤合并足底感觉障碍、血液性疾病引起足部皮肤溃疡、以及其他不适合手术的慢性足部疼痛。

(4)禁忌证:禁用于允许下肢负重的患者。

(三)膝矫形器

指下肢矫形器中,单独控制膝关节活动的矫形器。可分为金属支条式 KO、瑞典式 KO、外用十字绑带式 KO、全塑料髁上式 KO、软性式膝矫形器(图 7-4-13)。

1. 金属支条式 KO　属于传统式 KO,多带有双侧钢制的膝关节铰链、支条、大腿与小腿半月箍、环带,加用膝罩或膝部矫形带。KO 悬吊于股骨髁上和髌骨上缘。为了增加 KO 的悬吊能力,有时增加腰部吊带。

适应证:适用于膝过伸、膝内翻、膝外翻。

禁忌证:慎用于下肢肌力小于 3 级的患者。

2. 瑞典式 KO　由金属条制成,因矫形器较短,控制侧方异常活动的功能较差。

适应证:适用于膝关节过伸。

禁忌证:禁用于膝关节屈曲畸形的患者。

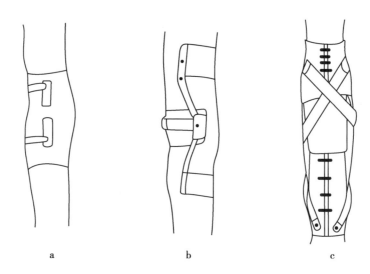

图 7-4-13 膝矫形器

a. 金属支条式 KO；b. 瑞典式 KO；c. 外用十字绑带式 KO

3. 外用十字绑带式 KO 是传统 KO 的改进型,带膝关节铰链,以弹力布、尼龙搭扣捆在大腿、小腿上。该类 KO 限制异常活动的功能好,不易脱落。

适应证:适用于膝过伸、膝内翻、膝外翻。

禁忌证:慎用于下肢肌力小于 3 级的患者。

4. 全塑料髁上式 KO 没有膝关节铰链,控制膝关节过伸和侧向异常活动的能力强,但坐下时上缘有些高,影响外观。

适应证:适用于膝内翻、膝外翻、膝过伸。

禁忌证:慎用于下肢肌力小于 3 级的患者。

5. 软性膝矫形器 是一类用特殊的内衬泡沫材料的高弹性织物制成的膝矫形器。其特点是内衬的泡沫材料具有良好的保温性能,有助于治疗膝部炎症、缓解疼痛;高弹性织物制品穿着舒适。可根据膝关节的稳定性增加膝关节铰链。

适应证:适用于膝关节软组织炎症、侧副韧带损伤、交叉韧带损伤等。

禁忌证:慎用于下肢肌力小于 3 级的患者。

（四）膝踝足矫形器

膝踝足矫形器（KAFO）是一类用于膝关节、踝关节和足部的矫形器,是膝矫形器和踝足矫形器的组合,按主要制造材料可分为金属 KAFO、塑料 KAFO 和金属塑料混合式 KAFO,按免荷部位分 KAFO 可称为免荷性 KAFO。

1. 金属 KAFO 又称框架式膝踝足矫形器,其基本构成是以 AFO 为基础,增加了膝关节铰链、膝上支条、金属箍和环带（膝上、膝下）、膝罩等部件（图 7-4-14）。

（1）功能特点:改善膝关节在支撑时的稳定性,控制膝关节的屈曲;控制膝关节内翻、外翻及过伸畸形;踝部可以根据踝足畸形控制的需要选用合适的踝关节铰链。

（2）适应证:脑卒中、脊髓损伤、肌肉营养不良、脊椎裂等原因

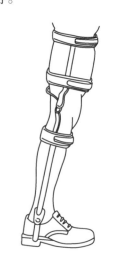

图 7-4-14 金属 KAFO

引起的下肢肌肉无力,以及膝关节外翻、内翻及过伸畸形等踝足部畸形。

（3）禁忌证:慎用于肌力正常的患者。

2. 塑料 KAFO　由塑料制成,在膝矫形器(KO)的基础上向下延长到足部,把踝部、足部都包括在内(图7-4-15)。目前的品种较少,应用也不广泛。

（1）功能特点:具有踝背伸、跖屈的止动功能,可控制距跟关节内翻、外翻的功能及稳定膝关节内外侧的作用。步行中提供支撑期稳定,摆动期可以屈膝。

（2）适应证:脊髓损伤、肌肉营养不良、脊椎裂等原因引起的下肢肌肉广泛无力,膝踝关节不稳及膝关节过伸。

（3）禁忌证:慎用于肌力正常的患者。

3. 金属塑料混合式 KAFO　是临床上最常见的一种膝踝足矫形器。由金属支条、膝关节铰链和塑料大腿托和足托组成,需用石膏绷带对患者的下肢进行取型、经模塑成型制成(图7-4-16)。

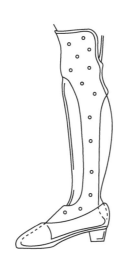

图 7-4-15　塑料 KAFO

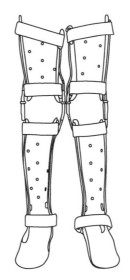

图 7-4-16　金属塑料混合式 KAFO

（1）功能特点:可控制膝关节的屈曲、膝内外翻及膝过伸畸形,提高膝关节的稳定性,改善步行功能,也可根据踝足部的功能状况选择是否使用踝关节。

（2）适应证:脊髓损伤、偏瘫、小儿麻痹后遗症、脊柱裂等原因引起的下肢肌肉广泛无力,以及各种原因导致的膝关节内、外翻、膝过伸畸形。

（3）禁忌证:慎用于肌力正常的患者。

4. 免荷性 KAFO　又称为坐骨承重式矫形器(ischial weight bearing orthosis)(图7-4-17)。其大腿的上部设有类似大腿假肢的接受腔或坐骨承重环,坐骨承重环一般由

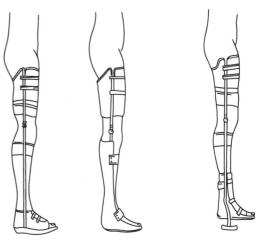

图 7-4-17　免荷性 KAFO

热塑板材制成,承托坐骨结节位置,以承接身体重量,并不经下肢,从双侧支条传导至矫形器远端支撑点,再传到地上。

（1）功能特点:主要作用是使站立、步行中的体重通过坐骨结节传至矫形器,再传至地面,减轻髋关节和下肢的承重。

（2）适应证:腓骨上段、膝关节、股骨及髋关节部位的骨折与疾病,及股骨头无菌性缺血性坏死等。

（3）禁忌证:禁用于允许下肢负重的患者。

（五）髋膝踝足矫形器

髋膝踝足矫形器是在 KAFO 的基础上增加髋铰链、铰链锁、骨盆带而成,可控制髋关节的运动。

1. 功能特点　能限制髋的内旋、外旋和内收、外展,防止髋关节屈曲挛缩及不随意运动。辅助脊髓损伤（T_{10} 平面以下）等患者站立和行走,矫治中枢性瘫痪导致的髋关节挛缩畸形。

2. 适应证　小儿麻痹后遗症、脊髓损伤、脊柱裂、肌肉营养不良等神经肌肉疾病引起的下肢瘫痪。带骨盆带、无锁双轴髋关节铰链的 HKAFO 适用于某些下肢肌肉广泛弛缓型麻痹者。

3. 禁忌证　禁用于髋关节运动正常的患者。

（六）髋矫形器

1. 固定性髋矫形器　由骨盆带或骨盆架与髋关节金属铰链、金属支条、大腿箍和腿套组成（图 7-4-18）。大腿套向下延长至股骨内髁,根据所选的骨盆固定装置、髋铰链的不同,HO 对髋关节起不同的作用。

（1）功能特点:控制髋关节于伸展、外展位,限制髋关节的屈曲和内收活动。

（2）适应证:适用于全髋置换术后等。

（3）禁忌证:禁用于髋关节运动正常的患者。

2. 内收外展控制式髋矫形器　内收外展控制式髋矫形器（hip adduction abduction control orthosis）也称髋活动支具（hip action brace）,由模塑塑料骨盆座、双侧髋铰链、双侧大腿箍与环带构成（图 7-4-19）。

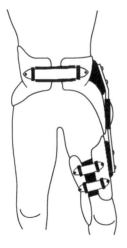

图 7-4-18　固定性髋矫形器

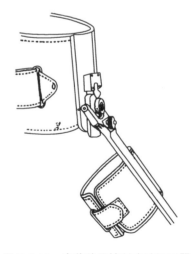

图 7-4-19　内收外展控制式髋矫形器

（1）功能特点：允许髋关节屈曲、伸展活动，控制髋关节的内收和旋转活动，限制内收的程度是可调的。

（2）适应证：适用于下肢痉挛型的脑瘫、先天性髋关节脱位青少年型。

（3）禁忌证：禁用于肌张力低下的患者。

3. 先天性髋关节脱位矫形器　先天性髋关节脱位矫形器（congenital dislocation of hip orthosis）有里门巴格尔型髋矫形器（Rimenbugel hip orthosis）、温·罗森型髋矫形器（Von Rosen orthosis）、蛙式髋外展矫形器等。

适应证：适用于婴幼儿（3 岁以前）先天性髋关节脱位（图 7-4-20）。

禁忌证：禁用于髋关节正常的婴幼儿。

（七）截瘫步行矫形器

1. 往复式截瘫步行器　往复式截瘫步行器（reciprocating gait orthosis，RGO）是最早用于无行走能力高位脊髓损伤患者的截瘫步行矫形器。

（1）结构特点：由一对髋铰链、两个与髋铰链相连接钢索作为其核心部分，还包括与之相接的上躯干部分和大腿矫形器部分。髋铰链的上下支条分别将躯干部分和大腿矫形器连接成一体，形成稳定体。躯干部分由侧向支条和前后固定躯干腰带以及骨盆臀围组成，下部的大腿矫形器部分由两个不带双腿内侧支条、但包裹膝关节内侧髁的 AFO 组成（图 7-4-21）。

（2）作用原理：两条钢索紧紧连接步行矫形器的两侧髋铰链，步行时，若支撑侧髋铰链做伸展运动，或通过躯干后伸及骨盆的后倾，将通过钢索的移动使对侧（摆动侧）髋铰链产生被动屈曲运动，从而达到带动腿向前移动的目的，实现截瘫患者的功能性步行。

（3）适应证：用于 $T_4 \sim L_2$ 平面的脊髓损伤患者。

（4）禁忌证：慎用于严重骨质疏松的患者。

2. 改进型往复式截瘫步行器

（1）结构特点：与 RGO 相似，改进型往复式截瘫步行器（advanced reciprocating gait orthosis，ARGO）将两条与髋铰链连接的钢索改为一条钢索，减少了摩擦力，提高传动效率；膝部结构也作了一定的改进，增加了膝髋关节助伸气压装置（图 7-4-22）。

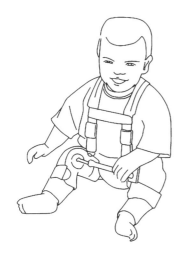
图 7-4-20　先天性髋关节脱位矫形器

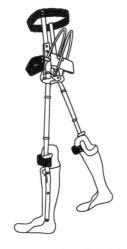
图 7-4-21　往复式截瘫步行器

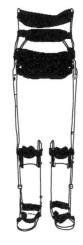
图 7-4-22　改进型往复式截瘫步行器

（2）作用原理：与 RGO 一样，但由于增加了膝髋关节助伸装置，不仅步行时有助动的功能，而且在坐位与站立位转换的过程中也得到了助力。患者在实际使用过程中，稳定性得到提高，能量消耗降低。ARGO 的结构设计特点使其不仅在步行中有助动功能，而且在患者站立及坐姿势互换过程中也有助动功能。与 RGO 相比，使用 ARGO 患者在步行时步幅略大，步速加快，双足触地期较短。

（3）适应证：用于 T_4~L_2 平面的脊髓损伤患者。

（4）禁忌证：慎用于严重骨质疏松的患者。

3. 互动截瘫步行器

（1）结构特点：互动截瘫步行器（Walkabout）由两部分组成。①互动式铰链装置：是 Walkabout 的关键部分，通过运用重力势能提供交替迈步的动力；②膝踝足矫形器：该 KAFO 用于支撑双腿，为支撑站立平衡提供必要保证。Walkabout 最具有特色的是互动式铰链装置，安放在会阴部下方，连接双侧 KAFO 的内侧支条，只允许下肢在矢状面运动，在行走过程中有效避免了双下肢间的磕、碰、缠现象（图 7-4-23）。

（2）作用原理：Walkabout 类似于钟摆工作原理，当患者重心转移时利用装在大腿矫形器双侧的互动铰链（铰链的移动中心）装置作用，实现瘫痪肢体的被动前后移动。当患者的躯干将重心向左侧倾斜，右下肢在 Walkabout 的带动下离开地面，重心前移使悬空的右下肢在重心的作用下依靠互动式铰链装置跟着重心前移，并在惯性的作用下向前摆腿，完成迈出右腿的动作。

（3）适应证：主要适用于 T_{10} 平面以下脊髓损伤患者。

4. 向心型往复式截瘫步行器　向心型往复式截瘫步行器（isocentric reciprocal gait orthosis，IRGO）也是 RGO 的一种改进型，又称摇杆式 RGO。

（1）结构特点：其特点在于用连接两侧髋铰链的连杆装置代替 RGO 的双钢索发挥助动功能，这种连杆装置的设计要比 RGO 耐用。另外，IRGO 的髋铰链有一种特殊结构，可以使矫形器的大腿部分能快速拆离，可便于脊髓损伤需导尿的患者穿戴 IRGO。为了方便患者穿戴，IRGO 的 AFO 部分通常做成外置式（图 7-4-24）。

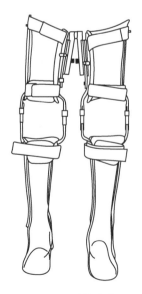

图 7-4-23　互动截瘫步行器

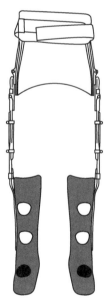

图 7-4-24　向心型往复式截瘫步行器

（2）作用原理：向心型往复式截瘫步行器由交替连动两侧的髋铰链组成，伸展一侧的髋铰链会使另一侧的髋铰链做屈曲运动。

（3）适应证：用于 T_4~L_2 平面的脊髓损伤患者。

（4）禁忌证：慎用于严重骨质疏松的患者。

二、临床应用基本要求

（一）设计原理

1. 固定 通过三点力作用完全限制下肢某节段或某关节的运动，注意要增大作用力的杠杆臂长度、增加受力面积。

2. 矫正 通过三点力作用矫正下肢关节畸形，注意要增大作用力的杠杆臂长度、增加受力面积。

3. 免荷 通过坐骨或髌韧带承重减免下肢负重，还可借助拐杖达到免荷的目的。

4. 补高 通过补高矫形鞋或补高假足，使患者站立时骨盆处于水平位。

（二）临床应用基本要求

1. 需符合矫形器处方对功能的要求 每种疾病伴有的功能障碍都以很多的形式表现出来，处方的基本要求主要根据患者的功能情况而制订，矫形器的具体设计方案必须与矫形器处方对满足患者功能需要相吻合。

2. 需将局部功能需要与患者整体需求统一 下肢矫形器的设计，应将局部作为身体整体的一部分，从功能活动中脊柱、髋、膝、踝足部关节间，以及肌肉静态和动态下的相互关联作用，综合考虑矫形器生物力学目标、施力位置和方式、矫形器节段、材料及功能部件选择等，更为科学的制订下肢矫形器设计方案。

3. 下肢矫形器的适配及对线设计要求 下肢矫形器的对线是确定矫形器特别是其关节轴、体重支撑面与身体整体以及地面的相对角度关系，适配是确定矫形器与身体位置的关系。具体要求矫形器的足底部与地面平行；人体的生理关节轴与矫形器的机械关节轴一致；装配好的矫形器各铰链轴应保持水平；身体的外轮廓线和矫形器的曲线相吻合。

4. 其他方面的要求 合格的下肢矫形器设计方案不仅要达到上述要求外，还应包括其安全可靠、透气性能好、结构简单、轻便耐用、穿戴方便、易于保持清洁卫生和外观、使用时产生声响小、便于维修保养、价格低廉等。

三、临床适配性检查

（一）装配前的康复评定

1. 以康复治疗组的形式，在医生主导下对患者进行检查，了解伤病的原因、病程、临床诊断、临床检查报告等进行分析。

2. 对患者下肢功能障碍的检查 包括下肢生物力学评定、下肢形态学评定、下肢运动功能评定和日常生活能力评定等。

3. 制订下肢矫形器处方 根据下肢病损情况及总体康复治疗方案，制订下肢矫形器处方，下肢矫形器处方是针对下肢的问题由医生提出矫形器治疗的具体方案，也是矫形器制作师在矫形器装配中执行医嘱的依据，下肢矫形器处方见表7-4-1。

表 7-4-1 下肢矫形器处方（初次安装、再次安装、修理）

姓名	性别	年龄	职业
住址		电话	日期

疾病名称

体重

医学意见（含评定内容和解决功能障碍的方法）

支付方式　肢体伤残　工伤(　　)　社保(　　)　养老金(　　)　自费(　　)　其他(　　)

处方　左□　右□

　　　足矫形器□　踝足矫形器□　膝矫形器□　膝踝足矫形器□　髋矫形器□

　　　髋膝踝足矫形器□　腰骶髋膝踝足矫形器□、胸腰骶髋膝踝足矫形器□

取型、测量

足部　足板(　　　　)　足套(　　　　)　鞋垫(　　　　)

　　　鞋 (　　　　)　足镫(　　　　)　足弓托(　　　　)

　　　其他

支撑部　小腿部(金属支条、塑料、其他材料　　　　)

　　　　半月箍(金属□　塑料□　小腿环带□)

　　　　大腿部(金属支条□　塑料□　其他材料　　　　)

　　　　半月箍(金属□　塑料□　大腿环带□)

　　　　骨盆部(塑料□　皮革□　金属材料□)

　　　　负重方式(坐骨负重□　髌韧带负重□　足部负重□)

踝关节　材料(　　　　)

　　　　控制方式:固定□　助动(背屈□　跖屈□)　阻动(背屈□　跖屈□)

　　　　止动(跖屈□　背屈□)

　　　　关节活动范围(背屈　度　跖屈　度)

膝关节　材料(　　　　)

　　　　控制方式:固定□　自由活动□　部分活动□　控制过伸□

　　　　关节活动范围(背屈　度　伸展　度)

髋关节　材料(　　　　)

　　　　控制方式:固定□　屈伸控制□

　　　　内收外展控制□　旋转控制□

附件

特殊事项

费用

医师　　　　　　　　　患者　　　　　　　　矫形技师

适配评定

4. 装配前的手术、药物、康复训练和治疗。

（二）佩戴时适配性检查

佩戴时适配性检查包括检查矫形器是否符合处方要求，患者能否比较容易地穿上矫形器，配合矫形器使用的鞋大小是否合适等。

1. 站立位的检查

（1）金属铰链轴心位置：与解剖学关节轴心位置是否大致相符（图7-4-25~图7-4-27）。

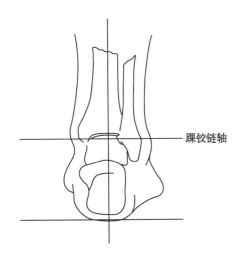

图7-4-25 正确的踝铰链位置

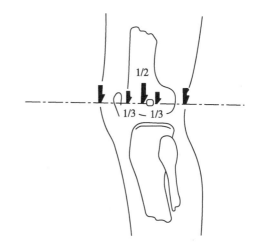

图7-4-26 正确的膝铰链位置

膝铰链轴心位于膝关节前后径的中点与
中后1/3分界点之间的中点

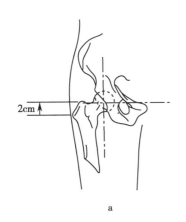

a

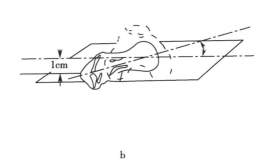

b

图7-4-27 正确的髋铰链位置

a. 冠状面髋铰链中心位于大转子最突起上方2cm处；b. 水平面髋铰链中心位
于大转子最突起处前方1cm

（2）鞋和足托前翘：足托的前部呈前翘状不仅有利于滚动，而且在推离期通过地面反作用力，可以促进髋、膝的前屈。

（3）鞋底、鞋内附加物（垫片、横条、鞋垫）和丁字形矫正带会不会引起不适、疼痛，内外翻矫正带的矫正力是否足够。

（4）金属条或塑料壳的部分与腿的轮廓是否相符，两侧金属条与腿之间的间隙是否均匀,内外踝、腓骨小头等骨突部位与矫形器是否有一定间隙。

（5）如果使用免荷性 AFO,应检查足跟是否达到了减轻承重的要求。

（6）膝铰链、髋铰链锁是否可靠,开合是否容易;患者能否稳定地站立,有无容易向前、向后及侧方倾斜,或感觉膝关节被推向前或向后,如有则表明矢状面的对线不正确。

2. 步行中的检查　需要检查患者平地上步行中是否存在以下现象:躯干侧摆,提髋步行、下肢内旋或外旋、下肢向外划、步行中双足跟间距过宽或是剪式步态、膝关节过伸、屈曲、膝内翻或膝外翻,足内缘或外缘着地、足的后蹬力不够,跳跃式步行,节奏不齐,有无特殊的响声,躯干前屈或后伸。

3. 坐位时的检查　检查患者膝屈曲 105°时患者能否舒服地坐着,膝铰链轴心是否与解剖膝关节轴心是否相符,鞋底、鞋跟在地面上能否放平,有无因为坐起而引起膝关节在矫形器内发生明显的向上、下、前、后的移动等现象。

4. 脱下后的检查　仔细观察矫形器脱下后皮肤有无压红或磨损现象,在没有任何控制下机械关节的运动是否异常,了解患者对矫形器重量、功能、舒适、外观等方面的满意程度。

四、常见伤病的下肢矫形器临床选用

随着康复技术的不断提高与普及,下肢矫形器在骨关节伤病、神经系统伤病、烧伤、儿童疾病等康复中应用越来越广泛。新材料、新工艺的发展及应用,使下肢矫形器增加了许多新的功能或种类。

（一）临床常见伤病的矫形器应用

1. 骨关节伤病

（1）骨折、股骨头坏死:通过固定、负重或免荷,以促进骨折愈合、股骨头血运重建及功能的改善。一般线性骨折可直接在骨折后立即使用矫形器,其他骨折在使用石膏外固定后4~6周更换矫形器,在固定的前提下进行功能锻炼。

矫形器选用:胫、腓骨中段以下、踝关节及足部的骨折可应用踝足矫形器、髌韧带承重式踝足矫形器、足矫形器;胫骨中段以上、膝和股骨部位的骨折,可应用膝矫形器、膝踝足矫形器、坐骨承重式膝踝足矫形器等;股骨头病变或股骨头坏死的患者应用坐骨结节承重式膝踝足矫形器。

（2）关节损伤:加强膝、踝足部关节的稳定性,促进水肿的消退、炎症的控制,通过免荷或早期负重改善功能活动。

矫形器选用:膝关节、踝足部关节损伤常累及交叉韧带、半月板、内外侧副韧带等关节结构的损伤,术前术后或保守治疗常应用足矫形器、踝足矫形器、膝矫形器或免荷性膝踝足矫形器。

2. 神经系统伤病

（1）脑外伤、脑卒中:运动控制障碍是脑外伤、脑卒中典型的功能特点之一,下肢在不同阶段会表现出牵张反射减弱或亢进、不自主运动、关节主被动活动度异常、平衡及步行能力障碍等。

矫形器选用:针对患者主要功能特点,可选择装配踝足矫形器、膝踝足矫形器、膝矫形器等。急性卧床阶段,可装配踝足矫形器,维持踝足及膝关节于功能位;痉挛出现后,可配置踝足矫形器控制小腿三头肌肌痉挛,以防止踝关节出现跖屈、内翻挛缩。急性期后,应用膝踝足矫形器使患者尽早进行站立和行走训练,促进患肢功能的恢复,防止因肌力不平衡引起的膝过伸和足跖屈、内翻畸形等。随着患者进入 Brunnstrom Ⅲ~Ⅳ阶段，根据下肢的运动控制能力，并结合踝足矫形器及膝矫形器预防或治疗膝过伸及踝足部的跖屈、内翻。

（2）脊髓损伤：下肢矫形器是目前在脊髓损伤康复中重建患者站立及行走功能最常用及最有效的辅助器具之一。

矫形器选用：临床上需根据不同的脊髓损伤平面配用不同的步行矫形器。L_3、L_4 平面脊髓损伤患者，应用踝足矫形器即可做功能性社区内步行；L_1、L_2 平面损伤，髋关节和膝关节不稳而腰腹肌功能保留，可应用双侧膝踝足矫形器或 Walkabout 等步行矫形器来实现家庭性治疗性步行；L_4 至上腰段以上的脊髓损伤患者，则可应用带髋关节的各种有助动功能的步行矫形器达到实用性步行的目标。踝足矫形器是脊髓损伤患者早期卧床阶段维持关节活动度最常用的下肢矫形器。

3. 烧伤瘢痕 烧伤瘢痕是烧伤患者关节肌肉功能障碍主要的影响因素之一，下肢的烧伤常因瘢痕导致髋、膝、踝足部关节的挛缩、畸形等。

矫形器选用：烧伤的早期，将下肢维持在功能位或保护位，防止或减轻关节挛缩畸形，烧伤后常用足矫形器、踝足矫形器、膝踝足矫形器等下肢矫形器。

4. 儿童疾病

（1）儿童股骨头骨骺炎：一般佩戴坐骨承重式膝踝足矫形器，使患侧下肢完全免荷，保护病变缺血的股骨头。同时又保证患儿的行走需要，为股骨头的血运重建及修复提供有利条件。

（2）先天性马蹄内翻足：通常对 2 岁以内、可以手法矫正的患儿，多应用轻便的塑料踝足矫形器或丹尼斯 - 布朗足板，并配合手法治疗。对于因严重畸形行手术治疗的患儿，术后可佩戴踝足矫形器巩固疗效。

（3）先天性胫骨假关节：常出现胫骨向前成角畸形、病理性骨折和假性关节形成。

矫形器选用：选择佩戴髌韧带承重式踝足矫形器，既使患肢负重又保护了病变部位，防止畸形发展，同时通过矫形器补高以调整双下肢长度，减少因跛行出现的代偿性脊柱侧凸、骨盆倾斜、关节变形等并发症。

（4）小儿脑瘫：因关节活动度受限、下肢肌痉挛、肌力不平衡、不自主运动、平衡协调障碍影响患儿的站立及行走能力。

矫形器选用：膝踝足矫形器、髋膝踝足矫形器或步行矫形器用于预防骨折、膝屈曲挛缩、控制肌痉挛及恢复步行功能等；踝足矫形器常用于内外翻足、尖足和踝足关节不稳等；髋外展矫形器用于有剪刀步态的脑瘫患儿以抑制内收肌群的痉挛，防止和治疗继发性髋关节脱位；矫形鞋及鞋垫用于平足症和后足内翻，改善站立行走姿势。

（5）先天性髋关节脱位：由于婴幼儿髋臼或股骨头发育不良造成先天性髋关节脱位。

矫形器选用：一般在一岁以内可用里门巴格尔型、温·罗森型髋关节矫形器，一岁至三岁可用蛙式髋外展矫形器，能够行走的少儿可用坐骨承重膝踝足矫形器。

（6）先天性膝内、外翻：先天性膝内、外翻又称"O"形腿、"X"形腿。

矫形器选用：在骨发育成熟前可利用侧方三点力学原理制作 KAFO 对畸形进行矫正，年龄越小，矫正效果越好。

5. 足部疾病 足部疾病包括足纵弓塌陷、横弓塌陷、后跟骨刺或疼痛、足部畸形、下肢短缩、足内外翻、足部皮肤损伤、溃疡、踇趾外翻、趾痛症、高弓足、足底筋膜炎等。

矫形器选用：利用现代足底受力分析仪对足部力学分析后加工各种硅胶足垫或矫形鞋

是目前比较科学的解决方法。

6. 静脉曲张　矫形器选用：可穿戴利用压力原理制成的静脉曲张袜，减轻疼痛、促进静脉回流，分为小腿袜和大腿袜。

（二）注意事项

1. 穿脱方法　指导患者及家属掌握正确的穿脱方法，操作时按照程序逐一进行，做到安全、便利。

2. 佩戴时间　矫形器的佩戴时间应根据治疗需要确定，有的患者需要持续佩戴，有的只需在训练或工作时佩戴；有的是白天佩戴夜间无需佩戴；有的需佩戴数周，有的则需佩戴数月或长期佩戴。

3. 注意观察　矫形器的压力过大会影响肢体血液循环，要随时观察肢体有无肿胀、皮肤颜色有无异常，特别是在初装的前 2 天更应注意。夏天应避免汗水的积累，防止皮肤感染，若有异常情况，应及时调整或松解矫形器。矫形器不适合肢体大小时要随时更换，治疗上无必要时应及时去除。

4. 定期复查　了解患者佩戴矫形器情况，提出下一阶段的治疗方案。

5. 矫形器保养与维护

（1）保持矫形器干燥、清洁，防潮防锈。

（2）在矫形器关节部位经常涂抹润滑油，以保持灵活性。发现关节松动、破损等及时处理。

（3）防止矫形器受到重物的挤压和高温下的烘烤，以免变形影响治疗。

（4）避免矫形器接触锐器。

（5）不用高浓度洗涤剂清洗，不接触化学物品。

（刘夕东）

第八章 居家辅助器具

第一节 概 述

一、居家用辅助器具的主要类型

按照使用功能居家辅助器具（居家用康复器械）可以分为两大类：①功能障碍者日常生活辅助器具；②康复治疗与训练器具（医用康复器械）。本章所指的居家辅助器具主要是指日常生活辅助器具，主要包括：个人移动辅助器具（助行辅助器具）、转移/翻身与姿势控制辅助器具、生活自理和防护辅助器具、居家无障碍环境辅助器具、沟通和信息管理辅助器具等。本章主要讲述上述五种主要居家辅助器具的临床使用规范。需要说明的是轮椅车实际上也可以是一种助行用居家辅助器具，已经在第六章中讲述。

二、居家用辅助器具的主要功能

（一）补偿功能

功能障碍者由于身体功能的下降或丧失会导致某些活动的困难，但如果还有潜能可利用时，则可以通过改造环境的辅助技术来补偿原有器官的功能。例如有残存听力的听力功能障碍者，通过佩戴助听器的放大声音来补偿减弱的听力，可以重新听到外界的正常声音，这是助听；又如有残存视力者（主要是三、四级视力残疾人，也就是低视力患者，以及部分一、二级视力残疾人），通过助视器的放大图像来补偿减弱的视力，就可以重新看到外部世界，这是助视；而有残存言语能力的言语功能障碍者，通过扩音器或人工喉来补偿减弱的言语能力，就可以进行正常的沟通交流，这是助说；再有上肢功能障碍者通过自助具可以进行饮食、洗浴等自理活动，用长杆取物器延伸取物，这是助动；下肢截肢者丧失了行走功能，安装下肢假肢后，能重新行走；小儿麻痹患者、偏瘫、脑瘫和截瘫患者丧失了行走功能，而在下肢矫形器、助行器或拐杖的帮助下，能正常行走，这都是助行。以上都属于补偿人的正常生理功能来实现活动和参与的辅助技术。

（二）代偿功能

当功能障碍者的原有功能基本丧失时（无潜能），又无法通过补偿方式来增强原有功能时，就只能通过改造环境因素的辅助技术发挥其他功能来代偿原有器官的功能。例如盲人可以使用能发挥触觉和听觉潜能的辅助器具来代偿失去的视觉功能，如盲杖、盲文读物、语音血压计等，这是视觉功能代偿。听觉障碍者可以使用能发挥视觉和触觉潜能的辅助器具来代偿失去的听觉功能，如闪光门铃、电视字幕和震动闹钟等，这是听觉功能代偿。言语障碍者可以使用沟通板来代偿失去的言语功能，这是言语功能代偿。下肢功能障碍者可以使用轮椅来代偿失去的行走功能，这是行走功能代偿。上肢功能障碍者可以通过脚控鼠标、头控操纵杆、眼控鼠标来代偿手操作电脑，这是代动。以上都属于代偿人的正常生理功能来实现活动和参与的辅助技术。

（三）环境无障碍功能

当功能障碍者失去的原有功能已不能通过辅具来补偿或代偿时，就只能改造环境，创建无障碍环境来适应现有的功能，即适应型辅助技术。如老年人的如厕，蹲厕困难要改坐厕，甚至需要增高坐便器座和扶手，还困难时，就只能用电动升降坐便椅，可以安全地从接近站立位逐渐坐下，如厕后再慢慢起身。四肢瘫残疾人出行时只能采用护理轮椅来适应他们的残疾，常年卧床的重度肢残人可以采用眼控鼠标或红外鼠标来操作电脑，以及重度肢残人的环境控制系统可以采用呼气和吸气开关来操控室内器具等，这些通常称为环境无障碍辅助技术。

三、居家辅助器具临床应用的总体原则

（一）居家辅助器具的适配原则

居家辅助器具的适配根据功能障碍者的需求和辅助器具的技术含量不同提供不同层次的服务，对于简易的辅助器具仅需提供一般性的服务，对于复杂的需求和技术含量较高的辅助器具，需要在专业机构，由专业人员提供专业化的服务。一般来说，居家辅助器具的适配要注意以下原则：

1. 以人为中心 就是在辅助技术的临床应用中要坚持以人为中心而不是以辅助技术为中心，而是要用辅助技术来满足功能障碍者在必要环境下从事有关活动时的需求。

2. 以 ICF 理念为指导 要从功能障碍者身体功能和结构、活动和参与，以及环境因素三个维度来考虑辅助技术的临床应用。

3. 以科学评估为基础 要对功能障碍者进行科学评估，准确地收集功能障碍者的相关数据，并进行必要的分析和判断。

4. 科学指导和训练 功能障碍者适配辅助技术后，要提供必要的指导和训练，以确保辅助技术有效发挥作用，防止出现意外造成不良后果。

5. 跟踪和反馈 功能障碍者适配辅助技术后，要进行必要的效果跟踪，并进行反馈，必要时进行必要的调整，保障辅助技术的临床应用效果。

6. 伦理道德 功能障碍者辅助技术临床应用要合乎伦理道德，必要时进行伦理道德评估。

此外，以年龄划分选用原则的居家辅助器具的适配需要注意以下因素：

儿童——以认知学习的辅具、训练重建身体功能的辅具、预防和矫正畸形的辅具为主（如脑瘫儿童以训练卧、坐、站及认知的辅具为主）。

中青年——以生活自助具、家庭康复训练、利用潜能的就业技能、提高生存质量的辅具为主。

老年人和重度功能障碍者——以防护性辅具、护理者辅具及休闲辅具为主。

（二）辅助器具的选用

居家辅助器具的选用一般遵循以下顺序：

1. 当有成品辅助器具适用时优先采用 这也是最经济、快速的方法。

2. 改制 买不到合适成品时，选择功能相近的辅助器具加以修改，也能达到要求，此方式较为费时。

3. 个性化定制 市场上的成品无法满足要求或市场上找不到合适产品时，只好重新设计、量身定做。

在实践过程中我们发现辅助器具适配工作是个相当烦琐且耗时的工作,所涉及的加工周期及个性化适配程度均有所不同,其间会相互约束,其关系见图 8-1-1。实际应用中需在个性化适配程度、配置周期及辅助器具成本之间找到平衡点。

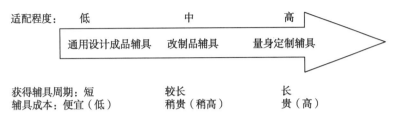

图 8-1-1　各种辅具成品、改制、定制特点

第二节　助行辅助器具

依据 GB/T14730-2008《助行辅助器具　分类和术语》,助行辅助器具按操作方式分为单臂操作助行辅助器具和双臂操作助行辅助器具。单臂操作助行辅助器具指"辅助使用者行走的支撑器具,单臂或单手操作,单个或成对使用",主要指我们常说的各类手杖、拐等。双臂操作助行辅助器具指"辅助使用者行走的制成器具,双臂或结合上身操作",主要指我们常说的各类助行架。

一、助行辅助器具的选用

(一)身体功能与助行辅助器具的选用

适配助行辅助器具应当首先评估使用者的身体功能状况,并结合使用环境等其他方面因素,进行综合考虑之后进行具体种类的选择。在具体选择时可以按照以下几个因素考虑:

1. 下肢功能状况

(1)支撑能力:主要指静态时下肢可以支撑身体体重的能力。下肢的支撑能力越差,意味着上肢需要借助助行辅助器具承担更多的支撑功能,从而决定着助行辅助器具支撑性能的选择,如是选择简单抓握的手杖,还是肘部辅助支撑的肘拐,或使用腋托稳定胸廓的腋拐等。下肢静态时可以支撑身体体重的能力越低,上肢需要承担的体重比例就越高,一般就意味着需要选择支撑部分更稳定的助器,能同时稳定腕关节和肘关节,从而保证行走过程中的效率及安全性,例如:①单侧下肢骨折完全无法承重,应考虑双侧腋拐或肘拐,以保证能稳定的支撑一半或全部的体重;②单侧膝关节临时性损伤,由于可以部分承重,可考虑在一侧或双侧使用肘杖,以保证步行时患侧支撑期能依靠对侧上肢给予辅助的支撑;③如老年人由于肌力下降等因素,双下肢支撑能力下降,整个身体的稳定性不高,可考虑使用双臂操作的框式助行器,以及类似的如小型购物车式助行辅助器具。

(2)稳定性与平衡能力:这里主要是指下肢的动态支撑能力,如有的患者可以自行保持站姿,但无法安全有效地完成步行动作,又如有的患者下肢关节角度异常或使用下肢矫形器辅助负重但无主动关节活动能力等情况。这两种情况下并不一定需要上肢提供过多的支撑,应主要考虑提高步行时的稳定性。有时可以仅通过单侧或双侧使用单脚手杖,就能保证相对安全有效的步行活动,例如,小儿麻痹等造成的下肢形态异常,站立时承重没有问题,但行走时的稳定性却较差,步态较为特殊,使用单脚手杖就可以辅助支撑步态中不稳定的时期。虽然使用手杖无法纠正步态,但可以保证相对有效的步行动作。注意:过于特殊的步态如无法有效纠正,应评估是否适合长期使用助行辅助器具辅助行走,有些情况应建议使用轮椅作为主要的移动辅具。

（3）活动能力:这里主要是指与行进速度有关能力的状况,依据活动能力的大小可选用助行辅助器具的不同使用方式或结构型式,如使用手杖可以选择两点或四点步行法,双侧肘拐腋拐可以使用摆至或摆过的行进方式,使用框式助行器可以选择两轮或四轮的结构型式。

2. 上肢功能状况　上肢功能状况主要是上肢力量及控制能力的差异,也影响助行辅助器具的选择。如同样的单侧下肢障碍导致完全不能承重的情况,上肢力量相对好的男性更容易接受使用一副肘拐,而力量相对差的女性则更容易接受一副腋拐。肘拐依靠肘托支撑前臂,从而保证腕关节的稳定,腋拐依靠支撑在胸廓的肘托,辅助稳定腕关节及肘关节,从而使上肢能进行更好的支撑。如上肢力量更弱,或双侧下肢障碍程度更严重的情况,还可以考虑只用肘部及前臂进行"平台支撑"。

3. 整体平衡能力　人的整体平衡能力及其协调性是助行辅助器具选择的重要影响因素。例如,一些上下肢功能没有明显障碍的老年人,但由于整体平衡能力低、协调性较差,需要借助"购物车式助行器"降低安全隐患。平衡能力影响选择的情况在偏瘫患者身上更明显,选择单脚手杖还是多脚手杖或单边助行架,主要依据不是下肢活动度和上肢肌力,而是整体平衡能力。例如,在行走训练中,稳定性差的情况下需要考虑使用单边助行架,一般的情况下选用多脚手杖,恢复效果更好时则选用单脚手杖。

4. 助行器功能选择示意图　为便于理解不同身体功能状况大致对应的助行辅助器具,请参考"助行辅助器具功能示意图(图 8-2-1)",示意图从下至上代表着下肢障碍程度由轻至重,从左到右代表着上肢肌力、活动度等上肢功能由强至弱。因此处于左下角的位置意味着整体功能障碍程度较轻,处于右上角意味着整体功能障碍程度较重。希望通过该示意图可以大致了解不同功能状况,应当首先考虑哪些助行辅助器具。根据助行辅助器具功能示意图,表 8-2-1 列出各类助行辅助器具的适应对象情况。

（二）使用目的和助行辅助器的选用

助行辅助器具的使用目的以及使用频率也是适配时需要考虑的重要因素。根据使用目标,合理选择助行辅助器具的结构样式以及折叠、刹车等方式,评估助行辅助器具能否辅助站立(是否需要阶梯扶手)、是否可以系绳子、拐杖头防水、防滑性是否满足要求等。对各类助行辅助器具种类及功能了解越充分,根据使用目标进行选择的范围就越大。

（三）使用环境和助行辅助器的选用

1. 支撑点的影响　支撑点越多越不适合在户外不平整路面,由于路面不平整,各个支撑点不能同时着地会产生晃动。所以在不平整的路面,多脚手杖在稳定性方面甚至不如单脚手杖,例如三点支撑的助行器要比四点支撑的助行器稳定(四个支点在不平的路面可能会有一个支点无法着地)。

2. 支撑面的影响　支撑面越大,需要环境地面的支撑面积就越大。例如,对于需要上下楼梯的使用者而言,支撑面过大的四脚手杖,可能会由于无法支撑在阶梯上,从而存在安全隐患。

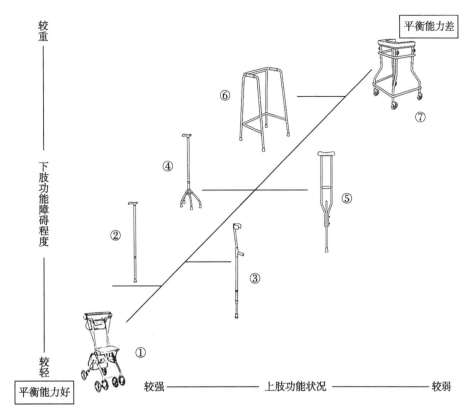

图 8-2-1　助行辅助器具功能示意图

图上①～⑧对应表 8-2-1 中的序号

表 8-2-1　各类助行器适应对象表

序号	助行辅助器具名称	适应人群范例
1	购物车式助行器	可以独立行走,但行走时缺乏安全感、长距离行走容易疲劳的人群。
2	单脚手杖	本身基本可以完成行走动作,但需要增加稳定性、安全性的使用者。
3	肘拐	相较于单脚手杖,需要支撑更多体重的使用者。
4	多脚手杖	只能以较小步幅行走,整体平衡能力较差,对稳定性的要求高于单脚手杖使用者的人群。
5	腋拐	使用一副肘拐仍然无法安全稳定进行行走的人群(腋拐不建议单支使用)。
6	框式助行器	双下肢均存在功能障碍,上肢也存在一定功能障碍(或肌力弱),使用一副腋拐仍然无法安全稳定的人群。
7	平台助行器	上下肢均存在功能障碍的,且无法安全有效使用框式助行器的人群。

(四)承重要求和助行辅助器具的选用

适配助行辅助器具要注意承重标示值是否与使用者的体重及使用方式相匹配。关于承重,人们普遍存在一个误区,认为钢制的助行器一定比铝制的坚固,事实上影响坚固程度的因素,除了钢或铝的不同材料外,还有材料的性能(强度、韧性等)、壁厚、制作工艺等。合理的方式是选择正规厂家注明承重范围的助行辅助器具。

（五）配置助行辅助器具的试用选用

助行辅助器具的试用环节是适配中不可忽视的环节。由于每个人的功能、使用目的等因素难以精准评估，加之目前助行辅助器具种类繁多，对于要求较高的助行器使用者，一般可以在评估后，选择几款助行辅助器具，通过试用后再做出最终选择。

二、单臂操作助行辅助器具

单臂操作助行辅助器具是由单臂或单手操作、单个或成对使用来辅助使用者行走的支撑器具。单臂操作助行辅助器具适用于平衡能力较好者，能够较好地减少下肢承重，为身体提供支撑，保持整体平衡。单臂操作助行辅助器具是生活和康复中最常见的一类助行辅助器具，具有整体结构简单、体积小、操作方便、便于携带等特点，被广泛使用。但是，由于单臂操作助行辅助器具支撑点较少，因此造成其支撑面积较小，所以在承重和稳定性方面相对较差。使用单臂操作助行辅助器具需要注意，在使用前要根据使用者的具体情况对助行辅助器具高度进行调节，使其高度适合使用者。正确的持杖高度可以让使用者操作方便，行走舒适，并得到更有效的行走训练，利于康复。

常见单臂操作助行辅助器具有单脚手杖、多脚手杖、肘拐、腋拐等。下面就各自的基本功能、适应人群、使用方法、注意事项等进行简要介绍。

（一）单脚手杖

单脚手杖（图 8-2-2）与地面只有一个支撑点，即我们平时常见的拐杖，单点支撑，支撑面积小，在分担体重的功能上有限，可以减少患侧下肢重量的 20%~30%，易携带，轻巧。主要有固定式、高度可调式、折叠式三种类型。如身体平衡和协调能力较差，支撑时手杖手柄在水平面范围内会发生晃动，不利于保持身体的平衡。出现这种情况时，应考虑选择使用多脚手杖，以减轻手柄处的晃动，增强身体平衡。

固定式单脚手杖是指根据使用者需要截取适宜高度且高度不可调节的手杖，特点是结构坚固，使用轻便，适合对手杖依赖程度较高的障碍者。高度可调式单脚手杖是较为常见的样式，通过卡扣或旋紧等方式调节并固定高度，使用时要确认安装牢固。折叠式单脚手杖有 3、4、5 折等折叠方式，携带方便，适合对手杖依赖程度较低的障碍者。但这种手杖对制造工艺要求较高，如果产品因质量造成折叠接口处吻合度不高，使用时会出现异响，杖内的牵拉部件也易老化。

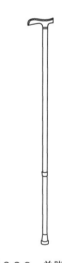

图 8-2-2　单脚手杖

注意：直杆登山杖与单脚手杖在使用时的支撑地面不同，因此直杆登山杖不适合下肢功能障碍者在平地使用。

单脚手杖适用于腕关节稳定且手部抓握能力良好，但下肢功能轻度障碍导致行进稳定性较差人群、轻度偏瘫患者、下肢功能健全的老年人等。

（二）多脚手杖

多脚手杖（图 8-2-3）与地面有多个支撑点（图 8-2-4），通常有三脚、四脚。目前也有下端为圆盘状接触面的手杖。杖底有多个支脚，增加受力面积，提高稳定性。由于多脚手杖

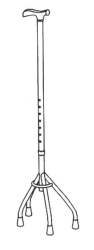

图 8-2-3 多脚手杖

支撑面大,能够减少杖体晃动,与单脚手杖相比更加稳定,适合整体平衡能力较差的人群。多脚手杖的大底面更适用于较慢的步伐,走快步时,多脚手杖的各支撑点间会产生摇摆,反而会带来不适。

多脚手杖适用于平衡能力欠佳、刚开始康复的偏瘫患者,或者使用单点手杖不够安全的使用者。

多脚手杖使用需要特别注意如下几点:

1. 由于支撑面大,在上下楼梯时要求每一支脚都落在台阶上,否则存在安全隐患,使用不够方便。

2. 如路面不平整,会因支脚不能同时着地而发生摇摆,反而导致不稳定。

3. 正确使用多脚手杖的方式是在每次落地时都尽量保证多个支脚同时着地,当支脚未能同时落地时,支撑方向会不断变化,影响身体的稳定性。

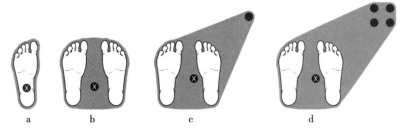

图 8-2-4 不同状态支撑面示意图

a. 单脚站立;b. 双脚站立;c. 单脚手杖;d. 多脚手杖

4. 由于多脚手杖末端面积大,呈爪形分开,在步态异常明显和使用不当时,会导致手杖脚爪与同侧摆动的腿脚形成碰撞干扰,影响安全。

5. 如使用者能以较快速度行进,且手杖落地时总是只有一个或两个支脚着地,可能说明使用者身体平衡能力较好,可考虑更换成单脚手杖。

6. 使用多脚手杖,需要将支脚较为突出一侧向外,外侧将无法提供有效支撑,且内侧长支脚也会对行进带来阻碍。

(三)肘拐

肘拐是在单拐的基础上,将把手上端延伸为肘托,让使用者利用肘部辅助支撑增加负重能力和稳定性,如图 8-2-5 所示。肘托的主要作用是辅助支撑前臂,并稳定腕关节的角度。肘拐主要受力点是腕关节,同时利用前臂辅助支撑,可以减轻患侧下肢负重的 40%~50%,轻便、灵活,使用方便。

肘拐的肘托高度调整,应以不影响肘部活动为原则,一般肘托上缘与鹰嘴处保持 3~4cm 的距离。

肘拐的肘托部分有固定式及活动式两种,活动式的作用是当松开手柄时,肘托会继续卡在手臂上,方便开门、取物等活动。活动式肘托与使用者前臂接触面积比固定式肘托小,支撑效果和舒适性有所降低。部分固定式肘托会开设圆孔,拴系绳带同样可达到不易脱落的目的。

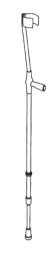

图 8-2-5 肘拐

适配肘拐时,肘托上缘部分要低于肘关节,以免由于肘托位置太高影响肘关节活动,因此,肘拐一般有不同的规格型号可供选择,或者肘托的高度可以调节。

肘拐的着力点主要集中在手柄处,手部会产生很大的压力。因此,手柄的材质、形状选择很重要,如材质过硬或形状不合适,使用时会很不舒适,这也是肘杖被弃用的常见原因。

肘拐支撑能力和稳定性较手杖有一定程度的提高,更适用于需要支撑更多体重、使用手杖时难以保持腕关节角度或握力欠佳的患者,如单侧下肢几乎无法负重,或双侧下肢都存在功能障碍的患者。

(四)腋拐

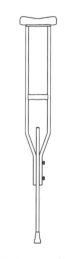

腋拐利用附着于胸廓的腋托和手共同支撑,与手杖、肘拐相比,可以让使用者更容易保持住肘关节的角度,一般成对使用,如图 8-2-6 所示。可以提高身体平衡性及侧向稳定性,减轻下肢负重的 70%~80%。使用腋拐的着力点在腕关节,承重主要通过腕部和胸廓来实现,腋托的作用是把握方向和对胸廓的辅助支撑。选择的腋拐在与身体呈约 15° 角时,其腋拐托的高度应当处于腋下 3~4cm(约 2 指)避免压迫臂丛神经。选择腋拐时也要注意支撑力度对材质、管壁厚度等的要求。

腋拐使用以手臂支撑为主,如长时间支撑在腋下,会导致压迫腋下神经,引起手部发麻,甚至会导致指关节变形并影响手部功能。要避免单侧使用腋拐,因为长期单侧使用腋拐很容易造成脊柱侧弯。一般来说,如果需求者可以单侧使用腋拐,证明其整体状况也可以使用双侧肘拐或单侧肘拐,这种情况应当建议其首先试用肘拐并进行适应性训练,因为腋拐使用的便利性低于肘拐。现实中由于缺乏对肘拐的了解,或过分追求稳定的支撑,很多人选择使用腋拐。而综合上肢力量和功能、下肢功能障碍和整体的平衡能力来看,其中不少人是可以使用肘拐的。对于必须依靠腋下支撑才能辅助行走的情况,应注意考虑采用其他方式作为主要的移动辅具,如使用助行器或轮椅,以减少对腋下神经的损伤。

图 8-2-6 腋拐

腋拐适用于因下肢病变,下肢支撑能力差,主要依靠上肢支撑体重的情况,例如脊髓损伤、小儿麻痹、截肢、骨折术后等下肢不能负重者,一般成对使用。

(五)其他特殊类型

1. 前臂支撑拐　前臂支撑拐是由一个水平的前臂支撑架来承担前臂负重,使用时,将前臂放置在臂托上,利用前臂辅助支撑。相对于单臂操作的助行器,前臂支撑拐作用更接近于台式助行器。因为其体积小,便于携带,近年来的适配率在逐渐提升,如图 8-2-7 所示。前臂支撑拐一般为单支脚,也有多支脚样式。

前臂支撑拐适合手部抓握功能、腕关节和肘关节功能障碍的使用者,如手关节损伤的类风湿患者或手部有外伤、病变而负重受到影响者,使用者前臂负重,进行辅助支撑。

2. 单侧助行架　单侧助行架拥有三边形金属支撑框架,4 个支脚,可折叠,如图 8-2-8 所示。在单侧操作的助行器里单侧助行架支撑面积最大,稳定性最高,在使用多脚手杖仍然不够稳定的情况下,可选择稳定性更强的单侧助行架。单侧助行架与多脚手杖存在相同的缺点,使用时要求地面平整,上下楼梯等情形时不建议使用。适用于平衡能力较差,支撑能力较弱的患者,通常适配给一些站立和行走需要稳定的支撑者。

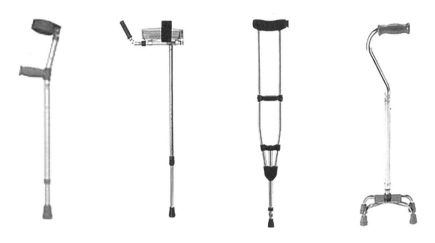

图 8-2-7　前臂支撑杖拐

3. 带座手杖　带座手杖可打开后作为座椅使用，由于带座手杖重量较大，不建议必须借助单脚手杖才能行走的人群使用（应首选普通的单脚手杖）。注意：带座手杖使用座椅功能时要采用骑乘方式（坐下时面朝把手），否则会造成不稳定。

身体平衡能力差或体重较大的障碍者慎用带座手杖。适合需要随时可以坐下休息的人群。

4. 异形手杖　根据障碍者上肢受力情况不同有一些特别设计的手杖，如帮助使用者从坐姿转换到站姿的S形手杖（图 8-2-9）等。S形手杖也有多脚与单脚样式可选。另有一些肘拐、腋拐（图 8-2-10）的外形较为特殊，但实际功能是相同的。

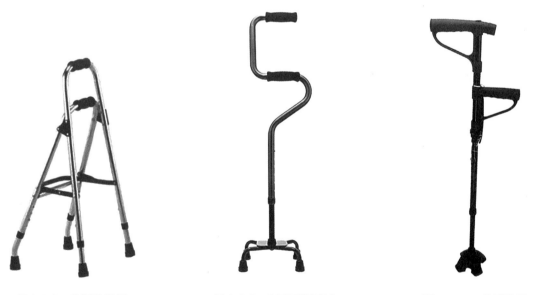

图 8-2-8　单侧助行架　　　　图 8-2-9　S形四脚手杖　　　　图 8-2-10　异形腋拐

三、双臂操作助行辅助器具

双臂操作助行辅助器具是指使用者双臂或结合上身操作的助行辅助器具。在所有辅助行走的辅助器具中，双臂操作助行辅助器具所能提供的支撑及稳定度相对较高，支撑面积较大、稳定性更好、更加安全。但越稳定的行走辅助器具，重心转移越慢，所以运动行进速度也越慢。由于采用双臂操作,借助上肢的力量支撑体重、减轻下肢负重,能够更好地保持身体平衡,训练行走能力,增强肢体肌力。由于支撑面大,使用时对路面有要求,上下楼梯也比较困难,且行进速度缓慢。使用时要防止身体过分前倾或后仰,重心偏离支撑面。每次使用助行器要先站立片刻以便达到平衡,如遇头晕等不适,不要急于行进。护理者一定要协助检查助行器的稳定性和安全性,包括助行器的支脚是否平稳接触地面,手握的部位是否松动,脚轮是否转动灵活,定位销是否固定等。

使用高度的确定:使用双臂操作助行器前要根据使用者的具体情况对助行辅助器具高度进行调节,让使用者操作方便,得到更有效的行走训练效果。可通过助行器的伸缩杆进行调节,让使用者身体直立,以肘关节屈曲30°手持助行器时的高度为准或助行器的高度与大转子(髋部关节的突起部位)保持水平位置。

双臂操作助行辅助器具多用于力量较弱,但下肢有一定支撑能力和迈步能力、平衡和协调能力较差的使用者,例如骨科术后的老年人、协调能力较差或帕金森病患者以及脑瘫或发育迟缓儿童。

常见双臂操作助行辅助器具有购物车式助行器、框式助行器等。下面就各自的基本功能、适应人群、使用方法、注意事项等进行简要介绍。

(一)购物车式助行器

购物车式助行器,非国家标准名称,特指体积小于一般四轮助行器、承重效果一般的小型助行器,如图8-2-11所示,外形与购物车类似,并配备座椅可以休息,容易被老年人接受。适合具备一定行走能力但长距离行走易疲惫人群,如认为行走活动不够安全稳定,但还不需要借助单脚手杖行走的老年人。

(二)框式助行器

框式助行器采用框架结构,稳定性好,使用时需双手抬起助行器前行。评估时,一是要确认使用者上肢功能可以平稳的抬起助行器,二是在抬起助行器瞬间,身体需具有一定的平衡能力,没有跌倒风险。

适合上肢力量稍差或希望提高行进速度者。

框式助行器有固定式、两轮式和四轮式,如图8-2-12所示,使用时能够减轻抬升助行器力

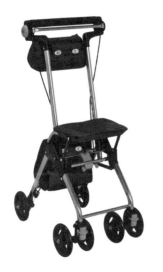

图8-2-11　购物车式助行器

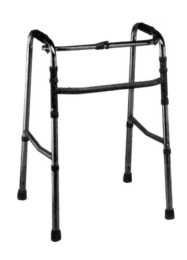

图8-2-12　框式助行器

量或无需抬起。四轮式框架助行器，支撑时后侧两轮会处于锁死状态，以保证使用的稳定性。

1. 差动框式助行器　无需抬起，依次移动助行器一侧交替行进，适合上肢肌力稍差或平衡能力较差的障碍者，类似于使用一对手杖时的行走方式。

差动助行器与普通框式助行器外观上的区别是正面多了一根横向连接杆，如图 8-2-13 所示，使用稳定性略差于框架固定式助行器。

2. 阶梯框式助行器　除具有框架式助行器的特点外，阶梯型扶手的设计有助于使用者坐姿位到站立位之间的转换，如图 8-2-14 所示。

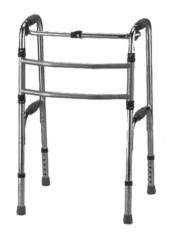
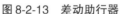
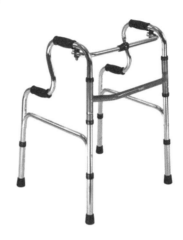

图 8-2-13　差动助行器　　　　图 8-2-14　阶梯框式助行器

（三）台式助行器

台式助行器有 4 轮（图 8-2-15）和 6 轮的样式。

适合手部抓握能力差、腕关节和肘关节功能障碍的人群，或双侧下肢功能障碍较为严重的情况。

6 轮与 4 轮相比，转弯半径更小，使用方便灵活。由于 4 轮或 6 轮平台助行器体积较大，多用于机构中的康复训练。

（四）轮式助行器

常见样式为四轮助行器，一般认为它的支撑效果及稳定性优于"购物车式助行器"，低于框式四轮助行器（图 8-2-16）。由于此类助行器中间部分会对使用者形成阻碍，因此支撑时支撑位置过于靠前，支撑效果有限，有时也容易出现类似驼背的姿势。对于部分特别情况，还可以选择中间部分阻碍物可以移开的样式（图 8-2-17）。除此之外

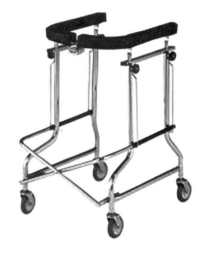

图 8-2-15　台式助行器基本样式

还有三轮（图 8-2-18）与两轮（图 8-2-19）的样式，在使用灵活性上有一定的区别。

后置四轮助行器扶手和后侧框架部分可以一定程度上限制髋部的活动范围，从而进一步保证行走的步态。后拉的方式可以在使用时做出躯干前屈的动作，从而避免发生驼背。这种助行器一般设计为只能前进不能后退，以防使用者向后倾倒。针对身体协调性、控制能力的不同，后拉式助行器的前轮一般有固定式和万向轮式两种形式。

后置四轮助行器多用于儿童（如脑瘫患者）。

（五）其他姿势保持装置的助行器

这类助行器（图 8-2-20、图 8-2-21）的支撑部件及使用方式非常有针对性，可辅助身体功

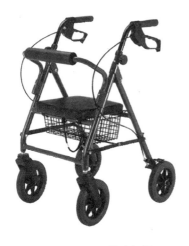

图 8-2-16　四轮助行器

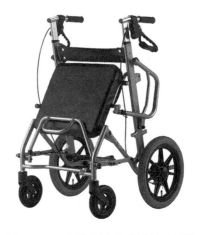

图 8-2-17　可收起座位的四轮助行器

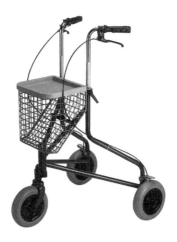

图 8-2-18　三轮助行器

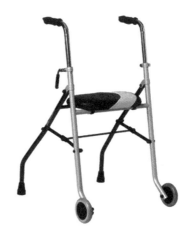

图 8-2-19　两轮助行器

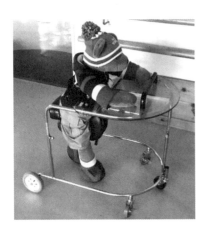

图 8-2-20　带有附加姿势控制装置的
前臂支撑助行器

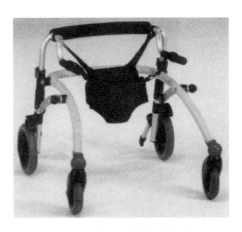

图 8-2-21　带"兜座"的后拉助行器

能障碍更为严重的人群行走或进行训练。

　　要注意,有些"兜座"的设计是为了腿部支撑不稳定(打软腿)时辅助稳定姿势,而不是一直兜着裆部来进行悬吊支撑体重。如果采用悬吊的方式在行走时一直分担体重,很容易造成异常步态甚至下肢关节变形。

　　还有很多其他结构更特别、具备姿势保持部件的助行器,如图 8-2-22 所示,用以完成更个性化的辅助行走活动。

四、助行辅助器具的调节

　　助行辅助器具应当根据使用者的情况来选择尺寸型号,并对支架进行长度调节。相关部件的尺寸位置合适与否,直接影响使用效果,如支撑点相对位置决定了能否有效发挥上肢作用,其他部件是否对行走造成阻碍等。本文介绍的方法仅供参考,实际的使用时也要尊重使用者的使用习惯。对于四肢、躯干关节角度、长度异常的情况,应优先考虑上肢在进行支撑时的角度,并尽量避免在使用时辅具对下肢造成阻碍。无论最终选择什么尺寸,都要通过试用来确保使用安全。

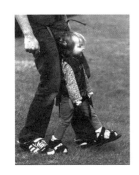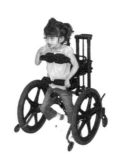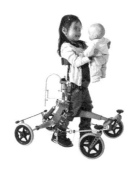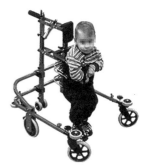

图 8-2-22　结构更为特别的助行器

　　(一)调节单脚手杖时的参考值

　　方法一(图 8-2-23):身体直立,肘关节屈曲约 30°、腕关节背屈约 30° 的状态握住手杖手柄,支脚位于脚尖前方和外侧方直角距离各 15cm 处的手杖垂直高度。这种尺寸确定方式不受下肢长度及躯干角度影响。

　　方法二(图 8-2-24):身体直立,手柄高度与大转子(髋关节突起部)处于等高位置的手杖垂直高度。

　　方法三(图 8-2-25):保持站立,双手自然下垂。腕关节处的骨凸点(尺骨茎突)作为拐杖把手高度的参考点。

　　(二)调节肘拐时的参考值

　　拐杖头落点及手柄位置的确定方式与手杖相同;肘托上缘部分距鹰嘴处 3~4cm,这样既不影响肘关节活动,也可有效发挥肘托的辅助支撑功能,如图 8-2-26 所示。

　　(三)调节腋拐时的参考值

　　使用者处于站立位,将腋杖置于腋下,腋托与腋窝保持 3~4cm(约 2 指)的距离;腋杖两侧支脚分别置于脚尖前方和外侧方直角距离各 15cm 处;肘关节屈曲约 30°,手柄与大转子高度相同,如图 8-2-27 所示。

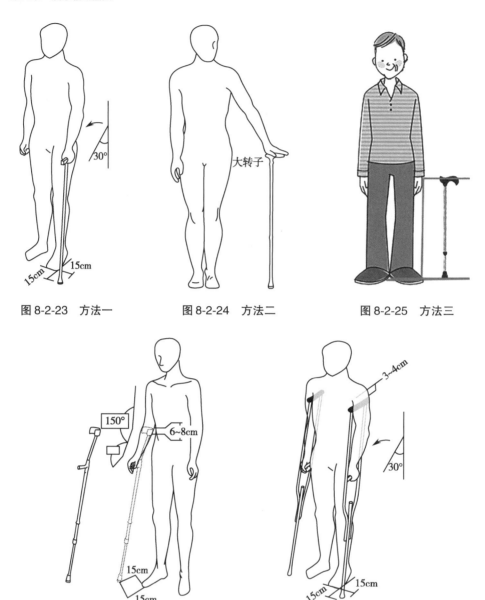

图 8-2-23　方法一　　　　图 8-2-24　方法二　　　　图 8-2-25　方法三

图 8-2-26　肘杖尺寸的参考方法　　　　图 8-2-27　腋杖尺寸的参考方法

（四）调节前臂支撑拐与台式助行器时的参考值

站立位时，测量地面到手臂屈曲 90° 后的高度，再减去 6~8cm 即为前臂支撑拐或平台的高度，最终尺寸还需根据试用情况确定，如图 8-2-28 所示。

（五）调节助行架时的参考值

身体直立，以肘关节屈曲 30° 的状态手持助行器，助行器高度与身体大转子（关节突起部位）处于同一水平位置。高度可通过助行器伸缩杆调节，如图 8-2-29 所示。

五、助行器的使用方法

助行辅助器具在辅助行走时的方法，一般都很简单，但仍应当了解推荐的使用方法，防止使用不当的情况发生。错误的使用方法不仅影响行走效果，甚至还存在安全隐患。

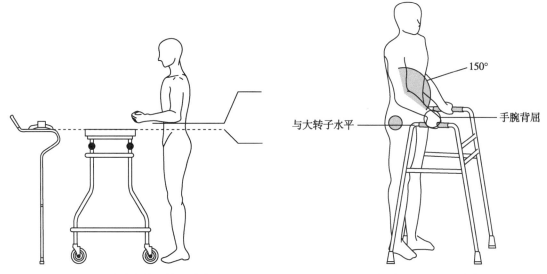

图 8-2-28　前臂支撑拐的测量参考　　　　图 8-2-29　框式助行器尺寸的参考方法

150°

与大转子水平

手腕背屈

（一）单侧使用方法

手杖、肘拐在单侧使用时,多适用于一侧下肢存在功能障碍的症状。需要强调的是,单侧助行辅助器具一般由患侧下肢对侧的上肢使用,如左踝关节因扭伤无法充分负重,拐杖就要由右手握持,因为在双足交替行进中,拐杖是在左侧下肢承重时起到辅助支撑作用,以保持身体平衡;如左手持拐杖,就会"顺边"行走,身体出现不平衡,不仅行进效率低,且由于重心摆动过大而产生安全隐患。

身体平衡能力不同,单侧拐杖也有不同的使用方式:

1. 交替步行法　行进速度较慢,但稳定性好,适于平衡能力较差的人群。行走时,先伸出手杖,再迈出患侧腿,最后迈出健侧腿,如图 8-2-30 所示。

2. 对侧步行法　行进速度较快,适用于平衡能力较好的使用者。行走时,手杖与患侧腿同步伸出,之后再迈健侧腿;健侧腿步幅根据具体情况确定,平衡能力越好,步幅可越大(图 8-2-31)。

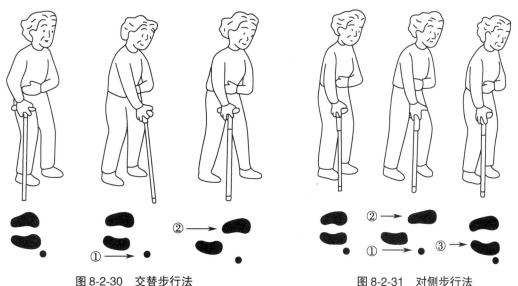

图 8-2-30　交替步行法　　　　　　　图 8-2-31　对侧步行法
①手杖;②患侧腿　　　　　　　　　　①手杖;②患侧腿;③健侧腿

3. 上下台阶　使用方法与平地略有不同，因下肢在屈曲情况下承重，应由健侧下肢完成上下台阶动作。

（1）上台阶时（图 8-2-32）手杖先上，再上健侧腿，最后是患侧腿。

（2）下台阶时手杖先下，再下患侧腿，最后是健侧腿。

4. 过障碍物（图 8-2-33）　对于像薄木板等较低的障碍物，先越过手杖，再过患侧腿，最后过健侧腿。

（二）双侧拐杖使用方法

双侧拐杖可以采用与单侧相同的适用方法，包括平地行走、上下台阶以及越障碍物等。不同之处在于双侧持拐时特有的摆动行进方法，这类方法主要针对如截瘫等双侧下肢无法自由弯曲的障碍者，或上肢力量较好，希望较快行进的障碍者。

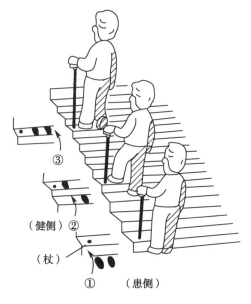

图 8-2-32　上台阶时
①手杖；②健侧腿；③患侧腿

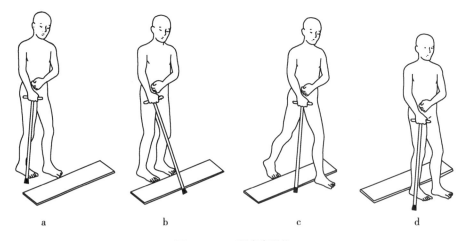

图 8-2-33　越过障碍物

1. 摆至步行法　多用于下肢活动能力差，整体平衡能力一般的情况，如图 8-2-34 所示。双侧拐杖同时向前着地，随后抬起双侧下肢摆动至双拐落点的位置。

2. 摆过步行法　适合双侧上肢力量大，平衡能力好，希望快速行进的障碍者。双侧拐杖同时向前着地，随后抬起双侧下肢摆过双拐着地点，如图 8-2-35 所示。

3. 与单侧使用拐杖相似的使用方法　交替步行法和对侧步行法适用于双侧下肢均存在一定障碍的情况，上楼梯和下楼梯适合单侧下肢功能较差的情况。

（1）交替步行法（4 点步行法）：步骤多，速度慢，与对侧步行法相比更平稳一些，如图 8-2-36 所示。

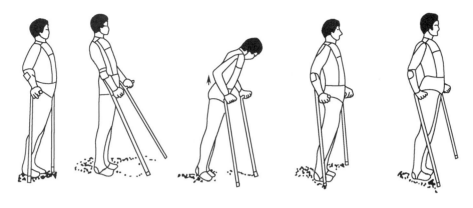

图 8-2-34 摆至步行法

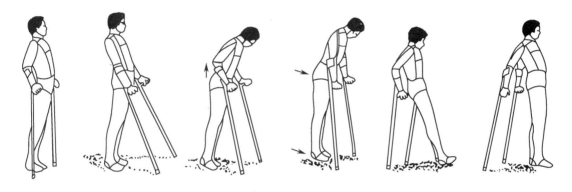

图 8-2-35 摆过步行法

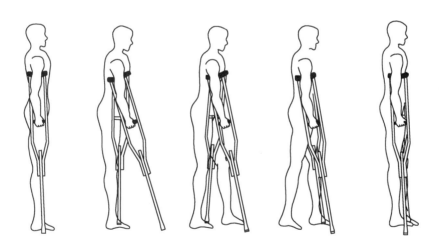

图 8-2-36 交替步行法

（2）对侧步行法（2点步行法）：杖与对侧下肢同时伸出的使用方式，行进速度要快于4点交替步行法，如图8-2-37所示。

（3）上楼梯：杖先上台阶，之后是健侧腿，最后是患侧腿，如图8-2-38所示。

（4）下楼梯：杖先下楼梯，之后是患侧腿，最后是健侧腿，如图8-2-39所示。

299

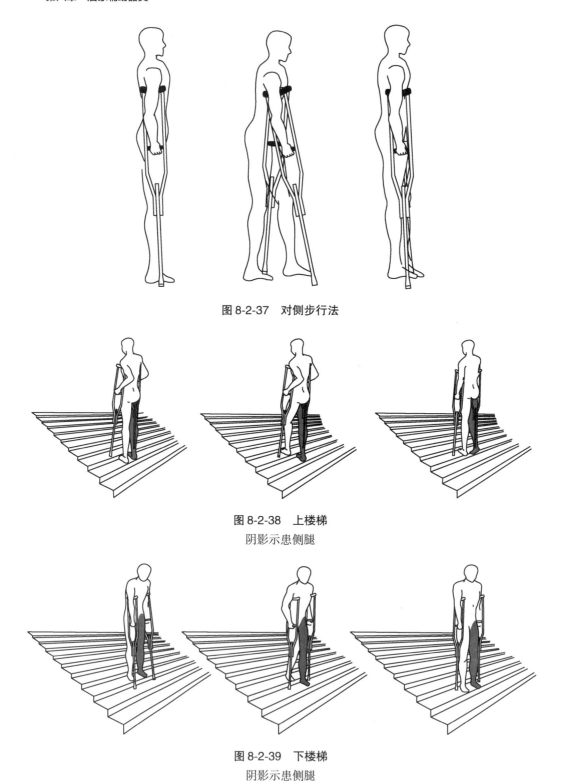

图 8-2-37　对侧步行法

图 8-2-38　上楼梯
阴影示患侧腿

图 8-2-39　下楼梯
阴影示患侧腿

（5）上坡：杖→对侧腿→同侧杖→对侧杖，如图 8-2-40 所示。

（6）下坡：杖→对侧腿→同侧杖→对侧杖，如图 8-2-41 所示。

（7）越障：杖先过，如图 8-2-42 所示。

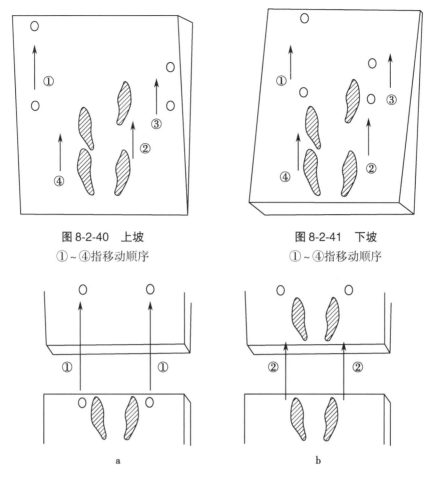

图8-2-40 上坡
①~④指移动顺序

图8-2-41 下坡
①~④指移动顺序

图8-2-42 越障
①②示移动顺序

（三）其他助行辅助器具的使用说明

1. 框式助行器的使用方法　双手抓住把手处，抬起后向前方，随后向助行器行进。对于部分身体平横能力很差的使用者而言，在抬起的一瞬间可能会由于重心不稳而存在跌倒风险，是一定要注意避免的情况，如图8-2-43所示。

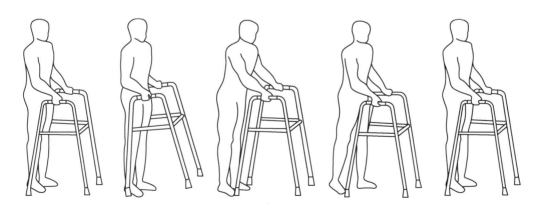

图8-2-43 框式助行器的使用方式

2. 带轮框式助行器的使用方法　带轮框式助行器在使用时，双手握住把手，基本不用抬起（四轮式的完全不用抬起），随后向前方推行后下压就可以稳定住助行器，随后向助行器行进。一般适合整体平衡能力更好，能以更快速度行走的使用人群，如图 8-2-44 所示。

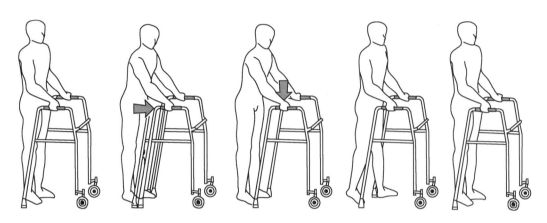

图 8-2-44　带轮框式助行器的使用方式

3. 差动框式助行器　类似使用一副手杖时的四点行进方式。先抬起并将一侧框架向前移动，对侧下肢前进，再将另一侧框架抬起并向前移动，对侧下肢前进，如此循环，如图 8-2-45 所示。

4. 助起功能的助行器　有助于从坐姿到站姿的稳定转换，如图 8-2-46 所示。

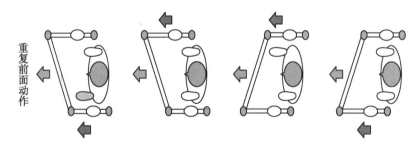

图 8-2-45　差动助行器的使用示意

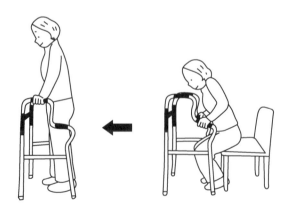

图 8-2-46　助起功能的助行器

第三节　转移、翻身与姿势控制辅助器具

转移与翻身相关的辅助器具（简称辅具）可以理解为姿势控制类别的辅具，姿势控制相关的辅具也包括其他更多的内容。本节的内容在传统辅助器具分类中并不完全属于同一辅助器具分类，单独作为一节进行描述的原因，是国际上转移、翻身与姿势控制都属于身体移动（mobility）的范畴，因此也可以把这三类辅助器具统一归属"移动辅助器具"。

姿势控制的概念包括很多方面，不仅包括控制卧姿、坐姿、站姿等静态的姿势，也包括控制行走或完成某一动作时的动态姿势。其中很多方面的辅具都属于专门的分类，本文中所指的姿势控制装置本身并不是指一种辅具，而是指为了控制姿势而使用的各种相关辅具。姿势控制的概念在轮椅使用者或保持坐姿时常被提到，主要原因有三个方面，一是轮椅使用者的人数众多，二是改善坐姿之后的正面效果十分明显，三是在改善坐姿时使用的很多装置并没有统一的名称，因此经常以姿势保持装置或类似的名称予以归类。

转移相关的辅具是在使用者进行位置转移时使用的辅具，其使用目的主要是能够安全有效地进行位置转移，也可以理解为在进行位置转移动作时保持稳定有效的姿势。在本节，翻身相关辅具包括了保持卧姿为主的辅具，也包括改变卧姿时使用的辅具。

一、转移相关的辅助器具

（一）轮椅使用者为主的转移装置

转移板（移乘板）是利用率较高的辅具，其主要使用目的是帮助使用者稳定安全的从轮椅转移到床或其他同样保持坐姿使用的装置上，如沙发、马桶等（图8-3-1）。

依靠不同形状样式的转移板，使用者可以将位置转移的动作放慢或分为多个动作，以保证转移时的稳定及安全，转移板也有助于减少轮椅与其他装置之间的高度差或间隙。转移板的适用范围不仅是针对独立进行位置的轮椅使用者，也适用于需要护理人员协助进行位置转移的情况（图8-3-2）。

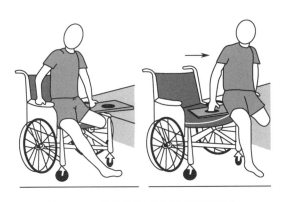

图8-3-1　轮椅使用者自己使用转移板

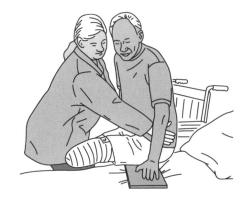

图8-3-2　在护理人员协助下使用转移板

转移板的使用方式较为简单，保证转移板两边放置稳定，不会产生位置变化之后，使用者就可以根据自身的情况完成转移动作了。需要注意的是，除保证稳定摆放之外，也要避免在使用过程中让使用者的臀部持续的摩擦于转移板的表面，以防因摩擦造成臀部破损，

即使大多数转移板的表面较为顺滑。

转移板的形式与形状种类很多,比如软性折叠的款式更适合外出时携带,坚固厚重的形式更时候在家中使用。对于一些特殊的使用目的,也有结构与形状相对复杂的款式。

1. 软性折叠的转移板　软性折叠的转移板较为便携,但本身为软性材质、有一定弹性,因此不十分适合"衔接缝隙"过大的使用环境,如图 8-3-3 所示。

2. 硬质薄款转移板　硬质薄款转移板是较为常见的类型,不同厂家使用不同的高分子材料制成。弹性较小,可以适应有一定间隙的使用环境,如图 8-3-4 所示。

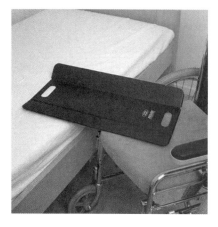

图 8-3-3　软性折叠的转移板

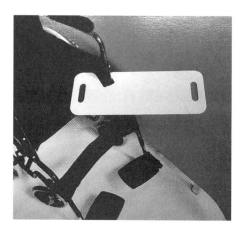

图 8-3-4　硬质薄款转移板

3. 硬质厚款转移板　使用木材或具有梁结构的高分子材料制成,几乎没有弹性,是有一定间隙或高度差的使用环境时应当选择的类型,如图 8-3-5 所示。

4. 特殊结构的转移板　带有滑轨设计的转移板,多适用于臀部较难抬起的情况。使用者可以一直坐在圆盘位置上,依靠圆盘与下方设计的结构进行水平方向的位移,而不用担心会摩擦使用者的臀部;更适合使用者难以撑起臀部的使用情况。此外,也有配备软衬套以减少摩擦,如图 8-3-6 和图 8-3-7 所示。

5. 其他特殊形式　还有些异型款式针对不同的使用环境或使用距离,但适应面较窄。如图 8-3-8 所示,该转移板辅助使用者更加安全稳定的完成进出浴缸的动作。

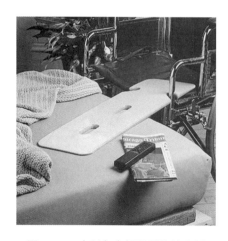

图 8-3-5　木制复合板材质的转移板

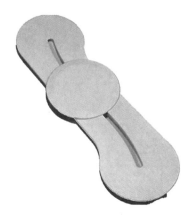

图 8-3-6　带有滑轨设计的转移板

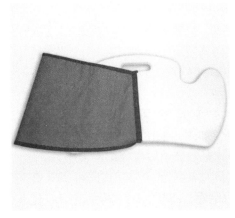

图 8-3-7　利用材质特性降低摩擦系数的转移辅具

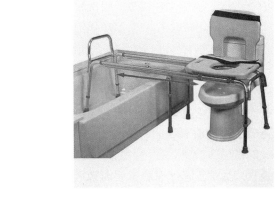

图 8-3-8　可以稳定转移至浴缸内的转移板

6. 旋转盘或座面旋转结构　可以方便地旋转至需要的角度,有些严重障碍人群转移坐姿(如汽车驾驶座)后再进行位置的旋转很困难,臀部没有充分抬起旋转动作也可能会诱发压疮,因此需要旋转盘或座面旋转结构的转移板。适合不仅下肢功能严重障碍,腰部也没有力量的人群(如截瘫状态)。

7. 其他辅助转移的装置　为了提高轮椅使用者从轮椅转移时的安全性、稳定性和有效性,可以根据使用者的功能情况及习惯选择更多个性化的装置。很多装置结构非常简单,可以通过自制就能完成,如图 8-3-9 所示的利用上肢辅助抬起下肢的辅具。

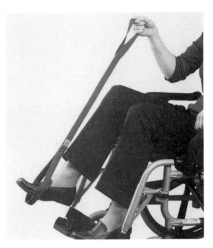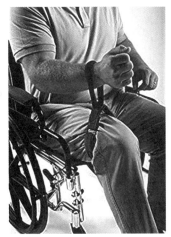

图 8-3-9　利用上肢辅助抬起下肢的辅具

（二）居家护理用转移装置

包括轮椅使用者在内的很多肢体功能障碍者,其肢体功能障碍程度会导致自身无法通过辅助器具完成位置转移活动,而在他人协助进行位置转移时,也有一些辅助器具可以增加这一活动的安全性与稳定性,并降低护理人员工作强度、防止活动损伤。在选择这类辅具时经常会遇到使用成本、使用意愿与实际效果之间的权衡问题。这里的成本一方面是指购置时的经济成本,另一方面是指每次使用时的时间成本。由于这类辅具多是护理人员作为操作的主体,因此是否有必要使用这类辅具往往由护理人员决定。这可能取决于护理人员的主观因素,如使用习惯已形成、对自身活动损伤不够重视、对安全性与稳定性不够重视等方面,也可能是客观因素,如选择的装置不够理想、护理对象的功能障碍程度没有那么高、有更合理的转移方式等方面。因此在选择这类转移装置主要以宣传、告知为主,如条件允许,应对护理人员进行使用指导并引导其试用一段时间。

1. **转移带**　结构样式多样,主要设计目的是让护理人员以更稳定、省力的姿势将护理对象由坐姿牵拽至半站姿势之后进行位置的转移,主要为轮椅至床或轮椅至洗浴凳等这类从一个坐姿的装置转移到另一个坐姿的装置的情况,如图 8-3-10 所示。不同的转移带在使用方式上也会略有不同,应当熟读厂商的使用说明并充分试用后再介绍给使用者。

2. **穿戴式转移带**　穿戴式转移带是使护理人员与被护理人相互之间可以有更多稳定的抓握装置,在进行辅助位移时改善姿势并提高稳定性,如图 8-3-11 所示。一般在进行护理人员辅助位置转移时,抓握衣服会带来安全问题,抓握被护理人员的腰带会带来不舒适的感觉,因此穿戴式转移带更适合有上述情况发生的人群。

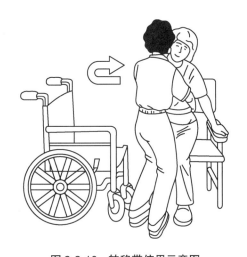

图 8-3-10　转移带使用示意图

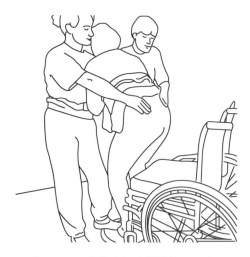

图 8-3-11　穿戴式转移带的使用示意图

3. **辅助固定式腿带**　辅助固定式腿带可以在帮助护理对象转移时辅助稳定被护理人员的膝关节,增加半站立姿势时的稳定性。

4. **旋转脚盘**　如被护理人员下肢无法自主活动,在进行坐姿装置到坐姿装置转移时,在半站旋转期间,被护理人员下肢可能会绊在一起,使用旋转脚盘可以改善这一情况,如图 8-3-12 所示。

5. **移动式转移吊机**　在固定好吊带后,护理人员可以非常安全稳定的将被护理人员从一点转移到另一点,如床到轮椅或轮椅到卫浴设备。使用这类装置时需要确认吊带／吊袋的设计是否合理,并在进行过充分使用指导后进行使用。一般居家环境下建议选择占地空间小的"固定式转移吊机"。

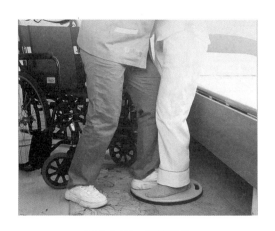

图 8-3-12　旋转脚盘

使用目的及方式与固定式吊机相同,可以将使用者直接从床转移到卫浴装置(省去床到轮椅后轮椅再到卫浴装置的步骤)。

6. 轨道式转移吊机　使用目的及方式与固定式吊机相同,可以选择不同的轨道类型,如图 8-3-13 和图 8-3-14 所示,主要为单条线路往复的结构或区域内自由活动的结构,占用地面小。

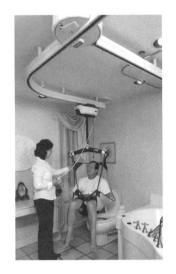
图 8-3-13　单一方向的轨道式转移吊机

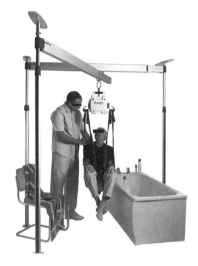
图 8-3-14　自由方向的轨道式转移吊机

7. 半支撑式转移装置　有纯机械结构和带机电结构的设备,主要指通过限位装置限制被护理人员的关节角度,完成位置转移的各类装置。常见类型为限制足后跟处、膝下处、臀部至骶骨部分的位置,通过三点支撑的方式完成并保持接近半站的姿势。这类装置不太适合完全无法控制下肢或下肢完全性肌无力的对象。

8. 人力转移装置　有需要两位护理人员使用的转移板或通过结构、材质的设计大幅降低摩擦力的类型,如图 8-3-15 所示。这类装置比较适合经过训练的机构服务人员使用,个人使用时弃用率较高。

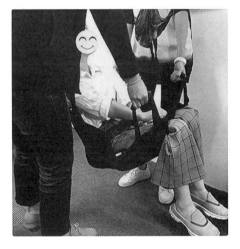
图 8-3-15　人力转移装置

二、个人移动辅助器具

关于行动时使用的辅具,由于移动辅具类别已有专门的介绍,以下通过图文简单介绍一些与行动相关、用途明显且实用性较高的辅具,以说明辅具的多样性。

(一)轮椅附加装置附加的置物下网、为轮椅使用者设计的雨衣,如图 8-3-16 所示。

(二)助行辅助器具附加装置

包括防掉夹、附加药盒、托盘等。

(三)防走失装置、下床警报装置

防走失装置、下床警报装置见图 8-3-17。

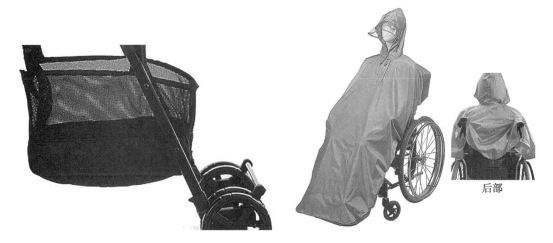

图 8-3-16 轮椅附加装置

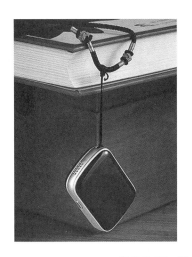

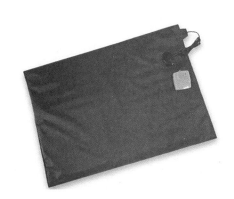

图 8-3-17 防走失装置、下床警报装置

（四）临时坡道

图 8-3-18 示临时坡道。

（五）外出使用的转移装置

该部分内容主要介绍依附于交通工具的转移装置。

1. 车载升降平台 比较适合机构使用的装置，可以安全、稳定的将轮椅使用者从路面转移至车辆上，如图 8-3-19 所示。

2. 车载坡道 相较于车载升降平台，虽然价格更低，但便利性略逊一筹，如图 8-3-20 所示。

3. 轮椅专用旅行箱 适合使用手动轮椅应驾驶小型家用汽车的使用者，如图 8-3-21 所示。

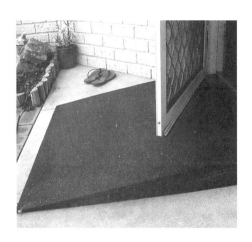

图 8-3-18 临时坡道

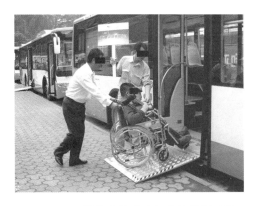

图 8-3-19　轮椅车载升降平台的使用过程

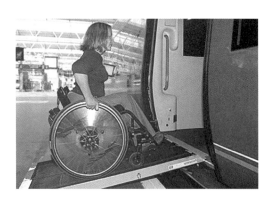

图 8-3-20　手动式的车载坡道

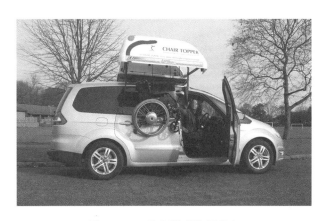

图 8-3-21　旅行箱式拖吊设备

4. 后备厢轮椅吊机　常见形式为通过电动吊架将轮椅(通常为电动轮椅或电动代步车)放入后备厢或外挂于车辆后部的装置。

5. 爬楼车　分为"履带式"与"步进式"的结构,并可以选择只转移一个人的型号或选择可以将轮椅和使用者同时进行转移的型号。可将轮椅使用者及轮椅同时从阶梯的一端转移至另一端。市面上也能购买到具备履带式功能,可以自主操作上下楼梯的电动轮椅,但价格十分昂贵。

（六）居住场所使用的转移装置

主要指各类代替垂直电梯的转移装置,这类装置通常安装在无法使用传统直梯的场所。

1. 外挂式电梯　由于建筑结构无法安装传统直梯的情况,如图 8-3-22 所示。

2. 升降平台　适用于仅有几节台阶高度差的场所,如图 8-3-23 所示。

3. 轨道式升降台　主要分为单人使用的机构及可以让轮椅使用者使用的结构。

4. 可变形的滚梯　轮椅可以使用的特殊滚梯。

5. 其他特殊样式　除了前面所介绍的,较为完善的量产化产品外,也有很多产量很小的产品,有些源于民间发明爱好者,有些是实验性的设备。对于这部分产品,应当在经过了专业机构的产品检测合格后才能上市销售。

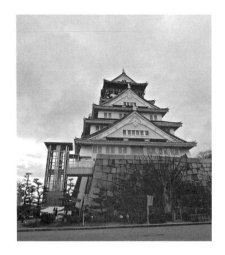

图 8-3-22　外挂式电梯

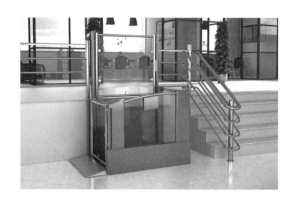

图 8-3-23　底高度适用的升降平台

三、翻身相关辅助器具

长期卧床的肢体功能障碍者，体位保持和变化是一项非常重要的内容，与此相关的辅助器具也越来越多，常见的有体位垫、体位支撑装置等，下面就他们的作用和使用做一个简单介绍。

（一）常规体位垫

常见的体位垫为各类楔形垫、圆柱形等几何形状，如图 8-3-24 所示。制作简单容易获取，不同角度的楔形垫可以对身体的不同位置进行不同角度的支撑，常见角度为 15°、30°、45° 等。个人使用时多用来进行身体一侧的支撑，让使用者处于半侧躺的位置等。圆柱形状多用于支撑四肢。在康复机构，通常根据训练目的而设置多种不同的体位垫使用方式。目前市面销售的多数体位垫外表材料及内部填充物质量较差，对居家使用者而言舒适性较低，因此个人使用率不高。

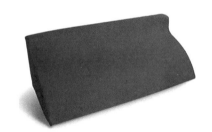

图 8-3-24　常见体位垫

（二）其他体位支撑装置

在保持卧姿时，除了使用海绵等基本无法改变形状的填充物之外，充气式及颗粒填充式也是较为常见的类型，如图 8-3-25 所示。充气式的支撑方式通常可以与身体接触面更服帖，因此减少支撑面的压力，提高舒适性、降低压疮风险。充气式的支撑方式不只针对局部的支撑装置（头部、臀部、足部、耳部等），还有整体床垫式并交替换气功能的款式，这种交替换气的设计可以每间隔一段时间改变床垫与使用者之间的接触面，可以降低压疮风险。

（三）颗粒填充式支撑装置

可以非常灵活地调整需要保持的姿势，之后通过手动抽真空装置，使颗粒填充物负压定型，如图 8-3-26 所示，可长时间保持稳定有效的支撑目的，但价格昂贵。

（四）辅助翻身装置

既有硬质款式也有软质，如图 8-3-27 所示，操作方式十分类似，目的都是提高护理人员的效率并降低体力消耗。

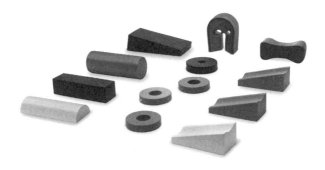

图 8-3-25　各种形状的体位垫

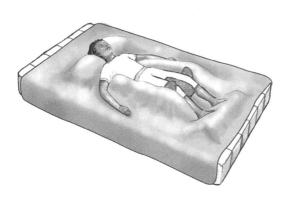

图 8-3-26　颗粒填充式的卧姿支撑辅具

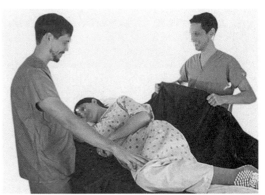

图 8-3-27　辅助翻身的方法

（五）自主辅助翻身装置

对于部分上肢具备一定功能的使用者而言,固定在床周围的不同抓梯及扶手,可以帮助他们转换姿势,如图 8-3-28 所示。

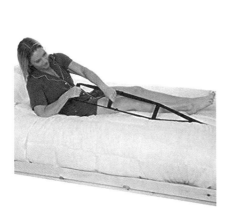

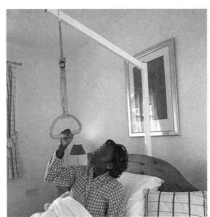

图 8-3-28　抓梯的不同安装方式

（六）护理床及相关装置

常规护理床都具备背部抬高和腿部抬起的功能，如图 8-3-29 所示，这非常有助于长期卧床的人改善姿势并减缓卧床的不良影响。

部分护理床还具备侧翻身等更多辅助转换姿势的功能，如图 8-3-30 所示。

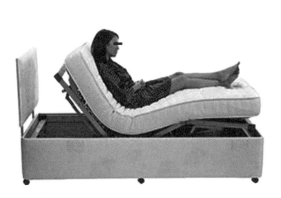

图 8-3-29　三折护理床

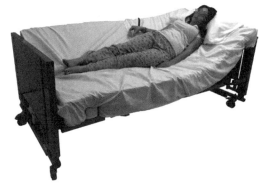

图 8-3-30　具有侧翻功能的护理床

对于护理床需求不高的个人使用者而言，单纯的后背支撑装置也能达到一定效果，如图 8-3-31 所示，这类装置既有手动结构也有电动结构。

如果只是希望使用护理床的床边扶手功能，也可以选择在普通床边加装扶手，如图 8-3-32 所示。

四、姿势控制装置

姿势控制装置主要是针对自行保持身体姿势或活动困难的人群，专门设计的辅助支撑身体的装置，或通过辅助支撑让人更顺畅地进行某项活动的装置。尽管卧姿、坐姿、站姿或行走等方面都有相关的姿势控制装置，

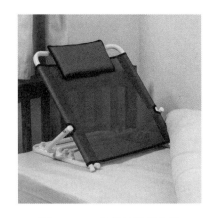

图 8-3-31　单独的靠背支撑

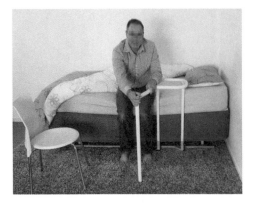
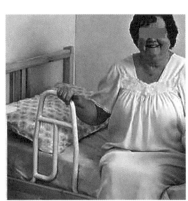

图 8-3-32　床边扶手

但在轮椅和坐姿方面的实际产品种类更为丰富。轮椅有很多可选的控制姿势装置,但多数姿势控制装置在轮椅上不是标准配备的结构,根据不同的需要,可以选择的样式很多,同时由于每个人体征的个性化差异非常大,有时这些装置是需要专门定制的。

前面提到过姿势控制的重要性,不良姿势的影响对于多数轮椅使用者而言其实影响并不很大,但对于一些身体障碍特别严重的状况,姿势控制需要认真对待。姿势控制不仅限于外在的辅助支撑,自身的训练和使用习惯也影响着姿势控制的效果。

使用姿势控制装置的主要注意事项:

1. 姿势控制的部分理念与矫形器制作的理念非常相似,但主要作用是维持和防止身体状况进一步恶化,并在保持舒适的前提下设置相应的装置。由于主要面对的人群通常身体整体状况较差,如果过分强调矫形功能来选择部件,则容易造成患者的不适感,也容易导致弃用。

2. 姿势控制装置还需要和其他辅具有效的结合,发挥使用者残余的功能,避免诸如"带了矫形器后无法使用适合的轮椅"之类的状况。

3. 这些装置也包括各类的固定带,不同形式的固定带的目的不应是紧紧地捆住使用者。比如对于坐在轮椅上会不自觉伸直身体的状况,使用骨盆固定带时也应当有一定的间隙,在标准坐姿情况下几乎不会感觉到,但在使用者不自觉要让躯干伸直时,逐渐显现固定带的阻力,从而减少不自主伸直身体的动作。

4. 控制装置的作用要以实现功能作为前提,如某个案例的头部控制能力较差,头部总是不自觉的倒向右后侧,那么就应该选择符合头部右后侧形状的软性材料,按照能起到作用的最小面积将该装置固定在保持竖头位置时非常接近头部的地方。这样做的目的不仅仅是避免妨碍其他活动,更重要的是要尽量发挥使用者本身的控制能力,过多的控制装置会让使用者的残余功能进一步退化。

姿势控制的概念并不只是针对完全无法控制姿势的人群,也并不完全是静态的束缚与固定。对于身体状况很差的案例,建议由专业的人员来帮助配置,因为不当的姿势控制方案也可能会产生负面的效果。

第四节　生活自理和防护辅具

依据国家标准 GB/T 16432-2016《康复辅助器具　分类和术语》,生活自理和防护辅具是辅助器具中的一个大分类项目,涉及起居、洗漱、进食、行动、如厕、家务、交流等生活的各个层面,是发挥功能障碍者潜能、辅助生活自理的重要器具和技术。在标准索引中该类辅助器具所包括的具体辅具种类非常多。本节中将主要以相对常见、适应面较广的辅具产品作为重点来阐述。由于这类辅具通常是按照明确使用需求设计的,在适配时重点不仅要评估使用者的肢体功能障碍程度是否需要使用某一件辅具,也要注意这种辅具对于使用者而言是否能有效提高使用效率或增加安全性,避免过度适配。

一、穿衣辅具

本段介绍的辅具不止包括了用于穿衣的辅具,也包括了部分特殊的衣物。穿衣辅具对应的功能障碍主要包括：因手部功能障碍无法进行精细操作；上肢活动能力受限使穿脱衣物效率非常低；躯干或下肢活动范围受限穿脱鞋、裤、袜困难。

（一）穿衣杆

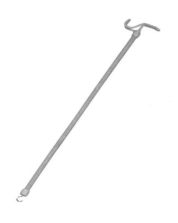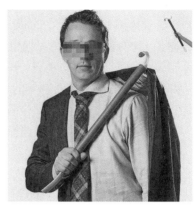

图 8-4-1　不同结构的穿衣杆

穿衣杆结构不统一，但通常为 T 形结构，如图 8-4-1 所示。T 形穿衣杆的三个叉一般长的一端设计为鞋拔，短的一端设计为钩状结构或夹子的样式，可以辅助完成穿鞋、提袜、提裤等动作。例如，偏瘫患者使用这种穿衣杆有助于辅助穿脱患侧的衣袖。

（二）穿袜器

主要适合不方便弯腰穿袜子的人群，如骨关节病导致的躯干或下肢活动角度小，或偏瘫导致的一侧关节活动度受限的情况等。穿袜器的结构非常简单（图 8-4-2），完全可以通过自制完成。

（三）系扣器及其他系扣方式

主要针对于手部无法完成精细动作的人群，以及部分只能单手操作系扣动作的人群。

1. 系扣器　适合手部功能完成系扣动作效率过低的情况，如图 8-4-3 所示。

2. 系扣器的不同把手样式　针对不同程度的手部功能障碍，可以通过改善把手样式提高效率，如图 8-4-4 所示。

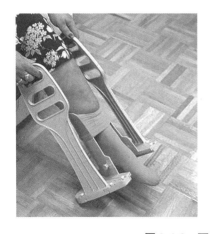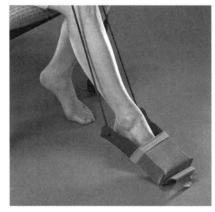

图 8-4-2　不同结构的穿袜器

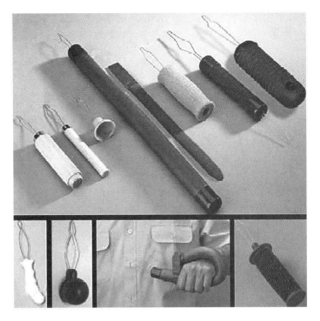

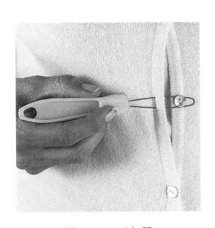

图 8-4-3 系扣器

图 8-4-4 不同握把形状的系扣器

3. 尼龙搭扣(魔术带扣)的衣物 特殊制作的衣物,避免了系扣的动作。同样设计的还有领带、表带、鞋带等,这类辅具不仅适合手部功能障碍的人群,对需要单手操作穿衣动作的人也同样重要。

4. 改善拉链的方式 通过加长加大拉链的拉扣,使之更易抓握,如图 8-4-5 所示。

5. 改为松紧样式 常见于改变鞋带部分,如图 8-4-6 所示。

6. 特殊衣服 包括易穿脱的衣物、防水速干的衣物、临时装饰性的衣物、防止伤害的衣物等,如图 8-4-7 所示。

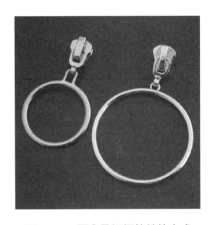

图 8-4-5 更容易抓握拉链的方式

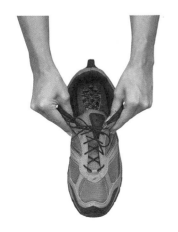
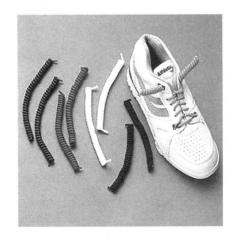

图 8-4-6 不同的系扣设计

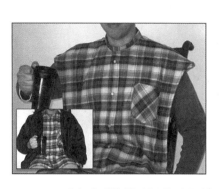
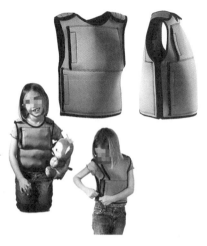

图 8-4-7 方便穿脱的"假衬衫"、方便护理人员辅助洗浴的衣物、预防性的防护服

二、进食辅具

能够自主进食对于普通人而言并不是问题，但对于肢体功能障碍者而言有时需要借助某些辅助器具才能顺利地完成这一日常生活活动。对于这类辅具，当条件允许时，应尽量选择使用普通餐具以防止功能退化等负面作用。

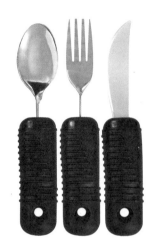

（一）粗柄餐具

最为常见的样式，通过加粗加大勺、叉的握把部分，能帮助很多手部功能障碍者更为顺利地完成进餐活动，如图 8-4-8 所示。

（二）其他异形餐具

由于手部抓握功能或关节活动度的障碍程度不同，仅依靠不同形状的握柄加粗方式，如图 8-4-9 所示，并不能满足所有功能障碍者。对于不同的功能障碍者可以有不同的设计。

图 8-4-8 常见的粗柄设计

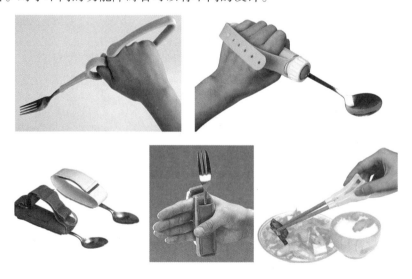

图 8-4-9 对应不同人群的进餐辅具

（三）防滑餐具

防滑餐具包括防滑餐盘、防滑碗、防滑餐垫、轮椅桌板等，如图8-4-10所示。

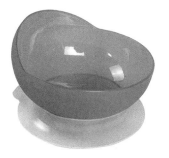 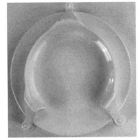 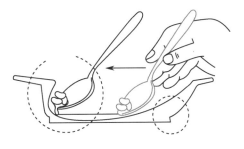

图8-4-10 不同的防滑、防洒设计

（四）特殊功能餐具

加重餐具有助于减少手部震颤带来的影响、电子智能餐具可以主动减少震颤的影响或不自主肢体运动的影响，如图8-4-11所示。

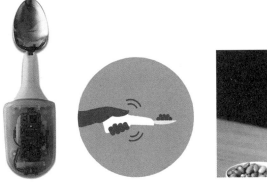 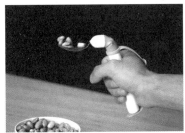

图8-4-11 预判动作并调节的智能化餐具

（五）炊事辅具

包括开罐/瓶、切菜、切菜板、削皮器、灶台开关等，帮助功能障碍者进行做饭菜、准备食物等相关炊事活动，如图8-4-12所示。

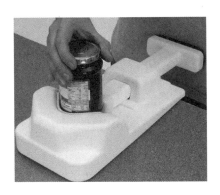 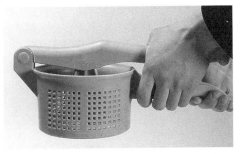

图8-4-12 厨房使用的生活自理辅具

（六）其他

有些如自动进食机这样的辅具，如图8-4-13所示，非常适用于因上肢功能障碍无法自主进食者。

与助"食"相关的辅具还有很多，篇幅所限不做更多介绍。

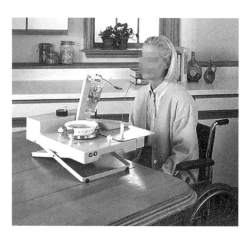

图8-4-13　自动进食机

三、住宅内环境辅具

这里主要介绍个人住宅内不需要进行无障碍化施工改造的无障碍辅具。

（一）床边扶手

各类可以附加在普通床边的扶手装置，很多时候可以替代护理床扶手的功能，如图8-4-14所示。

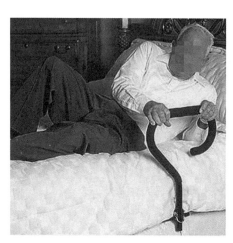
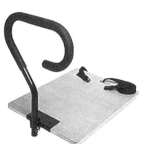
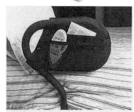

图8-4-14　附加式床边扶手

（二）床边辅具

指所有可以改善长期卧床者功能状态的辅具，包括床边桌、板、杯托、书架等，如图8-4-15所示。

（三）二便活动辅具

包括坐便器、床边坐便器、智能马桶盖、坐便加高与升起装置、坐便扶手等，如图8-4-16所示。

（四）洗浴活动辅具

（五）在卫浴空间使用的其他典型辅具

包括洗浴椅、浴缸辅具、防滑垫、吸附式扶手、吸附式淋浴夹等，如图8-4-17所示。

四、其他

本节内容按照生活习惯"衣食住行"对这类辅具进行了简要的介绍，由于可以归纳在这一类别

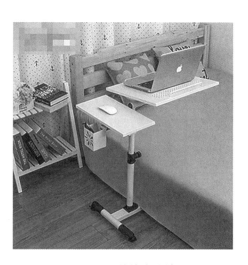

图8-4-15　其他床边辅具

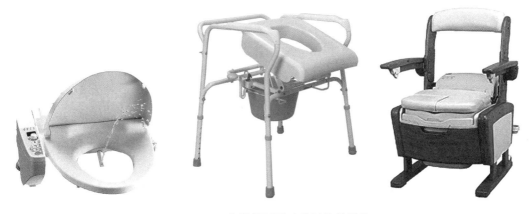

图 8-4-16 各类"马桶"功能延伸的辅具

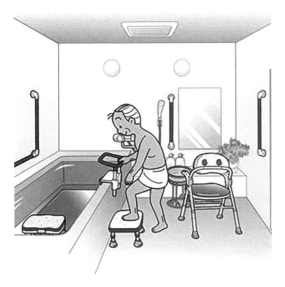

图 8-4-17 预防卫浴活动中跌倒风险的辅具

的辅具产品非常多,在有限的篇幅内很难进行全面的介绍,除了以上部分以外,国家标准 GB/T 16432-2016 康复辅助器具分类的大类"个人生活自理和防护辅助器具"仅子类就有近 20 种,包括衣服和鞋、穿着式身体防护辅助器具、稳定身体的辅助器具、穿脱衣服的辅助器具、如厕辅助器具、气管造口护理辅助器具、肠造口护理辅助器具、护肤和洁肤产品、排尿装置、尿便收集器、尿便吸收辅助器具、防止大小便失禁的辅助器具、清洗、盆浴和淋浴辅助器具、修剪手指甲和脚趾甲的辅助器具、护发辅助器具、牙科护理辅助器具、面部护理辅助器具、性活动辅助器具等,涉及具体的辅助器具规格更是数量繁多,在需要具体选用时可以进一步参考其他相关专业类书籍(图 8-4-18)。

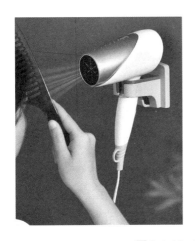
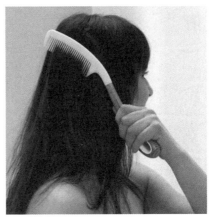

图 8-4-18 吹风托架、梳子等

第五节　居家无障碍环境

本节着重对居家环境中,需要施工安装并较为常见的辅具进行说明。在发达国家和地区,进行居家无障碍化设计及监督施工的人员,应为具备房屋建造师或类似职业许可证的人员,施工规范应严格按照土木工程施工的标准。目前国内对无障碍规范的监察力度较弱,因此作为相关专业的人员,应了解基本的知识以提高对无障碍环境改造的认识。

一、无障碍坡道

消除高度差的解决方案,一般建议使用固定式或拼装式的方式。一般家庭中常见存在坡道的位置为门槛、卫生间门口、阳台位置。坡道的长度与高度的关系(如高度比长度为1cm 高度对应 2cm 长度时,写作 1∶2),国内常见施工标准里为 1∶12、1∶8、1∶6 等,主要针对不同的使用场景及施工条件而定。其中 1∶12 的坡度被认为比较适合轮椅使用者自行驱动轮椅使用,但在部分发达国家级地区,认为轮椅使用者的无障碍坡道更应该选择 1∶16 的比例。至于 1∶8 及 1∶6 的比例,在非常低的高度差,如十分低矮的门槛等位置,对自行驱动轮椅的使用者影响相对较小,但对于路肩(俗称马路牙子)这样的高度而言(通常为10~16cm),1∶8 或 1∶6 的比例就自行驱动轮椅的使用者产生明显影响,甚至可能无法利用该坡道,因此如条件允许,应尽量选择平缓坡度的改造比例。在室外公共区域,对坡道的长度、宽度、休息区的间距等方面也有明确要求。

二、无障碍居家环境内的相关尺寸

居家环境内的可活动范围影响着轮椅或助行器的使用效果,如轮椅理想的活动范围大约为150cm×150cm,如图 8-5-1 所示。这样使用者可以有足够的空间使用轮椅掉头。对于部分较大尺寸助行器,也对使用空间有一定的要求。

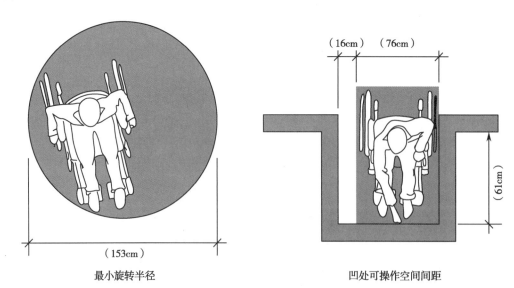

最小旋转半径　　　　　　　　凹处可操作空间间距

图 8-5-1　轮椅活动范围

床面的高度会影响轮椅使用者的转移效果,餐桌、椅的高度决定是否可以让所有人共同使用(对于轮椅使用者或儿童)等,家具的尺寸均应列入考虑的范畴,如图8-5-2所示。

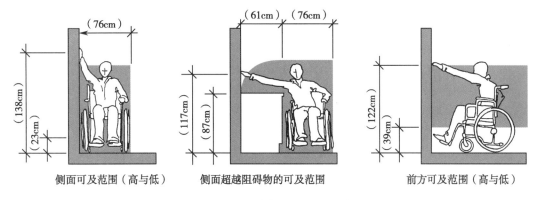

| 侧面可及范围(高与低) | 侧面超越阻碍物的可及范围 | 前方可及范围(高与低) |

图8-5-2 适合轮椅的家具尺寸

(一)家具等设备的尺寸

轮椅使用者人群较广,因此,关于这一部分的尺寸建议内容较为常见。

1. 家具的摆放要能够保证轮椅顺利通过。

2. 需要在轮椅和家具(床、坐厕等)其间转换的要保持相近的高度并留足转换的空间。

3. 洗浴设施、餐桌和备餐台及储物柜要考虑轮椅贴近操作的空间。

(二)卫浴间的基本要求

卫浴无障碍改造通常是较为迫切的问题,很多时候如果不对卫浴空间进行改造,不只是影响使用效果,而是导致了卫浴间根本无法使用。

图8-5-3为无障碍卫生间的建议尺寸(根据惯用手的不同,布局也应有所改变)。

(三)门宽

对于轮椅使用者,理想的门宽为120cm,如图8-5-4所示,这样在自行驱动时双手有相

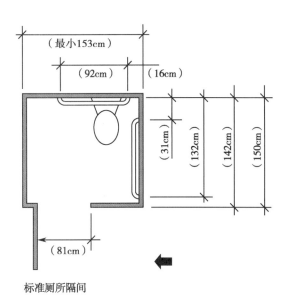

标准厕所隔间

图8-5-3 无障碍卫生间尺寸

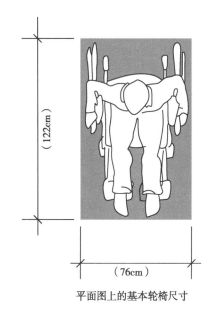

平面图上的基本轮椅尺寸

图8-5-4 适合轮椅的门宽

对足够的空间。而一般家庭环境中的普通门宽约为 80cm,卫浴空间的门宽通常为 70cm 以下甚至更窄,这种尺寸不仅是驱动不便,甚至会导致轮椅无法通过。

（四）门的样式

选择门的式样时,最为理想的是电动开合的方式,其次是平推拉的方式、之后是折叠推拉门、再之后是向外开启的普通门,最后是一般家庭中使用的向内推开的普通门。

1. 电动平开或遥控电动开门的方式,对轮椅使用者或其他肢体功能障碍者,最为便利。

2. 平推拉与折叠推拉门"占地空间小",平拉门可以最大利用门宽的原始宽度,同时避免了普通门打开时所需要的空间。折叠推拉门同样可以降低开关门时所需要的空间。

3. 如只能使用普通门的样式,建议选择门向外开的安装方式,这是为了避免使用者在卫浴间摔倒后,挡在门前导致他人无法及时推开门的情况。

对于门把手的样式,如图 8-5-5 所示,根据不同的手功能障碍,也有不同的设计方式。

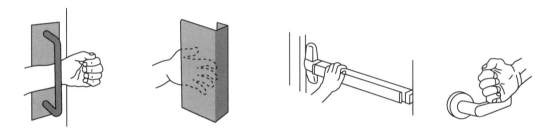

图 8-5-5　不同门把手样式

（五）洗手池样式

对于轮椅使用者,建议选择洗手池底部简单的结构并采取悬挂安装的样式,用以减少会阻碍轮椅操作的部分。而对于可能会以较大力量支撑在台面的使用人群,可以优先选择传统支架的安装方式或安装附加扶手。在选择水龙头样式时,也应当考虑操作的样式。

（六）坐便器相关

应考虑的因素主要是尺寸、清洗、辅助站立、扶手等。

1. 坐便器的高度　对于不同人群有一定的影响,在选择时应当注意。对于儿童或类似的情况,还可以选择附加的座椅、脚踏来辅助稳定姿势。

2. 清洁　洁身器的样式很多不再做特别的说明,注意也可以选择遥控器式的电动冲洗的款式。对于控制传统控制器位置较为困难的人群或护理人员而言,遥控的方式可以增加便利性。

3. 辅助站立的常见方式是安装扶手,除此之外电动辅助站立的产品在市面上也已经很容易买到了。

4. 扶手　卫浴间的扶手应当根据实际需要的位置进行安装,并确保安装的墙体及安装的方式都符合要求。扶手的颜色也可以选择比较明亮的样式,在材质上应当首选防滑排水性好的样式。一般建议按照横平竖直的方式进行安装,斜杆的方式容易产生滑脱。特别注意:不要把普通毛巾架当无障碍扶手使用。

（七）洗浴相关

除了购置洗浴凳等方式外,也可以选择固定在墙上的洗浴凳,这样其他家庭成员在使用淋雨时洗浴凳就不会造成影响。盆浴的无障碍相关辅具多种多样,限于篇幅,在此不再进行介绍。

（八）地面防滑

通常正规厂家专门用于卫浴间的地板或地砖都具备一定的防滑效果，在铺设时应当进行确认。如有需要可以购置更为专门的防滑款式或附加的防滑装置。

（九）特殊家具

经过特殊设计的衣柜、橱柜等，对于很多肢体功能障碍的人群是十分便利的选择。

（十）其他无障碍设施

1. 其他区域扶手　通常没有在室内客厅等区域大面积安装扶手的需求，很多时候可以通过选择不同样式的助行辅助器具解决。对于如门口（需要穿脱鞋的位置）或某些特定的区域，可以根据要求进行安装。

2. 防撞条等防护装置　防撞条、防撞角、软质地板垫等产品已经十分常见，这些软装修产品除了可以保护儿童，对于行动不便的成人也同样适用。

3. 提醒装置　烟感报警装置、燃气报警装置、闪光语音门铃等产品，既包括在信息与沟通交流辅具范畴，也包含在无障碍辅具范畴内。

4. 环境控制装置及智能居家设备　环境控制装置及智能居家设备的概念基本相同，主要区别在于时期不同、宣传重点不同及主要目标人群不同。环境控制装置主要是只通过简单的动作，如单一按键的控制方式操作如电视、电扇、台灯、护理床等基础性设备，对于安装改造有一定的专业要求，主要使用对象是存在功能障碍的人群。常规智能家居主要重点在于通过终端设备操作家中的设备，如电动窗帘、晾衣架、洗衣机、热水器、净化器等，几乎不存在安装问题，主要针对的是没有功能障碍的人群。

第六节　沟通和信息管理辅助器具

一、概述

（一）概念

根据《康复辅助器具　分类和术语》（GB/T 16432-2016），沟通和信息交流辅助器具是帮助个人在不同形式下接收、发送、产生和／或处理信息的器具，包括用于看、听、读、写、打电话、发信号以及报警和信息技术的器具。交流障碍原因可能为感官障碍（如视力障碍、听觉障碍）或理解障碍（如智力障碍）。当今社会信息化发展速度很快，电脑、互联网、手机等现代化信息技术、产品已经十分普及，而且已经成为弥补残疾人功能障碍最为有效的手段和方式，可增加他们的信息交流机会，实现信息沟通无障碍。

（二）分类

沟通和信息交流辅助器具主要包括以下产品：

1. 视觉辅助产品　可以减轻或消除视觉障碍的任何一种装置或设备，包括放大镜、望远镜、便携式电子扩视器、台式电子扩视器等。

2. 听觉辅助产品　用于有听觉问题的人汇集和／或放大或调整声音的器具，包括带有内置耳鸣遮蔽物和感应线圈装置的助听器等。

3. 发声辅助产品　辅助声音力量不足者增强自己的说话声音的器具，包括电子人工喉、语音放大器等。

4. 绘画和书写辅助产品 通过产生图形、标志或语言来辅助个人传递信息的器具,包括笔、绘图板、盲用直尺、盲文写字板、盲文打字机等。

5. 计算辅助产品 辅助功能障碍者进行计算的辅助器具,包括算盘、语音计算器、语音计算器软件等。

6. 处理声音、图像和视频信息的辅助产品 用于存储、处理(例如过滤噪音或转换模拟信息为数字信息)和显示听觉和视觉信息的器具,包括音频和视频装置、电视和声音传输系统,如录音机、录像机、电视机、字幕系统等。

7. 面对面沟通辅助产品 帮助两个人在同一空间里进行相互交流的器具,包括字母、图片或符号沟通提示卡、文字沟通卡、语言沟通板、便携式无线放大器、手语沟通程序等。

8. 电话(及远程信息处理)辅助产品 包括各种电话及远程交流和远程信息处理软件,如盲用语音手机、带扩音器的听筒。

9. 报警、指示和信号辅助产品 包括闪光门铃、防溢出报警器、语音人民币鉴别仪、振动闹钟、盲人求助铃、闪光报警水壶等。

10. 阅读辅助产品 包括各种阅读材料、翻书器、读屏软件等。

11. 电脑和终端设备 用于辅助功能障碍者用电脑处理信息或交易,方便工作及生活,包括触摸式电脑、盲文电脑、语音操作软件等。

12. 电脑输入装置 用于辅助功能障碍者完成电脑输入,包括各种键盘、鼠标、输入附件及输入软件等,如大字键盘、彩色键盘、轨迹球鼠标、摇杆鼠标、按键鼠标、头控电脑操作仪等。

13. 电脑输出装置 包括显示器、盲文打印机、触摸阅读器、光标定位的屏幕放大程序等。

二、增强替代沟通系统的应用

有许多功能障碍会影响到个体的说话及书写能力,主要原因是神经肌肉的问题,如脑性瘫痪,或患有退化性疾病,如肌萎缩性脊髓侧索硬化症、脑卒中,以及高位截瘫等。如果这些患者通过长期的康复治疗仍无法达到有效的沟通交流,将需要在一段时间内或长期借助辅助器具达到沟通和交流的目的。

(一)概念

增强替代沟通系统(augmentative and alternative communication,AAC)包括了任何能帮助说话和写作的沟通方式,是一种能突破自身能力限制的辅助手段,能使用残存的沟通方式促进沟通障碍者沟通技能的发展,是沟通障碍领域最重要的辅助器具。

2002 年,美国言语语言听力协会将 AAC 定义为:作为一种临床、教育、研究实践的领域,旨在暂时或永久改善较少有或无功能性语言个体的沟通技能。AAC 的范围非常广,包括手势、肢体动作、面部表情、符号、图片,甚至高技术数字语言输出装置。实践证明,AAC的使用已经有效代替或补充了沟通障碍人士的沟通技能,弥补了沟通障碍人士言语和书写能力不足的缺陷。

(二)分类

目前,国内外研制的辅助替代沟通设备既有低科技的交流辅助器具,也有高科技的电子产品,既可以满足短期过渡的介入应用,也能满足作为长期替代交流手段的要求。辅助替代交流系统(AAC)包括很多种类,最简单的包括字母、图片或符号沟通提示卡、文字沟通卡、语言沟通板,经过训练,患者通过交流板上的内容表达各种意思。近些年来,许多发达国家已研制了体积小,便于携带和操作的交流辅助器具。这些装置有的还可以合成声音,可以根据患者的情况设计交流板,发挥促进交流的作用。随着微处理器、生理点信号人机接口技术的发展,眼控制电脑应运而生,如眼控制电脑,用眼球就可以使用电脑和外界进行交流。

1. 交流板 交流板是比较简便的辅助替代沟通设备,它具有设计、制作简单的特点,可以作为沟通障碍人士的沟通交流手段,根据交流板内容的不同可以分为文字交流板和图片交流板两种。

当患者存在严重的言语表达、书写、使用手势语的障碍时,可以采用交流板进行交流。简单的交流板可以包括日常生活用品、食品、动物、植物、动作及表情的照片或图画,通过指示沟通板的照片或图片来表示他要做什么;另外,交流板的设计应考虑患者的要求与不同的使用环境。如果患者的阅读能力较好,可以在交流板上补充一些文字,这样会使交流板的应用更加广泛。成人基本使用文字来交流,可以利用文字交流板表达和传递意思。

交流板制作简单,且具有个体化的特点,如图 8-6-1 所示。如对于四肢运动障碍、发声发音困难的患者,可先进行是/否的训练,用点头、摇头、眨眼表示;如患者可以辨别文字,随即可为其制作文字交流板,把日常生活中常用词写在纸板上,家人或治疗师询问问题,患者用点头、摇头、眨眼方式示意是哪个词。

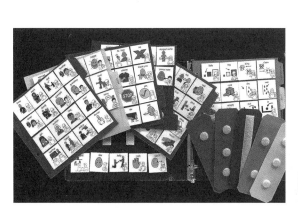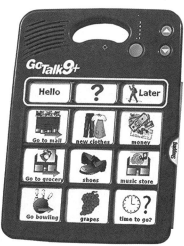

图 8-6-1 交流板

2. 语言交流辅助器具 有助于交流的电子产品,其可通过视觉、感觉、触觉的刺激,对使用者进行言语、认知等治疗训练,促进其与人交流,提高其语言能力,由触摸面板、开关、壳体和充电器组成,具有录音和放音功能,并附有语言训练图库和言语训练卡。患者也可自行按键组词,表达"我要吃饭""要付多少钱"等,实现替代交流的作用。这种语言交流辅助器的设计相对简单,能够满足患者基本的沟通需求。

语言交流辅助器是为言语及书写功能障碍的人设计的交流策略和帮助系统,如图 8-6-2

所示。国外发达国家大多数康复机构使用计算机及电子设备辅助言语障碍的康复,这一系统以患者的交流障碍为依据,既能满足重度言语障碍患者的基本交流需求,也能作为某种特定言语障碍患者的辅助交流工具。

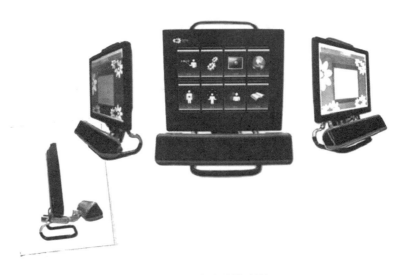

图 8-6-2　语言交流辅助器

3. 视觉追踪系统　视觉追踪系统(eye gaze response interface computer aid)是一种先进的电脑辅助交流系统,包括处理器、内存、硬盘、系统、视觉追踪软件,如图 8-6-3 所示。这个系统可以用于肌萎缩性侧索硬化、肌营养不良、高位脊髓损伤、重症颅脑损伤以及一些退行性疾病所致的重度言语障碍的患者。这一设备通过眼睛对电脑进行有效控制,将患者眼球的运动转化成光标的移动,移至使用者所注视的屏幕位置。通过目光凝视代替用手控制鼠标,在计算机上可以进行文字处理、上网、收发电子邮件和进行声音输出等。这一辅助沟通系统在国外已经应用于很多重度言语障碍的患者,其最大的特点是无需通过手操作,完全依靠视觉追踪技术进行沟通交流。

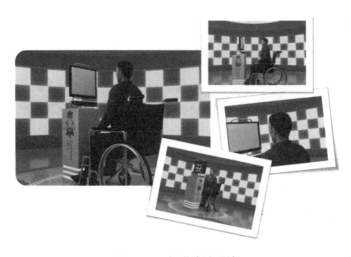

图 8-6-3　视觉追踪系统

三、计算机类辅助器具的应用

由于残疾人存在各种功能障碍,常常要面临对外沟通、就业和学习上的困难。随着现代科技进步,计算机的应用日渐普及。计算机也成为了残疾人与外界沟通的桥梁。

(一)概念

计算机类辅助器具是为"特殊需求者"所特别设计的计算机接口。特定的人士由于肢体、感官、行动、认知或其他身体功能障碍,必须借助特别的设备、设计或调整,以便和正常人一样顺利操作计算机,这种设备上的调整、设计称为计算机辅助器具。

(二)计算机辅助器具分类

按计算机使用流程,可分为下列三种:

1. 替代性输入接口　包括替代性鼠标或键盘接口、协助工具和加强控制设备等。

2. 计算机处理协助工具　包括有文字预测程序和结构写作程序等。

3. 替代性输出接口　包括放大镜、反转色彩、高反差、点字输入、语音合成、荧幕阅读器和盲用荧幕等。

(三)计算机辅助器具介绍

1. 加强控制设备或配件　加强控制设备或配件是指通过提供辅具来增加个案动作控制的能力,以增加其输入的速度及正确率。包括以下几项:

(1)键盘保护框(洞洞板):是一种有洞的硬塑胶覆盖物,可加装在标准键盘上。适用于手部控制不稳定的使用者,如徐动型脑瘫患者。

(2)手臂支撑器与手腕支撑器:是一种帮助使用者在打字或使用鼠标时维持手部稳定和支撑的设备,如图8-6-4所示。

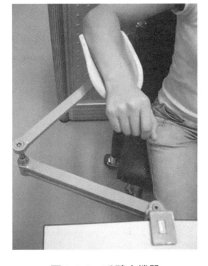

图 8-6-4　手臂支撑器

(3)点选辅助器具:点选辅助器具是一根棒子或杆子形状的计算输入点选器,用于敲打键盘上的按键,如头杖(图8-6-5)、键盘敲击器(图8-6-6)。

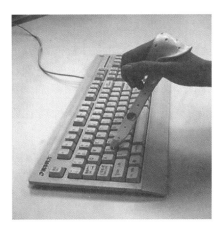

图 8-6-5　头杖　　　　　　　　　　　图 8-6-6　键盘敲击器

2. 键盘使用技能辅助器具

（1）人体工学键盘：是按照人体的生理解剖功能量身定做，避免由于长时间操作引起的手臂或肩背肌肉酸痛、腕关节疼痛等职业性伤害，还可以有效减少手部疲劳，防止痉挛，更有益于人体的身心健康，如图8-6-7所示。

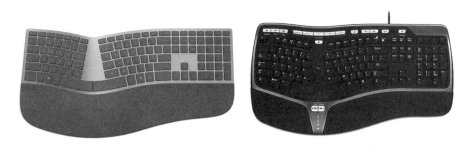

图8-6-7　人体工学键盘

（2）无线键：使用者可以方便在床上、沙发等不同的地方进行无障碍操作，如图8-6-8所示。

（3）摩斯码键盘：六键的简易键盘操作，如图8-6-9所示，适用于肌肉萎缩患者、脑性瘫痪患者、脊髓损伤患者。

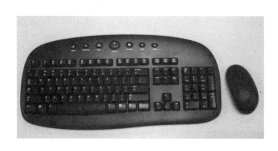

图8-6-8　无线键盘

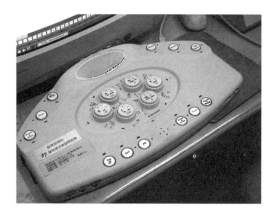

图8-6-9　摩斯码键盘

（4）超大型键盘：按键尺寸较大，适合手部精细控制协调能力不佳的患者使用。

（5）迷你键盘：迷你键盘的按键空间设计较密，特色是重量轻且尺寸小，可减少按键范围。迷你键盘适用于关节活动度受限，但精细动作较佳的个案，如有些肌肉萎缩症者。因为这类型个案的动作活动度有限，操控键盘空间范围小，往往无法触及普通键盘的所有按键。

（6）手写板：可配合荧幕键盘当成滑鼠板输入，适合不会任何输入法但可书写者或因关节活动度受限无法使用一般键盘者使用。

3. 鼠标控制辅助器具

（1）轨迹球鼠标：由一个滑动球体置于不动的基座上，手精细功能障碍者不用移动鼠标，用手掌或脚掌就可以自由地轻轻转动轨迹球即可控制光标，较一般鼠标操作更轻松、便捷，如图 8-6-10 所示。适用于无法使用一般的鼠标但可以使用点选辅助器或单独一个手指操作计算机者，或是精细动作不佳者。

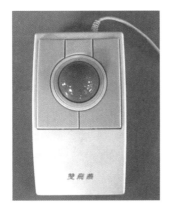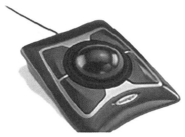

图 8-6-10　轨迹球鼠标

（2）摇杆鼠标：推动摇杆移动光标，放开摇杆光标停留在选定的位置，其点击、双击、拖曳、横向/直向移动均可以按键控制。适用于握控一般鼠标困难、但可以手或脚操作摇杆及按键者，如脑性瘫痪等。

（3）按键鼠标：以四个大型按键控制光标方向，另有左键、右键、拖曳、快按两次四个按键取代原有鼠标左右键。适用于握控标准鼠标困难、但能以手脚等任一部位或按键棒按键的患者。

（4）外接开关鼠标：通过外接开关（包括吹气开关、脚踏开关、水银开关等）取代鼠标本身的左右键功能，如图 8-6-11 所示。例如：可与发夹式或手腕式水银开关及脚踏开关等其他控制设备配套使用。适用于上肢及手指功能不全者。

（5）Easymove 鼠标：以敏感的压力式的小摇杆来控制光标方向，和一个或两个外接开关取代鼠标本身的左右键，可以用下颌等部位进行控制，如图 8-6-12 所示，适用于动作范围极小或肌肉可收缩用力但不足以移动肢体的肢体障碍者，如脊髓损伤者、脑性瘫痪、肌肉萎缩患者等。

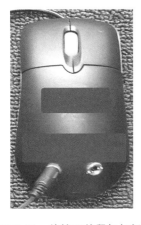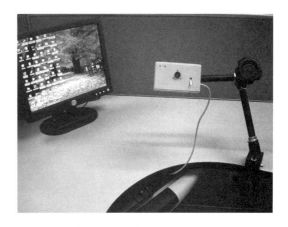

图 8-6-11　外接开关鼠标（改装）　　　　　图 8-6-12　Easymove 鼠标

（6）头控电脑操作仪：利用红外线智能传感器，使用者可以将反光材料片直接贴在额头部位或固定在帽沿上等任何可使反光材料片缓慢移动的部位，也可使用反光指环等方法，从而控制光标的指向与操作，如图 8-6-13 所示。

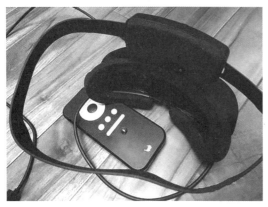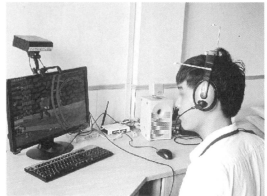

图 8-6-13　头控电脑操作仪

（7）眼控鼠标：为严重肢体障碍者设计、使用眼睛来控制的鼠标，如图 8-6-14 所示。使用者眼睛先看屏幕的 4 个角定位后，光标随眼球在键盘上移动，当选中字母后，用眨眼来点击，则该字母立即被提取到显示屏上。该系统利用近红外线跟踪拍摄使用者瞳孔的活动。屏幕分为上两个区域，上区为显示屏，下区为键盘。

（8）足控鼠标：足控鼠标帮助预防与台式电脑鼠标有关的腕管综合征、鼠标诱发的重复性劳损及上肢功能障碍者，使用足部控制鼠标操作电脑，如图 8-6-15 所示。

足控鼠标包括两部分系统：一部分用于光标控制（"拖鞋"），另一部分用于鼠标点击和快捷键（"踏板"）。拖鞋形光标控制器易于使用和有效率，其带有一个松紧带和尼龙搭扣端，贴合任何尺寸的脚。二级踏板按钮酷似所有普通鼠标点击，但是也编制有定制快捷键程序（每个程序多达 10 个快捷键）。它预先设置有从广泛使用程序中选择的许多流行快捷键。

（9）嘴控鼠标：以嘴含摇杆，利用嘴唇的动作来完成滑鼠的功能，并以吹吸控制左右键及拖曳，如图 8-6-16 所示。适用于肌肉萎缩患者、脑性瘫痪者、脊髓损伤患者。

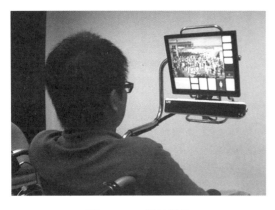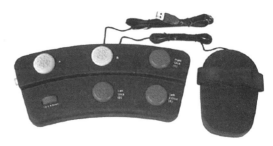

图 8-6-14　眼控鼠标　　　　　　　　　　　图 8-6-15　足控鼠标

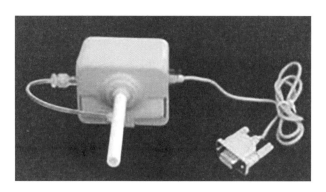

图 8-6-16　嘴控鼠标

（10）声控鼠标：通过声音对电脑进行控制，适合适用于肌肉萎缩患者、脑性瘫痪者、脊髓损伤患者等，如图 8-6-17 所示。使用者通过语音指令如"上、下、左、右、停、单击、双击、右键、拖放"操纵鼠标。例如对麦克风发出"右"的命令，鼠标就向右移动，当鼠标到达目标下方的时候，用户发出"上"的命令，鼠标就改向上移动。

4. 开关控制辅助器具

（1）脚踏开关：与外接开关鼠标相接后，将脚踏开关置于方便脚部操作的位置，利用外接开关鼠标将光标移动到需操作的目标上，只需脚部轻踏脚踏开关，可完成该插槽所具有的功能，可单侧使用也可左右侧一起使用，即能完成如单击、双击、右击等，如图 8-6-18 所示。

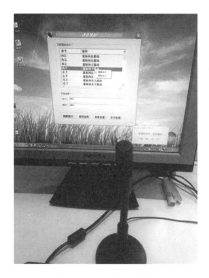

图 8-6-17　声控鼠标

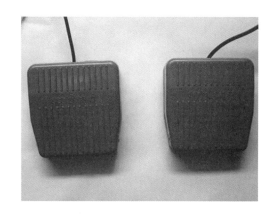

图 8-6-18　脚踏开关

（2）水银开关：需与外接开关鼠标配合使用，插在鼠标左键槽中可代替鼠标左键功能，插在鼠标右键槽中可代替鼠标右键功能，也可两个槽一起使用代替鼠标左右键功能。与外接开关鼠标相接后，将手腕式水银开关戴于手腕或手臂，当水银开关中的水银柱呈垂直状态时为关闭状态，将光标移动到需操作的目标上，只需轻轻旋转手腕将水银开关中的水银柱旋转至水平状态后返回关闭状态，即可完成该插槽所具有的功能如单击、双击、右击等。

（3）按钮式开关：为有中等至严重的上肢运动功能障碍者设计，只要轻轻地拍打就可以实现操作。按钮式开关可以使用在电动玩具、电器以及数码相机或计算机等设备的操作，如图8-6-19所示。

（4）吹气开关：为不能使用鼠标、键盘或其他标准输入设备的个人提供容易接近的选择，通过嘴的吹和吸来控制设备，如图8-6-20所示。

（5）声控开关：为有中等至严重的上肢运动功能障碍者设计，通过声音控制，实现输入设备和电器的操作。在整个过程中，不需要输入数字或触摸任何其他按钮，如图8-6-21所示。

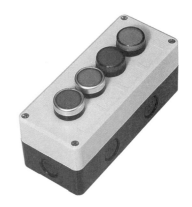

图 8-6-19　按钮式开关

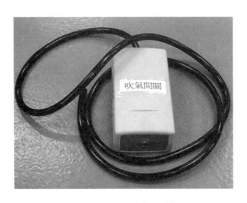

图 8-6-20　吹气开关

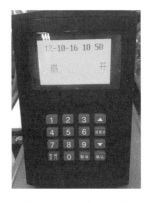

图 8-6-21　声控开关

（许晓鸣　董理权　钟　磊　许弦歌　陶健婷）

参考文献

[1] 朱图陵. 功能障碍者辅助器具基础与应用. 深圳: 海天出版社, 2018.

[2] 喻洪流. 康复器械技术与路线图规划. 南京: 东南大学出版社, 2015.

[3] 喻洪流. 假肢矫形器原理与应用. 南京: 东南大学出版社, 2011.

[4] 中国康复医学会老年康复专业委员会. 综合医院康复医学科建设与管理指南 // 中国康复医学会第七次全国老年医学与康复学术大会资料汇编. 中国康复医学会老年康复专业委员会: 中国康复医学会, 2012: 226-227.

[5] 励建安, 刘元标. 康复治疗新进展. 北京: 人民军医出版社, 2015.

[6] 张飞, 喻洪流, 王露露, 等. 康复机器人的分类探讨. 中华物理医学与康复杂志, 2017, 39(8): 633-636.

[7] 胡鑫, 王振平, 喻洪流, 等. 脑卒中上肢康复训练机器人的研究进展与展望. 中国康复理论与实践, 2014, 10: 901-904.

[8] 周媛, 王宁华. 康复机器人概述. 中国康复医学杂志, 2015, 30(4): 400-403.

[9] 杨启志, 曹电锋, 赵金海. 上肢康复机器人研究现状的分析. 机器人, 2013, 81(5): 630-640.

[10] 张佳林, 黎兰, 刘相新. 可穿戴外骨骼机器人的发展现状与应用研究. 机械与电子, 2018, 36(3): 1001-2257.

[11] Chen G, Chan CK, Guo Z, et al. A review of lower extremity assistive robotic exoskeletons in rehabilitation therapy. Crit Rev Biomed Eng, 2013, 41(4-5): 343-363.

[12] Jezernik S, Colombo G, Keller T, et al. Robotic orthosis lokomat: a rehabilitation and research tool. Neuromodulation, 2003, 6: 108-115.

[13] 潘志超, 徐秀林, 肖阳. 下肢康复机器人研究进展. 中国康复理论与实践, 2016, 22(6): 680-683.

[14] 孙长城, 王春方, 丁晓晶, 等. 上肢康复机器人辅助训练对脑卒中偏瘫患者上肢运动功能的影响. 中国康复医学杂志, 2018, 33(10): 1162-1167.

[15] 李宏伟, 张韬, 冯垚娟, 等. 外骨骼下肢康复机器人在脑卒中康复中的应用进展. 中国康复理论与实践, 2017, 23(7): 788-791.

[16] Bing C, Hao M, Lai-Yin Q, et al. Recent developments and challenges of lower extremity exoskeletons. Journal of Orthopaedic Translation, 2016, 5: 26-37.

[17] Louie DR, Eng JJ. Powered robotic exoskeletons in poststroke rehabilitation of gait: a scoping review. J Neuroeng Rehabil, 2016, 13(1): 53.

[18] Schneider JC, Ozsecen MY, Muraoka NK, et al. Feasibility of an Exoskeleton-Based Interactive Video Game System for Upper Extremity Burn Contractures. PM R, 2015, 8(5): 445-452.

[19] Peri E, Biffi E, Maghini C, et al. Quantitative Evaluation of Performance during Robot-assisted Treatment. Methods Inf Med, 2016, 55(1): 84-88.

[20] Portaro S, Cimino V, Accorinti M, et al. A promising tool for flail arms amyotrophic lateral sclerosis rehabilitation: a case report. Eur J Phys Rehabil Med, 2019, 55(4): 515.

[21] Schneider JC, Ozsecen MY, Muraoka NK, et al. Feasibility of an Exoskeleton-Based Interactive Video Game System for Upper Extremity Burn Contractures. PMR, 2015, 8(5): 445-452.

[22] Ying S, Jiajia H, Jiajia S. Effects of motion feedback training on upper limb motor function and ADL in hemiplegic patients. Chinese Journal of Rehabilitation, 2015, 30(6): 409-411.

[23] 何斌, 张超, 刘璇. 上肢机器人辅助疗法对急性期脑卒中患者上肢运动功能的效果. 中国康复理论与实践, 2016, 22(6): 688-692.

[24] Harris JE, Eng JJ. Goal Priorities Identified through Client-Centred Measurement in Individuals with Chronic Stroke. Physiotherapy Canada. Physiotherapie Canada, 2004, 56(3): 171-176.

[25] Cho DY, Park SW, Lee MJ, et al. Effects of robot-assisted gait training on the balance and gait of chronic stroke patients: focus on dependent ambulators. J Phys Ther Sci, 2015, 27(10): 3053-3057.

[26] Taveggia, Giovanni, Mule, et al. Conflicting results of robot-assisted versus usual gait training during postacute rehabilitation of stroke patients: a randomized clinical trial. Int J Rehabil Res, 2015, 39(1): 29-35.

[27] Uçar DE, Paker N, Buğdayc D. Lokomat: a therapeutic chance for patients with chronic hemiplegia. NeuroRehabilitation, 2014, 34(3): 447-453.

[28] Duffell L D, Brown G L, Mirbagheri M M. Facilitatory effects of anti-spastic medication on robotic locomotor training in people with chronic incomplete spinal cord injury. J Neuroeng Rehabil, 2015, 12(1): 29.

[29] Mehrholz J, Thomas S, Werner C, et al. Electromechanical-assisted training for walking after stroke (update). Cochrane Database Syst Rev, 2017, 5: p. Cd006185.

[30] Tefertiller C, Hays K, Jones J, et al. Forrest (2018) Initial Outcomes from a Multicenter Study Utilizing the Indego Powered Exoskeleton in Spinal Cord Injury. Topics in Spinal Cord Injury Rehabilitation: 2018, 24(1): 78-85.

[31] Ha K H, Murray S A, Goldfarb M. An Approach for the Cooperative Control of FES With a Powered Exoskeleton During Level Walking for Persons With Paraplegia. IEEE Transactions on Neural Systems and Rehabilitation Engineering. 2016, 24(4): 455-466.

[32] 姜礼杰, 张方双, 任刚跃, 等. 一种同/异步四肢联动康复机器人的研究. 仪器仪表学, 2017, 38(10): 2381-2390.

[33] 钱贞, 李瑾, 高民, 等. 四肢联动在脑卒中患者心肺适能评估中运用的可行性. 2017, 37(11): 2445-2451.

[34] 李欣, 宋桂琴, 刘植华, 等. 四肢联动训练对脑卒中偏瘫患者运动及日常生活能力的影响. 医药论坛杂志, 2014, 35(2): 23-24.

[35] 李娅娜, 曹岚, 徐影, 等. 四肢联动联合虚拟现实训练对脑卒中恢复期患者下肢功能与平衡功能的影响. 医学信息, 2018, 31(14): 107-108.

[36] 林奕, 林金来, 罗兴文. 四肢联动训练对脑卒中单侧忽略患者的影响. 中国当代医药, 2017, 24-28: 61-62.

[37] 毛利军, 陈世宏, 冯炜珍, 等. 四肢联动配合康复训练治疗脑卒中膝过伸临床观察. 实用中西医结合临床, 2014, 14(05): 9-10.

[38] 张艳明, 陈晨, 徐冬雪, 等. 动静态平衡训练联合四肢联动训练改善帕金森病患者平衡功能及日常生活

活动能力的临床研究. 中国老年保健医学, 2018, 16(4): 3-4.

[39] 胡江飚, 陈海挺, 马蓓艳, 等. 运动想象疗法结合四肢联动治疗脑卒中偏瘫患者的疗效观察. 心脑血管病防治, 2014, (6): 458-460.

[40] 郑彭, 黄国志, 彭生辉. 下肢康复机器人对改善脑卒中偏瘫患者下肢肌力及运动功能障碍的临床研究. 中国康复医学杂志, 2016, 31(9): 9555-9959.

[41] 刘畅, 郄淑燕, 王寒明, 等. 下肢康复机器人对脑卒中偏瘫患者下肢运动功能与步行能力的效果. 中国康复理论与实践, 2017, 23(6): 696-700.

[42] Hariohm K, Prakash V. Deep flexion activity training in a patient with stroke using task-oriented exercise: a case report. Physiotherapy Practice, 2014, 30(3): 196-201.

[43] 王大武, 白定群, 邵岚, 等. 下肢康复机器人训练对脑卒中偏瘫侧膝关节本体感觉的影响. 中国康复医学杂志, 2016, 31(9): 950-954.

[44] 谢光柏, 姜洪福. 早期康复治疗对急性脑血管意外偏瘫患者下肢运动功能的影响. 中华物理医学与康复杂志, 2001, 23(2): 102.

[45] 瓮长水, 毕胜, 田哲, 等. 脑卒中患者偏瘫侧下肢肌力与运动功能平衡、步行速度 ADL 的关系. 中国康复理论与实践, 2004, 10(11): 694-696.

[46] 赵森泉, 毛新润. 跑台运动干预膝关节软骨全层缺损修复. 中国组织工程研究, 2017, 21(16): 2478-2483.

[47] 江崇民, 邱淑敏, 王欢, 等. 平板运动跑台和场地环境测试走、跑运动能量消耗的比较研究. 体育科学, 2011, 31(7): 30-36.

[48] Lord S, Godfrey A, Galna B, et al. Ambulatory activity in incident Parkinson's: more than meets the eye?. J Neurol, 2013, 260(12): 2964-2972.

[49] 石慧, 王旭东. 运动疗法在膝关节置换术后康复的应用. 辽宁中医药大学学报, 2011, 13(9): 209-211.

[50] 陈道莉, 李传波. 人工膝关节置换术后的康复方案与理疗. 现代医药卫生, 2013, 29(23): 3646-3647.

[51] 褚友艾, 宋瑰琦, 洪晔, 等. 早期镇痛联合阶梯康复训练对人工膝关节置换术后患者关节功能的影响. 护理研究, 2014, 28(7): 793-796.

[52] 杨玉环. 人工膝关节置换术后下肢被动关节活动器的应用和康复护理. 中国中医骨伤科杂志, 2007, 15(11): 68-69.

[53] 郑丽娇, 林凤英, 李佩霞, 等. 临床护理路径在膝关节置换术后患者功能康复中的应用效果评价. 护理研究, 2014, 28(2): 3613-3615.

[54] 徐燕. 等速肌力训练在脑卒中的应用. 中国实用医药, 2015, (14): 287-288.

[55] 黄松波, 吕秀东, 董爱琴, 等. 早期康复对重度偏瘫患者运动功能恢复的影响. 中国康复医学杂志, 2010, 15(14): 196.

[56] 俞泳, 何红晨, 何成奇. 等速肌力测试和训练技术在我国康复医学领域应用现状. 华西医学, 2010, 25(12): 2300-2302.

[57] Cunha R, Carregaro RL, Martorelli A, et al. Effects of short term isokinetic training with reciprocal knee extensors agonist and antagonist muscle actions: a controlled and randomized trial. Braz J Phys Ther, 2013, 17(2): 137-145.

[58] Liu B, Leng YM, Zhou RH, et al. Foam pad of appropriate thickness can improve diagnostic value of foam posturography in detecting postural instability. Acta Oto-laryngologica, 2018, 138(4): 351-356.

[59] 胡建平, 伊文超, 李瑞, 等. 本体感觉定量评定的可靠性初探. 中华物理医学与康复杂志, 2012, 34(1):

34-37.

[60] 郭成根，陈奥娜. 单腿姿势下平衡训练的运用与探究. 运动，2018，4（1）：9-10.

[61] 何怀，戴桂英，刘传道. 静态平衡仪及平衡功能量表在偏瘫患者平衡动能评定中的应用及相关性分析. 中华物理医学与康复杂志，2011，33（2）：134-137.

[62] 刘苏玮. 平衡仪训练对脑卒中患者平衡功能的影响. 中国继续医学教育，2017，9（26）：131-133.

[63] 罗艳，曹铁流，丁渊，等. Pro-Kin 平衡功能训练仪对脑卒中患者平衡功能的改善作用. 中国老年学杂志，2011，31（24）：4909-4911.

[64] 潘化平，冯慧，李亚娟，等. 负荷控制本体感觉训练对脑卒中患者平衡功能及下肢运动能力的影响. 中国康复医学杂志，2011，26（11）：1025-1029.

[65] 娄玲娣，黄雄昂，王元姣. 直立床训练在康复科气管切开患者中的应用. 中华现代护理杂志，2014，28（22）：3579-3581.

[66] 刘俊英. 电动起立床预防脑卒中并发肺炎效果观察. 中国误诊学杂志，2011，11（36）：8855-8856.

[67] 原源，邓晓慧，葛晓竹，等. 老年长期卧床患者继发肺部感染特点及危险因素研究. 医学研究杂志，2014，43（12）：92-96.

[68] 蔡亦强，郑兢，吴赛珍，等. 早期起立床站立训练治疗脑梗死偏瘫患者的疗效观察. 中华物理医学与康复杂志，2012，34（12）：924-925.

[69] 张盘德，刘翠华，容小川，等. 下肢智能反馈训练系统对卧床期脑卒中患者血压脉搏的影响. 中国老年学杂志，2011，31（22）：4325-4327.

[70] 胡旭，袁华，刘卫，等. 可被动活动下肢的电动起立床对颈髓损伤患者站立训练的影响. 中国康复医学杂志，2011，26（10）：945-948.

[71] Jones CD, Loehr L, Franceschini N, et al. Orthostatic hypotension as a risk factor for incident heart failure: the atherosclerosis risk in communities study. Hypertension, 2012, 59（5）: 913-918.

[72] 吴敏，周政，沈慧霞，等. 特殊体位对血压和心率的影响. 中国康复理论与实践，2009，15（8）：770-772.

[73] 刘琳，黄强民，汤莉. 肌筋膜疼痛触发点. 中国组织工程研究，2014，18（46）：7520-7527.

[74] 刘强，杨雯雯，许明容，等. 局部振动刺激对肱二头肌血红蛋白的影响. 医用生物力学，2012，27（3）：324-327.

[75] 陈卓铭，李巧薇，唐桂华，等. 语言障碍诊治系统 ZM2.1 诊断亚项的正常范围研究. 中华物理医学与康复杂志，2006，28（3）：194-196.

[76] 陈卓铭，凌卫新，黄伟新，等. 语言障碍诊治仪 ZM2.1 的诊断设计. 中华物理医学与康复杂志，2005，27（9）：566-570.

[77] 陈卓铭. 计算机辅助语言障碍评定的现状与展望. 中华物理医学与康复杂志，2005，27：124-126.

[78] 张晓玉. 轮椅选用养护技巧. 北京：中国社会出版社，2010.

[79] 李高峰，朱图陵. 老年人辅助器具应用. 北京：北京大学出版社，2013.

[80] 李高峰，我国轮椅服务存在的问题及对策. 中国康复理论与实践，2014.2：188-191.

[81] （美）弗罗斯特等著，雷巍译. 轮椅服务初级教程 - 教师、学员和实训手册. 深圳：海天出版社，2014.

[82] （美）弗罗斯特等著，钟磊等译. 轮椅服务中级教程 - 教师、学员和实训手册. 北京：求真出版社，2016.

[83] 武继祥. 假肢与矫形器的临床应用. 北京：人民卫生出版社，2012.

[84] 缪鸿石. 康复医学理论与实践. 上海：上海科学技术出版社，2000.

[85] 刘夕东. 康复工程学. 第2版. 北京：人民卫生出版社，2018.

[86] 赵正全. 低温热塑矫形器实用技术. 北京：人民卫生出版社，2016.

[87] 舒彬. 临床康复工程学. 第 2 版. 北京：人民卫生出版社, 2018.

[88] 吉原好人, 野间口郷志.「歩行补助具の基础知识と使用方法について」~ 实技を通して歩行补助具の特征や、适应者・指导方法について学ぶ, 2007. 2：22.

[89] 甘井努. 杖の基础知识 - 杖の种类と使い分け・杖歩行の方法（平地の场合, 阶段の场合）（特集知っ得！歩行补助具と装具の基础知识）（歩行补助具を知ろう）. The Japanese journal of orthopaedic nursing. 12（11）, 2007-1：1062-1066.

[90] Stanton KM. Wheelchair transfer training for right cerebral dysfunctions：an interdisciplinary approach. Archives of Physical Medicine and Rehabilitation. 1983, 64（6）：276-280.

[91] 饭岛浩. 重度身体障害児者のための姿势保持装置について：身体の曲面に合わせた座位保持装置を中心に. <特集>体表における人间・机械インターフェース技术, 1992, 16. 4：251-256.

[92] 罗伯托. 伦格尔（Roberto J. Rengel）. 室内空间计划学：入门 / 进阶, 最重要概念建立必备宝典, 室内设计立体动线逻辑与实作力完全激发. 台湾：麦浩斯, 2017.

[93] Mitchell P. Assistive Technology Devices and Home Accessiblity Features, Prevalence, Payment, Need, and Trends. U. S. Department of Health and Human Services, Public Health Service, Centers for Disease Control. National Center for Health Statistics, 1992, 12：31.

[94] 许晓鸣. 居家康复应当怎么做. 中国残疾人, 2015, 3：34.

[95] Gregg C Vanderheiden. Universal Design and Assistive Technology in Communication and Information Technologies：Alternatives or Complements. Assistive Technology, 1998, 10（1）：29-36.

[96] Brodwin. Computer Assistive Technology for People who Have Disabilities：Computer Adaptations and Modifications. Journal of Rehabilitation, 2004, 70（3）：28-33.

附 录

我国国家食品药品监督管理总局 2017 年发布的《医疗器械分类目录》中与康复器械分类国际标准中相关的器械。

附表 1　医用诊察和监护器械

序号	一级产品类别	二级产品类别	ISO对应编号	产品描述	预期用途	品名举例	管理类别
03	生理参数分析测量设备	01 心电测量、分析设备		通常由主机、供电电源、心电电缆和心电电极组成。主机部分通常包括信号输入部分、放大回路、控制电路、显示部分、记录部分、分析部分和电源部分。通过电极将体表不同部位的心电信号检测出来，经过滤波、放大、模数转化形成心电波形。	用于测量、采集、显示、记录患者心电信号，供临床诊断。也可能具有对患者的心电信号进行形态和节律分析，提供自动诊断结论的功能。	单道心电图机、多道心电图机、心电图机、心电图仪、心电分析系统	Ⅱ
			04 24	通常由主机、供电电源、心电电缆、心电极、记录读取设备和动态心电分析软件组成。主机部分通常包括信号输入部分、放大回路、控制电路、记录部分。通过电极将体表不同部位的电信号检测出来，经过滤波、放大、模数转化形成心电波形并进行连续记录和分析。	用于测量、采集、观察和存储动态心电图，供临床诊断。	动态心电图机	Ⅱ
				通常由主机、附件、运动单元部分组成。主机部分通常包括信号输入部分、放大回路、控制电路、显示部分、记录部分和	用于实时检测患者运动状态下的心电图变化，供临床诊断。	运动心电测试系统、运动负荷试验测试系统	Ⅱ

序号	一级产品类别	二级产品类别	ISO对应编号	产品描述	预期用途	品名举例	管理类别
				电源部分；附件组成通常包括电极、电缆；运动单元由提供不同强度的设置单元、指示单元、运动部件组成。运动单元提供不同负荷运动，主机及附件部分可监测受试者在运动过程中的心电信号，对信号进行处理，实时显示。			
03	生理参数分析测量设备	01 心电测量分析设备	04 24	通常由主机，供电电源，心电电极组成。主机部分通常包括信号输入部分、放大回路、控制电路、显示部分和电源部分。通过电极将体表不同部位的心电信号检测出来，经过滤波、放大，模数转化形成心电波形，根据波形识别心搏位置。	用于测量连续心动周期之间的时间变异数。可分析时的心率变异分析指标或频域分析指标两种。时域指标通常包含心动周期的标准（SDNN），正常相邻心动周期差值的均方的方根（rMSSD），相邻RR间期相差超过50ms的心搏数占总心搏数的百分比（PNN50）。频域指标通常包含低频功率高频带（HF）、低频带（LF）、极低频（VLF）、超低频（ULF）。	心率变异分析仪	II
				通常由主机，供电电源，心电电缆和心电电极组成。主机部分通常包括信号输入部分、记录部分、放大电路、显示部分和电源部分。通过电极将体表不同部位的心电信号检测出来，经过滤波、放大，模数转化形成心电波形。	用于测量、采集、显示、记录患者心电信号，对PR间期心电活动进行测量、分析、获得心脏希氏束电图及其参数。	体表希氏束电图设备	II

续表

序号	一级产品类别	二级产品类别	ISO对应编号	产品描述	预期用途	品名举例	管理类别
		02　心脏电生理标测设备		通常由定位单元、电信号处理单元、工作站（含软件）、操作台、连接线缆组成。由操作车、操作台、计算机（含软件）、打印机、显示器、隔离电源、生物信号前置放大器（含软件）及连接线缆组成。	用于描记心脏活动时人体体表心电图，和心腔内的心电波形，可实时构建心脏电兴奋传导等的三维图形，采集和分析心脏电活动，以供心脏电生理标测及定位等临床诊断或电生理研究用。	电生理标测仪、多道电生理记录仪、电生理导航系统	Ⅲ
03	生理参数分析测量设备	03　无创血压测量设备	04 24	通常由阻塞袖带、传感器、充气泵、测量电路组成。通过水银或机械表显示，采用示波法、柯氏音法或类似的无创血压间接测量原理测量血压的电子设备。	用于在手臂或手腕部位测量患者血压。	电子血压计	Ⅱ
				通常由阻塞袖带、传感器、充气泵、测量电路组成。采用示波法、柯氏音法或类似的无创血压间接测量原理进行血压测量的设备。	用于在手臂或手腕部位测量患者血压。	血压表、机械血压表、水银血压表	Ⅱ
				通常由阻塞袖带、传感器、充气泵、供电电路、记录单元组成。采用示波法、柯氏音法或类似的无创血压间接测量原理长时间连续测量进行血压测量。	用于动态和连续地自动测量患者血压，供诊断用。	动态血压记录仪、动态血压监护仪	Ⅱ
				通常由阻塞袖带、传感器、充气泵和测量电路、运动单元、指示单元组成。运动单元由提供不同强度的设置单元、运动部件组成。运动单元可提供不同负荷运动。采用示波法或类似的无创血压间接测量原理进行运动状态下血压测量。	用于在运动状态下患者血压的测量和分析。	运动血压分析系统	Ⅱ

续表

序号	一级产品类别	二级产品类别	ISO对应编号	产品描述	预期用途	品名举例	管理类别
03	生理参数分析测量设备	04 体温测量设备	04 24	通常由玻璃管、感温泡、汞或其他感温液体和刻度尺标组成。采用汞或其他液体的热胀冷缩原理测量温度。	用于临床测量患者体温。通常放置于人体的口腔、腋下、肛门部位测量。	玻璃体温计、体温计	Ⅱ

附表 2　呼吸、麻醉和急救器械

序号	一级产品类别	二级产品类别	ISO对应编号	产品描述	预期用途	品名举例	管理类别
	呼吸机	04 家用呼吸机（生命支持）	04 03	通常由通气控制系统、监测系统和控制显示界面组成，一般通过控制涡轮转速使气道压力达到预设压力，从而实现单水平或双水平持续正压通气支持，通常配有医用气体低压软管组件、报警系统、呼吸管路、湿化器等附件或附件组等机械辅助通气功能模块。是一种具有自动机械通气功能的设备。	用于为依赖呼吸机的患者提供或增加肺部通气，也可用于家庭环境。可用于医疗机构，无需持续的专业监控，通常是在受过不同程度培训的非医护人员监控下使用。	呼吸机、家用呼吸机	Ⅲ
01		05 家用呼吸支持设备（非生命支持）		通常由通气控制系统、监测系统和控制显示界面组成，一般通过控制涡轮转速使气道压力达到预设压力，从而实现单水平或双水平持续正压通气支持，通常配有报警系统、呼吸管路、湿化器等附件或辅助通气功能模块。是一种具有自动机械通气功能的设备。	用于为中轻度呼吸衰竭和呼吸功能不全等不依赖通气的患者提供通气辅助及呼吸支持。仅作为增加患者通气量的设备，可用于家庭环境，也可用于医疗机构。	家用呼吸支持设备、家用无创通气设备、无创呼吸机、持续正压呼吸机、持续正压通气机	Ⅱ

续表

序号	一级产品类别	二级产品类别	ISO对应编号	产品描述	预期用途	品名举例	管理类别
01	呼吸机	06 睡眠呼吸暂停治疗设备		通常由通气控制系统和控制界面组成，一般通过控制涡轮转速使气道压力达到预设压力，从而实现单水平或双水平持续正压通气支持。通常配有监测系统，呼吸管路、湿化器等附件或辅助功能模块。是一种具有自动机械辅助通气功能的设备。	用于缓解患者睡眠过程中的打鼾、低通气和睡眠呼吸暂停，从而达到辅助治疗目的。通常用于家庭环境，也可用于医疗机构。	睡眠呼吸机，睡眠无创呼吸机，持续正压呼吸机，双水平无创呼吸机，正压通气治疗机。	II
		04 热湿交换器	04 03	通常由储水材料和壳体组成，包括一个进气口和一个出气口。有的热湿交换器兼有呼吸系统过滤器功能。一种安装在呼吸回路的患者端，通过保留患者呼气中部分水分和热量，并在吸气过程中将其返回到呼吸道的器械，俗称人工鼻。	用于提高输送给呼吸道的气体中的水分含量和温度。	热湿交换器，热湿交换过滤器，一次性使用湿交换器，一次性使用热湿交换过滤器。	II
05	呼吸、麻醉、急救设备辅助装置	07 雾化设备/雾化装置		通过超声波，自带的电动泵，外接气源等方式进行雾化。是一种用于把液体转化为气雾剂的设备或装置。	用于对液态药物进行雾化，并通过患者吸入，起到预期的治疗效果。	医用超声雾化器，医用压缩式雾化器，医用雾化器，喷雾器，一次性使用医用雾化器，一次性使用喷雾器。	II
		13 呼吸训练器		通常由咬嘴，吸气容量主体腔，指示球，进气管等组成。是一种用于锻炼并恢复呼吸功能的装置。	用于胸肺部疾病、外科手术、麻醉、机械通气等导致肺功能下降后，患者自行呼吸功能恢复；减少和预防术后肺部并发症。	呼吸训练器	I

附表 3　物理治疗器械

序号	一级产品类别	二级产品类别	ISO对应编号	产品描述	预期用途	品名举例	管理类别
01	电疗设备/器具	01　电位治疗设备		通常由主机、治疗毯（垫）、局部治疗头、踏板电极、地电极、治疗帽等组成。该类设备将人体全部或局部置于电场中，通过1 000V~30 000V高电压产生的电场进行治疗。	用于头疼、失眠、慢性便秘等病、软组织损伤引起的疼痛等症的辅助治疗。	电位治疗仪、高电位治疗仪、高电位治疗机	Ⅲ
				通常由主机、治疗毯（垫）、局部治疗头、踏板电极、地电极、治疗帽等组成。该类设备将人体全部或局部置于电场中，通过低于1 000V的电压产生的电场进行治疗。		低电位治疗仪	Ⅱ
		02　直流电治疗设备	04 27	通常由主机、电极等组成。通过直流电流使肿瘤区域发生化学和/或电生理反应。	用于肿瘤或病变的辅助治疗。	电化学治疗仪	Ⅲ
		03　低中频治疗设备		通常由主机和电极组成。电极置于体内对组织进行电刺激。	用于对炎症等进行辅助治疗。	体内电子脉冲治疗仪	Ⅲ
				通常由主机和电极等附件组成。使用1kHz以下的低频电流，通过电流经人体组织，使人体发生化学和/或电生理反应。	用于兴奋神经肌肉组织，镇痛、消炎、促进局部血液循环等。	神经和肌肉刺激器、低频电疗仪、低频治疗仪	Ⅱ
				通常由主机和电极等附件组成。使用1k~100kHz的中频电流，可通过低频调制或产生干扰波的方式流经人体组织，使人体发生电化学和/或电生理反应。	用于镇痛；改善局部血液循环，促进炎症消散；软化瘢痕、松解粘连等。	中频电治疗仪、干扰电治疗仪	Ⅱ

续表

序号	一级产品类别	二级产品类别	ISO对应编号	产品描述	预期用途	品名举例	管理类别
01	电疗设备/器具	04. 静电贴敷器具		通常由能产生静电的物质和包裹该物质的医用贴敷材料组成。利用低压静电场对置于场中的人体组织进行治疗的设备。	用于缓解颈、肩、腰、腿等关节和软组织损伤引起的疼痛。	静电理疗贴、静电理疗膜、静电理疗膜	II
		05. 神经和肌肉刺激器用电极	04 27	通常由电极线、塑料基体和导电材料组成。将刺激器输出的电刺激电流通过导电材料传导至人体腔道。	用于人体腔道内，将主机发出的电刺激信号传至主机，或将局部的电信号传至主机。	神经和肌肉刺激器用体内电极	II
				通常由导电材料和导线连接组成。导电材料接触皮肤表面，将刺激器输出的电刺激信号传导至皮肤。	用于皮肤表面，将治疗设备输出的电刺激信号通过导电材料传导到人体。	理疗用体表电极、中低频理疗用体表电极、神经和肌肉刺激器用体表电极	I
				通常由主机、加热装置、测控温装置、灌注装置（如滚压泵和循环水箱）、管道组件、引流管等组成。治疗时将具有特定温度的热水（可含有化疗药物）灌注到腹腔内，使病灶直接浸泡其中，同时通过引流管将热水回流到设备。	用于腹腔恶性肿瘤或腹膜转移的癌性腹水的物理治疗。	体腔热灌注治疗仪、体腔热灌注治疗系统	III
02	温热(冷)治疗设备/器具	01. 热传导治疗设备	04 30	通常由主机、人体接触的治疗面(床)，一般具有温度保护装置等部件组成。温度可调节功能，并且能保持治疗面在设定温度下小范围周波动。工作时，通过保持治疗面的温度在小范围周波动，以传导的方式将热能传递至与治疗面接触的人体(或局部)。	用于缓解肌肉痉挛、粘液囊炎、肌腱炎、纤维性肌痛等病症。	热垫式治疗仪、温热理疗床	II

344

续表

序号	一级产品类别	二级产品类别	ISO对应编号	产品描述	预期用途	品名举例	管理类别
02	温热（冷）治疗设备/器具	01 热传导治疗设备	04 30	通常由加热装置、温度传感器、温控电路、动力装置以及应用部分（如加热毯、加热垫垫等）组成。在动力装置驱动下，依靠对循环介质（如水、空气）的加热，给患者全身或身体局部提供热量。	用于医疗机构对患者低体温症的治疗。	医用加温毯、加热手术垫、医用电热毯、医用电热垫、医用升温毯	II
				通常含有发热材料，并封装于医用无纺布或其他医用材料内。不具有温度保护装置，使用时直接贴敷于患处，依靠导热方式将热量传递于患处。	用于促进局部血液循环，辅助消炎、消肿和止痛。	热敷贴、远红外治疗贴、直贴式温热理疗贴	II
		02 热辐射治疗设备		通常由主机、熔蜡装置、温度控制装置、温度检测装置、蜡等组成。利用加热熔解的石蜡，蜂蜡作为导热体，将热能传至机体达到治疗作用的设备。	用于促进局部血液循环，促进上皮组织生长，软化松解瘢痕，消除肿胀，松解粘连，镇痛解痉的辅助治疗。	电脑恒温电蜡疗仪、电热蜡疗包、电热蜡疗袋	II
				通常由主机、热源辐射器、防护罩、控制装置等组成。治疗时各部分不接触人体，以辐射的方式将热量传递至人体。	用于组织损伤，颈、肩、腰、腿等部消炎和疼痛缓解，促进人体局部血液循环，缓解肌肉神经痛等。	特定电磁波治疗仪、远红外辐射治疗仪、红外热辐射理疗灯、特定电磁波治疗仪、红外治疗仪、红外偏振光治疗仪	II
		03 物理降温设备		通常由液氮（液）罐或空气压缩机，连接管，冷冻头等组成。依靠液氮或空气压缩使冷冻头产生冷疗用的低温。	用于局部组织的冷冻治疗。	液氮冷疗器、冷空气治疗仪	II

续表

序号	一级产品类别	二级产品类别	ISO对应编号	产品描述	预期用途	品名举例	管理类别
02	温热（冷）治疗设备/器具	03　物理降温设备	04 30	通常由制冷装置、温控电路、控制机构及应用部分（降温毯、降温帽等）组成。采用半导体致冷或水循环热传导方式进行物理降温或温度调节。	用于对患者全身或局部进行物理降温，达到缓解发热，调控体温的目的。	物理降温仪、低温治疗仪、医用降温毯、医用控温毯	Ⅱ
				通常由气雾罐、气雾阀、气雾罐内套组成，气雾罐内容物一般由丁烷、异丁烷、丙烷、丙二醇组成。通过从轻微烧伤处吸取热量，缓和清理伤口时的疼痛，并减轻擦伤和扭伤引起的肿胀。	用于快速产生冷却喷雾缓和清理伤口时的疼痛。	冷喷剂	Ⅱ
				通常由降温物质和各种形式的外套及固定器具组成。降温物质不应含有发挥药理学、免疫学或者代谢作用的成分。	用于人体物理退热、体表面特定部位的降温。仅用于闭合性软组织。	医用冷敷贴、医用降温贴、医用退热贴、医用冰袋、医用冰垫、医用冰帽、冷敷头带、医用冷敷眼罩、冷敷凝胶	Ⅰ
				通常由激光器、冷却装置、传输装置、控制指示装置和防护装置等部分组成。利用强激光与人体组织的相互作用机制，达到治疗的目的。	用于皮肤浅表性病变、烧伤等整形外科、皮肤科的治疗或辅助治疗。	准分子激光皮肤治疗机、红宝石激光治疗仪、半导体激光治疗仪、半导体激光脱毛机、翠绿宝石激光治疗仪、Nd:YAG激光治疗仪、Nd:YAG激光脱毛机、皮肤激光治疗仪、掺铒光纤激光治疗仪	Ⅲ

346

续表

序号	一级产品类别	二级产品类别	ISO对应编号	产品描述	预期用途	品名举例	管理类别
02	温热（冷）治疗设备/器具	03　物理降温设备	04 30	通常由激光器、传输装置、控制装置、目标指示装置（若有）等部分组成。利用弱激光与人体组织的光化学或生物刺激作用机制，达到理疗的目的。	用于鼻腔、口咽部、体表等局部照射辅助治疗、消炎、缓解疼痛。	氦氖激光治疗机、氦氖激光治疗仪、氦氖激光/LED治疗仪、半导体激光治疗仪、半导体激光/低频治疗仪	II
		02　光动力激光治疗设备	04 09	通常由激光器、冷却装置、传输装置、目标指示装置和控制装置等部分组成。利用激光照射光敏剂所引起的光敏化作用，达到治疗或诊断的目的。（不包括光敏剂）	用于光动力治疗，激发相应吸收波长的光敏剂，达到辅助治疗肿瘤的目的。	倍频 Nd: YVO4 激光光动力治疗仪、HeNe激光光动力治疗仪、半导体激光光动力治疗机、激光光动力治疗系统	III
03	治疗设备/器具			通常由激光器、冷却装置、传输装置、目标指示装置和控制装置等部分组成。利用弱激光照射光敏剂所引起的光敏化作用，达到治疗的目的。（不包括光敏剂）	配合特定的光敏剂治疗或辅助治疗尖锐湿疣、痤疮、鲜红斑痣、轻中度宫颈糜烂、皮肤癌和宫颈癌等。		II
		03　光动力治疗设备		通常由光源（非激光）、光路系统、控制装置、光纤等部分组成，也可包含滤光装置、光功率检测装置等。在光敏剂参与下，设备发射特定波长的光谱，诱发机体光敏化反应，达到进行治疗的目的。（不包括光敏剂）	用于激发光敏剂对肿瘤进行光动力治疗。	光动力治疗仪	III

续表

序号	一级产品类别	二级产品类别	ISO对应编号	产品描述	预期用途	品名举例	管理类别
		04 强脉冲光治疗设备		通常由孤光灯光源、光路系统、滤光装置、控制装置、放电电容和冷却系统等组成。通过可见光波段和部分近红外波段强脉冲或脉冲串辐射照射体表，利用选择性光热和光化学作用进行治疗。	用于改善皮肤外观治疗、血管性疾病，皮肤表浅的色素性疾病及减少毛发生发的治疗。	强脉冲光治疗仪	II
		05 红光治疗设备	04 09	通常由光辐射器（如发光二极管）、控制装置、支撑装置（可有定位装置）等组成，也可配备导光器件。利用红光波段照射人体某些部位（部分设备可兼有部分红外波段）与人体组织发生光化学作用和/或生物刺激作用，达到辅助用的目的。	用于对浅表良性血管与色素性病变等的辅助治疗；辅助消炎、止渗液、镇痛、加速伤口愈合等；用于辅助缓解过敏性鼻炎引起的鼻塞、流鼻水、打喷嚏等症状。	红光治疗仪、光鼻器、鼻炎光疗仪、旋磁光子热疗仪	II
03	治疗设备/器具			通常由蓝光波段的光源、控制装置、防护装置、婴儿床（床）或床垫（包括可包裹婴儿的光垫或毯）以及支撑装置等组成。可配套婴儿培养箱共同使用。利用蓝光波段照射婴儿皮肤表面，发生光化学作用，达到治疗的目的。	用于由病理和/或生理因素造成的新生儿血胆红素浓度过高引起的黄疸的治疗。	婴儿光治疗仪、新生儿黄疸治疗仪、婴儿光疗床	II
		06 蓝光治疗设备		通常由光辐射器、控制装置、支撑装置（可有定位装置）等组成。利用蓝光波段（部分设备可兼有紫光波段）照射人体皮肤表面与人体组织发生光化学作用和/或生物刺激作用，达到治疗或辅助治疗的目的。	用于痤疮、毛囊炎等体表感染性病变的治疗。	蓝光治疗仪	II

续表

序号	一级产品类别	二级产品类别	ISO对应编号	产品描述	预期用途	品名举例	管理类别
03	治疗设备/器具	07 紫外治疗设备	04 09	通常由特定波长的光辐射器、控制装置和电源等组分组成。利用紫外线照射皮肤或体腔等表层，与组织发生光化学作用，达到辅助治疗的目的。有全身治疗仪、局部治疗仪、手持式治疗仪等型式。	用于皮肤、黏膜的消炎止痛和皮肤病（如白癜风、银屑病、湿疹等）患者的辅助治疗。	紫外线治疗仪	Ⅱ
				通常由主机、控制系统、负压系统等组成。通过对治疗部位施加负压，促进被治疗部位的拉伸或生长，达到治疗的目的。	用于男性性功能障碍的辅助治疗。	男性性功能康复治疗仪	Ⅲ
				通常由主机、罩杯、"T"形连接管、支托文胸、过滤器组组成。通过真空泵抽取放置于乳房上的半刚性球体内的空气，形成了乳房间持续、低水平的负压，促使乳房组织增生。	用于通过外部穿戴设备增大乳房。	隆胸塑型系统、负压式隆胸塑型系统	Ⅲ
04	力疗设备/器具	01 负压（振动）治疗设备	04 06/04 08	通常由主机、控制系统、负压系统或振动装置、理疗头（可包含电极片及线缆）等组成。通过负压抽吸或机械振动进行物理按摩的原理，达到缓解或辅助治疗的目的。	用于促进新陈代谢、缓解肌肉疼痛和改善血液循环。	负压抽吸理疗仪、振动理疗仪	Ⅱ
				通常由主机产生机械振动，可有多路编出。	用于改善患者肺部血液循环状况，协助排出呼吸道分泌物。	振动排痰机	Ⅱ

续表

序号	一级产品类别	二级产品类别	ISO对应编号	产品描述	预期用途	品名举例	管理类别
		02 加压治疗设备	04 06/04 08	通常由主机、充气软管和加压气囊等组成。加压气囊根据使用部位不同分为上肢、下肢、腰部、背部等不同型式，可包含一个或多个气腔，通过对人体外周组织及血路施加周期变化的压力，促进并改善血液循环。	用于临床促进血液循环、防止深静脉血栓形成、预防肺栓塞、消除肢体水肿。	空气压力波治疗仪、肢体加压理疗仪、间歇脉冲加压抗栓系统	Ⅱ
				通常由主机、充气软管和袖带等组成。一般包含多个袖带，通过对人体上肢施加周期变化的压力，人为控制血管阻断与开放时间，增强组织器官的缺血耐受力。	用于临床缺血症的预适应训练。	预适应训练仪	Ⅱ
				通常由具有弹性的合成纤维针织而成。通过自身具有的弹性压力，达到预防或辅助治疗的目的。	用于预防静脉曲张和深层静脉血栓。	压力抗栓带、治疗袜	Ⅱ
04	力疗设备/器具	03 牵引治疗设备	04 45	通常由产生和调节牵引力的牵引主机和传输牵引力的绳索等构成，也包括承载患者的床（椅）和配套的患者固定带等附件。牵引主机可以是电动或手动结构，患者固定带绑在患者的枕部、颌部、胸部、髋部或四肢等部位，通过皮肤摩擦力将牵引力传递至患者，可提供水平的颈椎、腰椎牵引，或垂直的颈椎牵引。	用于腰椎及颈椎患者的牵引治疗，如腰椎间盘突出等。	牵引床、牵引床椅、电动牵引床、电动牵引椅、颈腰椎牵引仪、牵引治疗仪、多功能牵引床	Ⅱ

续表

序号	一级产品类别	二级产品类别	ISO 对应编号	产品描述	预期用途	品名举例	管理类别
04	力疗设备/器具	04 牵引器具	04 45	通常由一组气囊及气源组成，气囊环绕在颈部，充气后能够对颈部肌肉产生沿轴向拉伸的力。	用于放松脊椎周围肌肉，缓解椎间压力。	气囊式颈牵器	Ⅱ
				绑缚或衬垫在颈部或腰部，表面呈弧形或一定角度的器具，其结构和形状能够帮助颈椎或腰椎保持一定的角度并能保持脊柱周围的肌肉处于伸拉状态。		颈部牵引器、腰部牵引器、颈椎牵引器、腰椎牵引器、腰骶椎牵引器	Ⅱ
		05 冲击波治疗设备		通常由冲击波波源、治疗臂、控制器、水囊和显示器等组成。利用冲击波波源产生的冲击波经聚焦后作用于患处进行治疗。	用于对冠心病患者进行辅助治疗。	体外冲击波心血管治疗系统	Ⅲ
			04 06/04 08	通常由高压电脉冲发生器、冲击波发生器（波源）、水囊、传播系统、水处理系统、控制系统等组成；有的配有影像引导-监视系统。	用于治疗足底筋膜炎、网球肘、肩周炎等。	体外冲击波骨科治疗仪	Ⅱ
				通常由主机和治疗头等组成。通过对线圈施加高压脉冲产生磁场，利用电磁效应推动金属振膜产生的冲击波（或电磁波），对人体病灶进行治疗。		电磁式冲击波治疗仪、冲击波治疗仪	Ⅱ
				通常由主机、压缩机、探头等组成。发射体经由电子控制的弹道压缩机加速的压缩空气形成的压力波，通过探头与人体皮肤或组织中放电的液电效应产生冲击波，对人体进行治疗。	用于治疗足底筋膜炎、网球肘、肩周炎等。	气压弹道式体外压力波治疗仪、压力波治疗仪	Ⅱ

351

续表

序号	一级产品类别	二级产品类别	ISO对应编号	产品描述	预期用途	品名举例	管理类别
04	力疗设备/器具	06 气囊式体外反搏装置		通常由控制部分、气路系统和电源系统等部件组成。在人体外与心电同步，通过气囊在心脏舒张期对躯体施加适当气压，使人体在心脏舒张期压提高，并在收缩期前取消压力，使收缩压降低。	用于临床治疗心、脑等器官的缺血性疾病。	气囊式体外反搏装置	III
05	磁疗设备/器具	01 动磁场治疗设备	04 06/04 08	通常由电源、控制模块、放电电容、磁刺激模块和外壳等部分组成。应用脉冲磁场无接触地作用于组织内部，产生感应电流，刺激组织细胞，引起细胞或兴奋或抑制的电位变化。	用于临床神经精神疾病及康复领域的辅助治疗。如刺激瘫痪部位运动及抑郁症等疾病的辅助治疗。	经颅磁刺激仪、磁刺激器	III
					用于临床神经病疾病及康复领域的辅助治疗。如缺血性疾病、脑血管病、脑损伤性疾病等的辅助治疗。		II
		02 静磁场治疗器具		通常由电源、电感线圈和/或永磁体，控制模块等部分组成。应用变化的磁场（强度和/或方向）作用于人体的局部。	用于止痛、消肿、促进组织修复等辅助治疗。	磁治疗机、电磁感应治疗仪、脉冲磁治疗仪	II
				通常由永磁体或磁性物质，外壳或包裹磁性物质的材料等部分组成。应用磁场或受磁化的物质作用于人体的局部。	用于镇痛、消肿、促进组织愈合，失眠等治疗或辅助治疗。	磁治疗贴、磁治疗器、磁疗带	II
06	超声治疗设备及附件	01 超声治疗设备		通常由治疗头、超声功率发生器、超声治疗装置等组成。用于超声治疗目的，一般采用聚焦或弱聚焦超声波，并作用于患者的设备。（未发生组织变性）	用于人体各种组织、器官的辅助治疗，疼痛缓解及促进创伤组织的愈合等。	超声治疗系统、超声治疗仪、前列腺超声治疗仪、全数字超声治疗仪、电疗超声治疗仪	II

续表

序号	一级产品类别	二级产品类别	ISO对应编号	产品描述	预期用途	品名举例	管理类别
06	超声治疗设备及附件	01 超声治疗设备		通常由电功率发生器和将其转化成超声能量的换能器组成。用于理疗目的，采用非聚焦超声波，并作用于患者的设备。超声输出强度一般在 3W/cm² 以下，频率范围在 0.5MHz 至 5MHz。	用于缓解疼痛，肌肉痉痛，刺激，调节和促进细胞生长代谢等。	超声理疗仪	II
		02 超声治疗设备附件		超声治疗固定贴通常由环形粘贴材料（压敏胶）定位座和保护纸组成。	超声治疗固定贴主要由环形黏贴材料（压敏胶）、定位座和保护纸组成。	超声治疗固定贴	I
				隔离透声膜通常由固定套和透声薄膜组成。非无菌产品。	与超声类治疗仪配套，安装于超声治疗头透声窗上，用于防止患者间交叉感染。	隔离透声膜	I
07	高频治疗设备	01 射频热疗设备	04 06/04 08	通常由射频发生器、温度测量装置、治疗床和控制台组成，利用射频电极向患者输射频能量（一般以电场的形式），在身体的某个特定部位提供辅助治疗性深层加热。	用于肿瘤的辅助治疗或热疗，提高肿瘤释放、化疗的效果。	射频热疗系统、射频热疗仪、全身热疗系统、体外高频热疗机	III
		02 射频浅表治疗设备		通常由射频发生器、温度测量装置、治疗电极、电缆、中性电极（若有）等组成，利用治疗电极向患者输射频能量（一般以电流电压）达到将浅表局部加热的目的，且不引起组织不可逆的热损伤反应。	用于面部、体部、颈部等非创伤性体表治疗。	高频电场皮肤热治疗仪	II
		03 微波治疗设备		通常由微波发生器、微波传输线缆和辐射器组成，利用工作频率 0.3G~30GHz 的微波辐射能量射治疗疾病的设备。	用于对肿瘤进行辅助治疗；用于体表理疗和炎症性疾病，可缓解疼痛和炎症、消除炎症、促进伤口愈合等。	微波热疗机、微波辅助治疗仪、微波治疗系统、微波热疗仪	III

续表

序号	一级产品类别	二级产品类别	ISO对应编号	产品描述	预期用途	品名举例	管理类别
07	高频治疗设备	04　短波治疗仪		通常由短波发生器、控制电路和电极板组成。利用短波能量对人体组织加热的设备。	用于减轻疼痛、缓解肌肉痉挛和关节挛缩等。	短波治疗仪、超短波电疗机	Ⅱ
		05　毫米波治疗设备	04 06/04 08	通常由主机、控制器和辐射器组成。使用30GHz~300GHz频段的电磁波，通过辐射照射的形式，以非热效应改善人体组织功能或辅助治疗疾病。	用于免疫功能低下患者的辅助治疗。	毫米波免疫治疗系统	Ⅲ
					用于减轻疼痛、促进软组织挫伤愈合、辅助消除炎症。	毫米波治疗仪	Ⅱ

附表4　输血、透析和体外循环器械

序号	一级产品类别	二级产品类别	ISO对应编号	产品描述	预期用途	品名举例	管理类别
03	血液净化及腹膜透析设备	01　血液透析设备	04 15	通常由透析液流量及脱水控制模块、透析液浓度监控模块、温度监控模块、漏血监测模块、血液循环监控模块组成。在动力系统和监测系统作用下，利用血液和透析液在跨越半透膜的弥散作用和/或滤过作用，清除患者体内多余水分、纠正血液中溶质失衡。	用于为慢性肾功能衰竭和/或急性中毒患者进行血液透析和/或血液滤过治疗过程中提供动力源及安全监测等功能。	血液透析设备、血液透析滤过设备	Ⅲ
		02　连续性血液净化设备		通常由动力泵、压力监测模块、空气监测模块、漏血监测模块、加温监控模块、抗凝模块、操作显示单元和电源控制模块组成。在动力系统和监测系统作用下。	用于为重症患者的急性肾功能衰竭和急性中毒患者进行血液净化和血液滤过治疗过程中提供动力源及安全监测等功能。	连续性血液净化设备、连续性血液超滤设备、连续性血液滤过设备	Ⅲ

序号	一级产品类别	二级产品类别	ISO对应编号	产品描述	预期用途	品名举例	管理类别
03	血液净化及腹膜透析设备	02 连续性血液净化设备		作用下，利用血液和透析液在跨越半透膜的弥散作用和/或滤过作用和/或吸附作用，清除患者体内多余水分，纠正血液中溶质失衡。		过设备，连续性血浆置换设备	
		03 血液灌流设备		通常由血泵、肝素泵、阻流夹、空气监测模块、加温模块、压力监测模块、电源控制模块和操作显示单元等组成。将患者的血液引出体外，通过灌流器的吸附作用，清除血液中外源性和内源性毒物。	用于血液灌流治疗时，为体外循环提供动力和安全监测。	血液灌流机	III
		04 人工肝设备	04 15	通常由动作部分(包括白蛋白透析液泵、管路夹、压力检测部分、漏血监测模块、空气监测模块、电源控制模块、操作显示单元和加热监控模块(可选))组成。	用于清除蛋白结合和/或水溶性毒素，治疗对伴有内源性中毒、黄疸或肝昏迷状态的急性或慢性肝衰竭。	人工肝设备，人工肝分子吸附循环设备	III
				通常由泵头、直流电机、单片机控制电路、面板和外壳部分组成，为体外循环滚压式血泵(无报警功能)。	用于在血液净化治疗时提供血液体外循环的动力。	血液净化辅助血泵	III
		05 血液透析辅助设备		通常由主机(电子流量计)、流量/稀释度感应器等组成。	用于在血液透析过程中测定输送血液流量，再循环量、血管通路流量和心输出量。	血液透析用血流监测系统	III
				通常由罐式过滤器、活性炭过滤器、软化器、精密过滤器、反渗透装置、动力装置、消毒装置、监测装置和输送管道组成，通常利用过滤、吸附、离子交换、反渗透等作用，制备出符合预期用途的用水。	用于制备血液透析相关治疗用水。	血液透析机用水处理设备	II

序号	一级产品类别	二级产品类别	ISO对应编号	产品描述	预期用途	品名举例	管理类别
03	血液净化及腹膜透析设备	05　血液透析辅助设备		通常由控制系统、监测系统和水路系统组成。	配合含氧化氢和过氧乙酸的血液透析器专用消毒液使用，用于对可重复使用的透析器进行冲洗、清洁、测试和灌注专用消毒液等用处理。	血液透析器复用机	Ⅱ
				通常由座位、靠背、搁脚板、滑动式脚踏板、靠枕、扶手、可锁定的脚轮、推手柄、控制器等组成。电动调节。	用于调整包括靠背、坐垫、胸垫的位置，以方便患者在透析治疗中寻找最适合的就医姿势。	电动透析椅	Ⅱ
				通常由金属支架、坐垫、靠背、扶手、调节手柄、脚踏板和脚轮（选配）组成。手动调节。		手动透析椅	Ⅰ
		06　腹膜透析设备	04 15	通常由主机、控制单元、加热器组等组成。利用腹膜通过弥散和超滤作用以达到清除体内毒素和过多的水分，并纠正电解质紊乱和酸碱平衡失调。	用于对肾功能衰竭患者进行腹膜透析治疗。	腹膜透析机	Ⅱ
		07　腹膜透析辅助设备		通常由加热板、电源和电缆连接器组成。	用于腹膜透析操作过程中，对腹透液袋使用前进行加温。不与腹透液接触。	腹透液袋加温仪	Ⅱ
		08　血脂分离设备		通常由压力监控模块、流量监控模块、漏血防护模块、控温模块、称重模块和患者平衡秤组成。	与配套耗材联合使用，用于清除血浆中低密度脂蛋白及极低密度脂蛋白、胆固醇、脂蛋白(α)及纤维蛋白原。	肝素体外诱导血脂分离机	Ⅲ
04	血液净化及腹膜透析器具	01　血液透析器具		通常由外壳、纤维膜、O形环、封口胶、端盖组成。利用半透膜的原理，滤过、对流、扩散等方式清除血液内的有害物质。无菌提供，一次性使用。	配合血液透析装置使用，用于供慢性肾功能衰竭或药物中毒等患者进行血液透析治疗。	一次性使用中空纤维血液透析器、一次性使用中空纤维血液透析器	Ⅲ

356

续表

序号	一级产品类别	二级产品类别	ISO对应编号	产品描述	预期用途	品名举例	管理类别
						析滤过器、一次性使用中空纤维血液滤过器、一次性使用高通量透析器	Ⅲ
04	血液净化及腹膜透析器具	01 血液透析器具		通常由血液侧管路（动脉管路、静脉管路）和其他辅助管路组成。无菌提供，一次性使用。	配合透析器、透析设备使用，用于血液透析治疗中，承担血液通路的功能。	一次性使用血液净化体外循环血路、一次性使用连续性血液净化管路	Ⅲ
			04 15	通常由A剂和B剂组成。其工作原理是与透析用水配制成透析液，通过透析器清除体内代谢废物，维持水、电解质和酸碱平衡等。一次性使用。	制备血液透析液的专用原料，用于急、慢性肾功能衰竭及药物中毒的血液净化治疗。	一次性使用血液透析浓缩物、一次性使用血液透析干粉、一次性使用血液透析浓缩液	Ⅲ
		02 血液灌流器具		通常由罐体（外壳）、吸附剂等组成。主要通过吸附剂与被吸附物质分子间的作用，将被吸附物质固定在吸附剂的孔内。无菌提供，一次性使用。	配合血液净化装置使用，用于血液灌流治疗，利用吸附剂的吸附作用，通过体外循环血液灌流的方法来清除人体内源性和外源性的毒性物质。	一次性使用血液灌流器	Ⅲ
				通常由吸附材料和容器组成。利用吸附剂吸附特异性吸附血液/血浆中的有害物质，无菌提供，一次性使用。	用于血液灌流治疗中特异性吸附血液/血浆中的有害物质，从而达到血液净化的目的。	一次性使用选择性血浆成分吸附器、一次性使用吸附性血液净化器	Ⅲ

续表

序号	一级产品类别	二级产品类别	ISO对应编号	产品描述	预期用途	品名举例	管理类别
		02　血液灌流器具				化器、一次性使用阴离子树脂血浆吸附柱、一次性使用血浆胆红素吸附器、一次性使用体外血浆吸附过滤器、一次性使用DNA免疫吸附柱、一次性使用蛋白A免疫吸附柱	
04	血液净化及腹膜透析器具		04 15	通常由容器、中空纤维、血液口、血液口用盖、血浆口用盖、O形环和密封剂构成。无菌提供，一次性使用。	用于血浆置换治疗时从血液中分离出血浆。	一次性使用中空纤维血浆分离器、一次性使用膜型血浆分离器	Ⅲ
		03　血液净化辅助器具		通常由中空纤维、O形环、血液出入口、纤维固定材料、外壳和盖子组成。无菌提供，一次性使用。	用于实施双重滤过血浆交换疗法中，与血浆交换用血浆分离器并用，通过膜分离方法，从分离出来的血浆中分离一定分子量的物质。	一次性使用中空纤维血浆成分分离器、一次性使用膜型血浆成分分离器	Ⅲ
				通常由中空纤维、密封剂、外壳、外壳盖和垫圈组成。	利用空心纤维膜的作用，用于清除透析液中的内毒素、细菌与不溶性微粒。	透析液过滤器、透析液超滤器	Ⅲ

358

续表

序号	一级产品类别	二级产品类别	ISO对应编号	产品描述	预期用途	品名举例	管理类别
				通常由导管、导管导引器、注射帽、扩张器、推进器、引导针、导丝、导管鞘等组成。无菌提供，一次性使用。	通过创建短期的中心静脉通路，用于血液透析、采血和液体输注。	一次性使用血液透析导管套件、一次性使用中心静脉导管套件、一次性使用血液透析单针双腔导管套件	Ⅲ
04	血液净化及腹膜透析器具	03　血液净化辅助器具	04 15	通常由采血部分和输血部分组成，其中采血部分通常包括采血管、输液器；输血部分通常包括输血管、注射器、血液过滤器、大小滴漏壶、阻隔式压力传导器。无菌提供，一次性使用。	作为通路，配合血液回收罐装置和血液回收治疗机使用。	一次性使用血浆置换用管路	Ⅲ
				通常由柠檬酸或冰醋酸和纯水等组成。无菌提供，一次性使用。	用于透析机的清洗和消毒。	透析机消毒液、柠檬酸消毒液	Ⅲ
				通常由管路、接头、保护套和夹具等组成。无菌提供，一次性使用。	用于血液透过滤，血液滤过时作为补充置换液的管路。	一次性使用补液管路、一次性使用置换液管	Ⅲ
		04　腹膜透析器具		通常由微型盖、浸润聚维酮碘溶液的海绵、外包装等部件组成。无菌提供，一次性使用。	用于保护腹膜透析液袋的外凸接口与外接管路的连接处。	一次性使用碘液微型盖、一次性使用腹膜透析液保护帽	Ⅱ
				通常由管路、连接端口、保护帽等组成。一般采用高分子材料制成。无菌提供，一次性使用。	用于对肾功能衰竭患者进行腹膜透析建立治疗通路。	一次性使用腹膜透析导管	Ⅱ

续表

序号	一级产品类别	二级产品类别	ISO对应编号	产品描述	预期用途	品名举例	管理类别
04	血液净化及腹膜透析器具	04 腹膜透析器具		通常由尖端保护帽、开关、套筒、管路、腹透管连接端口、拉环帽和腹膜透液端口组成。无菌提供，一次性使用。	用于与腹膜透析患者端管路（或者腹透管连接管路）以及腹膜透液端管路进行无菌连接及分离。	一次性使用腹膜透析外接短管	II
				通常由连接头和螺旋锁盖组成。无菌提供，一次性使用。	用于腹膜透析导管与外接延长管或腹膜透析外接短管的连接。	一次性使用腹膜透析螺旋帽透析钛接头、一次性使用腹膜透透帽接头、一次性使用腹膜透管钛接头	II
			04 15	通常由防护帽、连接接口、三通灌注管、引流管和废液收集袋组成。无菌提供，一次性使用。	用于腹膜透析治疗过程中，对腹膜透液的灌注、引流、收集。	一次性使用腹膜透析引流器	II
				一般采用不锈钢材料制成。无菌提供，一次性使用。	用于促进导入急性和慢性腹膜透析导管。	一次性使用腹膜透析探针	II
				通常由卡匣、管组架、接头装置集合管路、浇铸端口、Y形夹、拉环末端保护帽、内拉环帽、拉环保护帽等组成。无菌提供，一次性使用。	配合自动腹膜透析机使用，用于自动腹膜透析治疗。	一次性使用腹膜透析机管路	II
				通常由夹子主体、闭合口和臂组成。一般由塑料材料制成。使用中不与导管中液体接触。	用于腹膜透析过程中，夹住各种医用塑料导管，控制导管中液体的流动。	腹透管路夹	I
		05 血脂分离器具		通常由醋酸钠缓冲液、肝素钠、生理盐水、碳酸氢盐透析液等组成。	配合血脂分离设备使用，用于低密度血脂蛋白、脂蛋白(α)、纤维蛋白原沉淀分离治疗。	血脂分离液	III

续表

序号	一级产品类别	二级产品类别	ISO对应编号	产品描述	预期用途	品名举例	管理类别
04	血液净化及腹膜透析器具	05 血脂分离器具	04 15	通常由动静脉管路、血浆分离器、低密度脂蛋白过滤器、肝素吸附器、净化滤器、透析液管路、收集液袋等组成。	配合其他血脂分离系统使用，用于去除血浆中低密度脂蛋白及极低密度脂蛋白胆固醇、脂蛋白（α）及纤维蛋白原。	血脂分离管路及肝素吸附器	Ⅲ

附表 5　注输、护理和防护器械

序号	一级产品类别	二级产品类别	ISO对应编号	产品描述	预期用途	品名举例	管理类别
01	注射、穿刺器械	01 注射泵	04 19	通常由电路控制模块和机械传动模块组成，包括控制电路、驱动装置、检测装置、报警装置、显示装置等。	与注射器配合使用，用于小剂量精确定量控制注入患者体内液体（镇痛药、化疗药物、胰岛素）。	麻醉注射泵、化疗药物注射泵	Ⅲ
				通常由电路控制模块和机械传动模块组成，包括控制电路、驱动装置、检测装置、报警装置、显示装置等。	与注射器配合使用，用于小剂量精确定量控制注入患者体内液体。不用于镇痛药、化疗药物、胰岛素的输注。	注射泵、微量注射泵、单道微量注射泵、双道微量注射泵、六道微量注射泵、体重模式微量注射泵、双通道医用注射泵、医用注射泵	Ⅱ
		02 无菌注射器		通常由器身、锥头、活塞和芯杆组成。器身一般采用高分子材料制成，活塞一般采用天然橡胶制成。无菌提供。	用于抽吸液体或注入人体后注射。	一次性使用无菌注射器、一次性使用无菌自毁式注射器、一次性使用无菌自毁式注射器	Ⅲ

续表

序号	一级产品类别	二级产品类别	ISO对应编号	产品描述	预期用途	品名举例	管理类别
		02 无菌注射器				菌胰岛素注射器、自毁型固定剂量疫苗注射器、一次性使用低阻力注射器、泵用注射器	Ⅲ
		03 无针注射器		通常由注射器、复位器或其他部件组成。不含药液。依靠注射器、电能或其他能源发挥其功能。注射器、复位器为非无菌提供，可重复使用；抽药针、安瓿、适配器为无菌提供，一次性使用。	通过压力使药液穿透皮肤或黏膜表面，输送入人体内。用于药液注射。	无针注射器	
01	注射、穿刺器械	04 笔式注射器	04 19	通常由笔帽、笔芯架、螺旋杆、笔身组成；有源笔式注射器通常还包含具有辅助功能的其他电子组件。不含针或笔芯。一般采用高分子材料制成。非无菌提供。	与笔芯和/或针配合使用，通过压力使药液穿透皮肤或黏膜表面，输送入人体内。用于药液（如胰岛素）的注射。	笔式注射器	Ⅱ
		05 玻璃注射器		通常由外套、芯子和锥头三部分组成。一般采用硼硅玻璃制成，经清洗灭菌处理可重复使用。	用于抽吸液体或在注入液体后注射。	全玻璃注射器	Ⅱ
		06 注射针		通常由针管、针座和护套组成，可带有自毁装置。针管一般采用不锈钢材料制成，针座一般采用高分子材料制成。无菌提供。	用于人体皮内、皮下、消化道黏膜下、肌肉、静脉等注射或抽取液体。	一次性使用无菌注射针、一次性使用无菌牙科注射针、一次性使用胰岛素笔配套用针、植入式给药装置注射针	Ⅲ

续表

序号	一级产品类别	二级产品类别	ISO对应编号	产品描述	预期用途	品名举例	管理类别
01	注射、穿刺器械	06 注射针		通常由针管、针座和护套组成。针管和针座一般采用不锈钢材料制成。非无菌提供，可重复使用。	用于人体皮内、皮下、消化道黏膜下、肌内注射或抽取液体。	一次性使用未灭菌注射针	II
		07 注射器辅助推动装置	04 19	一般采用金属材料、高分子材料等制成。不接触注射药液。	配合注射器等使用，用于对注射器进行辅助推注。	注射器辅助推进枪	II
				一般采用金属材料、高分子材料等制成。非电驱动。不接触注射药液。非无菌提供。不具有剂量控制功能。	配合注射器等使用，用于对注射器进行辅助推注。	注射器辅助推进枪、穿刺针	I
02	血管内输液器械	01 输液泵		通常由驱动装置、电源部分、贮液装置和输液管路组成。贮液装置和输液管路为无菌提供，一次性使用。	用于精确定量控制注入患者体内的药液。	电子镇痛泵、电子输注泵、微量注药泵、全自动注药泵	III
				通常由驱动部分和电源部分组成。不包含贮液装置和输液管路。	用于精确定量控制注入患者体内的液体，与贮液装置和输液管路配套使用。不用于镇痛药、化疗药物、胰岛素的输注。	微电脑电动注药泵、便携式输液泵、急救输液泵、容积输液泵、医用输液泵	II

附表 6　患者承载器械

序号	一级产品类别	二级产品类别	ISO对应编号	产品描述	预期用途	品名举例	管理类别
06	防压疮（褥疮）垫	01 电动防压疮（褥疮）垫	04 33	通常由充气床垫、气道（连接管）、充气泵等组成。防压疮（褥疮）气垫由若干个气室组成。气垫由充气泵充气后，气室维持一定气压，所形成的软性垫，可增加患者身体与气垫接触面积，降低身体局部压力。	用于术后或长期卧床患者，预防和缓解压疮。	电动防压疮床垫、电动充气防褥疮床垫、医用电动防褥疮床垫、电动防压疮垫	Ⅱ
		02 手动防压疮（褥疮）垫		通常由充气床垫（床垫由若干气室组成）、气道（连接管）等组成。非电动防压疮（褥疮）气垫，气室充气后，气室维持一定气压，所形成的软性垫，可增加患者身体与气垫接触面积，降低身体局部压力。	用于术后或长期卧床患者，预防和缓解压疮。	充气防褥疮床垫、波动型充气防褥疮床垫、喷气型充气防褥疮床垫、防褥疮垫、医用坐垫、医用体位垫、充气防压疮垫	Ⅰ

附表 7　中医器械

序号	一级产品类别	二级产品类别	ISO对应编号	产品描述	预期用途	品名举例	管理类别
01	中医诊断设备	01 脉诊设备	04 24	通常由主机、加压装置和压力传感器组成。经压力传感器通过皮表对桡动脉及周边组织的腕部寸、关、尺部位以无创的方式，在施加外力的条件下进行脉图采集的设备。	用于中医脉诊。	脉诊仪	Ⅱ
		02 望诊设备		通常由主机、图像采集装置和光源组成。通过图像采集装置获取舌面图像或者面部图像，并对采集到的图像进行分析的设备。	用于中医望诊，包括舌诊和面诊。	舌诊仪、面诊仪	Ⅱ

续表

序号	一级产品类别	二级产品类别	ISO对应编号	产品描述	预期用途	品名举例	管理类别
01	中医诊断设备	03 穴位阻抗检测设备	04 24	通常由主机、检测电极、辅助电极、传输线等组成。通过外加电信号对穴位或特定部位进行无创阻抗检测的辅助诊断设备。	用于对穴位进行探测及辅助诊断。	经络检测仪、穴位测试仪	Ⅱ
		01 穴位电刺激设备	04 27	通常由主机、输出电极、连接线等组成。通过对针灸针或电极通以微量电流作用于人体穴位或特定部位进行治疗的设备。	用于经络穴位进行刺激。	经络刺激仪、穴位刺激仪、电针刺激仪、电子针疗仪、电针治疗仪、经络导平治疗仪	Ⅱ
		02 温针治疗设备	04 30	通常由主机（含加热装置和控温装置）和针具组成。通过加热装置对针灸特定部位进行加热并作用于人体穴位或特定部位的设备。	用于温针治疗。	温针仪	Ⅱ
02	中医治疗设备	03 灸疗设备		通常由主机、灸材固定装置和自动控制装置组成。通过实时监测的温度反馈给驱动电动机，自动调节灸材与施灸部位的距离以对施灸温度进行控制。	通过灸材燃烧对人体穴位，温热作用于人体穴位，用于疾病的预防与治疗。	艾灸仪、灸疗床、灸疗机	Ⅱ
				通常由主机、灸头和灸垫组成。利用电子器件发热原理，对灸垫进行加热，并可对施灸温度进行自动控制，施灸于人体穴位或特定部位的设备。	通过灸头和灸垫对人体产生温热作用作用于人体穴位，用于疾病的预防与治疗。	电子灸治疗仪、灸疗床、灸疗机	Ⅱ
		04 拔罐设备	04 08	通常由电动负压源、导管、罐体等组成。通过负压源使罐体内产生负压，从而吸附在肌肉上。	用于拔罐治疗。	罐疗仪、电动拔罐器	Ⅱ

续表

序号	一级产品类别	二级产品类别	ISO对应编号	产品描述	预期用途	品名举例	管理类别
		05　熏蒸治疗设备	04 30	通常由控制装置、蒸汽发生器、熏蒸舱（或熏蒸床，或喷头）等组成，可有雾化装置和温度控制装置等。通过对药液加热后所产生的蒸汽，对人体进行中药熏蒸的设备。不含中药。	用于中医药物熏蒸治疗的发生设备。	熏蒸治疗舱、熏蒸治疗仪、熏蒸床、熏蒸治疗椅、中药蒸疗机	Ⅱ
02	中医治疗设备	06　穴位微波刺激设备	04 27	通常由主机和微波辐射器组成，微波辐射器尺寸适合用于穴位（无创）。利用微波对人体穴位进行刺激以产生类似于针灸疗效的设备。	用于微波针灸治疗。	微波针灸治疗仪	Ⅲ
		07　穴位激光刺激设备		通常由主机和激光辐射探头组成。通过弱激光（小于等于3R）对人体穴位进行刺激的设备。	用于激光穴位照射治疗。	激光穴位治疗仪	Ⅱ

366

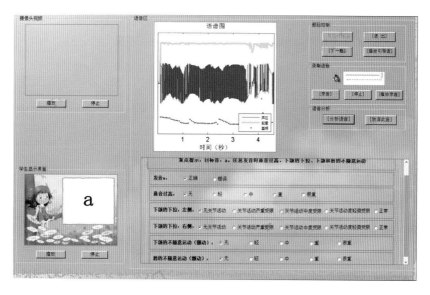

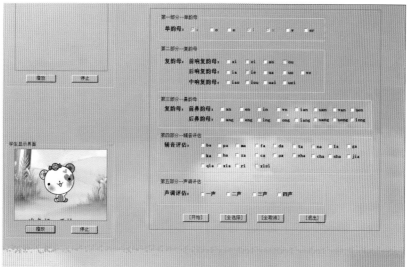

图 5-3-10　运动评估界面及评估报告记录

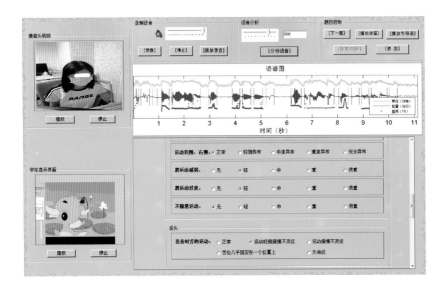

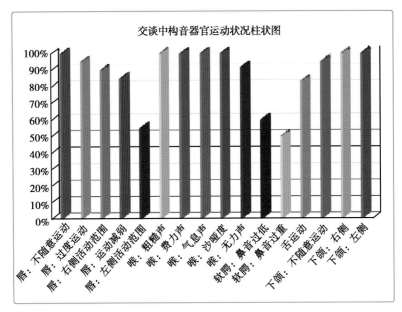

复述

序号	评估项目	评估结果
1	复述情况：	58.3%（简单句）
2	精神状况：	0% 紧张 / 100% 正常

图 5-3-11　发音评估界面及评估报告记录

姓名：__××__ 性别：__男__ 出生年月：__××年×月__ 合作程度：__5__ 评估人：__×××__ 评估日期：__2011年9月19日__

（一）核心韵母：

	共振峰F1（HZ）		共振峰F2（HZ）		F1/F2		音量（DB）		音频（HZ）		主观判断
	被测者	参考范围	被测者	参考范围	被测者	参考范围	被测者	参考范围	被测者	参考范围	
a	842	789~861	1 273	1 309~1 354	0.66	0.6~0.64	80	77~86	120	107~159	0
o	569	530~735	990	835~1 239	0.57	0.59~0.63	83	73~92	197	92~228	0
e	499	584~606	1 348	1 279~1 471	0.37	0.41~0.46	72	69~90	168	102~179	1
i	273	252~274	2 807	2 297~2 484	0.1	0.1~0.12	71	67~75	139	107~171	1
u	364	304~400	1 315	703~795	0.28	0.43~0.5	86	66~79	153	147~218	1
v	264	248~304	2 276	1 958~2 137	0.12	0.13~0.14	73	65~78	155	92187	1
er	607	555~739	1 113	1 226~1 532	0.55	0.45~0.48	71	73~87	121	102~202	1

舌位图：

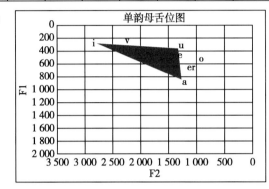

下颌距：

被测者	参考范围
569	537~587

舌距：

被测者	参考范围
1 492	1 594~1 689

舌域距：

被测者	参考范围
354 677	402 351~424 669

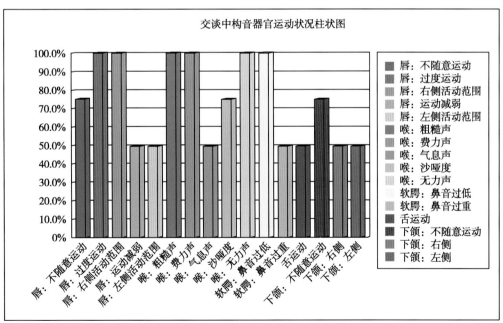

图 5-3-14 构音评估与训练系统中交谈评估报告